实用中草药

彩色图鉴

（上册）

编著：李葆莉

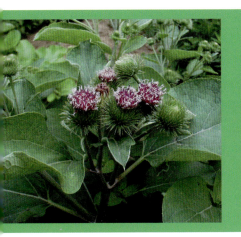
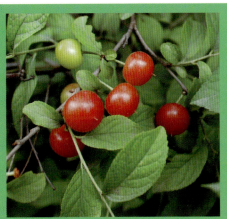
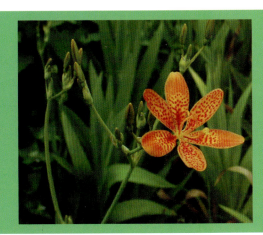

中医古籍出版社

图书在版编目（CIP）数据

实用中草药彩色图鉴 / 李葆莉编著. -- 北京：中医古籍出版社，2016.6
ISBN 978-7-5152-1260-9

Ⅰ.①实… Ⅱ.①李… Ⅲ.①中草药－图谱 Ⅳ.①R282-64

中国版本图书馆CIP数据核字(2016)第126695号

实用中草药彩色图鉴

编　　著：李葆莉
责任编辑：朱定华
出版发行：中医古籍出版社
社　　址：北京市东直门内南小街16号（100700）
印　　刷：北京通州皇家印刷厂
发　　行：全国新华书店发行
开　　本：889mm×1194mm　1/16
印　　张：30
字　　数：1080千字
版　　次：2016年6月第1版　2016年9月第1次印刷
书　　号：ISBN 978-7-5152-1260-9
定　　价：320.00元（全三卷）

目录

一 解表药

发散风寒药

木贼麻黄（麻黄）	2
望春玉兰（辛夷）	2
肉桂（桂皮，桂枝）	3
北细辛（细辛）	4
云实（云实皮）	5
野鸦椿	5
臭节草	6
山小橘	7
白芷	7
柴胡	8
小柴胡	9
芫荽（芫荽子）	9
羌活	10
水芹	11
防风	11
三花莸	12
香薷	13
紫苏（紫苏叶）	13
荆芥	14
蓍（蓍草）	15
石胡荽（鹅不食草）	15
羊耳菊	16
苍耳（苍耳子）	17
紫萍（浮萍）	17
姜（干姜，生姜）	18
葱（葱白）	19

发散风热药

笔管草	20
木贼	21
升麻	21
南天竹	22
土牛膝（倒扣草）	23
柽柳	23
大豆（大豆黄卷）	24
野葛（葛根）	25
秤星树（岗梅根）	26
柠檬桉（桉叶油）	26
腊梅	27
藜	28
牡荆（牡荆叶）	28
风轮菜（断血流）	29
留兰香	30
薄荷	30
牛蒡（牛蒡子）	31
菊（菊花）	32
一枝黄花	32
蟛蜞菊	33

二　清药热

清热泻火药

青葙（青葙子）	35
火炭母	35
茶（茶叶）	36
栝楼（天花粉）	37
菥蓂（苏败酱）	38
君迁子（黑枣）	38
望江南	39
小决明（决明子）	39
葫芦茶	40
绿豆	41
地梢瓜	41
夏枯草	42
密蒙花	43
栀子	44
淡竹叶	44
芦苇（芦根）	45
金丝草	45
谷精草	46
知母	47

清热燥湿药

翠云草	48
黄连	48
云南黄连（黄连）	49
贝加尔唐松草（马尾连）	50
细叶小檗（三棵针）	51
苦参	51
白鲜（白鲜皮）	52
黄柏（关黄柏）	53
积雪草	54
天胡荽	54
龙胆	55
白英	56
斑种草	56
黄芩	57
墓头回	58

清热解毒药

蛇足石杉（千层塔）	59
紫萁（紫萁贯众）	60
乌蕨（乌韭叶）	60
野鸡尾（金粉蕨）	61
荚果蕨（贯众）	62
蕺菜（鱼腥草）	62
三白草	63
管花马兜铃（逼血雷）	64
驴蹄草	64
白头翁	65
天葵（天葵子）	66
金莲花	66
八角莲	67
大血藤	68
蝙蝠葛（北豆根）	68
地不容	69
血水草	70
博落回	70
布氏紫堇（苦地丁）	71
牛耳枫	72
苎麻（苎麻根）	72
白桦（桦木皮）	73
仙人掌	74
苋	74
马齿苋	75
落葵	76
金荞麦	76
拳参	77

毛脉蓼（朱砂七）	78	救必应（铁冬青）	100
仙人掌	78	飞扬草	101
圆穗蓼	78	白屈菜	101
杠板归	79	紫堇	102
蓼蓝（蓼大青叶）	80	甜瓜（甜瓜蒂，甜瓜子）	103
珠芽蓼	80	葎草	103
翼蓼（红药子）	81	甘蓝	104
油茶（油茶根）	81	叶下珠	105
猕猴桃（猕猴桃根）	82	白蔹	105
黄海棠（红旱莲）	83	无患子	106
地耳草（田基黄）	83	橄榄（青果）	107
贯叶连翘	84	黄栌（黄栌叶）	107
木棉（木棉花）	85	盐肤木（五倍子）	108
紫花地丁	85	鸦胆子	109
假贝母（土贝母）	86	苦木	109
木鳖（木鳖子）	87	石椒草	110
菘蓝（板蓝根，大青叶）	87	熏倒牛（狼尾巴蒿）	111
朱砂根	88	阳桃	111
罗伞树	89	黄花夹竹桃	112
落地生根	89	徐长卿	113
佛甲草	90	挂金灯（锦灯笼）	113
垂盆草	91	泡囊草	114
樱桃（樱桃核）	91	海洲常山（臭梧桐）	115
蛇莓	92	龙葵	115
路边青	93	马鞭草	116
棣棠花	93	灯笼草（断血流）	117
委陵菜	94	蓝萼香茶菜	117
翻白草	95	碎米亚（冬凌草）	118
槐叶决明（决明子）	95	荔枝草	118
响铃豆	96	半枝莲	119
野百合（农吉利）	97	连翘	120
米口袋（甜地丁）	97	穿心莲	121
木蓝（青黛）	98	板蓝（板蓝根，大青叶）	121
了哥王	99	狗肝菜	122
百蕊草	99	爵床	123

半边莲 123
忍冬（金银花）........................ 124
攀倒甑（败酱草）.................... 125
藿香蓟 125
婆婆针（鬼针草）.................... 126
天名精（天名精，鹤虱）......... 127
菊苣 127
地胆草 128
千里光 129
水飞蓟 129
苣荬菜 130
漏芦 131
蒲公英 131
海芋 132
魔芋 133
玉簪 133
水仙 134
射干 135
马蔺（马蔺子）....................... 135
杜鹃兰（山慈菇）.................... 136

清热凉血药

兖州卷柏 137
江南星蕨 137
耧斗菜 138
莲子草 138
牡丹（丹皮）............................ 139
川芍药（赤芍）........................ 140
木芙蓉（芙蓉叶）.................... 140
木槿（木槿花）........................ 141
虎耳草 142
茅莓（茅莓根）........................ 142
余甘子 143
茄（茄根）................................ 144
紫草 144

地黄 145
玄参 146
阴行草 146
一点红 147
鸭跖草 148

清虚热药

银柴胡 149
腊肠树 150
白薇 150
黄花蒿（青蒿）........................ 151

三 泻下药

攻下药

华北大黄（祁黄）.................... 153
药用大黄（大黄）.................... 154
掌叶大黄（大黄）.................... 154
芦荟 155

润下药

大麻（火麻仁）........................ 156
欧李（郁李仁）........................ 156
郁李（郁李仁）........................ 157
李（李仁）................................ 158
亚麻（亚麻子）........................ 158

峻下逐水药

商陆 160
芫花 160
河朔荛花（黄芫花叶）............. 161
巴豆 162
泽漆 162
甘遂 163
山乌桕 164
牵牛（牵牛子）........................ 164
月腺大戟（狼毒）.................... 165

四　祛风湿药

祛风寒湿药

灯笼草（伸筋草） ... 167
油松（松花粉，油松节） ... 167
金钱松（土荆皮） ... 168
山胡椒 ... 169
金粟兰 ... 169
绵毛马兜铃（寻骨风） ... 170
地枫皮 ... 171
牛扁 ... 171
伏毛铁棒锤（雪上一枝蒿） ... 172
乌头（附子，草乌） ... 173
铁棒锤 ... 173
威灵仙 ... 174
绣球藤（川木通） ... 175
铁线莲 ... 175
还亮草 ... 176
风龙（青风藤） ... 177
土荆芥 ... 177
白花丹 ... 178
刺山柑（老鼠瓜） ... 179
毛樱桃（郁李仁） ... 179
木瓜 ... 180
沙冬青 ... 181
紫藤 ... 181
瑞香 ... 182
八角枫 ... 183
南蛇藤 ... 183
香椿 ... 184
刺楸（川桐皮） ... 185
重齿当归（独活） ... 185
路边青（大青） ... 186
大叶醉鱼草 ... 187
虎刺 ... 187
六耳铃 ... 188

祛风湿热药

黄兰（黄缅桂） ... 189
广防己（防己） ... 189
衡州乌药 ... 190
千金藤 ... 191
榕树（榕须） ... 191
红蓼（水红花子） ... 192
垂柳 ... 193
西南鬼灯檠（岩陀） ... 193
刺桐（海桐皮） ... 194
苦皮藤 ... 195
雷公藤 ... 195
匙叶黄杨（黄杨木） ... 196
蓖麻（蓖麻子） ... 197
文冠果（文冠木） ... 197
乌桕 ... 198
常春藤 ... 199
秦艽 ... 199
络石藤 ... 200
杠柳（香加皮） ... 201
西南风铃草 ... 201
白马骨（六月雪） ... 202
豨莶（豨莶草） ... 203
菝葜 ... 203
光叶菝葜（土茯苓） ... 204
穿龙薯蓣（穿山龙） ... 205

祛风湿强筋骨药

金毛狗脊（狗脊） ... 206
中华槲蕨（骨碎补） ... 206
苏铁 ... 207
掌楸 ... 208
鹿蹄草 ... 208

石楠（石楠叶） 209
四川寄生 210
丝棉木 210
牻牛儿苗（老鹳草） 211
刺五加 211
白勒（三加皮） 212
鹅掌藤（七叶莲） 213
隔山牛皮消（白首乌） 213
千年健 214

五 化湿药

厚朴（厚朴，厚朴花） 216
破布叶（布渣叶） 216
白背叶 217
藿香 218
茅苍术（苍术） 218
佩兰 219
草豆蔻 220
白豆蔻 220
砂仁 221

六 利水渗湿药

利水消肿药

猪苓 223
茯苓 223
红豆杉 224
粉防己（防己） 225
枫香树（路路通） 225
盒子草 226
冬瓜（冬瓜皮，冬瓜子） 227
西瓜（西瓜翠） 227
赤小豆 228
宝兴马兜铃（淮通） 229
感应草 229

通脱木（通草） 230
旱芹 231
娃儿藤（三十六荡） 231
猪殃殃 232
泽泻 233
薏苡（薏苡仁） 234
牛筋草 234
大麦（麦芽） 235

利水通淋药

海金沙 236
石韦 236
木通马兜铃（关木通） 237
女萎 238
粗齿铁线莲（川木通） 238
榆树（榆白皮） 239
地肤（地肤子） 239
瞿麦 240
见习蓼（萹蓄） 241
苘麻（苘麻子） 241
薜荔果 242
蜀葵 243
野葵（冬葵子） 243
广东金钱草（广金钱草） 244
青荚叶（小通草） 244
萹蓄 245
肾茶 246
活血丹 246
大车前（车前子） 247
灯心草 248
粉背薯蓣（粉草） 249

利湿退黄药

井口边草（凤尾草） 250
毛茛 250

细叶十大功劳（功劳木） 251
虎杖 252
柞木 252
旱柳 253
过路黄（金钱草） 253
瓦松 254
含羞草决明 255
广州相思子（鸡骨草） 255
茵陈蒿 256
蒌蒿（红陈艾） 257
甘菊 257

七 温里药

阴香 259
天竺桂 259
山鸡椒（澄茄子） 260
荜茇 261
胡椒（白胡椒，黑胡椒） 261
八角（八角茴香） 262
丁香 263
吴茱萸 263
花椒 264
茴香（小茴香） 265
辣椒 265
木本曼陀罗（洋金花） 266
百里香（地椒） 267
红豆蔻 267
高良姜 268

八 理气药

白木通（预知子，木通） 270
粗叶榕（五指毛桃） 270
刀豆 271
白木香（沉香） 272

檀香 272
北枳（枳子） 273
荔枝（荔枝核） 274
七叶树（娑罗子） 274
酸橙（枳实，枳壳） 275
黎檬 276
香橼 276
佛手 277
橘（陈皮，橘红，橘核） 278
甜橙 278
香圆（香橼） 279
黄皮 280
金橘 280
枳（枳实，枳壳） 281
牛至 282
茉莉 282
甘松 283
川木香 284
云木香 284
莎草（香附） 285
薤（薤白） 286

九 消食药

啤酒花 288
梧桐（梧桐子） 288
番木瓜 289
野山楂 290
萝卜（莱菔子） 290
山楂 291
刺梨 292
乌菱（菱角） 292
荞麦 293
柚（化橘红） 294
鸡矢藤 294
玉米（玉米须） 295

山柰 296

十 驱虫药

雷丸 298
三尖杉 298
榧树（榧子） 299
打破碗花花 300
南瓜（南瓜子） 300
使君子 301
油桐 302
苦楝（苦楝皮） 302
川楝（川楝子） 303
竹叶花椒（花椒） 304
槟榔 304

十一 止血药

凉血止血药

垫状卷柏（卷柏） 307
白刺花 308
槐（槐花，槐角） 308
紫薇（紫薇根） 309
千屈菜 310
铁苋菜 310
地锦 311
茜草 312
蓟（大蓟） 312
刺儿菜（小蓟） 313

化瘀止血药

巴天酸模 314
杜鹃花 314
虎舌红（红云草） 315
竹节参 316
三七 316

牛耳草 317
吊石苣苔（石虹豆） 318
白接骨 318
乳白香青 319

收敛止血药

罗汉松 320
桃木（桃木叶） 321
七叶鬼灯檠（索骨丹根） 321
龙牙草（仙鹤草） 322
白棠子树（紫珠叶） 327
棕榈（棕榈子） 323
白及 324

温经止血药

艾蒿（艾叶） 325

十二 活血瘀药

活血止痛药

夏天无 327
延胡索（元胡） 328
楮 328
白花菜（白花菜子） 329
千里香（九里香） 330
两面针 330
川芎 331
陆英 332
接骨木 332
鸢尾（川射干） 333

活血调经药

卷柏 334
光叶子花 334
牛膝 335
玫瑰（玫瑰花） 336
苏木 336
紫荆（紫荆皮） 337
马利筋 338

夏至草	338
益母草	339
地笋（泽兰）	340
丹参	340
凌霄	341
红花	342

活血疗伤药

草珊瑚（肿节风）	343
排钱树	343
柳叶菜	344
昆明山海棠	345
马钱（马钱子）	345

破血消癥药

油菜（芸苔子）	347
喜树（喜树果）	347
黑三棱	348
温郁金（郁金）	349

十三　化痰止咳平喘药

温化寒痰药

猫抓草	351
白芥（芥子）	351
照山白	352
一把伞南星（天南星）	353
虎掌	353
半夏	354

清热化痰药

海带（昆布）	355
无花果	355
胖大海	356
瓜子金	357
明党参	357
前胡	358
芫花叶白前（白前）	359
黄荆（黄荆子）	359
筋骨草	360
轮叶沙参（南沙参）	361
桔梗	361
鼠曲草	362
向日葵	363
川贝母	363
黄独（黄药子）	364

止咳平喘药

银杏（白果，银杏叶）	365
北马兜铃（马兜铃，天仙藤，青木香）	365
陆地棉（棉花根）	366
桑（桑白皮，桑叶，桑枝，桑椹）	367
千日红	368
罗汉果	368
播娘蒿（葶苈子）	369
紫金牛	369
杏（苦杏仁）	370
枇杷（枇杷叶）	371
胡颓子（胡颓子叶）	371
花楸	372
骆驼蓬	373
牛角瓜	373
洋金花	374
莨菪（天仙子）	375
木犀（桂花）	375
紫菀	376
款冬（款冬花）	377

十四　安神药

重症安神药

长春花	379
萝芙木	380

养心安神药

酸枣（酸枣仁）	381
远志	381
南酸枣（广枣）	382
米仔兰	383
毛花洋地黄（洋地黄叶）	383
缬草	384
赤芝（灵芝）	385
合欢（合欢皮）	386

十五　平肝息风药

平抑肝阳药

蒺藜	388
罗布麻	389

息风止痉药

芸香	390
毛钩藤（钩藤）	390
钩藤	391
芙蓉菊	392
天麻	392

十六　开窍药

樟（樟脑）	395
水菖蒲（藏菖蒲）	395
石菖蒲	396

十七　补虚药

补气药

木耳	398
土人参	398
孩儿参（太子参）	399
绞股蓝	400
大花红景天（红景天）	400
莓叶委陵菜	401
膜荚黄芪（黄芪）	401
紫云英	402
甘草	403
扁豆（白扁豆）	403
中国沙棘（醋柳果）	404
枣（大枣）	405
葡萄（白葡萄干）	405
人参	406
西洋参	407
羊乳（山海螺）	407
党参	408
白术	409
粟（小米，粟芽）	409
椰子	410

补阳药

淫羊藿	411
杜仲	412
尾穗苋（老枪谷）	413
扁茎黄芪（沙苑子）	413
补骨脂	414
葫芦巴	415
锁阳	415
野胡萝卜（南鹤虱）	416
竹灵消	417
菟丝子	417
肉苁蓉	418
巴戟天	419
川续断（续断）	419
还阳参	420
水烛（蒲黄）	421
益智	421
韭菜（韭菜子）	422

补血药

何首乌（何首乌，首乌藤）	423
芍药（赤芍，白芍）	423
龙眼（龙眼肉）	424

当归 425

宁夏枸杞（枸杞子）............................ 425

亮叶崖豆藤 426

补阴药

栗（栗子）... 427

枸骨（枸骨叶）................................... 427

珊瑚菜（北沙参）................................ 428

牛皮消 429

女贞（女贞子）................................... 429

脂麻（黑芝麻）................................... 430

鳢肠（墨旱莲）................................... 431

百合 431

麦冬 432

玉竹 433

黄精 433

薯蓣（山药）...................................... 434

石斛 435

十八　收涩药

固表止汗药

小麦（浮小麦）................................... 437

敛肺涩肠药

肉豆蔻 438

五味子 438

罂粟（罂粟壳）................................... 439

梅（乌梅）... 440

假地兰 441

桃金娘（桃金娘根）............................ 441

石榴（石榴皮）................................... 442

诃子 443

琉璃草 444

固精缩尿止带药

莲 445

芡（芡实）... 445

鸡冠花 446

金樱子 447

掌叶覆盆子（覆盆子）........................ 447

山茱萸 448

十九　涌吐药

常山 450

相思子 451

海芒果 451

藜芦 452

二十　攻毒杀虫止痒药

翠雀 454

化香树 454

刺黎 455

岗松 456

山麻杆 456

乌桕 457

蛇床（蛇床子）................................... 458

梓树 458

石蒜 459

二十一　拔毒化腐生肌药

乌头叶蛇葡萄 461

三叶崖爬藤（三叶青）........................ 461

灰毛浆果楝 462

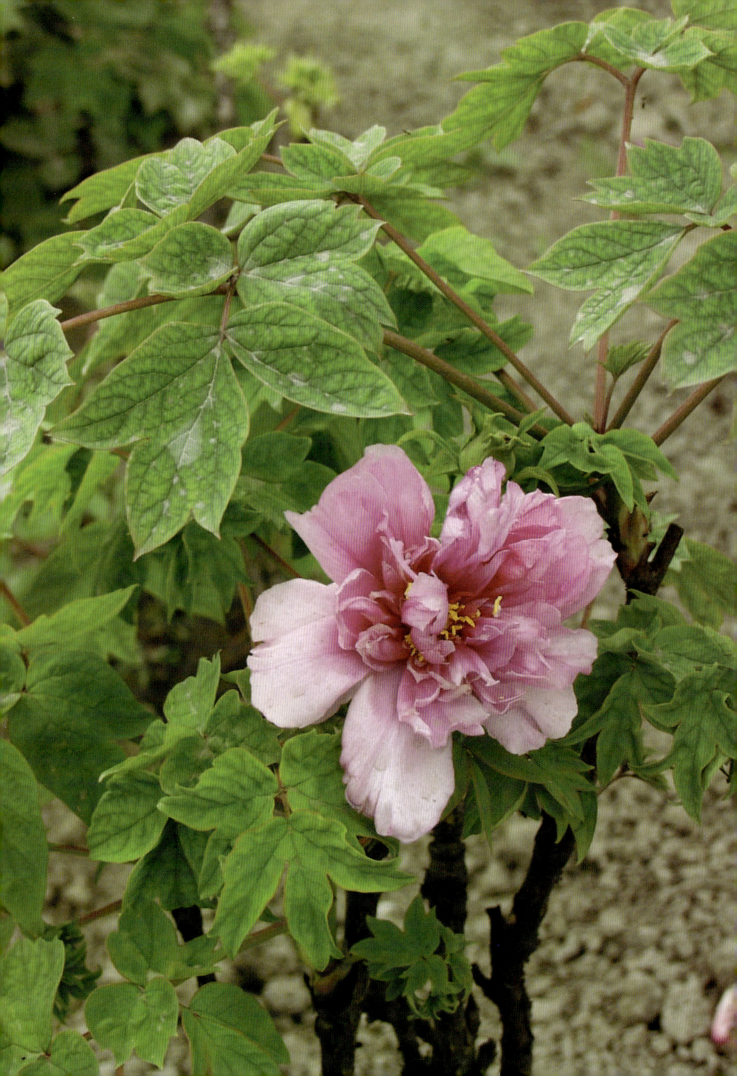

1 解表药

解表药是指能疏肌解表、促使发汗，以治疗表证为主要作用的药物。根据其药性及功效主治差异，可分为发散风寒药和发散风热药两类。

临床上主要用于恶寒发热、无汗头痛、肢体酸痛、鼻塞涕清、喉痒咳嗽、苔薄白、脉浮紧或浮缓的风寒表证，以及发热恶寒、头痛目赤、咽痛口渴、舌尖红、苔薄白、脉浮数的风热表证。此外，部分药物还可用治表邪外束，麻疹不透；风邪袭表，肺失宣降，风水水肿；风热上攻，眩晕目赤，咽喉肿痛等证。

现代药理作用　证明，解表药具有解热、镇痛、抑菌、抗病毒及祛痰、镇咳、平喘、利尿等作用，其它还有降压及改善心脑血液循环的作用。

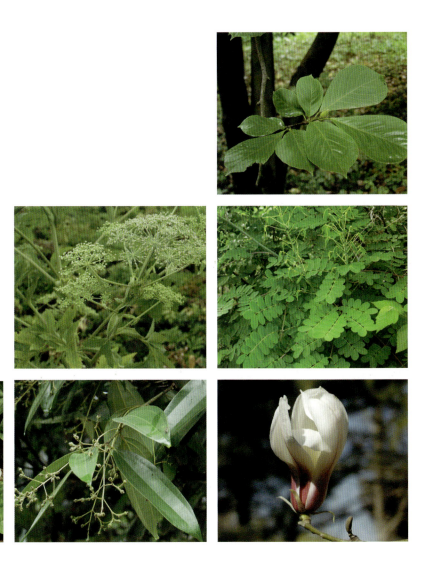

发散风寒药

木贼麻黄（麻黄）

基　源：麻黄为麻黄科植物木贼麻黄的干燥草质茎。

原植物

别名：木麻黄、山麻。黄小灌木。木质茎粗壮。叶二裂。雄球花单生或3~4个集生于节上，雄蕊6~8；花丝结合，稍外露。雌球花2个对生于节上，雌花1~2朵。果熟时红色，肉质，卵球形，种子1。花期6~7月，果期8~9月。

生境分布

生于干旱砾质山地。分布于西北及华北等地区。

采收加工

秋季采割草质茎，扎成小把，阴干或晒干。

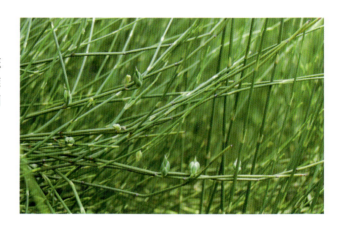

性味功能	味辛、苦，性温。有发汗散寒，宣肺平喘，利水消肿的功能。
炮　制	蜜麻黄　取麻黄段，照蜜炙法炒至不粘手。每100kg麻黄，用炼蜜20kg。
主治用法	用于风寒感冒，胸闷喘咳，浮肿，支气管炎等。用量1.5~9g。

现代研究

1. 化学成分　木贼麻黄含生物碱，其中主要是麻黄碱和伪麻黄碱。还含有鞣质、黄酮苷、糊精、菊粉、淀粉、果胶、葡萄糖等糖类化合物以及草酸、柠檬酸、延胡索酸等有机酸类。

2. 药理作用　本品有降压和抗炎作用，其所含的麻黄碱对支气管平滑肌有松弛作用；对循环系统的作用和肾上腺素相似，能使心率加快、外周血管收缩、血压上升；对中枢神经系统如大脑、脑干及脊髓均有兴奋作用，大剂量可引起失眠、不安和震颤。

应用

1. 肺炎、急性支气管炎：麻黄4.5g，杏仁9g，生石膏18g，甘草3g。水煎服。
2. 支气管哮喘、慢性支气管炎：麻黄、桂枝、白芍、干姜、制半夏各6g，细辛、五味子、甘草各3g。水煎服。
3. 风寒感冒，咳喘无汗：麻黄、桂枝、杏仁6g，炙甘草各3g。水煎服。

附注：麻黄根也药用。味甘，性平。有止汗的功能。用于自汗、盗汗。用量3~9g。

望春玉兰（辛夷）

基　源：辛夷为木兰科植物望春玉兰的花蕾。

原植物

落叶乔木。树皮淡灰色，小枝细长。互生，长圆状披针形，先端尖，基部宽楔形或圆形，全缘。花单生于幼枝顶，苞片密生灰白色或黄色长柔毛；花先叶开放，花萼与花瓣9片，白色，外面基部带紫色，排成3轮，外轮3片，内两轮近匙形，雄蕊与心皮多数，花柱顶端微弯。聚合果柱形，稍扭曲，果球形，黑色，两侧扁，密生小瘤点。种子扁圆状卵形，红色。花期4月。果期8~9月。

生境分布

生于林中，或多栽培于庭院。分布于陕西、甘肃、河南、湖北、四川等省。

采收加工

冬、春季花蕾未开放时采摘，剪去枝梗，干燥。

性味功能	味辛，性温。有散风寒，通鼻窍的功能。
炮 制	拣净枝梗杂质，捣碎用。
主治用法	用于风寒头痛，鼻塞，鼻渊，鼻疮，鼻流浊涕，齿痛等。用量3~9g；外用适量，研末塞鼻或水浸蒸馏滴鼻。

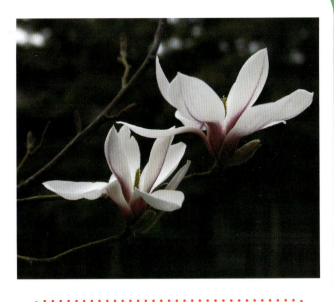

应用

1. 鼻窦炎，鼻炎：辛夷9g，鸡蛋3个。同煮，吃蛋饮汤。

2. 鼻塞不知香味：辛夷、皂角、石菖蒲等份。研末棉裹塞鼻中。

3. 牙痛：辛夷50g，蛇床子100g，青盐15g，共为末擦之。

现代研究

1. 化学成分　本品花蕾含挥发油2.86%，油中主要成分为α-松油二环烯、桉油精、胡椒酚甲醚和枸橼醛等。还含冷杉脂酚二甲醚、木兰木脂体和辛夷木脂体等木脂素类成分。

2. 药理作用　本品有局部收敛、刺激和麻醉作用；有抗过敏、子宫兴奋作用与抗炎作用。辛夷挥发油有明显的抗过敏作用。另外，还有降压、抗凝、抗微生物等作用。

一 解表药

肉桂（桂皮，桂枝）

基　源：桂皮为樟科植物肉桂的干燥树皮；桂枝为干燥嫩枝。

原植物

叶革质，矩圆形至近披针形。圆锥花序腋生或近顶生；花小，白色；花被片6；能育雄蕊9，3轮。花丝有柔毛；外面2轮花丝上无腺体，第三轮雄蕊外向，花丝基部有2腺体，最内1轮雄蕊退化。果实椭圆形，黑紫色。花期5~7月。果期6月至次年2~3月。

生境分布

栽培于沙土或山地。分布于云南、广西、广东、福建。

采收加工

桂皮秋季剥皮，阴干。桂枝春、夏二季采收，晒干。

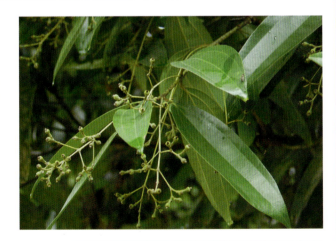

性味功能	味辛、甘，性热。桂皮有温补脾肾，散寒止痛，通利血脉的功能。
炮 制	拣净杂质，刮去粗皮，用时打碎；或刮去粗皮，用温开水浸润片刻，切片，晾干。
主治用法	桂皮用于风寒感冒，脘腹冷痛，血寒经闭，关节痹痛，痰饮，水肿，心悸。用量3~9g。桂枝用于阳痿，宫冷，腰膝冷痛，肾虚作喘，阳虚眩晕，目赤咽痛，心腹冷痛，经闭，痛经。用量1~4.5g。

现代研究

1. 化学成分　本品主要含桂皮油，油中主要成分为桂皮醛、醋酸、桂皮酯、丁香酚、桂皮酸、苯丙酸乙酯等。

2. 药理作用　本品所含的桂皮醛能减少小鼠自发活动，对抗苯丙胺产生的过度活动；还可对抗阿朴吗啡及去氧麻黄碱的运动兴奋，使体温下降。肉桂水提物及挥发油对大鼠在冰水应激状态下内源性儿茶酚胺分泌增加所致的血小板聚集及心肌损伤有一定对抗及保护作用。肉桂水提物腹腔注射，可防止大鼠应激性溃疡。此外，还有镇痛、抗菌和抗变态反应等作用。

应用

1. 胃腹冷痛，阳虚内寒：桂皮、附子、干姜、吴茱萸各3g。水煎服。

2. 畏寒肢冷，腰膝酸弱，阳痿，尿频：桂皮、熟附子、泽泻、丹皮各3g，熟地黄12g，山茱萸、山药、茯苓各6g。水煎服。

3. 打扑伤破，腹中有瘀血：桂枝、当归各100g，蒲黄50g。酒服。

北细辛（细辛）

基　源：细辛为马兜铃科植物北细辛的全草。

原植物

别名：辽细辛、烟袋锅花。多年生草本。根状茎横走，顶端分枝，下生多数细长根，手捻有辛香。叶2~3生于基部，卵状心形或近肾形，先端圆钝或急尖，基部心型，两侧圆耳状，有疏短毛。芽苞叶近圆形。花单一，由两叶间抽出，花紫棕色；花梗长3~5cm，开花时在近花被管处呈直角弯曲，果期直立；花被管壶状杯形或半球形，喉部稍缢缩。蒴果浆果状，半球形，不开裂。种子多数，椭圆状船形，有硬壳，灰褐色，背面凸，腹面的边缘常向内卷呈槽状，具黑色肉质假种皮。花期5月，果期6月。

生境分布

生于林下阴湿处、山沟腐植质厚的湿润肥沃土壤。分布于黑龙江、吉林、辽宁等省。辽宁有人工栽培。

采收加工

9月中旬挖出全草，阴干。不宜日晒和水洗。

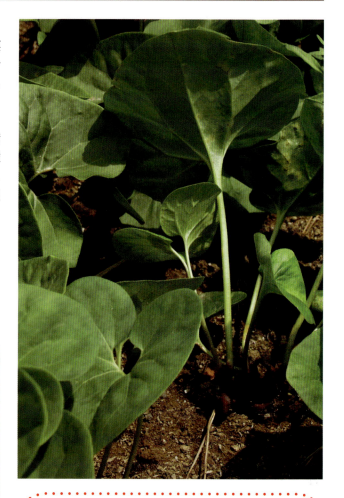

性味功能	味辛，性温。有祛风散寒，通窍止痛，温肺化痰的功能。
炮　制	将原药拣去杂质，筛去泥土，切段，晾干。
主治用法	用于风寒感冒、头痛、牙痛、鼻塞鼻渊，风湿痹痛，痰饮喘咳。用量1~3g。外用适量。反藜芦。

现代研究

1. 化学成分　全草含挥发油，油中主要成分为甲基丁香酚，其他尚有黄樟醚、优香芹酮、β-蒎烯、α-蒎烯、榄香素、细辛醚等多种成分。

2. 药理作用　本品有麻醉、抗惊厥作用；有镇痛、解热、降温、降压、强心作用；有抑制平滑肌、改善肾功能、免疫调节作用；有抗炎、抗过敏和抗细菌以及致畸致突变、致癌等作用。

应用

1. 慢性支气管炎、支气管扩张有清稀痰液的咳嗽：细辛、干姜、五味子。水煎服。

2. 外感风寒，鼻塞多涕，咽部有涎：细辛、防风、荆芥、桂枝、生姜。水煎服。

3. 胃热引起的牙痛：细辛、石膏。水煎服。

4. 口舌生疮，口腔炎：细辛、黄连。水煎服。

云实（云实皮）

基　源：云实皮为云实科植物云实的根皮。种子也可供药用。

原植物

藤本。枝、叶轴及花序均被柔毛和钩刺。2回羽状复叶，互生，羽片3~10对，对生，托叶小，斜卵形，基部有刺1对；小叶8~2对，长圆形，两端近圆钝，全缘，两面均被短柔毛。总状花序顶生，直立，花多数；总花梗具多刺，花萼下有关节，萼片5，长圆形，被短柔毛；花瓣5，黄色，盛开时反卷，基部有短柄；雄蕊10，离生，2轮排列。荚果长圆状舌形，沿腹缝线有狭翅，先端有尖喙，成熟时沿腹缝线开裂、。花期4~6月，果期6~10月。

生境分布

生于山坡灌丛中，丘陵，平原或河岸。分布于河北、陕西、甘肃、河南及长江以南各省区。

采收加工

根全年均可采挖，挖出后洗净，剥取根皮，晒干。

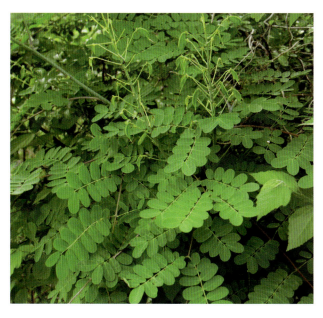

性味功能	味苦、辛，性微温。有解表散寒，祛风除湿，止咳化痰的功能。种子有止痢，驱虫的功能。
炮　制	取原药，除去杂质，洗净，干燥。用时捣碎。
主治用法	根皮用于风寒感冒，淋病，肝炎，肝硬化腹水，胃痛，支气管炎，风湿疼痛，跌打损伤，毒蛇咬伤。

现代研究

1. 化学成分　本品含有含甾醇、皂苷、脂肪油、淀粉以及 α-云实苦素、β-云实苦素、γ-云实苦素等多种苦味素。

2. 药理作用　本品有止咳、祛痰与平喘作用。其水煎液，对金黄色葡萄球菌有抑菌作用；醇提取物对麻醉狗有降压作用，水提取物在同剂量时则无影响。

> **应用**
>
> 1. 淋病：云实皮30g，三白草、积雪草各15g，水煎服。
>
> 2. 肝炎：云实60g，白芍、白英各9g，木香5g，红枣10枚，水煎，调白糖服。

野鸦椿

基　源：为省沽油科植物野鸦椿的根和果实。

原植物

落叶小乔木或灌木。枝叶揉碎后有恶臭气味。叶对生，单数羽状复叶，小叶5~9，厚纸质，长卵形或椭圆形，先端渐尖，基部钝圆，边缘具疏短锯齿，齿尖有腺体，仅背面沿脉有白色小柔毛。圆锥花序顶生，花梗长达21cm，花多，较密集，黄白色；萼片与花瓣为5，椭圆形，萼片宿存，花盘盘状。果长1~2cm，每朵花发育为1~3个，果皮软革质，紫红色，有纵脉纹。花期5~6月，果期8~9月。

生境分布

生于向阳山坡灌木丛或阔叶林中。分布于除西北各

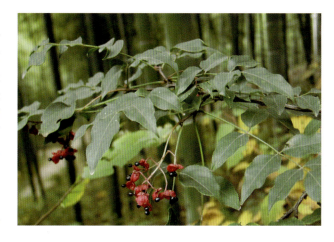

省区外的全国大部分省区。

采收加工
根、果秋季采集，分别晒干。

性味功能	根：味微苦，性平。有解表，清热，利湿功能。果：味辛，性温。有祛风散寒，行气止痛的功能。
主治用法	根用于感冒头痛，痢疾，肠炎。果用于月经不调，疝痛，胃痛。用量根15~30g；果9~15g。

现代研究
1. 化学成分　本品种子含脂肪油。荚含异槲皮苷，矢车菊素3-木糖-葡萄糖苷和黄芪苷。树皮含鞣质。

2. 药理作用　本品所含的黄芪苷能降低毛细血管通透性；对大鼠离体小肠、膀胱有解痉作用；对大鼠还有些利胆作用；静脉注射对犬有利尿作用，而口服无效；对呼吸、血压皆无明显影响。

> **应用**
> 1. 头痛：野鸦椿子15~30g，外感加解表药，水煎服。
> 2. 妇女血崩：野鸦椿根60g，桂圆15g，水煎服。
> 附注：野鸦椿树皮亦入药，功效与果实相似。其花入药，用于头痛，目眩。

臭节草
基　源：为芸香科植物臭节草的全草。

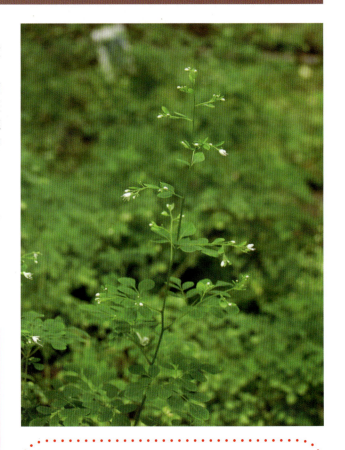

原植物
别名：白虎草、松风草、臭草、岩椒草。多年生宿根草本，全株有强烈气味。茎基部木质，嫩枝髓部大，中空。二回三出羽状复叶，薄纸质或膜质，倒卵形至椭圆形，先端圆或微凹，基部楔形，全缘，有细腺点。聚伞花序顶生；花萼4，花瓣4，白色，有透明腺点；雄蕊8。蒴果，由顶端沿腹缝开裂。种子肾形，黑褐色，有瘤状突起。花期7~9月，果期8~10月。

生境分布
生于石灰岩山地，阴湿林缘或灌木丛中。分布于安徽、浙江、江西、福建、湖北、湖南、广西、广东、贵州、云南、四川等省区。

采收加工
夏、秋采收全株，阴干或鲜用。

性味功能	味苦、辛，性温。有清表截疟，活血散瘀，解毒的功能。
主治用法	用于疟疾，感冒发热，支气管炎，跌打损伤；外用于外伤出血，痈疽疮疡。用量9~15g。或泡酒服。外用适量，捣烂敷患处。

现代研究
1. 化学成分　本品全草含芳香油，茎叶含油。地上部分含有芸香苷，佛手柑内酯、白鲜碱。

2. 药理作用　本品有兴奋心脏、抑制平滑肌、解痉和兴奋子宫、抗细菌、抗肿瘤等。

> **应用**
> 1. 疟疾：臭节草、柴胡、青蒿、艾叶各9g，水煎，于发作前4小时服。或鲜臭节草于发作前2小时，捣烂敷大椎穴。
> 2. 跌打肿痛，痈肿疮毒：臭节草15g。泡酒适量，口服。
> 3. 外伤出血：臭节草。研粉，撒敷伤口。

山小橘

基　源：芸香科植物山小橘的根、叶和果实入药。

原植物

别名：野沙柑、饭汤木、酒饼木。直立灌木。幼枝及芽被锈色毛。叶互生，单叶及羽状复叶杂见，小叶3，少为2，小叶片窄椭圆形，基部楔形，全缘，有透明腺点。小花腋生，圆锥花序，花序轴薄被锈色毛，近无梗，花5数，花瓣白色，雄蕊10，花盘肥厚。小浆果肉质，球形，略偏斜，淡红色或较深，透明。花期夏、秋季。

生境分布

生于山坡、灌丛、丘陵。分布于广西、广东等省区。

采收加工

夏季采叶，鲜用或阴干。根全年可挖，切片，晒干或阴干。深秋摘果，用开水烫过后，再晒干。

性味功能	根：味辛、性温；叶：味甘，性温。有祛痰止咳，理气消积，散瘀消肿的功能。
主治用法	用于感冒咳嗽，消化不良，食欲不振，疝痛；外用于跌打瘀血肿痛。用量9~15g；外用鲜叶捣烂敷患处。

现代研究

1. 化学成分　本品的根含黄酮苷、小橘碱和氨基酸等成分。

2. 药理作用　暂无。

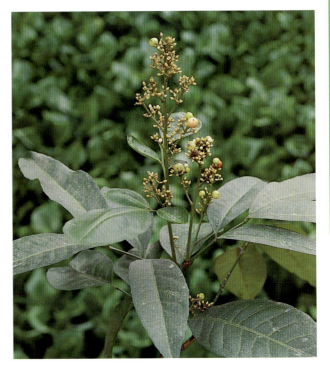

> **应用**
> 1. 跌打肿痛：山小橘鲜叶，捣烂酒调敷患处。
> 2. 感冒咳嗽：山小橘15g。水煎服。
> 3. 冻疮：山小橘鲜叶，水煎洗，并捣烂酒调敷患处。

白芷

基　源：为伞形科植物白芷的干燥根。

原植物

别名：祁白芷、禹白芷。多年生草本，高1~2.5m。根粗大圆锥形，黄褐色，根头部钝四棱形或近圆形，具皱纹、支根痕及皮孔样的横向突起，顶端有凹陷茎痕。茎及叶鞘常带紫色。茎下部叶羽状分裂；中部2~3回羽状分裂；上部有膨大囊状鞘。复伞形花序；花瓣5，白色。双悬果长圆形至卵圆形，背棱扁、钝圆，侧棱翅状。花期7~9月。果期9~10月。

生境分布

生于丛林砾岩上。分布于东北、华北等省区。有栽培。

采收加工

夏、秋间叶黄时，采挖根部，除去地上部、须根，洗净泥沙，晒干或低温干燥。

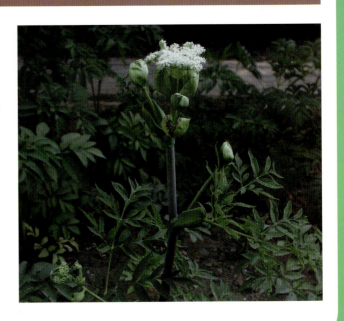

一、解表药

性味功能	味辛,性温。有祛风,祛寒,燥湿,通窍止痛,消肿排脓的功能。
炮　制	除净残茎、须根及泥土（不用水洗），晒干或微火烘干。
主治用法	用于风寒感冒头痛,眉棱骨痛,鼻塞,牙痛,白带,疮疡肿痛。用量3~9g。水煎服。

现代研究

1. 化学成分　全株含挥发油,油中成分有甲基环葵烷、1－十四碳烯、月桂酸乙酯,含挥发油。根含呋喃香豆素,主要为比克白芷素、比克白芷醚、氧化前胡素、欧前胡素、异欧前胡素等10种。果实含欧前胡素、珊瑚菜素。

2. 药理作用　本品有抗炎、镇痛和解热作用；降温、中枢兴奋、扩张冠状血管、扩张外周血管、抑制平滑肌、解痉、抗炎、抗细菌、抗真菌、致畸、致突变、致癌、致敏。

应用

1. 感冒头痛：白芷、羌活、防风。水煎服。
2. 鼻窦炎：白芷、辛夷、苍耳子。水煎服。
3. 感冒风热,眉棱骨痛：白芷、黄芩（酒炒）。水煎服。

柴胡

基　源：为伞形科植物柴胡的根。

原植物

别名：北柴胡。多年生草本。主根较粗,圆柱形,质坚硬,黑褐色。叶互生；基生叶针形,基部渐成长柄；茎生叶长圆状披针形或倒披针形,全缘。复伞形花序多分枝,伞梗4~10；花小,5瓣,黄色,先端向内反卷；雄蕊5；子房下位,椭圆形。双悬果长圆状椭圆形或长卵形,果枝明显,棱槽中有油管3条,合生面油管4。花期7~9月。果期9~10月。

生境分布

生于山坡、田野及路旁。分布全国大部分地区。

采收加工

春秋季挖取根部,晒干。

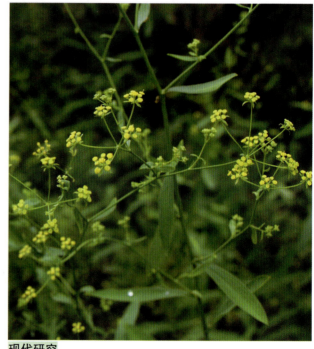

性味功能	味苦,性寒。有发表退热,舒肝,升提中气的功能。
炮　制	柴胡：除去杂质及残茎,洗净,润透,切厚片,干燥。醋柴胡：取柴胡片,照醋炙法炒干。
主治用法	用于感冒发热,寒热往来,疟疾,胸肋胀痛,月经不调,子宫脱垂,脱肛,肝炎,胆道感染。用量3~9g。

现代研究

1. 化学成分　柴胡根含有柴胡皂苷a、b、c、d,还含a-菠菜甾醇、豆甾醇、侧金盏花醇和少量的挥发油。狭叶柴胡含柴胡皂苷a、b、c、d和挥发油。

2. 药理作用　柴胡有较明显的解热、镇静、抗惊厥、镇痛、镇咳作用；柴胡皂苷有抗炎、降血脂作用；柴胡水煎剂对溶血性链球菌、霍乱弧菌、结核杆菌和钩端螺旋体有一定抑制作用,对流感病毒、流行性出血热病毒亦有抑制作用。

应用

1. 肝气郁滞所致肋痛、胃肠功能失调：柴胡、香附、郁金、青皮各9g。水煎服。
2. 疟疾：柴胡、常山。水煎服。

小柴胡

基　源：为伞形科植物小柴胡的根。

原植物

别名：滇银柴胡、金柴胡、芫荽柴胡。两年生草本，根细，土黄色。茎下部分枝，丛生，细而硬，斜上展开。叶矩圆状披针形或条形，顶端圆钝，有小凸尖头，基部稍收缩，抱茎，沿小脉和总苞片都有油脂积聚。复伞形花序小而多；总花梗细，有棱角；伞幅2~4；小总苞片2~4，花梗3~5，黄色。双悬果宽卵形或椭圆形，棱粗而显著。

生境分布

生于山坡草丛或干燥沙地。分布于湖北、四川、贵州、云南等省。

采收加工

秋季采收全草，切段晒干。

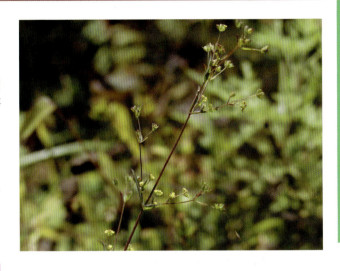

性味功能	味苦、微辛，性平。有解毒，祛风，止痒的功能。
炮　制	全草入药，除去泥沙，晒干。
主治用法	用于疮毒，疖子；根为发表退热药。用量9~15g，水煎服，亦可煎水外洗患处。

现代研究

1. 化学成分　全草含槲皮苷、异斛皮苷、芸香苷、紫云英苷、山柰酚-3-芸香糖苷及咖啡酸、奎尼酸、绿元酸、矢车菊双苷等。另含少量挥发油及皂苷、烟酸、乙醇酸。

2. 药理作用　本品煎剂在试管内对金黄色葡萄球菌、肺炎球菌、绿脓杆菌及舒氏、宋内氏痢疾杆菌有不同程度的抑菌作用。

应用

1. 感冒、流感、上呼吸道炎、急性支气管炎、淋巴腺炎：小柴胡12g，黄芩、制半夏各9g，党参、生姜各6g，甘草3g，大枣枚4枚。水煎服。

2. 高热：小柴胡15g。水煎服。

3. 疟疾：小柴胡、常山各9g。水煎服。

芫荽（芫荽子）

基　源：芫荽子为伞形科植物芫荽的干燥成熟果实。

原植物

别名：香菜。一年生草本，株高30~80cm，具香气。基生叶和下部茎生叶具长柄，1~2回羽状全裂，小叶卵形，基部楔形，羽状缺刻或牙齿状。中部及上部茎生叶柄鞘状，边缘宽膜质，2~3回羽状全裂，最终裂片线形，全缘，先端钝。复伞形花序具长柄。小伞形花序具花10~20朵；花瓣倒卵形，2深裂。双悬果球形，淡褐色。花、果期5~7月。

生境分布

我国各地均有栽培，主要分布于江苏、安徽、湖北等。

采收加工

秋季果实成熟时，采收果枝，晒干，打下果实，除净枝梗等杂质，晒干。

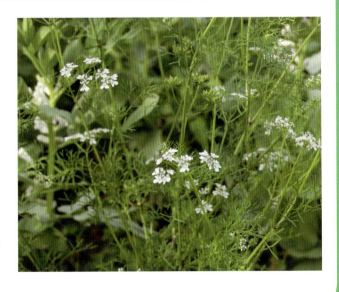

性味功能	味辛，性温。有发表，透疹，开胃的功能。
炮 制	净制 取原药材，除净杂质，干燥。
主治用法	用于感冒鼻塞，痘疹透发不畅，饮食乏味，齿痛。用量5~10g。

现代研究

1. 化学成分　全草含维生以及正癸醛，壬醛和芳樟醇等。地上部分含芫荽异香豆精，二氢芫菜异香豆精，芫荽异香豆酮A、B等4个异香豆精类物质。

2. 药理作用　本品有促进外周血液循环的作用。芫荽子能增进胃肠腺体分泌和胆汁分泌。挥发油有抗真菌作用。

应用

1. 消化不良，食欲不振：芫荽子6g，陈皮、六曲各9g，生姜3片。水煎服。
2. 胸膈满闷：芫荽子3g。研末，开水吞服。
3. 麻疹不透：鲜芫荽60g。捣烂搓前胸及后背。

羌活

基　源：为伞形科植物羌活的根和根茎。

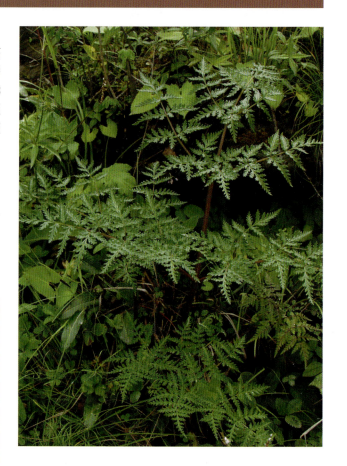

原植物

别名：蚕羌、裂叶羌活。多年生草本，高60~150cm，根茎粗壮圆柱形或块状，暗棕色，有特殊香气。茎直立，中空，淡紫色，有纵直细条纹。叶为2~3回羽状复叶，小叶3~4对，末回裂片边缘缺刻状浅裂至羽状深裂；茎上部叶简化成鞘状。复伞形花序顶生或腋生，总苞片3~6，花白色；背棱、中棱、侧棱分果长圆形，果实背腹稍压扁，均扩展为翅，油管明显。

生境分布

生于海拔2000~4200m的林缘、灌丛下、沟谷草丛中。分布于陕西、甘肃、青海、四川、云南、西藏等省。

采收加工

秋季采挖根茎及根，除去泥土及须根，晒干。

性味功能	味辛、苦，性温。有解表散寒，除湿止痛的功能。
炮 制	除去杂质，洗净，润透，切厚片，晒干。
主治用法	用于风寒感冒、头痛、身疼、四肢酸痛、恶寒无汗发热、风湿性关节疼痛。用量3~9g。

现代研究

1. 化学成分　本品主要含有挥发油、香豆素、糖类、氨基酸及其他有机酸、甾醇等成分。

2. 药理作用　本品有抗心律失常的作用；有抗血栓形成作用和抗心肌缺血作用；有一定抗休克作用；对各种杆菌、金黄色葡萄球菌均有一定抑制作用；有抗脂质过氧化作用；有抗癫痫作用；羌活挥发油有解热、镇痛、抗炎、抗过敏作用。

应用

1. 感冒风寒，头痛，无汗，关节酸痛：羌活、防风、白芷各3g，细辛1.5g。水煎服。
2. 关节疼痛、腰背酸痛：羌活、独活各1.5g，秦艽9g，桑枝15g。水煎服。

水芹

基　源：为伞形科植物水芹的全草。

原植物

别名：楚葵、野芹菜。多年生草本，无毛。茎基部匍匐，节上生须根，上部直立，中空，圆柱形，具纵棱。基生叶丛生；叶柄长7~15cm，基部呈鞘状；叶片一至二回羽状分裂，最终裂片卵形或菱状披针形，边缘有不整齐尖齿或圆锯齿；茎叶相同而较小。复伞形花序顶生，和叶对生，由6~20小伞形花序组成；总梗长2~16cm，无总苞，小总苞片2~8，线状。小花白色。双悬果椭圆形或近圆锥形，果棱显著隆起。花期夏季。

生境分布

生于低湿地方或水沟中。分布几遍全国，时有栽培。

采收加工

夏、秋采集，洗净，晒干备用或鲜用。

性味功能	味甘、性平。有清热利湿，止血，降血压功能。
炮　制	9-10月采割地上部分，洗净，鲜用或晒干。
主治用法	用于感冒发热，呕吐腹泻，尿路感染，崩漏，白带，高血压。用量6~9g。鲜品可捣汁饮。

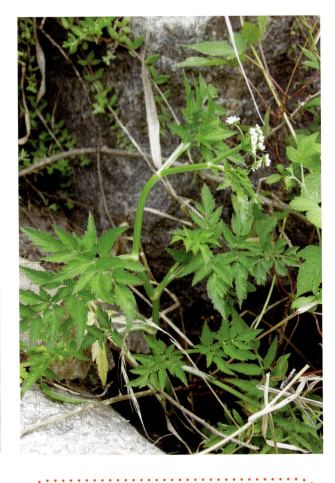

现代研究

1. 化学成分　本品翅叶中含缬氨酸，丙氨酸，异亮氨酸，β-谷甾醇等。细胞壁上含多糖，主要有葡萄糖、半乳糖、木糖、阿拉伯糖等。根中含香豆精、伞形花内酯、二十二烷酸、β-水芹烯、石竹烯、α-蒎烯、莳萝油脑、油酸、亚油酸等；全草含异鼠李素、樟烯、β-蒎烯、香芹烯、丁香油酚。

2. 药理作用　本品有保肝作用，抗心律失常，降血脂作用。

应用

1. 小儿发热，月余不凉：水芹、大麦芽、车前子，水煎服。
2. 小便不利：水芹9g，水煎服。
3. 疖腮：水芹捣烂，加茶油敷患处。

一　解表药

防风

基　源：为伞形科植物防风的根。

原植物

别名：关防风。多年生草本。根粗壮，颈处密纤维状叶残基。茎单生，两歧分枝，有细棱。基生叶簇生，基部鞘状稍抱茎，2~3回羽状深裂；茎生叶较小，有较宽叶鞘。复伞形花序成聚伞状圆锥花序，伞辐5~7；花瓣5，白色；雄蕊5；子房下位。双悬果卵形，光滑。花期8~9月。果期9~10月。

生境分布

生于草原、丘陵、多石砾的山坡。分布于东北及河北、

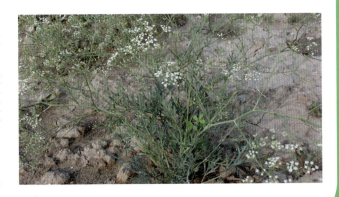

山东、山西、内蒙古、陕西、宁夏等省区。

采收加工

春秋季采挖未抽花茎植株的根，晒干。

性味功能	味甘、辛，性温。有发表，祛风，除湿的功能。
炮　　制	除去杂质，洗净，润透，切厚片，干燥。
主治用法	用于感冒，头痛，发热，无汗，风湿痹痛，四肢拘挛，皮肤瘙痒，破伤风等。用量4.5~9g。

现代研究

1.化学成分　本品含挥发油、甘露醇、β-谷甾醇、苦味苷、酚类、多糖类、香豆素类、聚乙炔类及有机酸等。

2.药理作用　本品具有解热、抗炎、镇痛、镇静、抗惊厥、抗过敏、抗病原微生物作用，并有增强巨噬细胞吞噬功能的作用。临床上选方可用于治疗偏正头痛，久病泄泻，盗汗、自汗，周围性神经麻痹，预防破伤风等。

应用

1.外感寒邪，伤湿感冒，恶寒无汗：防风、苍术各6g，葱白、生姜各9g，炙甘草3g。水煎服。

2.感冒头痛：防风、白芷、川芎、荆芥。水煎服。

3.风湿性关节炎：防风、茜草、苍术、老鹳草各15g，白酒浸服。

4.风热头痛，胸腹痞闷：防风、荆芥、连翘、炙大黄、石膏、桔梗、甘草。共研细末，温开水送服。

三花莸

基　源：为马鞭草科植物三花莸的干燥全草。

原植物

别名：六月寒、路边梢、野芝麻、红花野芝麻。小灌木，高30~100cm，全株密被白色短毛。茎四棱形，由基部分枝，数条并立。叶对生，宽卵形或近卵状心形，基部稍平截，边缘具钝锯齿，两面绿色，边缘稍紫，均有白色短柔毛和金黄色的细腺点。花紫红色或粉红色，聚伞花序腋生，花3~5朵；萼筒短，钟状，有毛和腺点，5小尖齿；花冠二唇形，5裂，基部有浅裂凹；雄蕊4；子房顶端有毛。果实4裂为4小坚果，包于宿存花萼内。花期6~8月。

生境分布

生于山坡、路边、灌丛和草地等处。分布于江苏、浙江、安徽等省。

采收加工

夏秋季采收全草、干燥。

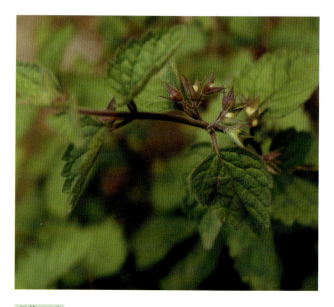

性味功能	味甘，性凉。有祛暑解表，利尿解毒的功能。
炮　　制	洗净、晒干或鲜用。
主治用法	用于中暑，感冒，尿路感染，白带，外伤出血。用量15~30g。外用适量鲜品捣烂敷患处。

现代研究

1.化学成分　本品挥发油的主要组分为α-柠檬烯(37.40%)、(+)-顺-桧醇(26.90%)、还含有α-蒎烯、α-水芹烯、罗勒烯、1-亚甲基-4-(1-甲基乙烯基)环己烯等。

2.药理作用　本品可以治烫伤，治百日咳，治已溃的淋巴结结核。

应用

1.百日咳：三花莸9g。水煎服。

2.烫伤：三花莸研粉，调香油或蛋黄油敷。

香薷

基　源：为唇形科植物香薷的全草。

原植物

别名：海州香薷。一年生草本，全株被柔毛。茎直立多分枝，四棱，紫褐色。叶对生，卵形或椭圆状披针形，疏被小硬毛，略带紫色，密生橙色腺点，边缘有钝齿。假穗状花序顶生，偏向一侧；苞片宽卵圆形，具针状芒，有睫毛，被橙色腺点；花萼钟状，5齿裂，顶端具针状芒；花冠淡紫色，二唇形，上唇直立，下唇3裂；强雄蕊。小坚果矩圆形，棕褐色。花期7~9月。

生境分布

生于山坡、田野、路旁、河岸及灌丛中。分布于除新疆和青海外的全国各地。

采收加工

夏、秋季抽穗开花时采收，晒干或鲜用。

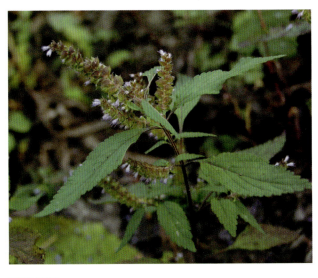

性味功能	味辛，性微温。有发汗解暑，和中利湿的功能。
炮　制	拣去杂质、用水喷润后、除去残根、切段、晒干即得。
主治用法	用于夏季感冒，发热无汗，恶寒腹痛，中暑，急性肠胃炎，胸闷，口臭，水肿，脚气等病。用量2.4~6g。

现代研究

1. 化学成分　本品全草含挥发油0.2%-1%，鲜茎叶含挥发油0.26%-0.59%，干茎叶含0.8%-2%，油中主含香薷酮约85%，还含6-甲基三十三烷，13-环己基二十六烷，β-谷甾醇，5-羟基-6，7-二甲氧基黄酮，5-羟基-7，8-二甲氧基黄酮等黄酮类成分。

2. 药理作用　本品有发汗解热作用，并可刺激消化腺分泌及胃肠蠕动，对肾血管能产生刺激而使肾小管充血，滤过压增大，呈现利尿作用；挥发油具有广谱抗菌和杀菌作用，并有直接抑制流感病毒的作用。

应用

1. 胃肠型感冒，急性胃肠炎：香薷4.5g，厚朴6g，炒扁豆18g。水煎服。
2. 脚气水肿、肾炎水肿：香薷、茯苓、白术。水久煎服。
3. 口臭：香薷，水煎含漱。

紫苏（紫苏叶）

基　源：紫苏叶为唇形科植物紫苏的干燥叶。

原植物

一年生草本，有特异香气。茎钝四棱形，绿色或绿紫色，密生长柔毛。叶对生，卵形或宽卵形，皱缩，先端尖，基部近圆形或阔楔形，边缘有粗锯，紫色，有柔毛。轮伞花序组成偏于一侧顶生或腋生总状花序；花冠白色或紫红色，二唇形；雄蕊4，2强；子房4裂，柱头2浅裂。小坚果近球形，灰褐色，花期6~8月。果期8~10月。

生境分布

生于村边、路旁或沟边。全国各地广泛栽培。

采收加工

6~8月采摘叶，晒干。

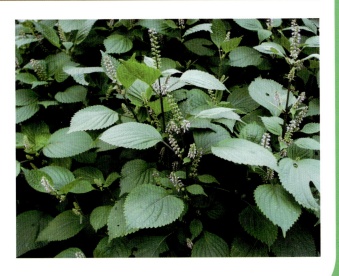

性味功能	味辛，性温。有发散风寒，理气宽胸，解郁安胎，解鱼蟹毒的功能。
炮 制	除去杂质，晒干。
主治用法	用于外感风寒，头痛鼻塞，咳嗽，呕吐，鱼蟹中毒等。用量5~9g。气虚表虚者慎用。

现代研究

1. 化学成分　本品主要含有挥发油，精氨酸、枯酸、矢车菊素葡萄糖苷类等。

2. 药理作用　本品有抗菌作用；解热作用；延长睡眠作用；止血作用。能促进消化液分泌，增强胃肠蠕动。紫苏粉提取物在油－水乳剂系统中有明显的抗氧化作用．苏叶对放射性皮肤损害有保护作用．紫苏梗能激发动物子宫内膜酶活性增长。

应用

1. 胃肠型感冒：紫苏叶、荆芥、防风、生姜各6g。水煎服。

2. 胃肠感冒恶心呕吐、腹泻：紫苏叶4.5g，川连3g。水煎服。

3. 鱼蟹中毒：紫苏叶30g。水煎服。

附注：其果实为紫苏子，嫩枝为紫苏梗药用。味辛，性温有发散风寒，理气宽胸，解郁安胎，解鱼蟹毒的功能。用量5~9g。

荆芥

基　源：为唇形科植物荆芥的干燥全草或花穗。

原植物

别名：香荆芥、四棱杆蒿。

一年生草本，有强烈香气，被灰白色短柔毛。茎直立，四棱形，上部多分枝。叶对生，羽状深裂，线形，全缘，背面具凹陷腺点。轮伞花序；花小，浅红紫色，花萼漏斗状，倒圆锥形，有白色柔毛及黄绿色腺点；花冠二唇形，3裂。小坚果，卵形或椭圆形，光滑，棕色。花期6~7月。果期8~9月。

生境分布

生于田边、路旁，我国大部分地区多有栽培。

采收加工

秋季分别采收全草和花穗，晒干。

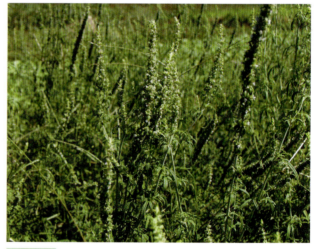

性味功能	味辛，性微温。生用有解表散风，透疹的功能。炒炭有止血的功能。
炮 制	去泥屑杂草，切除残根，抢水洗净，取出将穗头朝上竖放，待水沥干，切0.3-0.5cm段片，晒干。
主治用法	用于感冒，发热，头痛，咽喉肿痛，麻疹不透，荨麻疹初期，疮疡初起，瘰疬等。炒炭用于吐血，衄血，便血，崩漏，产后血晕等。用量4.5~9g。

现代研究

1. 化学成分　本品主要含有挥发油，荆芥苷A、B、C，荆芥醇、荆芥二醇等单萜类化合物．亦分离出芹黄素葡萄糖苷、橙皮苷、香叶木素、橙皮素和黄色黄等黄酮类成分。

2. 药理作用　本品有抗菌和抗炎作用，解热镇痛作用，止血作用。荆芥油能降低正常大鼠体温，亦有镇静作用，荆芥油给兔灌胃，可见其活动减少四肢肌肉略有松弛．荆芥油能明显延长乙酰胆碱和组胺混合液对豚鼠致喘的潜伏期，减少发生抽搐的动物数；亦能对抗乙酰胆碱或组胺引起的豚鼠气管平滑肌收缩；尚有祛痰作用。荆芥水煎剂对兔离体十二指肠平滑肌有较强的抑制作用。

应用

1. 咽炎、扁桃体炎：荆芥、桔梗、生甘草。水煎服。

2. 大便下血：荆芥炭、槐花炭。水煎服。

3. 荨麻疹、风疹：荆芥、薄荷、防风。水煎洗患处。

蓍（蓍草）

基　源：蓍草为菊科植物蓍的全草。

原植物

别名：千叶蓍、洋蓍草。多年生草本，株高30~100cm。根状茎匍匐。茎直立，密生白色长柔毛。叶披针形、矩圆状披针形或近条形，二至三回羽状全裂，叶轴上部有1~2个齿，裂片及齿披针形或条形，顶端有软骨质小尖，被疏长柔毛或无毛。头状花序多数，密集成复伞房状；总苞片3层，覆瓦状排列，绿色，龙骨瓣状，边缘膜质；舌状花白色、淡粉红色或紫红色；筒状花黄色。瘦果矩圆形，无冠毛。

生境分布

生于山坡湿草地。分布于东北、华北等省区。

采收加工

夏、秋季开花时采收地上部，晒干或鲜用。

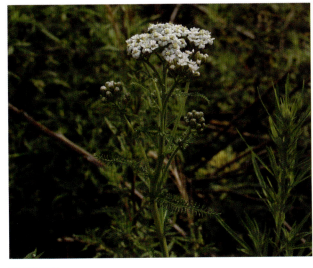

性味功能	味辛、苦平，有小毒。有清热解毒，活血通经，消肿止痛的功能。
炮　制	除去杂质，抢水洗净，稍润、切段、干燥、筛去灰屑。
主治用法	用于闭经腹痛，急性肠炎，阑尾炎，扁桃体炎，风湿疼痛，毒蛇咬伤，肿毒等症。用量3~9g外用适量。

现代研究

1. 化学成分　本品含蓍素、α-樟脑、兰香油奥、去乙酰母菊内酯。尚含乌头酸、菊糖和胺叶素。此外还含氨基酸、生物碱、香豆素类、黄酮类、酚性成分及甾醇等。

2. 药理作用　本品试管内对金黄色葡萄球菌、大肠杆菌、绿脓杆菌、宋内氏痢疾杆菌、福氏痢疾杆菌具有高度抑菌作用。用蓍草注射液治疗各种炎症病人证明本品有较好的抗菌消炎作用。

应用

1. 胃痛：蓍草0.9g，嚼服。
2. 跌打肿痛：鲜蓍草、生姜加酒炖热搽患处。
3. 急性乳腺炎、急性扁桃体炎：蓍草1g，研粉，温开水冲服。
4. 急性外科感染、肠炎：蓍草注射液，肌肉注射。

石胡荽（鹅不食草）

基　源：鹅不食草为菊科植物石胡荽的全草。

原植物

一年生匍匐草本，微臭，揉碎有辛辣味。茎纤细，基部多分枝。叶互生，倒卵状披针形，顶端钝，基部楔形，边缘有不规则疏齿。头状花序单生叶腋，扁球形，无总花梗；总苞片2层，椭圆状披针形；花杂性；黄色或黄绿色，全部筒状；雌花位于外围，中央为两性花，花冠管钟状，4裂；雄蕊4；子房下位，柱头2裂。瘦果椭圆形具4棱，边缘有长毛，无冠毛。花期4-8月，果期6~10月。

生境分布

生于路旁荒野，稻田沟边及其它荫湿处。全国大部分省区。

采收加工

夏季开花后采收，洗净，晒干。

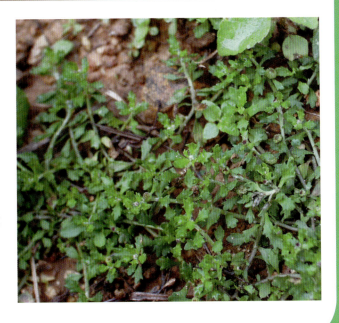

一　解表药

15

性味功能	有清热止咳，祛风通窍，散瘀消肿，退翳明目的功能。
炮　制	洗净鲜用或阴干备用。
主治用法	用于鼻塞不通，急慢性鼻炎，过敏性鼻炎，头痛，百日咳，慢性气管炎，结膜炎，风湿关节痛，湿疮肿毒，跌打肿痛，毒蛇咬伤等症。用量3~9g，外用适量。

现代研究

1.化学成分　本品全草含有多种三萜成分、蒲公英赛醇、蒲公英甾醇、山金车烯二醇、和另一种未知的三萜二醇以及谷甾醇、豆甾醇、挥发油、黄酮类、有机酸等有效成分。

2.药理作用　本品治疗鼻炎，用在鼻渊所致的鼻塞、流涕、头痛；治疗疟疾，百日咳，软组织损伤。

应用

1.骨折：鲜鹅不食草适量，加酒，炖后捣烂敷伤部。

2.疟疾：鹅不食草6g，酒煎，饭后服。

3.急、慢性鼻炎，过敏性鼻炎：鲜鹅不食草少许，揉成黄豆大，塞鼻。

4.百日咳：鹅不食草水煎服。或冰糖适量水煎服。

羊耳菊

基　源：为菊科植物羊耳菊的干燥全草。

原植物

别名：白牛胆、白羊风、白面风。亚灌木。根棕褐色，具香气，多分枝。茎有分枝，全体被污白色、浅褐色绢毛，或棉状密茸毛。叶互生，椭圆形至披针形，边缘有小尖头状细齿或浅齿；上面基部被疣状的密糙毛，下面被银灰色绢状厚茸毛；上部叶近无柄。头状花序再集成复总状花序，腋生，被绢状茸毛；花两型，边缘舌状，中央管状花两性，花冠黄色，5裂。瘦果长圆筒状，被白色长绢毛，冠毛黄白色。花期6~10月，果期8~12月。

生境分布

生于丘陵荒地、灌丛、草地。分布于浙江、江西、福建、湖南、广东、广西、贵州、四川、云南等省。

采收加工

夏秋季采挖全株，晒干。

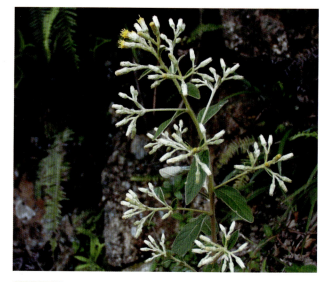

性味功能	味苦、辛，性温。有疏散风热，解毒消肿，止痛的功能。
炮　制	洗净鲜用或晒干。
主治用法	用于感冒发热，咽喉肿痛，风湿疼痛，痈疮疔毒，乳腺炎。用量30~60g。

现代研究

1.化学成分　本品含有橙黄胡椒酰胺乙酸酯、橙黄胡椒酰胺苯甲酸酯、大黄素甲醚、东莨菪亭、香草醛、松柏醛、丁香醛、丁香酸、木犀草素、芹菜素、壬二酸、三十二烷酸。

2.药理作用　本品有抑菌作用，水煎液体外抑菌试验，对白色葡萄球菌高度敏感，对金黄色葡萄球菌、卡他球菌、大肠杆菌、绿脓杆菌中度敏感。临床试用于慢性支气管炎疗效较好。

应用

1.疟疾：羊耳菊50g，马鞭草15g，水煎服。

2.血吸虫病：羊耳菊全草、苍耳草（根、茎）各30g，水煎服。

3.感冒发热：羊耳菊30g，龙芽草、牡荆叶各15g，水煎服。

苍耳（苍耳子） 　　基　源：苍耳子为菊科植物苍耳带总苞的果实。

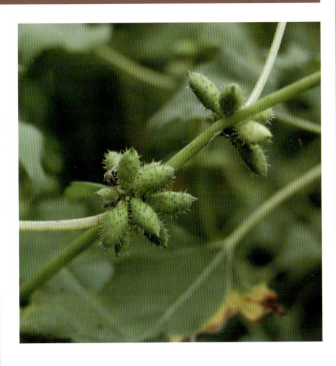

原植物

别名：老苍子、刺儿棵、苍耳蒺藜。一年生草本。全体密生白色短毛。叶互生，卵状三角形或心形，先端尖，基部浅心形，边缘有不规则锯齿或3浅裂，贴伏短粗毛。花单性，雌雄同株；头状花序顶生或腋生；雄花序球状，生于上部叶腋，小花管状，5齿裂。雌花序卵形，总苞片2~3列，密生钩刺。瘦果2，纺锤形，包在有刺的总苞内。花期7~10月。果期8~11月。

生境分布

生于荒坡、草地、路旁或村落旷地。分布于全国各地区。

采收加工

秋季果实成熟时采收，干燥，除去梗、叶等杂质。

性味功能	味辛、苦，性温；有小毒。有散风湿，通鼻窍的功能。
炮　制	除去杂质。用时捣碎。
主治用法	用于风寒头痛，鼻炎，鼻窦炎，过敏性鼻炎，鼻渊流涕，风疹瘙痒，湿痹拘挛，麻风等。用量3~9g。

应用

1. 急性鼻窦炎、鼻炎、过敏性鼻炎：苍耳、辛夷、白芷、黄芩各6g，薄荷4.5g（后下），生石膏30g，水煎服。
2. 慢性鼻窦炎、鼻炎：苍耳子15g，辛夷、金银花、菊花各9g，茜草6g，水煎，砂糖送服。
3. 外感风邪所致头痛：苍耳子、防风、藁本，水煎服。
4. 荨麻疹：苍耳子，水煎外洗，并敷患处。

现代研究

1.化学成分　本品含苍耳子苷、树脂，以及脂肪油、生物碱、维生素C和色素等。

2.药理作用　本品有降血糖，对呼吸有兴奋作用，在体外对金黄色葡萄球菌有某些抑菌作用，苍耳子注射液静注，对兔、犬均有短暂降压作用。

紫萍（浮萍） 　　基　源：浮萍为浮萍科植物紫萍的干燥全草。

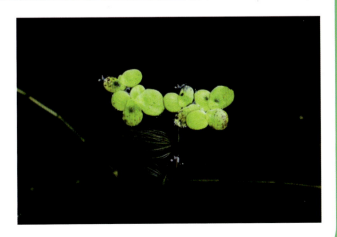

原植物

水生漂浮植物。叶状体扁平，阔倒卵形，上面绿色，下面紫色，紫红色，棕紫色。具掌状脉5~11条，下面中央生5~11条根；根长3~5cm，白绿色，根基附近的一侧囊内形成圆形新芽，萌发后，幼小叶状体渐从囊内浮出，由1细的柄与母体相连。花期6~7月。

生境分布

生于池沼、湖泊或静水中。分布于全国各地。

采收加工

6~9月采收，洗净，除去杂质，晒干。

性味功能	味辛，性寒。有宣散风热，透疹，利尿消肿的功能。
炮 制	拣去杂质，筛去灰屑，洗净，晒干即得。
主治用法	用于麻疹不透，风疹瘙痒，水肿尿少。用量3~9g；外用适量，煎汤浸洗。

现代研究

1. 化学成分　本品主要成分有芹菜素 apigenin、木犀草素 luteolin、芹菜素-7-O-葡萄糖苷和木犀草素-7-O-葡萄苷等。

2. 药理作用　本品提取物可以有效保护内皮细胞免受氧化损伤。

应用

1. 吐血不止：浮萍15g，生姜少许，共捣烂绞汁调蜜服。

2. 麻疹透发不畅：浮萍6g。水煎当茶饮。

3. 鼻衄：浮萍焙干研末，塞鼻孔。

4. 水肿尿少：浮萍9g。水煎服。15g，水煎服。

姜（干姜，生姜）

基　源：干姜为姜科植物姜的干燥根茎；生姜为姜的新鲜根茎。

原植物

多年生草本。根茎肉质，肥厚，有分歧，芳香辛辣。叶二列，叶鞘抱茎，叶舌膜质，披针形，花葶自根茎抽出；穗状花序椭圆形；苞片淡绿色，药冠黄绿色，3裂片，有紫色条纹和淡黄色斑点，花期7~9月。

生境分布

我国大部分地区有栽培。

采收加工

干姜冬至霜降前采挖根茎，干燥为干姜。生姜：埋于沙土中鲜用生姜。

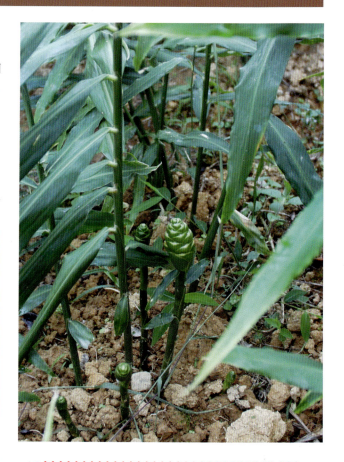

性味功能	干姜味辛，性热。有温中散寒，回阳通脉，燥湿的功能。生姜味辛，性微温。有发汗解表，温中止呕，解毒的功能。
炮 制	净制　除去杂质。
主治用法	干姜用于脘腹冷痛，肢冷脉微，痰饮喘咳。生姜用于风寒感冒，咳嗽，胃寒呕吐。用量3~9g。

现代研究

1. 化学成分　本品含有三十一烷醇、正二十四烷酸、谷甾醇、、6-姜酚、6-姜烯酚、1-去氢姜辣二酮、3,5-二酮-1,7-二-(3-甲氧基-4-羟基)苯基庚烷、(3S，5S)-3,5-二羟基-1-(4-羟基-3-甲氧基苯基)癸烷。

2. 药理作用　本品具有提高消化酶活性、保护胃黏膜细胞、抑制血小板凝聚、降血脂、抗肿瘤、抗运动病、消除自由基、抗氧化、防腐抑菌等多方面生物活性。

应用

1. 慢性胃炎、慢性结肠炎、消化不良：干姜9g，党参、白术各12g，炙甘草6g，水煎服。

2. 慢性气管炎：干姜3g，茯苓15g，桂枝4.5g，五味子9g，细辛1.5g。水煎服。

3. 风寒感冒：生姜6g，加红糖。水煎服。

葱（葱白）

基　源：葱白为百合科植物葱的鳞茎。

原植物

多年生草本，具强烈辛辣味，折断有黏液。须根丛生，白色。鳞茎卵状长圆柱形，先端稍肥大，肉质鳞叶白色。叶基生，管状，先端尖，叶鞘淡绿色。单一花葶从叶丛中抽出，圆柱形，中空；总苞膜质，白色；伞形花序球形；花被钟状，白色。蒴果三棱形，背裂。种子黑色。花期6~9月，果期7~10月。

生境分布

全国各地广为栽培。

采收加工

全年可采，剥去外膜，去须根及叶。

性味功能	味辛、温。有发汗解表，通阳，利阳的功能。
炮　制	摘取其鳞茎，净制。
主治用法	用于感冒头痛，鼻塞；外用于小便不利，痈疖肿痛。用量3~9g；外用适量，捣烂敷脐部或患处。

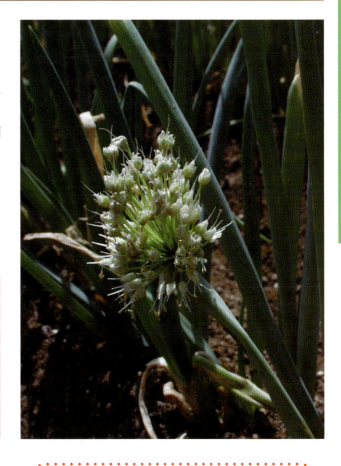

现代研究

1. 化学成分　本品含烯丙基硫醚、维生素A、维C及钙类。

2. 药理作用　本品会刺激胃液的分泌，且有助于食欲的增进，同时具有恢复疲劳的作用；葱中含有相当量的维生素C，有舒张小血管，促进血液循环的作用，有助于防止血压升高所致的头晕，使大脑保持灵活和预防老年痴呆的作用；葱还有降血脂、降血压、降血糖的作用。

应用

1. 风寒感冒：葱白50g，淡豆豉9g，水煎服。

2. 痈疮肿毒：葱白适量，捣烂，以醋拌之，炒热敷患处。

3. 蜂窝组织炎：痈疖肿痛未破：葱白、蜂蜜、蒲公英各等量，共捣烂成糊状，敷患处。

4. 跌打损伤肿痛：葱白切细，炒熟，拌入适量松香，捣烂如膏，热敷患处。

一　解表药

发散风热药

笔管草

基　源：为木贼科植物笔管草的干燥全草。

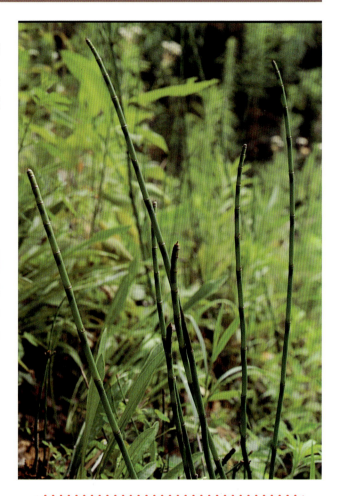

原植物

多年生草本。茎条圆柱状，中空，粗糙有纵沟，棱上具疣状突起1行。叶退化，下部连合成鞘，鞘筒紧帖于茎，鞘片横切面扁平状，鞘齿褐色，顶部尾尖，脱落后留下平截或钝形的基部，因而使鞘筒顶端近全缘。孢子囊穗长约2.5cm，顶端短尖或有小尖头。

生境分布

生于河边或溪沟边沙地上。分布于湖北、湖南、江西、广东、广西、贵州、四川、云南等省区。

采收加工

秋季采集全草，拣除杂质，晒干。

性味功能	味苦、微甘，性平。有清肝明目、祛湿疏风、止血利尿、退翳的功能。
炮　制	除去枯茎及残根，喷淋清水，稍润，切段，干燥。
主治用法	用于感冒、黄疸型肝炎、小儿疳积、结膜炎、目翳、肾炎、尿路结石、小便不利、尿血、便血、血崩、痢疾、疮疡疥癣及铅中毒。用量3~6g。

现代研究

1.化学成分　全草含烟碱、山柰酚-3-槐糖苷、谷甾醇、豆甾醇等。地上部分含挥发油，其中有机酸为琥珀酸、延胡索酸、阿魏酸等。

2.药理作用　本品有消炎、止血、利尿以及镇静、抗惊厥作用。其醇提液能增加离体豚鼠心脏冠脉流量；对家兔离体血管有明显扩张作用。

应用

1.急性结膜炎：笔管草、菊花、白蒺藜、决明子。水煎服。

2.角膜云翳：笔管草、防风、苍术、夏枯草等。水煎服。

3.脱肛：笔管草适量，烧存性研末外敷。

木贼

基源：为木贼科植物木贼的地上部分。

原植物

别名：锉草、笔头草、擦草。多年生常绿草本。根茎黑色，地上茎直立，单一不分枝或于基部簇生，节间中空，茎表面有纵沟棱，手摸粗糙。叶鞘筒贴于茎上，顶部与基部有2黑色圈。鞘齿顶部尾尖早落，成钝头，鞘片背面有棱脊2条，形成浅沟。孢子囊穗生于茎顶，长圆形，无柄，具小尖头，由多数轮状排列的六角形盾状孢子叶组成，沿孢子叶边缘生数个孢子囊。孢子圆球形，有2条弹丝，十字形着生，卷绕在孢子上。

生境分布

生于林下湿地，山谷溪边。分布于东北及河北、山西、内蒙古、陕西、甘肃、湖北、新疆和四川等地。

采收加工

夏、秋季割取地上部分，除去杂质，晒干或阴干。

性味功能	味甘、苦，性平。有疏风散热，退翳，止血的功能。
主治用法	用于目赤肿痛，目生云翳，迎风流泪，喉痛，痈肿，便血，血痢，脱肛，崩漏，外伤出血。用量3~9g。水煎服。

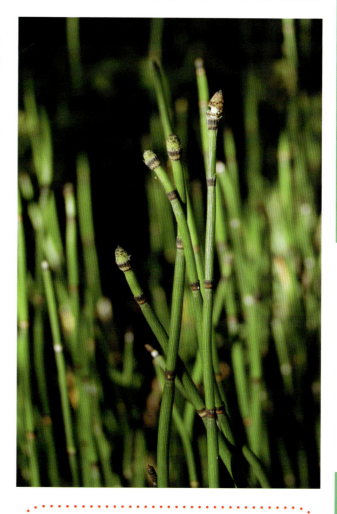

现代研究

1. 化学成分　本品含挥发性成分如琥珀酸、延胡索酸、对-羟基苯甲酸、阿魏酸、香草酸等。尚含有犬问荆碱、胸腺嘧啶、香荚兰醛等。还含磷酸盐与多量的二氧化硅、硅酸盐、皂苷、树脂及葡萄糖和果糖。

2. 药理作用　本品所含的硅酸盐和鞣质有收敛作用，从而对于接触部位，有消炎、止血作用。木贼醇提液能增加离体豚鼠心脏冠脉流量，有降压作用。所含的阿魏酸有抑制血小板聚集及释放的作用在动物实验中有镇静、抗惊厥作用。

应用

1. 目生云翳，多泪：木贼、谷精草、决明子各9g，蝉蜕3g。水煎服。

2. 目昏多泪，迎风流泪：木贼9g，苍术12g。研细末，开水调服。

3. 扁平疣及疣瘊：木贼适量，研细末外敷患处。

升麻

基源：为毛茛科植物升麻的干燥根茎。

原植物

别名：西升麻、川升麻、绿升麻。多年生草本。根茎黑色，有多数内陷的老茎迹。茎直立，高1~2m。下部茎生叶具长柄，二至三回三出羽状全裂；顶生小叶具长柄，各侧生小叶无柄。圆锥花序，具分枝3~20条，花序轴和花梗密被灰色或锈色的腺毛及短毛；花两性，果被贴伏白色柔毛。顶端有短喙；花期7~9月，果期8~10月。

生境分布

生于山地林中或草丛中。分布于山西、陕西、宁夏、甘肃、青海、云南、西藏、河南、湖北、四川等省区。

采收加工

秋季采挖根茎，晒至八、九成干后，燎去须根，晒干。

现代研究

1. 化学成分　本品根茎含升麻碱、水杨酸、鞣质、树脂、

一　解表药

咖啡酸、阿魏酸等。

2.药理作用　升麻提取物或其成分异阿魏酸有解热、抗炎作用；升麻水煎液有镇痛、镇静、抗惊厥作用。

性味功能	味辛、微苦,性微寒。有发表,透疹,清热解毒,升提中气的功能。
炮　制	除去杂质,略泡,洗净,润透,切厚片,干燥。
主治用法	用于风热头痛,齿龈肿痛,咽痛口疮,麻疹不透,胃下垂,久泻,脱肛,子宫脱垂。用量1.5~4.5g。

应用

1. 风热头痛，齿龈肿痛，面部神经痛：升麻、苍术各6g，荷叶1张。水煎服。

2. 麻疹初起，斑疹不透：升麻、葛根、甘草各3g，牛蒡子9g。水煎服。

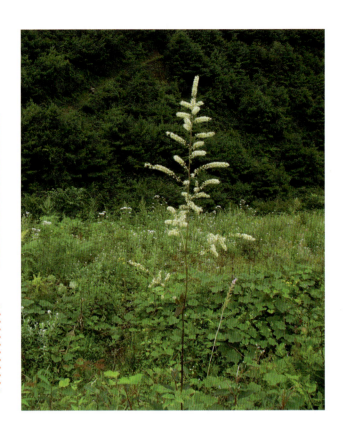

南天竹

基　源：为小檗科植物南天竹的果实、叶及根。

原植物

灌木。叶互生，叶柄基部膨大呈鞘状抱茎，叶革质，2~3回羽状复叶，小叶对生，无柄，椭圆状披针形，先端渐尖，基部楔形，全缘。大形圆锥花序顶生，花白色；萼片多轮重叠，每轮3片，外轮较小，卵状三角形，内轮较大，卵圆形；雄蕊6，花瓣状。浆果球形，鲜红色，偶有黄色。花期5~7月，果期8~10月。

生境分布

生于山坡杂木林或灌丛中，也有栽培。分布于我国长江中下游各省。

采收加工

根叶全年可采，洗净，晒干或鲜用。果实在秋冬采收。

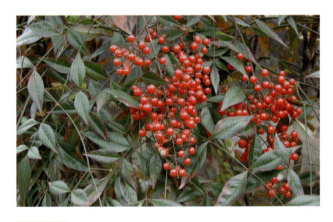

性味功能	根、叶:味苦,性寒。有清热解毒,祛风止痛,活血凉血的功能。果实:味苦,性平。有小毒。有止咳平喘的功能。
主治用法	根、叶用于感冒发热,眼结膜炎,尿路感染,急性胃肠炎,腰肌劳损等。果实用于咳嗽气喘,百日咳。用量,果实4.5~9g,叶9~15g,根9~30g。

现代研究

1. 化学成分　本品果实含南天宁碱、原阿片碱、异紫堇定碱和南天竹种碱等。此外尚含脂肪酸,翠菊苷,蹄纹天竺素木糖葡萄糖苷等。

2. 药理作用　本品所含的南天竹碱、南丁宁碱对冷血动物(蛙)可引起吗啡样麻醉作用；有抑制心脏的作用；对离休兔子宫小量兴奋、大量麻痹。

应用

1. 咳嗽气喘：南天竹子6~9g，水煎服。

2. 眼结膜炎：南天竹叶30g，煎汁洗眼。

3. 腰肌劳损：南天竹根30g，黄酒浸服。

土牛膝（倒扣草）

基　源：倒扣草为苋科植物土牛膝的全草。

原植物

别名：粗毛牛膝、鸡骨草、倒扣草。一年或二年生草本。叶对生，具柄，纸质，倒卵形、长椭圆形或椭圆状倒卵形，先端急尖或略钝，基部渐狭，全缘，两面密被柔毛，上面深绿色，下面绿色或稍紫红色。穗状花序顶生或腋生；花多数，绿色。胞果长卵形。花期7~10月，果期8~11月。

生境分布

生于山坡林下、河沟边及山谷稍阴湿处。分布于长江以南地区。生于山坡杂木林或灌丛中，也有栽培。分布于我国长江中下游各省。

采收加工

夏秋间采收全株，洗净，晒干。

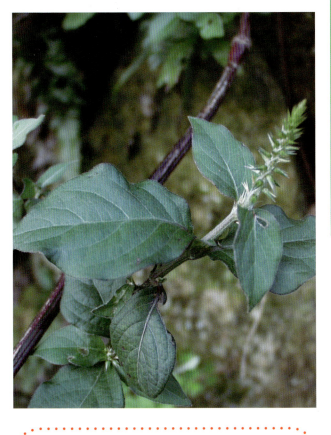

性味功能	味苦、辛，性寒。有清热解表，利尿通淋的功能。
炮　制	拣去杂质，洗净，润透切段，晒干。
主治用法	用于感冒发热，痢疾，扁桃体炎，白喉，流行性腮腺炎，风湿性关节炎，肾炎水肿。用量15~30g，水煎服。

现代研究

1. 化学成分　本品根含皂苷，种子含糖、蛋白质，全草含生物碱。

2. 药理作用　本品煎剂在人体体内显抗肿瘤的治疗作用；在动物体内能中和白喉杆菌毒素，并有预防白喉的作用；对醉犬、猎、兔作静脉注射，均有短暂的降压作用。

应用

1. 下肢关节痛：倒扣草30g，水煎服。
2. 白喉、咽喉肿痛：土牛膝鲜根50g，水煎服。
3. 流行性腮腺炎：鲜倒扣草，捣烂敷患处，并取全草适量水煎服。
4. 高血压：倒扣草15g，夏枯草9g，水煎服。

一 解表药

柽柳

基　源：为柽柳科植物柽柳的干燥细嫩枝叶。

原植物

别名：西河柳、山川柳。落叶灌木或小乔木，高2~5m。老枝深紫色或紫红色，嫩枝绿色，有疏散开张下垂的枝条。茎多分枝，枝条柔弱。单叶互生，无柄，抱茎，蓝绿色，细小鳞片状，基部鞘状抱茎。复总状花序排列成圆锥形，生于当年嫩枝端；常松散下垂。花小，粉红色，花瓣5；雄蕊5；雌蕊1，柱头3裂。蒴果长圆锥形。花期一年3次，4月、6月、8月各一次。

生境分布

生于荒原砂质盐碱地或栽培于庭园。分布于华北、西北及河南、山东、安徽、江苏、湖北、广东、四川、云南、西藏等省、自治区。

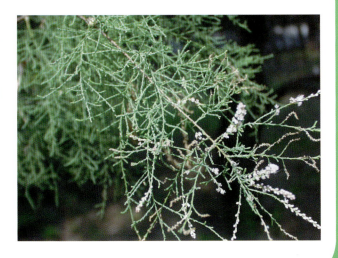

23

采收加工

夏季花未开时采收幼嫩枝，晒干。

现代研究

1.化学成分　本品含柽柳酚、柽柳酮、柽柳醇、槲皮素、硬脂酸、β-谷甾醇及其葡萄糖苷以及树脂、鞣质等。

2.药理作用　本品煎剂有明显的止咳作用；对肺炎球菌、甲型链球菌、白色葡萄球菌及流感杆菌均有抑制作用。其浸膏溶液给人工发热家兔皮下注射，有一定的解热作用。

性味功能	味辛，性平。有发汗透疹，解表散风，解毒利尿功能。
炮　制	拣去杂质，去梗，喷润后切段，晒干。
主治用法	用于麻疹不透，感冒，风湿关节痛，小便不利。用量3~9g。外用于风疹瘙痒，煎水洗。

应用

1.慢性气管炎：柽柳50g，白矾0.5g。水煎服。

2.鼻咽癌：柽柳、地骨皮各50g，水煎服。

3.小儿痧疹不出，躁乱：柽柳，芫荽，水煎服。

4.感冒：柽柳2g，薄荷、荆芥各6g，生姜3g。水煎服。

大豆（大豆黄卷）

基　源：大豆黄卷为蝶形花科植物大豆的种子经发芽干燥而成。

原植物

一年生草本，全株密被黄褐色长硬毛。三出复叶，卵形、长卵形，先端钝或急尖，基圆形、宽楔形或截形，全缘。总状花序腋生，花2~10朵；花萼绿色，钟状，5齿裂；花冠蝶形，白色、淡红色或紫色；雄蕊10，9枚联合1枚离生。荚带状矩形，具短柄，下垂，黄绿色或黄褐色，密生长硬毛。种子卵圆形或近球形，种皮黄色、绿色褐色、黑色等。花期6~7月，果期7~9月。

生境分布

全国各地均有栽培。以东北、华北栽培面积最广。

采收加工

春秋二季取籽粒饱满的大豆，用水浸泡至膨胀，将水放出，用湿布覆盖，每日用清水冲洗一次，等芽长至0.5~1cm时，摊开，晒干。

现代研究

1.化学成分　本品主要含大豆皂A、B、C、D、E以及大豆苷、木糖和叶酸等成分。

2.药理作用　本品有降压、抗心律失常、扩张冠状血管作用；能增强耐缺氧能力、抗脑缺血、降血脂作用，有抗动脉粥样硬化、抗凝血、抗血栓以及保肝、抗氧化、抗病毒、抗肿瘤等作用。

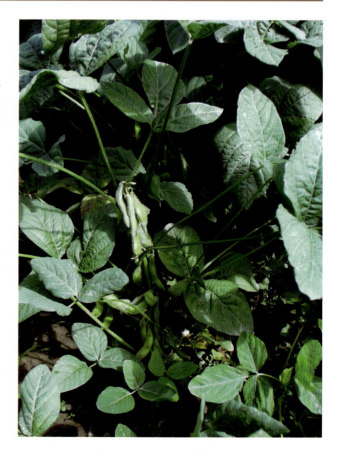

性味功能	味甘，性平。有清热，利湿，解表的功能。
主治用法	用于暑湿发热，胸闷不舒，肢体疼痛，水肿胀满。用量 9~15g。

应用

1. 高血脂、高血压、动脉硬化：大豆黄卷，水煎服。
2. 水肿胀满，大小便涩：大豆黄卷（醋拌炒干）、大黄、橘皮，水煎服。
3. 头风湿痹，暑湿发热：大豆黄卷，温水服。
4. 感冒发痛，头痛：大豆黄卷、葱白各 9g，生姜 4.5g，水煎服。

野葛（葛根）

基　源：葛根为蝶形花科植物野葛的干燥根。

原植物

多年生藤本，生黄褐色长硬毛。块根肥厚圆柱形。三出复叶互生，叶柄长托叶盾状着生；顶生小叶菱状卵形，3 浅裂或不裂，侧生小叶斜卵形。总状花序腋生或顶生，每节 1~3 朵花簇生在具节瘤状突起的花序轴上。花萼钟状有黄色柔毛；花冠蝶形，蓝紫色或紫红色；雄蕊 10；子房线形。荚果线形扁平，有黄褐色硬毛。种子卵圆形，褐色。花期 5~9 月，果期 8~9 月。

生境分布

生于山坡草丛、路旁及疏林阴湿地方。分布于全国大部分地区。

采收加工

秋、冬二季采挖，趁鲜切成厚片或小块，干燥。

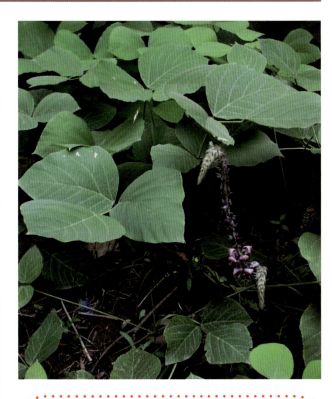

性味功能	味甘，性平。有解表退热，生津止渴，止泻的功能。
炮　　制	除去杂质，洗净，润透，切厚片，晒干。
主治用法	用于表症发热，无汗，口渴，头痛项强，麻疹不透，泄泻，痢疾。用量 5~10g。

现代研究

1. 化学成分　本品根含大豆苷元、大豆苷、葛根素、大豆苷元 -4'，7- 二葡萄糖苷、葛根素木糖苷等成分。
2. 药理作用　本品根有解热、降压降血糖血脂等作用。

应用

1. 高血压，心绞痛，心肌梗塞，心律失常：葛根 9g，水煎服。
2. 饮酒过度，头痛，烦渴，胃胀，呕吐：葛根、葛花，水煎服。
3. 荨麻疹：葛根，水煎服。
4. 糖尿病：葛根、山药、党参、黄芪、黄精，水煎服。

一　解表药

柠檬桉（桉叶油）

基　源：桉叶油为桃金娘科植物柠檬桉叶的挥发油。

原植物

高大乔木；幼叶叶柄盾状着生，披针形，有腺毛，基部圆形；成熟叶狭披针形，有黑腺点，具香味。圆锥花序腋生，花蕾长倒卵形，萼管长倒卵形；帽状体长约1.5cm，先端圆，有小尖突。蒴果壶形，果瓣藏于萼管内。花期4~9月。

生境分布

栽培于广东、广西及福建南部。

采收加工

秋季采叶，用水蒸汽蒸馏，所得挥发油用乙醚萃取，用无水硫酸钠脱水后，回收乙醚，即得桉叶油。

性味功能	味苦、辛，性凉。有疏风解热，祛湿解毒的功能。
主治用法	用于感冒，流感，肠炎，腹泻，神经痛，烧伤。用量9~15g。外用适量。

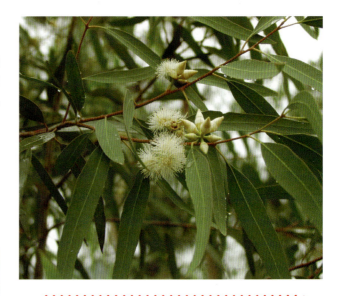

现代研究

1. 化学成分　本品含挥发油，油中主要成分为香茅醛、香茅醇、异胡薄荷醇和愈创醇等。尚含芸香苷、槲皮苷、槲皮素、莽草酸等。

2. 药理作用　本品具有抗结核作用，能抑制草分支杆菌的生长，对某些真菌也有抑制作用，但对大肠杆菌无效。

应用

1. 急性扁桃体炎：桉叶，水煎服。

2. 霉菌性阴道炎，外阴湿疹，瘙痒：桉叶油软膏外搽。

3. 烧伤：桉叶水煎服，并桉叶油涂敷患处。

4. 细菌性痢疾：桉叶、白芍、甘草、木香各3g，水煎服。

秤星树（岗梅根）

基　源：岗梅根为冬青科植物秤星树的根。

原植物

别名：岗梅、梅叶冬青。落叶灌木。根细长，黄白色。单叶互生，卵形或卵状椭圆形，先端渐尖或急尖，基部宽楔形或近圆形，边缘有小锯齿，鲜时折断中脉胶状细丝相连。花小，白色或黄绿色，雌雄异株；雄花2~3朵簇生或单于叶腋或鳞片腋内；花4~5数，萼片卵形，边缘有睫毛；雌花单生于叶腋，4~6数，子房近圆形。浆果球形，红色，有纵棱，花柱宿存。花期4~5月，果期7~8月。

生境分布

生于荒山坡、疏林下或灌木丛中。分布于江西、福建、湖南、广东、广西等省区。

采收加工

全年均可采挖，洗净，晒干或切片后晒干。

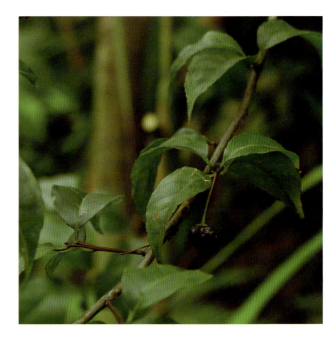

现代研究

1. 化学成分　暂无。

2. 药理作用　本品用于治疗感冒，用于治疗小儿感冒不退；用于肺痈、扁桃体炎、过敏性皮炎等。

性味功能	味苦，甘，性寒。有清热解毒，生津，活血的功能。
炮　制	采收夏秋季节的根、茎、叶，鲜用或晒干。
主治用法	用于感冒发热，舌干口渴，扁桃腺炎，咽喉炎，气管炎，百日咳，肠炎，痢疾，传染性肝炎；外用于跌打损伤，痈疖肿毒等。用量15~30g。外用适量。

应用

1. 流行性感冒：岗梅根400g，大叶桉叶、甘草各50g。水煎浓缩成500ml，加防腐剂，装瓶备用，每次服30~50ml，每日3次。

2. 咽喉炎，扁桃腺炎，感冒：岗梅喉片。1~2小时含服1~2片。

腊梅

基　源：为腊梅科植物腊梅的花蕾、根及根皮。

原植物

落叶灌木。叶对生，椭圆状卵形，先端渐尖，基部宽楔形，全缘。花两性，密生于枝上，先叶开放，极芳香，花被多层，螺旋状排列，外层花被呈鳞片状，中层花被片较大卵状椭圆形，黄色，有光泽，内层的较短，有紫色条纹。花期12月至次年2月，果期7月。

生境分布

生于山坡灌丛或溪边，全国各地均有栽培。

采收加工

冬末春初采收蕾，焙干。根四季可采，烤干或晒干。

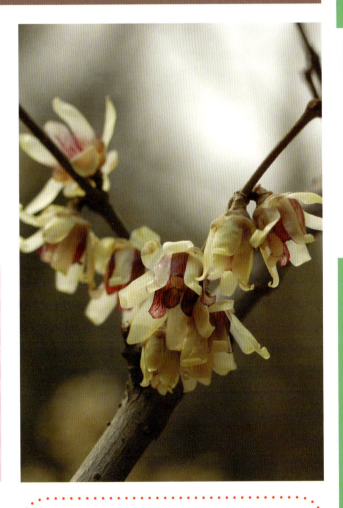

性味功能	花蕾：味辛，性凉。有解暑生津，开胃散郁，止咳的功能。根及根皮：味辛，性温。有祛风，解毒，止血的功能。
炮　制	摘取花朵，阴干。
主治用法	花蕾用于暑热头晕，呕吐，气郁胃闷，麻疹，百日咳。根用于风寒感冒，腰肌劳损，风湿关节炎。根皮用于外伤出血。用量花蕾：3~6g；根：15g。

现代研究

1. 化学成分　腊梅花含挥发油，油中有龙脑、桉油精、芳樟醇、洋腊梅碱、异洋腊梅碱、腊梅苷、a-胡萝卜素、亚油酸、油酸等化学成分；叶中含腊梅碱、洋腊梅碱、异洋腊梅碱；鲜叶含氰氢酸。种子含脂肪油、脂肪酸、亚油酸、亚麻酸等成分。

2. 药理作用　腊梅花含有龙脑、桉油精、芳樟醇等成分，有解暑生津，开胃散郁，解毒生肌，止咳的效果。民间常用腊梅花煎水给婴儿饮服，有清热解毒的功效。

应用

1. 扁桃体炎，咽炎：腊梅花6g，玄参9g，板蓝根9g，水煎服。

2. 急性结膜炎：腊梅花6g，菊花9g，水煎，调入蜜糖少许饮服。

3. 跌打损伤、外伤出血：腊梅根皮，刮去外皮研末调敷患处。

一　解表药

藜

基　源：为藜科植物藜的干燥全草。

原植物

别名：灰菜、灰条菜、灰灰菜、白藜。一年生直立草本，高60~120cm。茎粗壮，有棱和绿色或紫红色的条纹，多分枝。单叶互生，菱状卵形或披针形，先端急尖或微钝，基部宽楔形，边缘有不整齐锯齿，下面灰绿色，被粉粒。花红绿色，两性，数个集成团伞花簇，多数花簇排成腋生或顶生的圆锥花序；花被片5，边缘膜质；雄蕊5；柱头2裂。胞果包藏于花被内或顶端稍露。种子光亮。花期8~9月，果期9~10月。

生境分布

生于田间、旷地、路旁。分布于全国各地。

采收加工

夏季采收全草，切段晒干或鲜用。

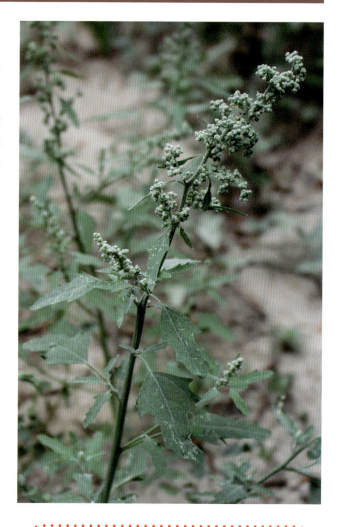

性味功能	味甘，性平。有小毒。有清热利湿，止痒透疹的功能。
炮　制	鲜用或晒干。
主治用法	用于风热感冒，痢疾，腹泻，龋齿痛；外用于皮肤瘙痒，麻疹不透。用量30~60g，水煎服。外用适量煎汤洗患处。

现代研究

1. 化学成分　全草含挥发油。叶的脂质中68%是中性脂肪，内含棕榈酸、廿四烷酸、油酸、亚油酸及谷甾醇、廿九烷、油醇、蜡等。根含甜菜碱、氨基酸、甾醇、油脂等。种子含油5.54 ~ 14.86%。

2. 药理作用　生长在日本的变种藜对蚯蚓有先兴奋后麻痹作用；藜的70%醇浸剂用于蛙、蟾蜍、鸽、小鼠、豚鼠、兔等，对呼吸先兴奋后抑制，终因呼吸麻痹致死；亦有降压和抑制心脏的作用；能增加平滑肌器官的运动，对末梢血管主要是收缩；对骨骼肌和运动神经常呈麻痹作用。

> **应用**
> 1. 痢疾，腹泻：鲜藜60g，水煎服。
> 2. 麻疹不透：鲜藜适量，捣烂蒸热用布包，外用滚胸背手脚心，以透疹。
> 3. 皮肤瘙痒：鲜藜适量，捣烂外洗并敷患处。

牡荆（牡荆叶）

基　源：牡荆叶为马鞭草科植物牡荆的干燥叶片。

原植物

落叶灌木或小乔木。叶对生，掌状复叶，小叶5，少有3，披针形或椭圆状披针形，中间小叶长、两侧较短，先端渐尖，基部楔形，边缘有5~8粗锯齿，上面绿色，下面淡绿色，通常被柔毛或无毛。圆锥花序顶生；花萼钟状，顶端5齿，宿存；花冠淡紫色，外有微柔毛，顶端5裂，二唇形，上唇短，2浅裂，下唇3裂。核果近球形，黑褐色。花期6~7月，果期8~11月。

生境分布

生于山坡路边灌丛中。分布于华东及河北、湖北、

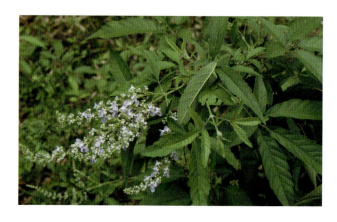

湖南、广东、广西、贵州、四川、云南等省区。

采收加工
夏秋两季均可采收，阴干备用。

性味功能	味苦，性凉。有解表，除湿，止痢，止痛的功能。
主治用法	用于感冒，中暑，胃痛，痢疾，腹泻，吐泻，痈肿及气管炎。用量3~5g。外用于癣疮，用于适量。

应用
1. 预防疟疾：牡荆叶30g，黄皮叶15g，水煎服。
2. 皮炎、湿疹、脚癣：牡荆叶，煎水外洗，并敷患处。
3. 肠炎、痢疾：牡荆叶50g，水煎服。
4. 胃溃疡、胃病：牡荆叶，水煎服。

附注：牡荆的果实作为黄荆子入药，其根亦作药用。用于支气管炎，疟疾，肝炎。

现代研究
1. 化学成分　本品含挥发油，油的主要成分为α-蒎烯、β-蒎烯、香桧烯、柠檬烯、对-聚伞花素、尚含有牡荆素、东方蓼黄素、导东方蓼黄素、木犀草素-7-芍药糖苷等。

2. 药理作用　临床用于赤白带下、小肠疝气、湿痰白浊等。

风轮菜（断血流）
基　源：断血流为唇形科植物风轮菜的干燥地上部分。

原植物
别名：九塔草、山薄荷、野薄荷。多年生草本。茎四棱，基部具匍匐根，全株被柔毛。叶对生；卵圆形，先端尖或钝，基部楔形，边缘具锯齿。轮伞花序总梗极多分枝，花密集成半球形，常偏向于一侧。苞叶叶状，花萼管状，常带紫红色，花冠紫红色或淡红色，二唇形。小坚果4，倒卵形或宽卵形，黄褐色，光滑。花期6~9月。果期8~10月。

生境分布
生于草丛、山坡、路边、灌丛中或林下。分布于山东、江苏、安徽、浙江、江西、福建、台湾、湖北、湖南、广东、广西、云南等地区。

采收加工
7~8月开花期采收地上部分，阴干。

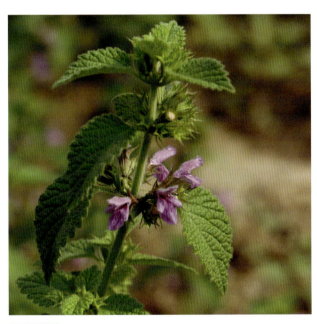

性味功能	味涩，微苦，性凉。有清热解毒，凉血止血的功能。
炮　制	洗净，切段，晒干或鲜用。
主治用法	用于妇科出血及其他出血症、肠炎、菌痢、疮疡肿毒、蛇、犬咬伤。用量9~15g；外用适量研末敷患处。

现代研究
1. 化学成分　全草含三萜皂苷及黄酮类等成分。三萜皂苷类有风轮菜皂苷，黄酮类有香蜂草苷、橙皮苷、异樱花素、芹菜素。此外，还含有熊果酸等。

2. 药理作用　小鼠腹腔注射其乙醇提取物后可显着缩短凝血时间；风轮菜水提液对金黄色葡萄球菌、绿脓杆菌和痢疾杆菌有抑制作用。

应用
1. 疔疮：断血流适量，捣烂敷患处，或研末调菜油敷。
2. 火眼：断血流叶放手中揉去皮，放眼角，数分钟后流出眼泪转好。
3. 皮肤疮痒：断血流，研末，调菜油外涂。
4. 狂犬咬伤：断血流，捣绒，泡淘米水，兑白糖服。

薄荷

基　源：为唇形科植物薄荷的地上部分。

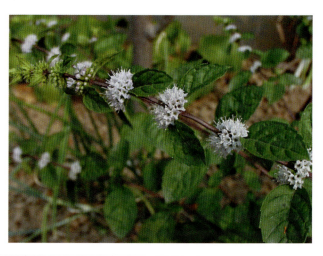

原植物

多年生草本，揉搓后有特殊清凉香气。叶对生，长圆状披针形、椭圆形，基部楔形，具细锯齿，柔毛和腺点。轮伞花序腋生，花萼钟状，5齿裂；花冠淡紫色或白色；雄蕊4；子房4裂。小坚果长卵圆形，褐色。花期7～10月。果期10～11月。

生境分布

生于溪边草丛中、山谷、坡地、路旁阴湿处，有栽培。分布于河南、安徽、江苏、江西等省区。

采收加工

夏、秋二季茎叶茂盛时，分次采割，晒干或阴干。

性味功能	味辛，性凉。有疏散风热，清利咽喉，透疹的功能。
炮　制	净制：除去老梗及杂质。薄：将揉去叶子的净薄荷梗，洗净，润透，切节，晾干。薄荷粉：取原药材晒脆，去土及梗，磨成细粉，成品称薄荷粉。切制：喷淋清水，稍润，切段，晾干。蜜制：先将蜜熔化，至沸腾时加太薄荷拌匀，用微火炒至微黄即可。每薄荷500kg，用蜂蜜180kg。盐制：先将薄荷叶蒸至软润倾出，放通风处稍凉；再用、桔梗、浙贝三味煎汤去渣，浸泡薄荷至透，另将炒热研细，投入薄荷内，待吸收均匀，即成。
主治用法	用于风热感冒，咽喉肿痛，头痛，目赤，口疮，皮肤瘙痒，风疹，麻疹，透发不畅等。用量3～6g。后下，不宜久煎。

现代研究

1. 化学成分　叶含有挥发油，油中主成分为薄荷醇，其次为薄荷酮，还含乙酸薄荷酮、莰烯、柠檬烯、异薄荷酮、蒎烯、薄荷烯酮、树脂及少量鞣质、迷迭香酸、咖啡酸、葡萄糖苷和多种游离氨基酸等。

2. 药理作用　薄荷或薄荷油少量内服有兴奋中枢神经的作用；薄荷醇有局部麻醉和局部止痛作用；薄荷对四氯化碳所致的肝损伤有一定的保护作用，并有明显的利胆作用。

应用

1. 感冒，上呼吸道炎：薄荷、荆芥、防风、桔梗、甘草。水煎服。

2. 麻疹初期，疹透不快：薄荷、升麻、葛根、蝉蜕。水煎服。

3. 夏季感冒、头昏、发热、口渴、小便短赤：薄荷、生甘草各3g，石膏18g。水煎服。

留兰香

基　源：为唇形科植物留兰香的全草。

原植物

多年生草本。茎四棱形，暗绿色带紫色；叶对生，卵圆形或卵状长圆形，先端急尖，基部楔形，边缘有锯齿，上面绿色，脉多少凹陷，下面灰绿色、脉上带白色而明显隆起，两面无毛或近无毛。轮伞花序顶生，聚成间断的圆柱形假穗状花序；小苞片条形，长过于萼，无毛；花萼钟状，具腺点，5齿裂，花冠淡紫色，无毛，裂瓣4，光滑无毛，上面裂片大，下面裂片较小，3裂。小坚果椭圆形，平滑。花期夏、秋季。

生境分布

栽培于路旁或阴湿地。河北、江苏、浙江、四川等省有栽培。新疆有野生。

采收加工

全年可采，鲜用或阴干。

现代研究

1. 化学成分　本品含挥发油，其中有左旋α-蒎烯、左旋α-水芹烯、左旋的柠檬烯和右旋的3-O-辛醇、葛缕酮、胡薄荷酮；印度产的鲜叶挥发油含葛缕酮，左旋的柠檬烯和二氢香苇醇。

2.药理作用　本品对金黄色葡萄球菌、白色葡萄球菌、甲型链球菌、乙型链球菌、卡他球菌、肠炎球菌、福氏痢疾杆菌、炭疽杆菌、白喉杆菌、伤寒杆菌、绿脓杆菌、大肠杆菌等有抑菌作用；其中的挥发油外用，能刺激神经末梢的冷感受器而产生冷感，并反射性地造成深部组织血管的变化而起到消炎、止痛、止痒作用。

性味功能	味辛、甘，性微温。有祛风散寒，止咳，消肿解毒的功能。
主治用法	用于感冒咳嗽，胃痛，腹胀，神经性头痛；外用治跌打肿痛，眼结膜炎，小儿疮疖。用量15~30g。

应用

1. 结膜炎：鲜留兰香，捣烂绞汁点眼。
2. 跌打肿痛：鲜留兰香，捣烂外敷患处。

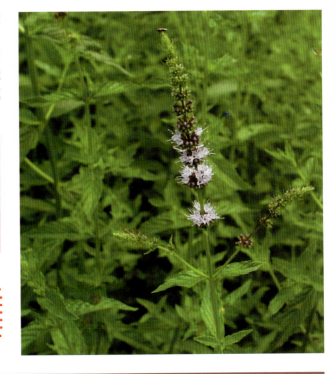

牛蒡（牛蒡子）

基　源：牛蒡子为菊科植物牛蒡的干燥成熟果实。

原植物

别名：大力子。二年生草本。基生叶丛生，被疏毛；茎生叶互生，卵形，下面密生灰白色短柔毛。头状花序簇生枝顶或排成伞房状；苞片覆瓦状排列，先端有软骨质倒钩刺，花紫红色，全为管状花，花冠先端5浅裂。瘦果长圆形或倒卵形，稍扁，微弯，灰褐色，有多数细小黑斑及纵棱，果皮硬。花期6~8月。果期8~10月。

生境分布

生于山坡、林缘、荒地等。分布于全国大部地区。

采收加工

秋季果实成熟时采收果实，晒干。

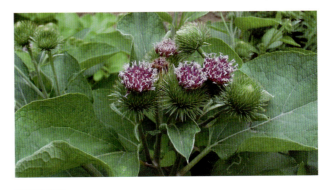

现代研究

1. 化学成分　果实含有牛蒡苷、罗汉松酯酚、络石苷元等。种子含有牛蒡苷，牛蒡酸A、B、C、D、E、F、G、H，又含脂肪油、生物碱等。

2. 药理作用　牛蒡子水浸液对常见致病性真菌有抑菌作用，提取物可抗艾滋病病毒活性；牛蒡提取物有降血糖作用。

性味功能	味辛、苦，性寒。有疏散风热，宣肺透疹，消肿，解毒，利咽的功能。
炮　制	采收果序，晒干，打下果实，除去杂质，再晒干。生用或炒用，用时捣碎。
主治用法	用于风热感冒，咳嗽痰多，麻疹，风疹，荨麻疹，咽喉肿痛，腮腺炎，痈肿疮毒。用量4.5~9g。水煎服。

应用

1. 感冒，咽炎，咽喉肿痛：牛蒡子、荆芥、防风各6g，薄荷（后下）、大黄、生甘草各3g。水煎服。
2. 疮疹：牛蒡子15g，研末调敷患处。
3. 猩红热：牛蒡子，炒研成粉，温开水送服。
4. 麻疹不透：牛蒡子、葛根各6g，蝉蜕、薄荷、荆芥各3g，水煎服。

一　解表药

菊（菊花）

基　源：菊花为菊科植物菊的花序。

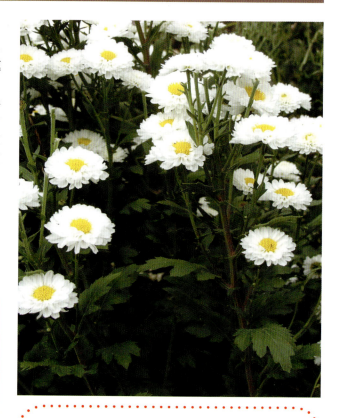

原植物
别名：白菊花、杭菊、滁菊、怀菊、药菊、川菊。多年生草本，全株有白色绒毛。叶互生，卵圆形或卵状披针形，羽状浅裂，边缘有粗大锯齿或深裂。头状花序单生或数个顶生或腋生；总苞片3~4层半球形，外层苞片绿色，线形，中层苞片阔卵形，内层苞片干膜质长随圆形；花托半球形；边缘舌状花雌性，花冠白色、黄色、淡红色或淡紫色；管状花黄色。花果期9~10月。

生境分布
主产于河北、河南、安徽、江苏、浙江等省区。

采收加工
霜降前花盛开时，晴天采收，晒干。

性味功能	味甘、苦，性微寒。有散风清热，平肝明目，降压功能。
炮　　制	晒干用；亦可用鲜品。
主治用法	用于风热感冒，头痛眩晕，耳鸣，目赤肿痛，眼花目昏，疔疮，肿毒，结膜炎，高血压等。用量6~18g。

现代研究
1. 化学成分　含有挥发油，还含有腺嘌呤、胆碱、水苏碱、矢车菊苷、氨基酸、黄酮类等。
2. 药理作用　菊花水煎液体外试验对金黄色葡萄球菌、乙型溶血性链球菌以及多种皮肤致病真菌有抑制作用；菊花粉水溶液给兔灌服有缩短凝血时间的效果。

应用
1. 外感风热：菊花、桑叶、薄荷。水煎服。
2. 结膜炎：菊花、白蒺藜、木贼，水煎热气熏眼。
3. 高血压头痛：菊花、夏枯草、钩藤。水煎服。
4. 头晕眼花：菊花、茯苓、泽泻、山萸肉、枸杞子、淮山药、熟地、丹皮各6g。水煎服。

一枝黄花

基　源：为菊科植物一枝黄花的干燥或新鲜的地上部分。

原植物
多年生草本，根茎粗短，具多条细而弯曲的根，外皮灰褐色。茎直立，单一，具纵棱，基部通常木质化，表面带紫红色，上部有分枝，顶端有细毛。单叶互生；基部叶有柄，上部叶柄渐短或无柄；叶片卵圆形、长圆形或披针形；基部楔形下延至叶柄，边缘具尖锐锯齿，上部叶锯齿渐疏或近全缘，有睫毛。头状花序直径0.5~1cm，集成总状或圆锥状；总苞钟形、苞片披针形，边缘草质，有毛，覆瓦状排列；花黄色。花柱二分歧。瘦果圆柱形、近无毛，冠毛白色。花期9~10月，果期10~11月。

生境分布
生于田野、草地及林缘。分布于全国大部分地区。

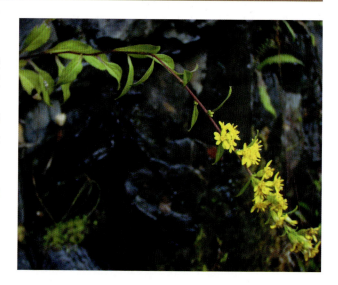

采收加工

秋季开花期将地上部分割下晒干，鲜用随时可采。

性味功能	味苦，性温。有疏风清热，解毒消肿的功能。
炮制	除去杂质，喷淋清水，切段，干燥。
主治用法	用于感冒头痛、咽喉炎、扁桃体炎、跌打损伤、毒蛇咬伤、痈疖肿毒。用量9~15g。外用适量。

现代研究

1. 化学成分　全草含皂苷类成分如一枝黄花苷、远志酸苷等，含黄酮类成分如槲皮素、芸香苷等。又含苯甲酸苄酯类成分和当归酸桂皮酯类成分，还含炔属化合物成分和甾醇类成分。

2. 药理作用　本品有抗菌、平喘、祛痰等作用。临床上用作清热消炎剂，治疗慢性支气管炎，霉菌性阴道炎，治疗外伤出血和手足癣等。

应用

1. 上呼吸道感染、肺炎：一枝黄花9g，一点红6g。水煎服。

2. 扁桃体炎：一枝黄花、白毛鹿茸草各30g。水煎服。

3. 小儿喘息性支气管炎：一枝黄花、酢浆草各15~30g，干地龙、枇杷叶各6g。水煎服。

蟛蜞菊

基　源：为菊科植物蟛蜞菊的干燥全草。

原植物

多年生草本，茎匍匐，全株深绿色，搓后，显淡黑色。茎叶被紧贴粗糙毛。叶对生，近无柄，叶片椭圆形或长圆状披针形，顶端短尖或钝，基部狭，全缘或有疏锯齿1~3对，两面疏生紧贴的白色糙毛。头状花序单生于叶腋或枝顶；总苞钟状，外层苞片5，倒卵形，近相等，背面有粗毛，内层狭小而短；花托鳞片状膜质，折叠成线形，比总苞片短；花异型，黄色，外围舌状花，雌性，舌片顶端2~3齿裂；中央管状花较多，两性，顶端5裂。瘦果倒卵形。花期5~10月，果期7~10月。

生境分布

多野生于山旁、田边、沟边或干燥的草地上。分布于我国大部分地区。

采收加工

全年或夏、秋间茎叶茂盛时采收，洗净晒干或新鲜应用。

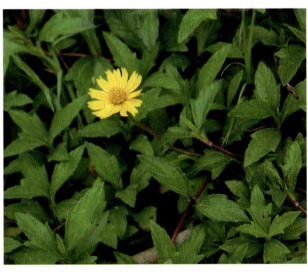

性味功能	味甘、微淡，性微寒。有功能清热解毒，化痰止咳，散瘀止痛的功能。
炮制	鲜用或切段晒干。
主治用法	用于白喉，咽喉肿痛，肺结核咳嗽、咯血、百日咳、跌打扭伤、痔疮。用量15~45g。

现代研究

1. 化学成分　蟛蜞菊含三十烷酸，二十四烷酸，豆甾醇，豆甾醇葡萄糖苷，左旋-贝壳杉烯酸等。

2. 药理作用　全草的水提取物腹腔注射对小鼠艾氏腹水癌有一定的抑制作用；煎剂对白喉杆菌、金黄色葡萄球菌、乙型链球菌均有抑制作用；全草的水提取物腹腔注射对小鼠艾氏腹水癌有一定的抑制作用。

应用

1. 预防白喉：鲜蟛蜞菊15~50g，水煎服，连服三天。

2. 治白喉：鲜蟛蜞菊100g，甘草6g，通草1.5g，水煎服。

2 清热药

清热药是指能清解里热，以治疗里热证为主要作用的药物。根据其功效及其主治证的不同，可分为清热泻火药、清热燥湿药、清热凉血药、清热解毒药、清虚热药。

临床上主要用于热病高热、痢疾、痈肿疮毒、以及目赤肿痛、咽喉肿痛等呈现各种里热证候。

现代药理作用　证明，清热药具有抗病原微生物和解热作用，还有增强机体特异性或非特异性功能、抗肿瘤、抗变态反应、镇静、降血压等作用。

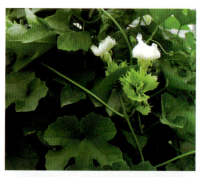
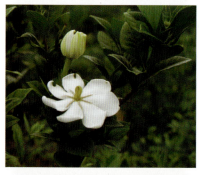
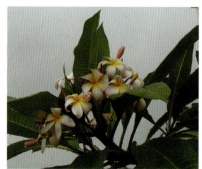
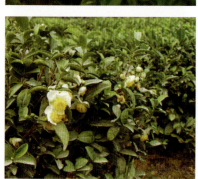
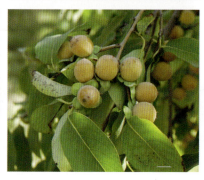
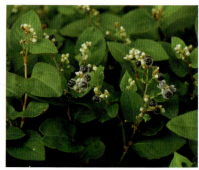

清热泻火药

青葙（青葙子）

基　源：青葙子为苋科植物青葙的干燥成熟种子。

原植物

别名：野鸡冠花、狼尾巴。一年生草本。叶互生，纸质，披针形或长圆状披针形，先端渐尖，基部狭，下延成叶柄。花多数，密生茎端或枝端成塔状或圆柱状穗状花序。花被片 5，初为淡白色，顶端淡红色，后变为银白色；胞果卵状椭圆形。种子多数，黑色。花期 5~8 月，果期 6~10 月。

生境分布

生于路旁干燥向阳处。分布于全国各地，有栽培。

采收加工

秋季果实成熟时收集种子，晒干。

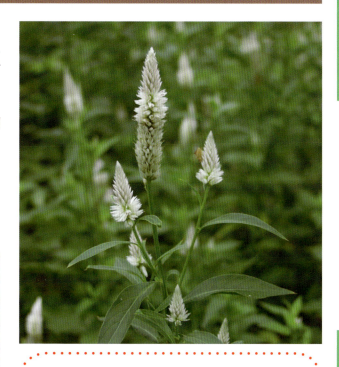

性味功能	味苦，性微寒。有清肝，明目，退翳，降血压的功能。
炮　制	青葙子：取原药材，除去杂质，筛去灰屑。炒青葙子：取净青葙子，置预热炒制容器内，用文火加热，炒至有爆鸣声，内部浅黄色，并逸出香气时，取出晾凉。
主治用法	用于目赤肿痛，角膜炎，虹膜睫状体炎，视物昏花，肝火眩晕。用量 9~15g。

应用

1. 急性结膜炎：青葙子、菊花各 9g，龙胆草 3g。水煎服。

2. 慢性葡萄膜炎：青葙子、白扁豆各 15g，元明粉 4.5g（冲），酸枣仁、茯苓各 12g，密蒙花、决明子各 9g。水煎服。

3. 夜盲，目翳，视物不清：青葙子 15g，乌枣 50g。水煎服。

4. 高血压：青葙子 50g。水煎服。

现代研究

1. 化学成分　本品种子含脂肪油约 15%，淀粉 30.8%，烟酸及丰富的硝酸钾。

2. 药理作用　暂无。

火炭母

基　源：为蓼科植物火炭母的干燥全草。

原植物

多年生蔓性草本。茎伏地节处生根，嫩枝紫红色。单叶互生，矩圆状卵形或卵状三角形，先端尖，基部截形、浑圆或近心形，枝上部叶心形，常有紫黑色"V"形斑块，托叶鞘膜质，小花白色或淡红色生于枝顶，头状花序再组成圆锥状或伞房状，花被 5 深裂，裂片在果时稍增大。瘦果卵形，具三棱，黑色，光亮。花期 8~10 月。

生境分布

生于向阳草坡、林边、路旁。分布于江西、福建、湖北、湖南、广西、广东、四川及贵州等省区。

采收加工

四季可采，洗净，晒干或鲜用。

二　清热药

性味功能	味酸甘，性凉。有清热解毒，利湿消滞，凉血止痒，明目退翳的功能。
炮 制	除去杂质，整理洁净，切成长段，干燥。
主治用法	用于痢疾，肠炎，消化不良，肝炎，感冒，扁桃体炎，咽喉炎，白喉，角膜云翳，阴道炎，乳腺炎，疖肿，小儿脓疱疮，湿疹，毒蛇咬伤。用量15~30g；水煎服。

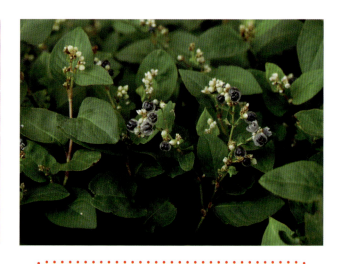

现代研究

1. 化学成分　本品全草含蒽醌、黄酮苷。根和根茎含谷氨酸、天冬氨酸、胱氨酸等多种氨基酸。叶中含β-谷甾醇、山柰酚、槲皮素、鞣花酸等。

2. 药理作用　本品对金黄色葡萄球菌、伤寒杆菌、痢疾杆菌及大肠杆菌均有抑制作用。煎剂对离体大鼠子宫有抑制作用。水-醇提取物对离体豚鼠和家兔回肠有收缩作用。

应用

1. 赤白痢：火炭母、海金沙各15g，水煎服。

2. 肠炎，消化不良：火炭母、小凤尾、布渣叶各18g，水煎服。

3. 疖肿、湿疹：火炭母鲜叶150g，水煎服；另取鲜全草捣烂，敷患处。

茶（茶叶）

基　源：茶叶为山茶科植物茶的芽叶。

原植物

常绿乔木状灌木，高1~6m。单叶互生，质厚，长椭圆形或椭圆状披针形，先端渐尖或稍钝，基部楔形，有光泽，无毛，幼叶下面具短柔毛。花1~3朵簇生叶腋，总苞2，萼片5，宿存；花瓣5，白色，有香气；雄蕊多数，雌蕊居于中央，子房上位。蒴果，木质化，近圆形或扁三角形，暗褐色。种子卵形，淡褐色。花期10~11月，果实第二年成熟。

生境分布

主产我国南部山区，有栽培。

采收加工

4~5月初发嫩叶时，采摘。此后约一个月，第二次采收，再一月第三次采收。

现代研究

1. 化学成分　茶中主要有咖啡碱、茶碱、可可碱、黄酮类及苷类化合物、茶鞣质、儿茶素、酚类、醇类、酸类、酯类、芳香油化合物、碳水化合物、多种维生素、蛋白质和氨基酸。

2. 药理作用　本品有中枢兴奋作用和降压、强心、降血脂作用；有抗凝血、抗血栓以及抑制平滑肌、解痉作用；有抗氧化、延缓衰老、利尿、抗过敏、抗细菌和抗肿瘤等作用。

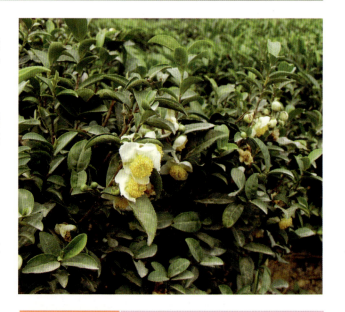

性味功能	味苦、甘，性凉。有清头目，除烦渴、化痰、消食、利尿、解毒的功能。
主治用法	用于头痛，目昏，多睡善寐，心烦口渴，食积痰滞，疟疾，痢疾。

> **应用**
>
> 1. 急、慢性细菌性痢疾，阿米巴痢疾：绿茶，水煎服。
> 2. 急、慢性肠炎：茶叶10g，生姜7g，浓煎次。
> 3. 急、慢性肝炎：茶叶9g，水煎服。
> 4. 牙本质过敏症：茶叶，水煎，含漱，并饮服。
>
> 附注：根味苦，性平。有强心利尿，抗菌消炎，收敛止泻的功能。用于心脏病，口疮，牛皮癣，肝炎。用量9~18g。

栝楼（天花粉）

基　源：天花粉为葫芦科植物栝楼的根。

原植物

多年生草质藤本。块根肥厚，圆柱形，淡棕黄色。卷须2~3歧。叶互生，宽卵状心形，3~5裂，常再裂。花单性，雌雄异株；雄花3~8朵成总状花序；花冠白色，先端流苏。瓠果椭圆形，橙黄色。种子椭圆形，扁平，有棱线。花期6~8月。果期9~10月。

生境分布

生于山坡、草丛。分布于华北及陕西、甘肃、河南、山东、江苏、安徽、浙江、江西、湖南、湖北等省。

采收加工

秋末挖取根部，除去须根、外皮，纵剖2~4瓣，晒干。

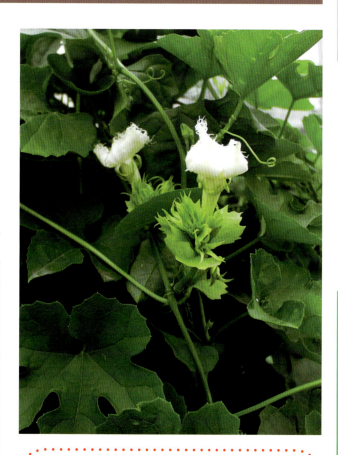

性味功能	味甘、苦，性寒。有宽胸散结，清热化痰，润肺滑肠，消肿通乳的功能。
炮　制	栝楼子：拣去杂质，簸除干瘪种子，捣扁。炒栝楼子：取净栝楼子置锅内，用文火炒至微鼓起，取出放凉。楼仁霜：取去壳栝楼仁，碾细，用吸油纸包裹，加热微炕，压榨去油后，再碾细，过筛。
主治用法	用于热病口渴，消渴，肺热燥咳，黄疸，乳痈，痔瘘等。用量9~30g。孕妇忌服。

现代研究

1. 化学成分　本品果实含三萜皂苷、氨基酸、类生物碱、有机酸、树脂、糖类和色素。种子含脂肪油、菜油甾醇、谷甾醇、豆甾醇等。

2. 药理作用　栝楼皮及栝楼子注射液对豚鼠离体心脏有扩张冠脉作用，可使冠脉流量明显增加；对垂体后叶素引起的大白鼠急性心肌缺血有明显保护作用。栝楼煎剂对大肠杆菌、宋内氏痢疾杆菌、变形杆菌等有某些抑制作用。

> **应用**
>
> 1. 糖尿病：天花粉、天冬、麦冬各9g，生地、熟地各12g，西洋参、北五味子、淡竹叶、甘草各3g，葛根6g。水煎服。
> 2. 天疱疮：天花粉、滑石等分，研末，水调搽敷患处。
> 3. 虚热咳嗽：天花粉50g，人参9g，研末，每服3g，米汤送服。
>
> 附注：其果实、果皮及种子作瓜蒌、瓜蒌皮、瓜蒌子使用。

葶苈（苏败酱）

基　源：苏败酱为十字花科植物葶苈的干燥全草。

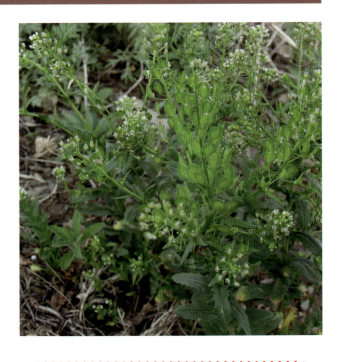

原植物
一年生草木，高20~40cm，全株光滑无毛。茎直立，有分枝，粉绿色。单叶互生；基生叶有短柄，茎生叶无柄，基部抱茎；叶片椭圆形、倒卵形或披针形，先端尖，基部箭形，边缘具稀疏浅齿或粗齿，两面粉绿色。总状花序腋生及顶生；花萼4，边缘白色膜质；花瓣4，白色。短角果扁平，卵圆形，具宽翅，先端深裂，淡黄色。种子小，卵圆形而扁。花期4~7月。果期5~8月。

生境分布
生于山坡、草地、路旁。分布于我国大部分地区。

采收加工
5~6月间果实成熟时采收，晒干。

性味功能	味苦、甘，性平。有清热解毒，利水消肿，和中开胃，利肝明目的功能。
炮　制	除去杂质，稍润，切段，干燥。
主治用法	用于阑尾炎，肺脓疡，肾炎，子宫内膜炎，肝硬化腹水，丹毒，痈疖肿毒。用量15~30g。

现代研究
1. 化学成分　本品含黑芥子苷，经酶作用后产生异硫氰酸烯丙酯。
2. 药理作用　黑芥子苷经酶水解成苷元芥子油后，有杀菌作用，黑芥子苷可用于痛风，以增加尿酸的排出。临床上选方可用于治疗阑尾炎、产后子宫内膜炎等。

> **应用**
> 1. 阑尾炎：鲜苏败酱200g，水煎服。
> 2. 痢疾：苏败酱100g，冰糖15g，水炖服。
> 3. 痈疽疮毒：苏败酱、地丁草各50g，水煎服。
> 4. 产后瘀血腹痛，白带伴有小腹痛：苏败酱，水煎服。
>
> 附注：种子也作药用。味辛、苦，性微温，有祛风除湿，和胃止痛的功能。用于风湿性关节炎，腰痛，急性结膜炎，胃痛，肝炎。

君迁子（黑枣）

基　源：黑枣为柿树科植物君迁子的果实。

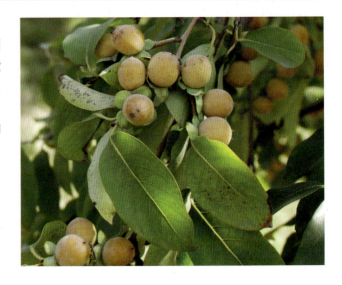

原植物
落叶乔木。老树皮暗黑色，深裂或不规则厚块状剥落。单叶互生，叶椭圆形至长圆形，先端尖，基部钝宽楔形近圆形，全缘，上面深绿色，初时密生柔毛，后脱落，有光泽，下面浅绿色，至少在脉上有毛。花单性，雌雄异株，簇生于叶腋；雄花1~3朵簇生；花萼具毛，4裂，裂片卵形；花冠壶形，带红色或淡黄色，4裂，裂片近圆形；雄花16枚，花药披针形，子房退化；雌花单生，近无柄，带绿色或红色，花萼具毛，4裂，裂片卵形；花冠壶形，4裂，裂片近圆形。浆果近球形或椭圆形，初时为淡黄色，后变为蓝黑色，有白蜡层，宿存萼4裂，深裂至中部。花期5~6月，果期10~11月。

生境分布

生用山谷、坡地林缘的灌丛中，或为栽培。分布于辽宁、河北、山西、山东、陕西、甘肃、河南、江苏、浙江、江西、湖北、湖南及西南各省区。

采收加工

10~11月果实成熟时采收。

性味功能	味甘、涩，性平。有止渴，去烦热，祛痰清热。
主治用法	用于去烦热。种子用于气管炎。用量30~60g。种子9~15g。

望江南

基源：为云实科植物望江南的成熟种子。

原植物

一年生半灌木状草本或多年生小灌木。茎有分枝，基部木质化。双数羽状复叶互生，小叶3~5对；叶柄基部有腺体；小叶卵形或椭圆状披针形，先端渐尖，基部圆，全缘。伞房状总状花序；萼5裂；花瓣5，黄色，倒卵形；雄蕊10，上面3个不育。荚果略扁，圆柱形，形似羊角，黄棕色。种子多数，扁卵形。花期7~8月，果期9~10月。

生境分布

生于路旁、草丛或灌丛中。常有栽培。分布于华东、华南、四川等省区。

采收加工

秋季采收成熟果实，脱粒除去杂质，晒干。

现代研究

1. 化学成分　本品根含金钟柏醇-Ⅰ、金钟柏醇-Ⅱ、大黄酚、大黄素、大黄素-8-甲醚、甲基计米决明蒽酮、东非山扁豆醇。叶含大黄酚及一种双蒽醌。

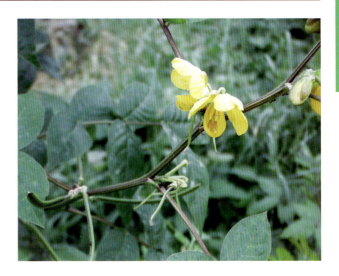

2. 药理作用　本品所含的挥发油，对多种细菌有抑制作用。水提取物对某些真菌有抑制作用。叶及茎的水煎剂及醇沉淀后的煎剂对豚鼠回肠、大鼠子宫有兴奋作用，使狗血压下降。

性味功能	味甘、苦，性凉；有毒。有清肝明目、健胃润肠、解毒的功能。
主治用法	用于目赤肿痛，头晕头胀，消化不良，胃痛，腹痛，痢疾，便秘。用量6~9g。

应用

1. 目赤肿痛，视物不明：望江南15g，冰糖50g，冲开水炖服。
2. 疟疾：望江南9g。炒后研末，冲服。
3. 高血压：望江南3g。炒焦研末，砂糖适量，冲开水代茶常服。

小决明（决明子）

基源：决明子为云实科植物小决明的种子。

原植物

一年生草本，全体被短柔毛。叶互生，双数羽状复叶；叶柄上面有沟，下面两对小叶间各有1腺体；小叶3对，倒卵形或倒卵状长圆形，先端圆形，有微突尖，基部广楔形或近圆形，偏斜，全缘。花成对腋生；总花梗被柔毛；萼片5，卵圆形，外面被柔毛；花瓣5，黄色，倒卵形，有短爪，最下面的2瓣稍长；荚果线形、四棱柱形，稍扁，被疏柔毛。种子多粒，菱形，灰绿色，有光泽。花期6~8月，果期9~10月。

生境分布

生于村边、路旁、山坡等地。分布于台湾、广西、云南等省区。

采收加工

秋季采收成熟果实，晒干，收集种子。

现代研究

1. 化学成分　本品主要含大黄酸、大黄素、芦荟大黄素、决明子素等蒽醌类物质，以及决明苷、决明酮、

二　清热药

决明内酯等，尚含甾醇、脂肪酸、糖类、蛋白质等。

2.药理作用 本品有降血压、降血脂作用，有抗菌和致泻作用，能增强巨噬细胞吞噬功能，还有保肝，抗血小板聚集作用。临床选方可用于治疗血清胆固醇增高，原发性、慢性肾炎性高血压等。

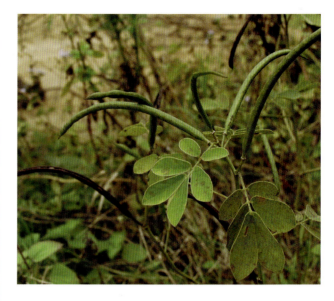

性味功能	味苦、甘、咸、微寒。有清肝明目，润肠通便的功能。
炮 制	决明子：取原药材，除去杂质，洗净，干燥。用时捣碎。炒决明子：取净决明子，置预热炒制容器内，用文火加热，炒至微有爆裂声，微鼓起，内部黄色，并逸出香气时，取出晾凉。用时捣碎。
主治用法	用于高血压，头痛，眩晕，目赤涩痛，目暗不明，急性眼结膜炎，角膜溃疡，视物不清，青光眼，大便秘结，痈疖疮疡。用量10~15g。

应用

同槐叶决明。

葫芦茶

基 源：为蝶形花科植物葫芦茶的干燥全草。

原植物

别名：田刀柄、双剑草。直立亚灌木。枝三棱，棱上被短硬毛，后脱落。叶互生，卵状椭圆形，先端急尖，基部浅心形或圆形，全缘，叶柄有阔翅。总状花序顶生或腋生；花淡紫色；萼阔钟状，旗瓣近圆形，先端凹入，龙骨瓣镰刀状，雄蕊10，2体。荚果有近四方形的荚节4~8个，被糙伏毛，顶端有尖喙。花期7月，果期8~10月。

生境分布

生于荒山坡地、草丛、路旁。分布于福建、江西、两广、贵州、云南等省区。

采收加工

夏、秋季采挖全草，鲜用或晒干。

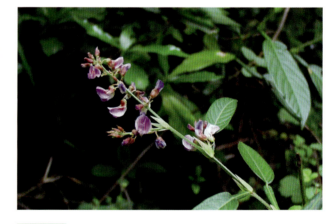

现代研究

1.化学成分 本品叶中含鞣质7.1~8.6%，二氧化硅0.5~2.32%，氧化钾1.3~3.0%。

2.药理作用 煎剂用平板纸片法，对金黄色葡萄球菌有抑制作用。

性味功能	味甘、涩微苦，性凉。有清热解毒，利湿，消滞的功能。
主治用法	用于暑热烦渴，感冒，咽喉肿痛，肺病咳血，肠炎，肾炎水肿，痢疾，风湿骨痛，小儿疳积，钩虫病，妊娠呕吐，痈疮肿毒。用量15~30g。鲜用30~60g。孕妇忌用。

应用

1.鹅口疮：葫芦茶50g，煎浓汁，蘸液搽口腔。
2.颈淋巴结核：葫芦茶50g，猪肉200g，炖服。
3.中暑：葫芦茶50g，水煎加红糖服。葫芦茶

绿豆

基　源：为蝶形花科植物绿豆的种子。

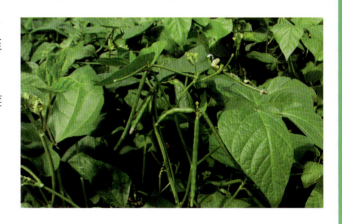

原植物

一年生草本，被淡褐色长硬毛。小叶3，阔卵形至棱状卵形，侧生小叶偏斜，先端渐尖，基部圆形或截形。总状花序腋生；花黄绿色；旗瓣肾形，翼瓣有渐狭爪，龙骨瓣截形，其中1片龙骨瓣有角；雄蕊10，2束。荚果圆柱形，被稀长硬毛。种子短矩形，绿色或暗绿色。花期6~7月，果期8月。

生境分布

全国大部分地区有栽培。

采收加工

秋季种子成熟时采收种，晒干。

现代研究

1. 化学成分　绿豆种子中含胡萝卜素、核黄素、蛋白质、糖类和磷脂类成分。

2. 药理作用　本品具有抗菌抑菌作用，还有降血脂、抗肿瘤和解毒等作用。

性味功能	味甘，性凉。有清热解毒，消暑，利水的功能。
主治用法	用于暑热烦渴，水肿，泻痢，丹毒，痈肿，解热药毒，烫伤，跌打损伤。用量5~15g。

应用

1. 霍乱呕吐：绿豆，研粉，白糖水冲服。

2. 砒石毒：绿豆研粉，寒水石，板兰根。水煎服。

3. 疮毒肿痛初起：绿豆研粉，炒黄，猪牙皂研末，米醋调敷患处。

4. 误服热剂所致烦躁闷乱，呕吐、狂渴：绿豆研粉，黄连、甘葛、甘草各25g，焙干研末，温汤调服。末，米醋调敷患处。

地梢瓜

基　源：为萝科植物地梢瓜的全草及果实。

原植物

别名：地梢花、地瓜藤。多年生草本，高15~25cm，具白色乳汁，密被细柔毛。茎多分枝细弱，节间甚短。叶对生，具短柄；条形，先端尖，基部稍窄，全缘，有短毛，下面中脉隆起。伞形花序腋生，花梗短，花冠钟状，黄白色；花药顶有一膜质体，果纺锤形，两端短尖，中部宽大，长6cm，直径2cm。种子棕褐色，扁平，先端有束白毛。花期8~10月。果期10~12月。

生境分布

生于山坡草丛及路旁。分布于吉林、河北、河南、山西、宁夏、山东、安徽等省区。

采收加工

夏、秋季采全草及果实，切段晒干。

性味功能	味甘，性平。有益气，通乳的功能。
炮　制	洗净，晒干。
主治用法	用于体虚乳汁不下；外用于瘊子。用量25~30g。外用鲜草适量折断取汁外搽瘊子。

现代研究

1. 化学成分　本品根含多种糖苷，水解得细叶白前苷元和喷双皂苷元。

2. 药理作用　提取物有某些抗病毒作用。

二　清热药

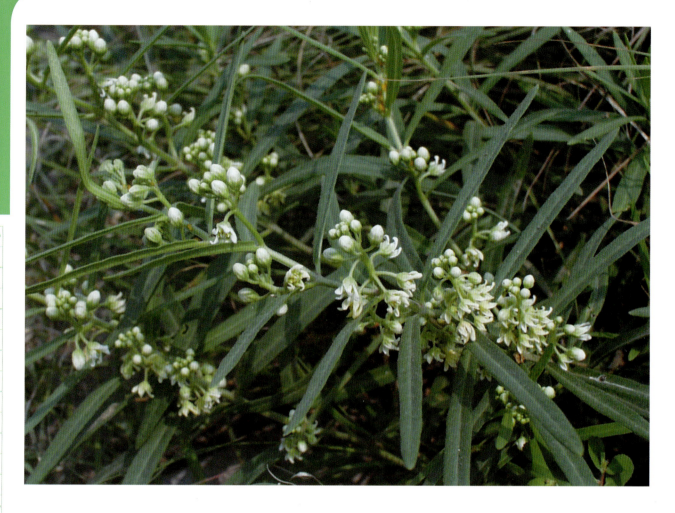

应用

　　瘊子：鲜地梢瓜，折断取汁外搽涂。

夏枯草　　基　源：为唇形科植物夏枯草的果穗。

原植物

　　别名：铁色草、大头花、夏枯头。多年生草本，被白色毛。茎四棱，淡紫红色，基部斜升。叶对生，卵状长圆形或卵圆形，全缘或有微波状齿。轮伞花序顶生聚成穗状；苞片宽心形，有硬毛，脉纹放射状，边缘有睫毛，浅紫色，每苞片内有花3朵。花萼唇形；花冠二唇形，上唇光端3短齿，紫色、蓝紫色或红紫色。小坚果4，黄褐色，三棱，椭圆形。花期4~6月。果期7~10月。

生境分布

　　生于荒坡、草地、溪边、林边及路旁。分布于全国各省。

采收加工

　　夏季果穗呈红色时采收，除去杂质，晒干。

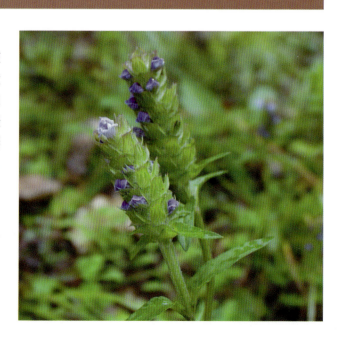

性味功能	味苦、辛，性寒。有清火，明目，散结，消肿的功能。
炮 制	净制：拣去杂质，去柄，筛去泥土即得。
主治用法	用于目赤肿痛，羞明流泪，头痛眩晕，口眼歪斜，筋骨疼痛，肺结核，急性黄疸型传染性肝炎，血崩，带下，瘰疬，瘿瘤，甲状腺肿大，淋巴结结核，高血压症，乳腺增生等症。用量9~15g。，水煎服。

现代研究

1. 化学成分　全草含三萜皂苷，其苷元是齐墩果酸，尚含游离的齐墩果酸、熊果酸、芸香苷、维生素 B1、维生素 C、维生素 K、胡萝卜素、树脂、苦味质、鞣质、挥发油、生物碱等。花穗含飞燕草素和矢车菊素的花色苷、d-樟脑、d-小茴香酮、熊果酸。

2. 药理作用　本品的水浸出液、乙醇-水浸出液和 30% 乙醇浸出液，对麻醉动物有降低血压作用。煎剂对痢疾杆菌、伤寒杆菌、霍乱弧菌、大肠杆菌、变形杆菌、绿脓杆菌和葡萄球菌、链球菌有抑制作用。

应用

1. 颈部慢性淋巴结炎、淋巴结结核、甲状腺肿：夏枯草 30g，水煎服。

2. 淋巴结核：夏枯草，何首乌，熬膏，早晚各服一匙。

3. 急性结膜炎，流行性角结膜炎：夏枯草、菊花各 15g，蒲公英 30g。水煎服。

4. 高血压：夏枯草、决明子各 30g，水煎服。

密蒙花

基　源：为醉鱼草科植物密蒙花的花蕾及其花序。

原植物

别名：密花、密蒙树、蒙花树。落叶灌木，高 1~3m。全株密被灰白绒毛。托叶在两叶柄基部萎缩成一横线。叶对生，长矩圆状披针形至条状披针形，先端渐尖，基部楔形，全缘或有小锯齿；聚伞圆锥花序顶生，花萼钟形，先端 4 裂；花冠筒状，长约 1.5cm，先端 4 裂，筒部淡紫色，口部桔黄色。雄蕊 4；子房上位。蒴果卵形，长 2~6mm，2 瓣裂，基部具宿存花萼和花瓣。种子多数，细小扁平具翅。花期 2~3 月。果期 7~8 月。

生境分布

生于山坡杂木林、丘陵、河边、灌丛中。分布于陕西、甘肃、安徽、湖北、湖南、广东、广西、四川、贵州、云南、等省区。

采收加工

2~3 月间花未开放时采摘簇生的花蕾，晒干备用。

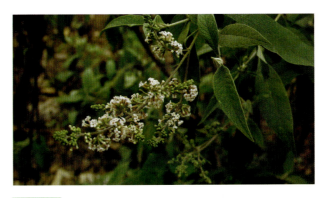

现代研究

1. 化学成分　本品含刺槐苷，密蒙皂苷 A、B，对甲氧基桂皮酰梓醇、梓苷、梓醇、刺槐素等。

2. 药理作用　本品有维生素 P 样作用，能减轻甲醛炎症，能降低皮肤、小肠血管的通透性及脆性，有解痉及轻度利胆、利尿作用。临床上选方可用于治眼翳，眼羞明，肝胆虚损，瞳人不清等。

性味功能	味甘、性微寒，归肝经。有清热养肝，明目退翳的功能。
炮 制	拣去杂质，筛净灰土。
主治用法	用于目赤肿痛，多泪羞明、眼生翳膜，肝虚目暗，视力昏花。用量 3~9g。

应用

1. 鱼膜炎、角膜云翳：密蒙花、石决明（先煎）各 12g，木贼、菊花、蒺藜各 9g。水煎服。

2. 眼障翳：密蒙花、黄柏根各 50g。研末，炼蜜和丸。

二 清热药

栀子

基源：为茜草科植物栀子的干燥成熟果实。

原植物

常绿灌木，高 2m。叶对生，托叶膜质，在叶柄内侧通常 2 片连合成筒状；叶革质，椭圆形、倒披针形或倒卵形，长 6~12cm、宽 2~4cm，先端急尖、渐尖或钝；基部楔形。花腋生或顶生，浓香，花冠白色，后变乳黄色，质厚，高脚碟状，基部合生成筒，蒴果倒卵形或椭圆形，金黄色或橘红色，有翅状纵棱 6~8 条，花萼宿存，与果体几相等长。花期 5~7 月。果期 8~11 月。

生境分布

生于低山坡温暖阴湿处。分布于河南及长江省区，有栽培。

采收加工

9~11 月间果实成熟饱满呈黄色带红时采收，入瓮中微蒸或沸水微煮，取出后晒干。果实不易干燥，故应经常翻动，使通风良好，避免发霉变质。

现代研究

1. 化学成分　本品含异栀子苷、去羟栀子苷、栀子酮苷、山栀子苷、京尼平苷酸及黄酮类栀子素、三萜类化合物藏红花素和藏红花酸、熊果酸等。

2. 药理作用　本品对结扎总胆管动物的 GOT 升高有明显的降低作用。还有利胆作用，使胆汁分泌量增加；有利胰及降胰酶作用、降压作用、镇静作用、抑菌作用。临床上选方可用于治疗急性黄疸型肝炎、急性黄疸型肝炎等。

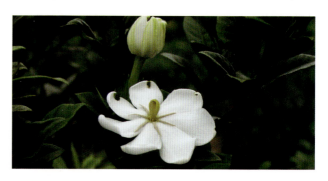

性味功能	味苦，性寒。有泻火解毒，清热利湿，凉血散瘀的功能。
炮　制	栀子：除去杂质，碾碎。炒栀子：取净栀子，照清炒法炒至黄褐色。
主治用法	用于热病高烧，心烦不眠，实火牙疼，口舌生疮，鼻血，吐血，尿血，眼结膜炎，黄胆型肝炎。用量 3~10g。

应用

1. 关节扭伤，软组织损伤：栀子 9g，水煎服。
2. 小儿发热：栀子 9g，水煎服。
3. 急性黄胆型肝炎：鲜栀子 100g、淡竹叶、白茅根、桑白皮各 50g。水煎服。

淡竹叶

基源：为禾木科植物淡竹叶的地上部分。

原植物

多年生草本。根状茎粗短，中部可膨大成纺锤形块根。茎丛生，中空，节明显。叶互生，广披针形，先端渐尖，基部窄缩成柄状，全缘。圆锥花序顶生，分枝较少；小穗条状披针形，排列稍偏于穗的一侧，脱节于颖下；不育外稃互相紧包并渐狭小，顶端具短芒成束而似羽冠。颖果深褐色。花期 7~9 月，果期 10 月。

生境分布

生于荒地、田间和路旁。分布于长江以南各省区。有栽培。

采收加工

5~7 月拔取全草，切去须根及根茎，晒干或阴干。

现代研究

1. 化学成分　本品含三萜化合物如芦竹素、白茅素、蒲公英赛醇等，以及甾类物质如豆甾醇、β-谷甾醇、

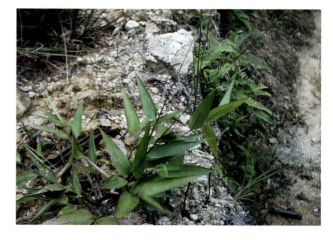

蒲公英甾醇等。

2. 药理作用　本品有解热、利尿、抑菌作用，还有抗肿瘤、升高血糖作用。临床上选方可用于预防中暑，治疗热心烦口渴、肺炎高热咳嗽、眼赤、治尿血等。

性味功能	味甘，性寒。有清热除烦、利尿的功能。
炮　　制	除去杂质，切段。
主治用法	用于热病心烦，咽喉炎，口腔炎，牙龈肿痛，尿少色黄，尿道炎等症。用量3~15g，水煎服。

应用

1. 发热、心烦、口渴：淡竹叶9~15g，水煎服。
2. 暑热而出现心火症状：淡竹叶、木通各12g，生地18g，甘草梢6g，水煎服。
3. 血尿：淡竹叶50g，生地15g，生藕节50g。水煎服。
4. 衄血：淡竹叶、生栀子、一枝黄花各9g，水煎服。

芦苇（芦根）

基　源：芦根为禾本科植物芦苇的新鲜或干燥根茎。

原植物

多年生水生或湿生高大禾草。具粗壮的匍匐根状茎；节下通常具白粉。叶二列，互生；叶鞘圆筒形；叶舌有毛；叶片窄长形，长15~45cm；宽1~3.5cm。圆锥花序，顶生，疏散，稍下垂，下部枝腋具白柔毛。颖果，长圆形。花、果期7~11月。

生境分布

生于池沼地、河边、湖边、湿地等。分布于全国各地。

采收加工

6~10月采挖根茎，除去芽、须根，鲜用或晒干。

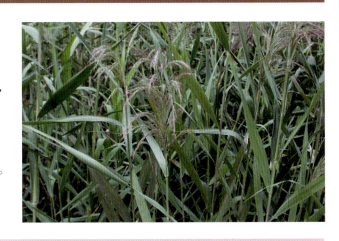

性味功能	味甘，性寒。有清热生津，止呕，利小便的功能。
主治用法	用于热病烦渴，胃热呕哕，肺热咳嗽，肺痈吐脓，热淋涩痛，吐血，衄血等。用量15~30g；鲜用量30~60g，或捣汁用。

应用

1. 肺脓疡：芦根45g，生苡仁30g，冬瓜仁24g，桃仁6g，鱼腥草、桔梗、川贝，水煎服。
2. 急性胃炎，胃热：芦根30g，竹茹、半夏、生姜各6g，枇杷叶9g，水煎服。
3. 解河豚毒：鲜芦根500g，捣汁服，或水煎频服。
4. 热病咳嗽，痰黄稠黏：芦根、杏仁、枇杷叶各9g。水煎服。

金丝草

基　源：为禾木科植物金丝草的全草。

原植物

多年生小草本，秆丛生，纤细，节明显，节上生白毛，少分枝。叶互生，排成2列；扁平，条状披针形，长先端尖，有微毛；叶鞘秃净，鞘口有毛。穗状花序从秆顶生出，柔弱而微弯曲，小穗成对，花乳白色，第二颖约长于第一颖，而第二外稃稍短于第一颖，颖片及外稃顶端延伸成细弱弯曲的芒，构成穗轴上密生金黄色的柔软长芒，形似猫尾。颖果长椭圆形。花期5~9月。

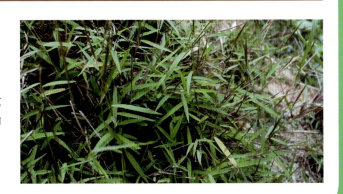

二　清热药

生境分布

生于河边、墙、山坡和旷野潮湿处。分布于浙江、江西、福建、台湾、湖南、广东、四川、云南等省。

采收加工

全年可采，洗净，晒干备用。

性味功能	味甘、淡，性寒。有清热解毒，解暑，利尿通淋，凉血的功能。
主治用法	用于感冒高热，中暑，尿路感染，肾炎水肿，黄疸型肝炎，糖尿病。用量15~30g，水煎服。

应用

1. 急性肾炎水肿：金丝草、车前草、地锦草、爵床（鲜品）各30g。水煎服。
2. 感冒：金丝草、桑叶、积雪草各30g。水煎服。
3. 尿路感染：金丝草、葫芦茶、白茅根、三颗针各30g，水煎服。

谷精草

基源：为谷精草植物谷精草带花茎的头状花序。

原植物

别名：文星草、移星草、谷精珠。一年生小草本。叶基部簇生，长披针状线形，无毛。花茎多数，鞘筒状。头状花序近半球形，草黄色；苞片膜质，背面的上部及边缘密生白色短毛。雄花生于花托中央，外轮花被片合生成佛焰苞状，3浅裂；内轮花被片合生成筒状；雌花生于花序周围，几无花梗，外轮花被片合生成椭圆形佛焰苞状，先端3小裂，蒴果3裂。花期6~8月，果期8~11月。

生境分布

生于湖沼地、溪沟、田边潮湿处。分布于我国南方大部分省区。

采收加工

秋季开花时采收，将花序连同花茎拔出，洗净晒干，扎成小把。

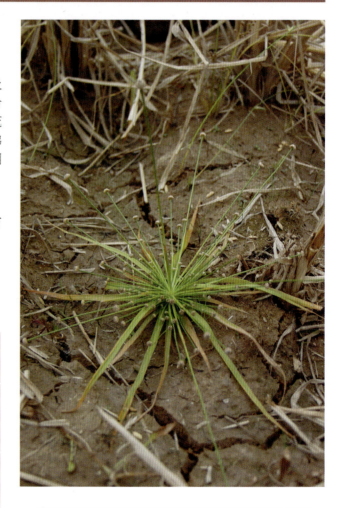

性味功能	味辛、甘，性凉。有散风，明目，退翳功用。
炮制	原药拣去杂草及叶鞘，干切成1cm的段片晒干，筛去灰屑。除去杂质，切段。
主治用法	用于风热目赤，急性结膜炎，角膜云翳，眼干燥症、夜盲症等。用量4.5~9g。

现代研究

1. 化学成分　本品含谷精草素。
2. 药理作用　本品水浸剂体外试验对某些皮肤真菌有抑制作用。其煎剂对绿脓杆菌、肺炎双球菌、大肠杆菌有抑制作用。

应用

1. 风热头痛，目肿刺痛：谷精草、生地黄、赤芍各9g，红花4.5g，龙胆草3g。水煎服。
2. 夜盲症，角膜云翳：谷精草30g，羊肝1个。同煮，食肝喝汤。

知母

基源：为百合科植物知母的根茎。

原植物
别名：羊胡子。多年生草本。根茎肥厚，横生，有残留多数黄褐色纤维状旧叶残基，下部生多数肉质须根。叶基生，线形，质稍硬，基部扩大成鞘状。花葶直立；2~6 花成一簇，排成长穗状；花黄白色或淡紫色；内轮淡黄色。蒴果长圆形，种子黑色。花期 5~8 月。果期 8~9 月。

生境分布
生于向阳山坡、草地或干燥丘陵地。分布于东北、华北、西北及河内、山东、安徽、江苏等省区。

采收加工
春、秋季采挖，晒干；去外皮晒干者为"光知母"。

现代研究
1. 化学成分　本品含有多种知母皂苷、知母多糖，尚含芒果苷、胆碱、烟酰胺、鞣酸及多种金属元素、黏液质、还原糖等。

2. 药理作用　本品有抗菌、解热、降血糖、抗肿瘤作用，还有抗血小板作用，能影响肾上素能和胆碱能神经系统的作用。

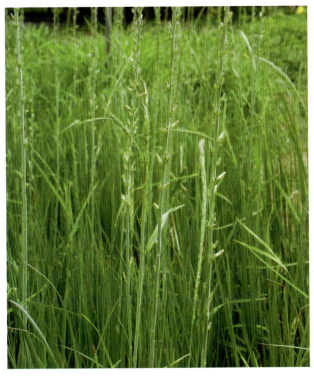

性味功能	味苦、甘，性寒。有滋阴降火，润燥滑肠的功能。
炮　制	知母：除去杂质，洗净，润透，切厚片，干燥，去毛屑。盐知母：取知母片，照盐水炙法炒干（每 100 斤加盐 2 斤半用开水化开）。
主治用法	用于热病烦渴，消渴，肺热咳嗽，午后潮热，梦遗，怀胎蕴热，肠燥，便秘等。用量 4.5~9g。水煎服。

应用
1. 暑疟，久热不退：知母、石膏、青蒿、麦冬、鳖甲、牛膝、橘红、小环钗、金银花。水煎服。
2. 骨蒸，盗汗：知母、地骨皮、鳖甲。水煎服。
3. 泌尿系感染：知母、茯苓、丹皮、泽泻各 9g，黄柏 6g，熟地 24g，山萸肉、淮山药各 12g。水煎服。
4. 紫斑和过敏性皮疹：知母加醋磨汁，搽患处。
5. 糖尿病患者口渴、烦热等肺胃燥热：知母、天花粉、麦冬，水煎服。

二　清热药

清热燥湿药

翠云草

基　源：为卷柏科植物翠云草的干燥全草。

原植物

别名：蓝地柏、绿绒草、龙须。多年生草本。主茎纤细蔓延，灰黄色，有细沟，节上生根；分枝向上伸展，小枝羽状互生、末回小枝连成叶，叶异形，排列平面上，卵状椭圆形，顶端近短尖，边缘透明，全缘，基部浑圆或近心形；生于主茎上叶大，疏生，斜矩圆状披针形，不对称，基部心形。孢子囊穗单生于枝顶；孢子叶圆形，有白边，全缘，龙骨状；小孢子基部有冠毛状突出物。

生境分布

生于阴湿山石间。分布于浙江、福建、安徽、广东、广西及西南各地。

采收加工

全年可采收，除去泥土，晒干。

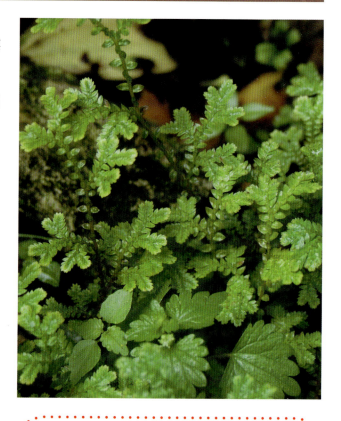

性味功能	味微苦，性寒。有清热利湿，解毒，消瘀，止血的功能。
炮　制	采收，去尽泥土，洗净，鲜用或晒干。
主治用法	用于黄疸，痢疾，水肿，风湿痹痛，咳嗽吐血，刀伤，烫伤。用量6~12g。

现代研究

1.化学成分　本品含海藻糖、二脂酰甘油基三甲基高丝氨酸等。

2.药理作用　本品具有抗炎、止咳作用，临床上组方可用于急性黄疸型传染性肝炎、胆囊炎、风湿关节痛等疾病。

> **应用**
> 1.急性黄疸型肝炎：翠云草50g，白糖适量，水煎服。
> 2.烫火伤：翠云草，焙干，研末，麻油调敷患处。
> 3.肾炎水肿：翠云草30g，水煎服。
> 4.肠炎痢疾：翠云草12g，水煎服。

黄连

基　源：为毛茛科植物黄连的干燥根茎。

原植物

多年生草本。根茎细长，黄色。叶基生，硬纸质，3全裂；中裂片具长柄，卵状菱形，羽状深裂，边缘具尖锯齿。二歧或多歧聚伞花序，花3~8；萼片5，黄绿色。花瓣线形或披针形；雄蕊多数；心皮离生，具短梗。果具细长梗。花期2~4月，果期5~6月。

生境分布

野生与栽培，生于山地凉湿处。分布于湖北、湖南、陕西、江苏、安徽、浙江、广西、福建、广州、四川、云南、贵州等省区。

采收加工

秋季采挖，除去须根及泥沙，干燥，撞去残留须根。

现代研究

1. **化学成分** 本品含多种异喹啉类生物碱，以小檗碱含量最高，尚含黄连碱、甲基黄连碱、巴马亭、药根碱、表小檗碱及木兰花碱等；酸性成分有阿魏酸，氯原酸等成分。

2. **药理作用** 本品具有抗微生物及抗原虫作用、抗菌、抗病毒、抗癌、抗放射及增强细胞代谢的作用，且可使血压下降并有利胆作用，增加胆汁形成，亦可引起血管平滑肌起松弛。

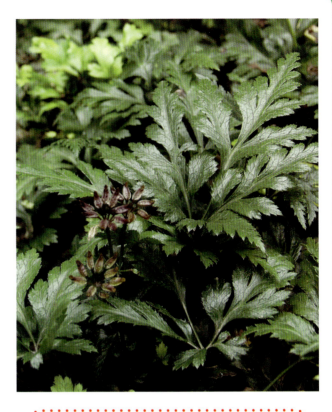

性味功能	味极苦，性寒。有清热燥湿，泻火解毒，杀虫的功能。
炮　制	黄连除去杂质，润透后切薄片，晾干，或用时捣碎。 酒黄连取净黄连，照酒炙法炒干，每100kg黄连，用黄酒12.5kg。 姜黄连取净黄连，照姜汁炙法炒干，每100kg黄连，用生姜12.5kg。 萸黄连取吴茱萸加适量水煎煮，煎液与净黄连拌匀，待液吸尽，炒干，每100kg黄连，用吴茱萸10kg。
主治用法	用于湿热痞满，呕吐，泻痢，黄疸，高热神昏，心火亢盛，心烦不寐，牙痛，痈肿疔疮。用量1.5~4.5g。

应用

1. 细菌性痢疾：黄连、木香、葛根、黄芩各6g。水煎服。
2. 急性胃炎：黄连、吴茱萸，研细末，制丸服。
3. 口舌生疮，皮肤疮疖：黄连、银花、蒲公英。水煎服。
4. 热病吐血、衄血，发斑，疮疡疔毒：黄连6g，黄芩、黄柏、栀子各9g。水煎服。

云南黄连（黄连）

基　源：黄连为毛茛科植物云南黄连的根茎。

原植物

别名：云连。根状茎黄色，较少分枝，节间短。叶卵状三角形，三全裂，中央裂片卵状菱形，先端长渐尖至渐尖，羽状深裂，深裂片彼此疏离。花瓣匙形至卵状匙形，先端钝。

生境分布

生于高山凉湿的林荫下。分布于云南西北部，西藏南部。

采收加工

秋末冬初，采挖栽培5年生的根茎，烘干，温度应慢慢增高，再撞去残留须根及灰渣。

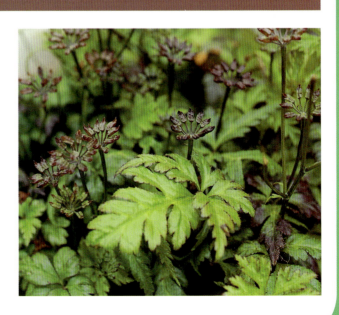

现代研究

1. 化学成分　本品主要含小檗碱，又称黄连素，尚含黄连碱、甲基黄连碱、巴马亭、药根碱；也含有木兰花碱、青荧光酸及阿魏酸等。

2. 药理作用　本品具有抗菌、抗真菌、抗病毒及抗炎作用，抗腹泻、解热、降血糖、利胆和抗氧化作用，并可使血压下降，临床组方可用于细菌性痢疾流行性脑脊髓膜炎伤寒等疾病。

性味功能	味极苦，性寒。有泻火解毒，清热燥湿，杀虫的功能。
炮制	除去杂质，润透后切薄片，晾干，或用时捣碎。
主治用法	用于烦热神昏，心烦失眠，湿热痞满，呕吐，泻痢，腹痛泻痢，黄疸，目赤肿毒，心火亢盛，口舌生疮，吐血，衄血，湿疹，急性结膜炎，烫伤等。用量3~9g。

应用

1. 发热烦闷，说胡话：黄连、黄芩、栀子各3g。水煎服。

2. 血热吐血、鼻血：黄连、黄芩、大黄各9g，水煎服。

3. 急性胃炎：黄连、吴茱萸各1g。水煎服。

4. 细菌性痢疾：黄连、木香、葛根、黄芩各6g。水煎服。

5. 口舌生疮，皮肤疮疖：黄连、银花、蒲公英。水煎服。

贝加尔唐松草（马尾连）

基　源：马尾连为毛茛科植物贝加尔唐松草的根和根茎。

原植物

多年生草本。根茎短；须根丛生。叶3回三出复叶，小叶宽倒卵形或近圆形或宽菱形，3浅裂，裂片有粗牙齿；叶轴基部扩大呈耳状，抱茎，膜质，边缘分裂。复单歧聚伞花序近圆锥形短而密；萼片椭圆形或卵形；无花瓣。瘦果近圆形，有短柄，两面膨胀，暗褐色，有4~5条棱，顶端有侧生的短喙。花期7~8月。果期8~9月。

生境分布

生于草坡、山地林下或灌木丛中。分布于东北、华北及陕西、甘肃、青海、河南、西藏等省区。

采收加工

9-11月至次年1~2月采挖，挖出后拌去泥土，剪除茎苗，晒干。

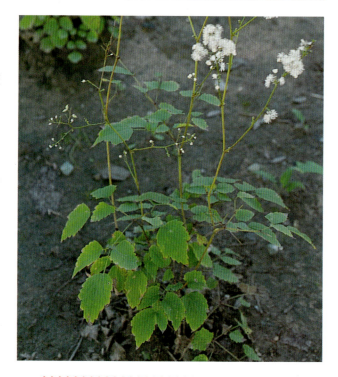

性味功能	味苦，性寒。有清热，燥湿，泻火，解毒的功能。
炮制	除去地上茎叶，洗去泥土，晒干。
主治用法	用于热盛心烦，痢疾，肠炎，结膜炎，咽喉炎，痈肿疮疖，传染性肝炎，麻疹等。用量6~9g。水煎服。

现代研究

1. 化学成分　本品含β-谷甾醇，N-去甲唐松草替林及5-氧-去甲唐松草替林。

2. 药理作用　本品抗菌作用和抗肿瘤作用，临床可用于细菌性痢疾。

应用

1. 痢疾，肠炎：马尾连6g，木香2g。共研细末。

2. 湿热呕吐：马尾连4.5g，吴茱萸1.2g。煎服。

3. 口舌生疮，结膜炎，扁桃体炎：马尾连9g，黄芩6g，刺黄柏9g，栀子9g，牛蒡子6g，连翘15g，甘草6g。水煎服。

细叶小檗（三棵针）

基　源：三棵针为小檗科植物细叶小檗的根及根皮。

原植物

别名：刺黄柏。灌木。株高1~2m。幼枝紫红色，无毛，明显具棱，老枝灰黄色，表面密生黑色小疣点。叶刺小，通常单一，有3分叉。叶纸质，几无柄，叶片倒披针形至狭倒披针形，先端渐尖，基部渐狭，边缘全缘或中上部有少数不明显锯齿，上面深绿色，下面淡绿色，脉明显。总状花序，下垂。浆果，鲜红色。花期5~6月，果期8~9月。

生境分布

生于丘陵山地，山沟河边。分布于东北、华北及陕西、河南、山东等省区。

采收加工

春、秋采挖，除去枝叶、须根及泥土，切片，晒干备用。

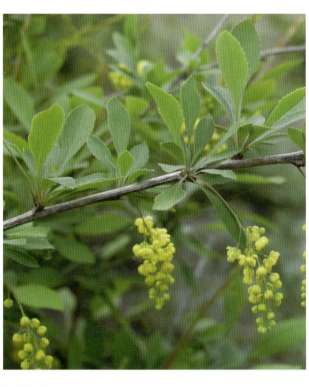

性味功能	味苦，性寒。有清热燥湿，泻火解毒的功能。
炮　　制	洗净，晒干。
主治用法	用于痢疾、肠炎、黄疸、咽痛、上呼吸道感染、目赤、急性中耳炎。用量9~15g。

应用

1. 刀伤剑伤：三颗针研末敷伤口。
2. 急性中耳炎：三颗针水煎。药液敷患处。

现代研究

1. 化学成分　本品含主要含小檗碱、巴马亭（掌叶防己碱）、小檗胺、药根碱，此外尚含有非洲防己碱（咖伦明，）、尖刺碱（氧化爵床碱）、异汉防己碱、木兰花碱等成分。

2. 药理作用　本品具有抗心律失常，抗菌作用，也有降压作用和升高白细胞作用。

二　清热药

苦参

基　源：为蝶形花科植物苦参的干燥根。

原植物

别名：野槐、山槐、地参。草本或亚灌木。根圆柱形，黄色，味苦。茎具纵棱，幼时疏被柔毛，后无毛。奇数羽状复叶，叶轴被细毛；托叶披针状线形，小叶6~12对，线状披针形或窄卵形，互生或近对生，纸质，上面无毛，下面被灰白色短柔毛或近无毛。总状花序顶生，花淡黄白色。荚果圆柱形，种子间稍缢缩，呈不明显串珠状，先端有长喙。种子1~5粒，近球形，棕黄色。花期6~7月，果期8~9月。

生境分布

生于山地、平原。分布于全国大部分地区。

采收加工

春、秋季采挖，趁鲜切片，干燥。

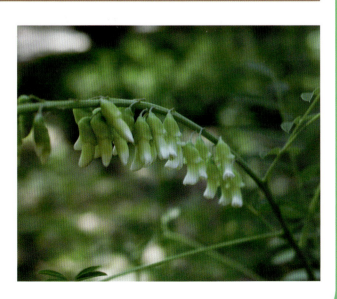

性味功能	味苦,性寒。有清热利尿,燥湿,杀虫的功能。
炮　制	除去地上部,将根挖出,除去细根,洗净晒干;或趁鲜切片晒干。
主治用法	用于血痢,便血,黄疸,浮肿,小便不利,肠炎;外用于湿疹,湿疮,皮肤瘙痒;滴虫性阴道炎。用量3~10g,水煎服。外用适量,煎水洗患处。

现代研究

1.化学成分　本品的根含多种生物碱,主要成分为D-苦参碱,D-氧化苦参碱,另含少量D-苦参醇碱、L-臭豆碱、L-甲基金雀花碱、L-野靛叶碱、L-槐果碱、N-氧化槐果碱、槐定碱等;黄酮类成分有苦参素、次苦参素、异苦参素、去甲苦参素、苦参醇素、次苦参醇素、新苦参醇素、去甲苦参醇素等。

2.药理作用　本品具有抗肿瘤、抗炎、抗菌和抗心律失常、抗过敏、平喘祛痰作用,并可以升高白血球。

应用

1. 热毒痢疾:苦参30g、木香、生甘草各3g,水煎服。
2. 黄疸,尿赤:苦参、龙胆草各3g,生栀子9g,水煎服。
3. 外阴瘙痒、急性湿疹:苦参50g,水煎熏洗。
4. 荨麻疹:苦参10g,水煎服。

白鲜（白鲜皮）

基　源:白鲜皮为芸香科植物白鲜的根皮。

原植物

多年生草本,全株有特异的刺激味。根木质化,数条丛生,外皮淡黄白色。单数羽状复叶互生;小叶9~11,卵形至长圆状椭圆形,边缘有细锯齿,密布腺点,叶两面沿脉有柔毛,至果期脱落,有叶柄,叶轴有铗翼。总状花序,花轴及花梗混生白色柔毛及黑色腺毛;花梗基部有线状苞片1枚;花淡红色而有紫红色线条,萼片5;花瓣,倒披针形或长圆形,基部渐细呈柄状。蒴果,密生腺毛,5裂,每瓣片先端有一针尖。花期4~5月。果期5~6月。

生境分布

生于山坡林中。分布于辽宁、内蒙古、陕西、甘肃、河北、山东、河南、安徽、江苏、江西、四川、贵州等省区。

采收加工

春、秋季采挖,纵向割开,抽去木心,晒干。

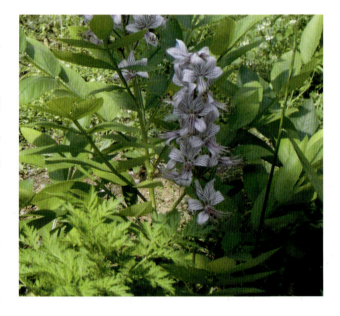

性味功能	味苦、咸,性寒。有祛风燥湿,清热,解毒的功能。
炮　制	盐黄柏:取黄柏片,用盐水喷洒,拌匀,置锅内用文火微炒,取出放凉,晾干(每黄柏片100斤用食盐2斤半,加适量开水溶化澄清)。 酒黄柏:取黄柏片,用黄酒喷洒拌炒如盐黄柏法(每黄柏片100斤用黄酒10斤)。
主治用法	用于湿热疮毒、黄水疮、湿疹、风疹、疥癣、疮癞、风湿痹、黄疸尿赤等症。用量4.5~9g。外用适量,煎汤洗或研粉敷。

黄柏（关黄柏）

基　源：关黄柏为芸香科植物黄柏的树皮。

原植物
高大落叶乔木。树皮具厚栓皮，有弹性，内层鲜黄色。单数羽状复叶对生；小叶5~13，长圆状披针形、卵状披针形或近卵形，有波状细钝锯齿及缘毛，齿缘有腺点，中脉基部有白色长柔毛。聚伞状圆锥花序顶生，花轴及花枝有毛；花单性，雌雄异株；花瓣5，黄白色。浆果状核果圆球形，紫黑色，有特殊香气。花期5~6月。果期9~10月。

生境分布
生于杂木林或山间河谷有栽培。分布于东北、华北及山东、江苏、浙江等省区。

采收加工
3~6月间剥取树皮，晒至半干，压平，刮净外层栓皮至露出黄色内皮，晒干。

现代研究
1. 化学成分　含小檗碱，尚含掌叶防己碱、黄柏碱、药根碱、黄柏酮、蝙蝠葛任碱、白栝楼碱、木兰碱、柠檬苦素等。

2. 药理作用　本品具有抗菌、抗真菌、镇咳降压、抗滴虫、抗肝炎、抗溃疡等作用，并可以增强免疫功能。

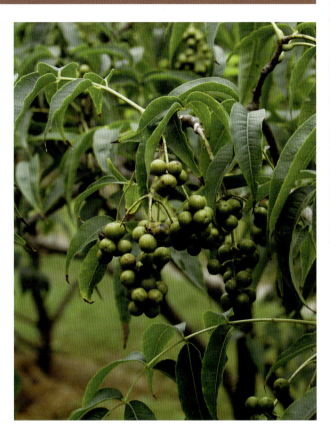

二　清热药

性味功能	味苦，性寒。有清热燥湿，泻火除蒸，解毒疗疮的功能。
炮　　制	黄柏：拣去杂质，用水洗净，捞出，润进，切片成切丝，晒干。 黄柏炭：取黄柏片，用武火炒至表面焦黑色（但须存性），喷淋清水，取出放凉，晒干。
主治用法	用于湿热泻痢，黄疸，带下，热淋，脚气，风湿性关节炎，泌尿系感染，骨蒸劳热，盗汗，遗精。用量3~12g。外用于疮疡肿毒，湿疹，瘙痒，口疮，黄水疮，烧、烫伤。外用适量。

应用
1. 风热瘙痒：白鲜皮、防风、沙参、知母、人参各30g，黄芩3g。水煎服。
2. 黄疸尿赤：白鲜皮、茵陈各9g。水煎服。应用
1. 热痢：黄柏、白头翁、秦皮。水煎服。
2. 湿热黄疸：黄柏、栀子各6g，甘草3g。水煎服。
3. 皮肤湿疹，泌尿系感染：黄柏、苦参、荆芥、苏叶，水煎服，并水煎洗患处或湿敷。
4. 流行性结膜炎：黄柏。水煎，洗眼。

积雪草

基　源：为伞形科植物积雪草的干燥全草。

原植物

别名：铜钱草、半边碗、半边钱。多年生匍匐草本。单叶互生，圆形或肾形，边缘有粗锯齿。伞形花序单生或2~5个簇生叶腋；总苞片2，卵形，每个伞形花序有花3朵，花白色，萼齿不显；花瓣5，顶端微向内弯曲；雄蕊5，子房下位。双悬果扁圆形，侧面扁压，幼时有柔毛，成熟时光滑，主棱线形，有网状纹相连。花期5~6月，果期7~8月。

生境分布

生于路旁、田边、山坡等阴湿处。分布于江苏、安徽、浙江、江西、湖南、湖北、福建、台湾、广东、广西、陕西、四川、云南等省区。

采收加工

夏秋二季采收全株，晒干。

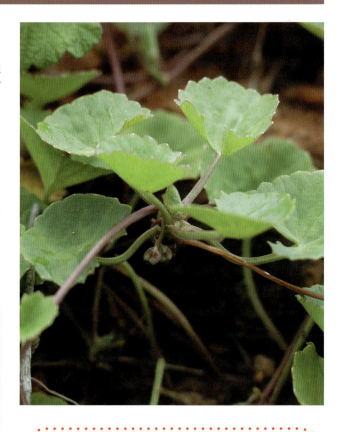

性味功能	味甘、微苦、辛，性凉。有清湿解毒，利尿，消肿，凉血的功能。
炮　　制	除去泥沙杂质，洗净，切段，晒干。
主治用法	用于湿热黄疸，肝炎，胸膜炎，咽喉肿痛，痈疮肿毒，跌打损伤，毒蛇咬伤，疔疮溃疡。用量15~30g。

现代研究

1. 化学成分　本品含挥发油，主成分为左旋松樟酮，左旋薄荷酮，胡薄荷酮、α-蒎烯、β-蒎烯，柠檬烯，1-8-桉叶素，对-聚伞花素，异薄荷酮，异松樟酮，芳樟醇，薄荷醇及α-松油醇等。

2. 药理作用　本品有利胆、利尿、溶解结石和抑菌等作用，亦可增加免疫力。

应用

1. 黄疸：鲜积雪草100g，天胡荽50g。水煎服。

2. 哮喘：积雪草50g，黄疸草、薜荔藤各15g。水煎服。

3. 痢疾：鲜积雪草、凤尾草、紫花地丁各100g，水煎服。

4. 跌伤肿痛、疔疮肿毒：积雪草30g。水煎服。或鲜积雪草100g，捣烂敷患处。

天胡荽

基　源：为伞形科植物天胡荽的干燥全草。

原植物

多年生匍匐小草本。茎细长，成片生于地面，茎节上生根。叶互生，圆形或肾形，基部心形，边缘有钝锯齿，花小，绿白色或淡红紫色，朵聚成圆头状伞形花序腋生。与叶。双悬果扁平，呈心形，分生果侧面扁平，光滑或有斑点，有3棱，中棱稍锐。花期4~5月。

生境分布

生于田边，村旁，林下。分布于南方大部分省区。

采收加工

秋季采集全草，晒干。

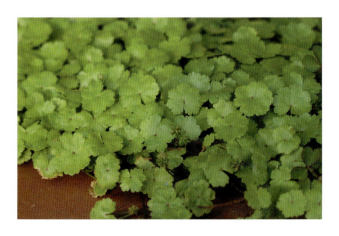

性味功能	味微涩，性平。有清热利湿，祛痰止咳的功能。
炮　制	洗净，阴干或鲜用。
主治用法	用于黄疸型病毒性肝炎，胆石症，泌尿系感染，伤风感冒，咳嗽，百日咳，咽喉炎，扁桃体炎，目翳；用量3~9g。外用适量，用于治湿疹，带状疱疹，衄血。

现代研究

1. 化学成分　含黄酮类成分：槲皮素，槲皮素-3-半乳糖苷，异鼠李素，槲皮素-3-O-β-D-（6-咖啡酰半乳糖苷），又含木质体成分：左旋芝麻素，及豆甾醇等。

2. 药理作用　本品具有抗病原微生物和降低血糖作用，临床组方可用治急性黄疸肝炎或痢疾等。

应用

1. 带状疱疹，无名肿毒：鲜天胡荽，捣烂绞汁，雄黄末少许，调匀外敷患处。

2. 胆结石：天胡荽、连钱草、海金沙藤、车前草（均用鲜品）各30g。水煎服。

3. 尿路结石：天胡荽、石韦、半边莲、海金沙各30g，水煎服。

龙胆

基　源：为龙胆科植物龙胆的根和根茎。

原植物

别名：龙胆草、观音草。多年生草本。根茎短，簇生多数细长根，稍肉质，淡棕黄色。叶对生，稍抱茎，茎基部叶2~3对，甚小，鳞片状，中部叶较大，卵形或卵状披针形，叶缘及叶脉粗糙。花数朵簇生茎顶或上部叶腋；花萼钟形，先端5裂；花冠钟形，蓝色，5裂，裂片卵形，先端尖，稀有2齿。蒴果长圆形，有短柄。花期9~10月。果期10月。

生境分布

生于山坡草丛或灌丛中。分布于全国大部分地区。

采收加工

秋季采挖，除去茎叶，晒干或切段晒干。

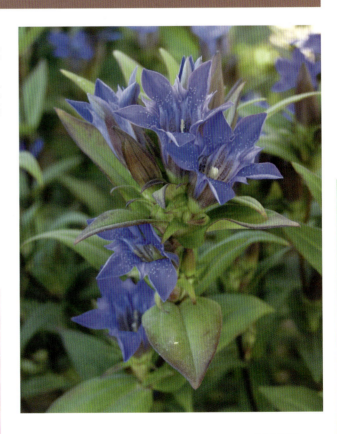

性味功能	味苦，性寒。有清肝火，除湿热，健胃的功能。
炮　制	除去茎叶，洗净，干燥。
主治用法	用于目赤头疼，耳聋，胸胁疼痛，口苦，咽喉肿痛，惊痫抽搐，湿热疮毒，湿疹，阴肿，阴痒，小便淋痛，食欲不振，高血压，头晕耳鸣等症。用量3~6g。

现代研究

1. 化学成分　本品含有龙胆苦苷，并含龙胆碱和龙胆三糖，尚含当药苦苷和当药苷，龙胆黄素，另含龙胆糖、龙胆双糖和龙胆酸2，4-二羟基苯甲酸等成分。

2. 药理作用　本品具有抗菌、抗真菌、利胆保肝除黄疸和利尿作用，尚有镇痛和镇静和降压作用。

应用

1. 肝火上升眼红肿痛，阴部湿痒肿痛：龙胆2.5g，柴胡4.5g，栀子、黄芩、车前子各9g，水煎服。

2. 黄疸尿赤：龙胆3g，栀子、苦参各9g，水煎服。

3. 小儿高热惊风：龙胆2.5g，黄连1.5g，僵蚕、钩藤各9g，水煎服。

二　清热药

白英

基　源：为茄科植物白英的干燥全草。

原植物

别名：白毛藤、白草、葫芦草。多年生草质藤本，基部木质化，密生具节长柔毛。叶互生，琴形，顶端渐尖，基部3~5深裂。聚伞花序顶生或与叶对生，花萼杯状，5浅裂，宿存；花冠蓝紫色或白色，5深裂，反折。浆果球形，黑红色。种子白色，扁平。花期7~9月，果期10~11月。

生境分布

生于路边，山坡，灌木丛中。分布于甘肃、陕西、山西、河南、山东、江苏、浙江、安徽、江西、福建、台湾、广东、广西、湖南、湖北、四川、云南等省区。

采收加工

夏、秋季采收全草，鲜用或晒干。

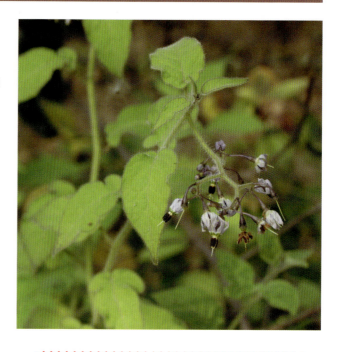

性味功能	味苦、甘，性平。有清热解毒，祛风利湿，化瘀，抗癌的功能。
炮　　制	洗净，晒干或鲜用。
主治用法	用于湿热黄疸，感冒发热，慢性肾炎，白带过多，风湿性关节炎，丹毒，疔疮等症。用量9~30g。

现代研究

1. 化学成分　本品含有生物碱，主有番茄烯胺、澳洲茄胺和蜀羊泉碱等成分；叶中还有含量较多的α-苦茄碱和β-苦茄碱、较少的澳洲茄碱以及痕量的澳洲茄边碱等成分。

2. 药理作用　本品具有抗肿瘤作用和抗真菌、抗炎作用，临床亦用于治疗性黄疸型肝炎。

应用

1. 胆囊炎、胆石症，肝脾肿大、肾性水肿：白英全草150g，茵陈15g。水煎服。

2. 淋巴结核：白英50g，夏枯草15g，水煎当茶饮。

3. 湿热黄疸：白英、天胡荽各30g，虎刺根15g。水煎服。

4. 肺癌：鲜白英125g，寄生50g，红糖15g。水煎服。

斑种草

基　源：为紫草科植物斑种草的全草。

原植物

别名：细叠子草、蛤蟆草。一年或二年生草本。茎由基部分歧，细弱，斜向上，被刚毛。单叶互生，长圆形或倒披针形，边缘略呈皱波状，叶渐向上部则渐小而变为苞，苞卵形。花有梗，生于苞的外方；萼5深裂，裂片披针形；花冠小形，淡蓝色，喉部为5个小鳞片所封闭；花药内藏；子房4裂。小坚果肾形，灰色，有网纹。花期6~8月。

生境分布

生于山坡、路旁和山沟等处。分布于辽宁、甘肃、陕西、山西、河北、山东、江苏、河南等省。

采收加工

夏季采收全草，晒干。

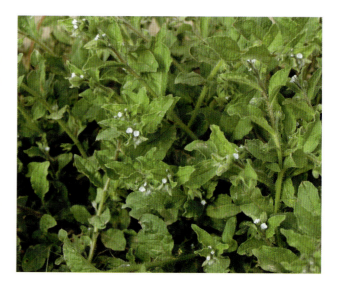

性味功能	味微苦,性凉。有解毒消种,利湿止痒的功能。
主治用法	用于痔疮,肛门肿痛,湿疹。外用适量,煎水熏洗患处。

应用

1. 痔疮,肛门肿痛:斑种草适量,煎水熏洗患处。
2. 湿疹:斑种草适量,煎水洗;并干草研粉,撒敷患处。

黄芩

基源:为唇形科植物黄芩的干燥根。

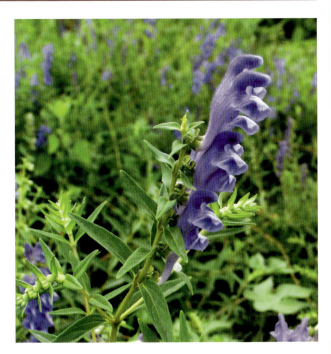

原植物

多年生草本,主根粗壮,圆锥形,外皮片状脱落,断面黄色。叶对生,披针形至线形,全缘,下面有黑色腺点。圆锥花序;花冠二唇形,蓝紫色或紫红色,小坚果4,近圆形,黑褐色。花期6~9月。果期8~10月。

生境分布

生于山坡、草地。分布于我国北方大部分省区。

采收加工

春、秋季采挖,晒至半干,撞去外皮,再晒至全干。

现代研究

1. 化学成分 本品含多种黄酮类化合物,主要为黄芩苷,黄芩素,汉黄芩苷,汉黄芩素,7-甲氧基黄芩素,7-甲氧基去甲基汉黄芩素,黄芩黄酮Ⅰ,黄芩黄酮Ⅱ等成分。
2. 药理作用 本品具有抗菌、抗病毒、抗真菌、解热、降压利尿等作用,亦有抗炎、抗过敏、抗癌和降血脂作用。

性味功能	味苦,性寒,有清热,燥湿,解毒,止血,安胎的功能。
炮 制	除去须根及泥沙,晒后撞去粗皮,晒干。 酒制 (1)酒炒取黄芩片,加酒拌匀,焖透,置锅内,用文火炒干,取出,放凉。每黄芩100kg,用黄酒10kg。 (2)酒润取黄芩片,加酒润1小时,至酒被吸尽,晒干或晾干。每黄芩500g,黄酒62g。 (3)酒蒸取黄芩加温水泡1小时,加酒拌匀,蒸至上气时取出,切片,干燥。每黄芩100kg,用酒12.5kg。
主治用法	用于发热烦渴,肺热咳嗽,泻痢热淋,湿热黄疸,肝炎,目赤肿痛,高血压病,头痛,感冒,预防猩红热,胎动不安,痈肿疔疮,烧烫伤。用量6~9g。

应用

1. 上呼吸道感染、急性支气管炎、肺炎所致咳嗽:黄芩、桑白皮、浙贝母、麦冬。水煎服。
2. 菌痢,肠炎:黄芩9g,白芍、甘草各6g,大枣5枚。水煎服。
3. 高血压、动脉硬化,植物神经官能症:黄芩、菊花各9g,夏枯草15g。水煎服。
4. 病毒性眼病,皮肤真菌:黄芩,水煎剂洗敷处。

二 清热药

墓头回

基　源：为败酱科植物异叶败酱的全草。

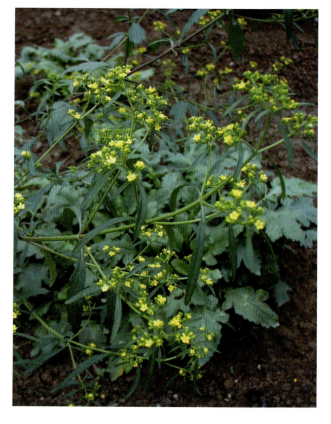

原植物

别名：异叶败酱。多年生草本。根状茎横走，黄白色，具粗须根，有特异臭气。茎直立，有节，幼枝生柔毛。基部叶丛生，有长柄，叶卵形或3裂；茎生叶多变，对生，由3全裂至羽状全裂、顶端裂片较大，卵形或窄卵形，上面叶脉有细毛；茎上部叶不裂。聚伞圆锥花序伞房状，花多，黄色；苞片叶状，条形，与花序近等长；萼齿细小；花冠漏斗管状，管基有偏突。果实卵圆形，上面有一片倒卵圆形的膜质翅状苞片。

生境分布

生于较干燥的山坡。分布于大部分省区。

采收加工

秋季采挖根茎及根，除去茎留及泥沙，晒干。

性味功能	味苦、微酸、涩，性微寒。有祛风止疟，祛瘀止血，敛肝燥湿的功能。
炮　制	去净茎苗及泥土，晒干。
主治用法	用于伤寒，温疟，崩漏，子宫颈糜烂，赤白带下，跌打损伤。用量6~10g。

现代研究

1. 化学成分　本品含有挥发油，主成分为异戊酸，还含倍半萜烯类、倍半萜醇类和醛、酮、醇等含氧化合物及单萜烯类。另挥发油中也含α和β-蒎烯，柠檬烯，γ-和ξ-榄香烯，龙脑，柠檬烯，β-橄榄烯，β-橄榄烯，β-愈创木烯，ξ-荜澄茄烯等成分。

2. 药理作用　本品具有抗肿瘤和镇静作用。

应用

1. 跌打损伤：墓头回适量煎水熏洗之。
2. 崩中，赤白带下：墓头回适量，酒水各半盏，新红花一捻，煎七分，卧时温服。
3. 胃癌：墓头回30g，生姜3片，红糖30g。水煎代茶饮。

清热解毒药

蛇足石杉（千层塔）

基 源：千

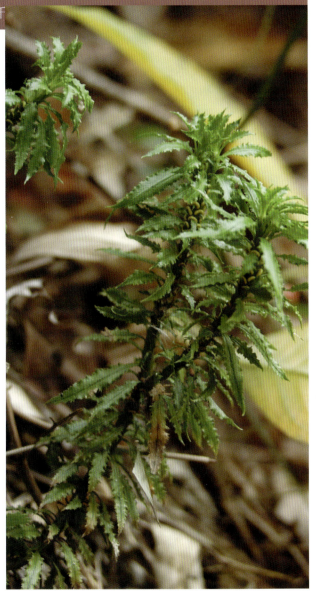

原植物

别名：金不换、山柚柑、救命王。植株高10~30cm。茎直立或下部平卧，单一或数回二叉分枝，顶端有时有芽胞。叶螺旋状排列，略呈四行疏生，具短柄，椭圆状披针形，短尖头，基部狭楔形，边缘有不规则的尖锯齿。中脉明显。孢子叶与营养叶同大同形。孢子囊肾形，腋生，两端露出；孢子同形，极面观为钝三角形，有裂缝，具穴状纹饰。

生境分布

生于海拔50~1300m阔叶林或针阔叶混交林下阴湿处。分布于全国各地。

采收加工

全年均可采，洗净、晒干。

性味功能	味辛，性平。有散瘀消肿，止血生肌，消炎解毒，麻醉镇痛及灭虱的功能。
主治用法	用于跌打损伤，瘀血肿痛，坐骨神经痛，神经性头痛及胆结石引起的剧痛；外用治痈疽疮疥，烧烫伤，并可灭虱及臭虫。用量6g。

现代研究

1. 化学成分　本品主要含生物碱，如石松碱、石松定碱、蛇足石松碱、石松灵碱、棒石松宁碱、千层塔碱等。

2. 药理作用　本品水和甲醇提取物有抗溃疡活性和增强胃屏障作用。水粗提取物有抗补体活性。但该补体抑制剂体外无细胞毒反应，也未见小鼠全身毒性。

应用

1. 肺脓疡吐血：鲜千层塔50g，捣烂取汁调冬蜜内服。
2. 跌打损伤：千层塔研粉，冲酒服。并浸酒擦敷患处。
3. 烧烫伤：鲜千层塔，捣烂调桐油敷患处。
4. 肺炎：千层塔50g，山莓果15g，水杨柳6g，水煎服。

二 清热药

紫萁（紫萁贯众）

基　源：紫萁贯众为紫萁科植物紫萁的带叶柄基的干燥根茎。

原植物

多年生草木。根茎粗壮纺锤形、类球形，横卧或斜升，无鳞片。叶二型，幼时密被绒毛，营养叶有长柄；叶三角状阔卵形，顶部以下二回羽状，小羽片长圆状披针形，先端钝或尖，基部圆形或宽楔形，边缘有细钝锯齿。孢子叶与营养叶异型，着生孢子囊的小羽片卷缩成条形，小羽片穗状，在孢子叶先端形成长大的深棕色孢子囊穗，成熟后枯萎。

生境分布

生于林下、山脚或溪边的酸性土上。分布于山东、江苏、浙江、江西、福建、湖北、湖南、广东、广西、四川、贵州等省区。

采收加工

春、秋采挖，削去叶柄、须根，晒干。

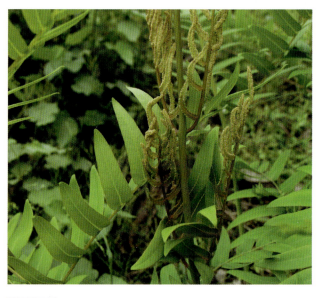

性味功能	味苦，性寒。有清热解毒，驱虫，止血的功能。
炮　制	紫萁贯众：取原药材，除去杂质，洗净，润透，切厚片或小块，干燥。紫萁贯众炭：取紫萁贯众块（片），置锅内，用武火炒至表面呈焦黑色、内部呈棕褐色时，喷淋少许清水，熄灭火星，取出凉透。
主治用法	用于感冒、鼻衄头晕、痢疾、崩漏等。用量4.5~9g。

现代研究

1. 化学成分　本品含尖叶土杉甾酮A、蜕皮甾酮、紫萁内酯、紫云英苷、异白果双黄酮以及赖氨酸、多量淀粉和纤维素等。

2. 药理作用　本品在体外对金黄色葡萄球菌，绿脓杆菌均有抑制作用；有驱虫作用和抗病毒作用。临床上选方可用于治疗流行性感冒、麻疹、产后流血等。

> **应用**
> 1. 钩虫病：贯众、川楝子各9g，紫苏6g。水煎服。
> 2. 妇女血崩：贯众、牡丹皮、莲蓬（炭）各9g。水煎服。
> 3. 蛔虫病：紫萁贯众水煎浓缩片，口服4.5~9g（相当于生药50g）。

乌蕨（乌韭叶）

基　源：乌韭叶为鳞始蕨科植物乌蕨的干燥叶。

原植物

别名：金花草、雉尾。多年生草本。叶草质，不育叶与能育叶同形，长圆状披针形，绿棕色或棕褐色，3~4回羽状分裂，羽片12~20对，互生，卵状披针形，先端尾状渐尖；末回裂片楔形，先端平截，有小牙齿或浅裂成2~3个小圆裂片。孢子囊群近圆形，着生于裂片背面顶部，每裂片1~2枚，囊群盖杯形或浅杯形，向叶缘开口，口部全缘或多少啮蚀状。孢子囊圆球形，有长柄，环带宽，由13~16个加厚细胞组成；孢子长圆形，黄色，透明。

生境分布

生于山坡路旁、草丛中，山脚阴湿地或田边、溪边。分布于长江流域及其以南各省区，北至陕西南部。

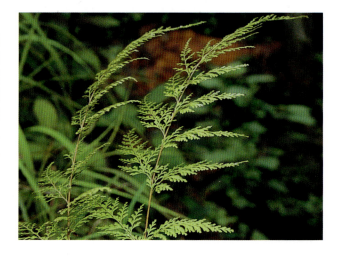

采收加工

夏、秋二季采收叶，鲜用或干燥。

性味功能	味苦，性寒。有清热解毒、利湿的功能。
主治用法	用于风热感冒，肝炎，肠炎，痢疾，沙门氏菌所致食物中毒，砷、毒蕈、木薯中毒，外用治烧、烫伤，疮疡痈肿。用量30~60g；外用适量。

应用

1. 肠炎：乌蕨30g，水煎剂。
2. 肝炎：乌蕨、虎刺、扇叶铁线蕨各30g。水煎服。
3. 烫伤：乌蕨炒焦，研细末，食油调搽。

野鸡尾（金粉蕨）

基　源：金粉蕨为中国蕨科植物野鸡尾的干燥叶。

原植物

别名：野鸡尾、小野鸡尾、柏香莲。多年生草本。叶草质，二型；不育叶小裂片较短，密接呈齿状，具尖头；能育叶片卵状披针形或三角状披针形，3-5回羽状分裂，羽片约10对。孢子囊群沿边缘着生，满布裂片背面，囊群盖短线形膜质，向内开口，口部全缘。孢子囊倒卵形，有柄；孢子黄褐色，球状四面形，具棱和疣状突起的雕纹。

生境分布

生于山坡灌丛阴处，溪边、路边或石山上。分布于长江以南各省区及河北、河南和陕西等省区。

采收加工

春、秋二季采收地上部分，干燥或鲜用。

性味功能	味苦，性寒。有清热解毒，凉血止血利湿的功能。
主治用法	用于感冒高热，肠炎，痢疾，黄疸，咳血，吐血，便血，腮腺炎，小便不利；解山薯、木薯、砷中毒；用量15~30g。外用适量，研粉敷患处，用于烧烫伤，外伤出血，疔疮，肿毒，狂犬咬伤，骨折。

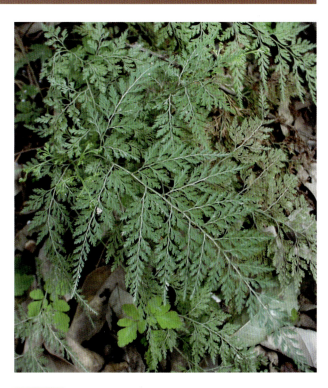

现代研究

1. 化学成分　本品叶和根茎含山柰酚-3，7-二鼠李糖苷和蕨素M，蕨苷M，菊苣酸，野鸡尾二萜醇C。
2. 药理作用　暂无。

应用

1. 小便不利，尿血：鲜金粉蕨120g，水煎服。或用鲜品加米泔水捣汁，温服。
2. 山薯、木薯中毒：金粉蕨、大血藤、茜草等煎服。
3. 疔疮：鲜金粉蕨叶捣烂绞取汁搽。或金粉蕨全草晒干，研细末，食油调搽。

荚果蕨（贯众）

基 源：贯众为球子蕨科植物荚果蕨带叶柄基的干燥根茎。

原植物

别名：小贯众。多年生草本。根状茎短而直立，鳞片棕色，膜质。叶二型，莲座状。营养叶柄密被鳞片；叶披针形，2回羽状深裂；羽片40~60对，互生，线状披针形至三角状耳形，边缘有波状圆齿或两侧基部全缘；叶脉羽状，分离。孢子叶狭倒披针形，一回羽状，羽片两侧向背面反卷成荚果状，深褐色。叶脉先端突起成囊托。孢子囊群圆形，具膜质盖。

生境分布

生于林下。分布于东北、华北及陕西、四川、西藏等省区。

采收加工

夏、秋采挖，削去叶柄、须根，除净泥土，晒干。

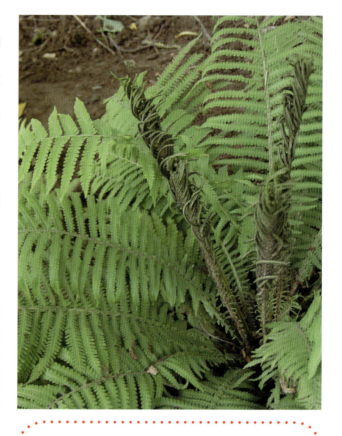

性味功能	味苦，性微寒。有小毒。有清热解毒，止血，凉血，杀虫的功能。
主治用法	用于虫积腹痛，热毒疮疡，痄腮肿痛，蛔虫，崩漏及流感等。用量4.5~9g。孕妇慎服。生用清热解毒，炒炭用止血。

现代研究

1. 化学成分　本品荚果蕨素、甲氧基荚果蕨素、荚果蕨酚等。根茎含坡那甾酮A、蜕皮甾酮、蕨甾酮、蝶甾酮、羟基促蜕皮甾酮等。叶中含维生素、蛋白质、糖及多种烯酸类化合物等。

2. 药理作用　根茎煎剂在体外对猪蛔虫有效；对腺病毒、乙型脑炎、单纯疱疹等病毒有较强抑制作用；对流感杆菌、脑膜炎双球菌、痢疾杆菌有抑制作用。

应用

1. 预防感冒：贯众9g。水煎服。
2. 预防流行性脑脊髓膜炎：贯众2g，制成粉剂或片剂，内服。
3. 胆道蛔虫病：贯众、苦楝皮各15g。水煎服。
4. 血痢不止：贯众15g，酒煎服。

蕺菜（鱼腥草）

基 源：鱼腥草为三白草科植物蕺菜的地上部分。

原植物

多年生草本。全株有鱼腥臭味，茎下部伏地。托叶膜质，线形；单叶互生，心形或宽卵形，先端短渐尖，基部心形，全缘，上面绿色，下面常紫红色，有多数腺点，叶脉5~7条，脉上有柔毛；下部叶常与叶柄合生成鞘，有缘毛。穗状花序顶生，与叶对生；花白色。蒴果卵形。花期5~7月。果期7~9月。

生境分布

生于水边、林缘及林下阴湿地。分布于陕西、甘肃、河南及长江以南部各省区。

采收加工

夏秋季生长茂盛花穗多时采割，晒干或鲜用。

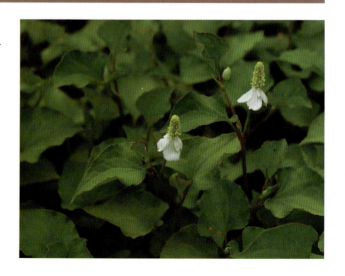

性味功能	味辛，性凉。有小毒。有清热解毒，利水消肿的功能。
主治用法	用于肺脓疡，痰热咳嗽，肺炎，水肿，脚气，尿道感染，白带过多，痈疖肿毒，化脓性中耳炎，痢疾，乳腺炎、蜂窝组织炎，毒蛇咬伤等。

应用

1. 肺脓疡，大叶性肺炎：鱼腥草30g，桔梗15g。水煎服。
2. 肾炎水肿，小便不利：鱼腥草、旱莲草各18g，冬葵子、土茯苓各30g，甘草0.5g。水煎服。
3. 急性肠炎、痢疾：鱼腥草。水煎服。
4. 肺痈：鱼腥草、筋骨草各15g。水煎服。
5. 百日咳：鱼腥草、鹅不食草各15g。冰糖水煎服。

三白草

基源：为三白草科植物三白草的全草或根茎。

原植物

别名：过塘藕、白水鸡、三点白。多年生草本。茎直立，有棱脊，或下部伏地，节上常生不定根。叶互生，纸质，卵形或卵状披针形，先端渐尖，基部心形，与托叶合生鞘状抱茎，全缘。总状花序1~2枝顶生，与叶对生；花序下2~3片叶乳白色，花序轴和花梗有短柔毛；花小，两性，无花被。蒴果，果实分裂为4分果，分果片近球形，有多疣状突起。花期4~8月。果期8~9月。

生境分布

生于沟旁及沼泽等湿处。分布于河北、山西、陕西及长江流域以南各地区。

采收加工

四季均可采收全草；根茎秋季采挖，洗净，晒干或鲜用。

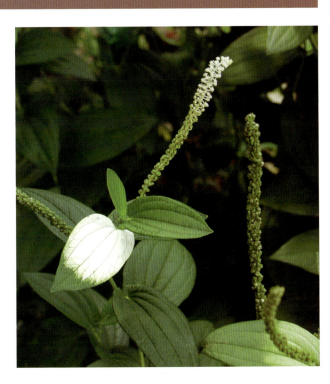

性味功能	味甘、辛，性寒。有清热解毒，利尿消肿的功能。
主治用法	用于尿道感染，尿路结石，肾炎水肿，黄疸，脚气，支气管炎。外用于疔疮痈肿，皮肤湿疹。用量15~30g。

现代研究

1. 化学成分　本品叶含槲皮素、槲皮苷、异槲皮苷、金丝桃苷、及芸香苷。茎、叶均含可水解鞣质。全草含水量挥发油，其主成分为甲基壬基甲酮。
2. 药理作用　本品煎剂对金黄色葡萄球菌、伤寒杆菌有抑制作用。叶中所含金丝桃苷具明显的抗炎作用。

应用

1. 腹肌脓肿：鲜三白草根90g。水煎服，药渣捣烂外敷。
2. 尿道感染，尿路结石，肾炎水肿，黄疸，脚气水肿：三白草30g。水煎服。
3. 疔疮痈肿，皮肤湿疹：鲜三白草。捣烂敷患处。
4. 肝癌：三白草根、大蓟根各90g，分别煎，去渣后加白糖适量，上午服三白草根，下午服大蓟根。

管花马兜铃（逼血雷）

基　源：逼血雷为马兜铃科植物管花马兜铃的干燥根。

原植物

别名：鼻血雷、鼻血莲、辟蛇雷、避蛇灵。多年生攀援性草本。根长而横走，圆柱形。叶互生，卵状心形至宽卵状心形，上面新鲜时带紫红色或浅绿色，下面稍带白粉，先端急尖，基部心形，弯缺宽广，叶密被小腺点，全缘。花单生于叶腋；花萼管喇叭状，基部膨大呈球状，上端逐渐扩大向一面偏的侧片；雄蕊6。蒴果宽倒卵形至长圆状倒卵形，果皮厚，光滑，脉不明显。花期4~5月，果期5~7月。

生境分布

生于阴湿灌木林缘的石缝或土中。分布于浙江、福建、江西、广东、广西、湖北、四川等省区。

采收加工

冬季采挖根部，切段晒干，或鲜用。

性味功能	味辛、苦，性寒。有清热解毒，止痛的功能。
主治用法	用于胃痛，毒蛇咬伤。用量0.9g，水煎服。

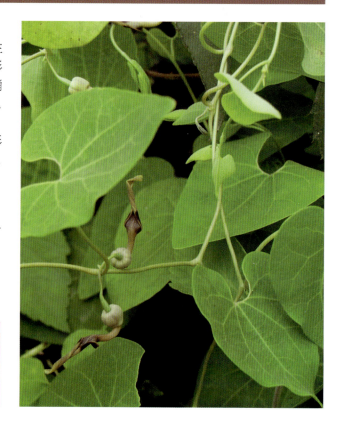

应用

1. 胃痛：逼血雷0.9g，研粉，冲开水服。
2. 毒蛇咬伤：鲜逼血雷根，捣烂外敷患处。

驴蹄草

基　源：为毛茛科植物驴蹄草的干燥根及叶。

原植物

别名：驴蹄菜、立金花。多年生直立草本，高20~48cm，全体无毛，须根白色。基生叶3~7，有长柄，圆肾形或圆心形，边缘密生小牙齿；茎生叶较小，具短柄或无柄。单岐聚伞花序顶生及腋生；花黄色，直径1.6~3.2cm；萼片5，倒卵形或窄倒卵形；无花瓣；雄蕊多数；心皮7~12，离生，无柄。果长约1cm。

生境分布

生于山谷溪边、草甸或林下。分布于东北及河北、山西、内蒙古、陕西、甘肃、新疆、四川、贵州、云南等省区。

采收加工

夏、秋采收根及叶，分别晒干。

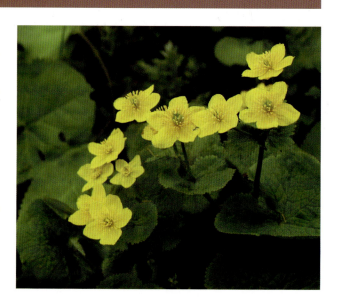

现代研究

1. 化学成分　本品全草含紫堇块茎碱、木兰花碱、烟碱、驴蹄草内酯等,花含萜皂苷叶含原白头翁素、原阿片碱。根含嚏根草碱、嚏根草毒素。

性味功能	味辛,微苦,性凉。有清热利湿,解毒的功能。
主治用法	用于中暑,尿路感染;外用于烧烫伤,毒蛇咬伤。用量3~6g。外用适量,鲜叶捣烂外敷患处。

2. 药理作用　本品所含三萜皂苷能使大鼠血中胆固醇水平明显下降,总蛋白减少,清蛋白无改变,球蛋白下降,血糖升高。此外,还具有明显的抗炎作用。

应用

1. 中暑:驴蹄草6g。水煎服。
2. 尿路感染:驴蹄草根6g。水煎服。
3. 烧烫伤,毒蛇咬伤:鲜驴蹄草叶适量,捣烂外敷患处。

白头翁

基　源:为毛茛科植物白头翁的根。

原植物

别名:毛姑朵花、老公花、老冠花。多年生草本,密被白色长柔毛。基生叶4~5;叶柄基部成鞘状;叶3全裂,顶生裂片有短柄,侧生小叶无柄,两面生伏毛。花茎1~2,密生长柔毛;花单朵顶生,钟形,萼片花瓣状,蓝紫色。瘦果多数,密集成球状,有宿存羽毛状花柱。

生境分布

生于山坡或田野。分布于东北、华北及陕西、甘肃、青海、河南、山东、安徽、江苏、浙江、湖北等省。

采收加工

春季或秋季采挖,除去叶及残余花茎和须根,保留根头白绒毛,除净泥土,晒干。

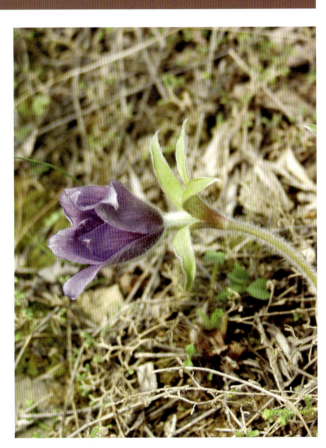

性味功能	味苦,性寒。有清热解毒,凉血止痢的功能。
炮　制	除去杂质,洗净,润透,切薄片,干燥。
主治用法	用于细菌性痢疾,阿米巴痢疾,鼻血,痔疮。用量9~15g。

现代研究

1. 化学成分　本品根含白头翁皂苷,水解产生三萜皂苷、葡萄糖、鼠李糖等,还含白桦脂酸、胡萝卜苷、白头翁素、原白头翁素等。

2. 药理作用　白头翁鲜汁、煎剂、乙醇提取物等均有明显的抗菌作用,对阴道滴虫也有明显的杀灭作用。另外,尚具有镇静、镇痛及抗惊厥的作用。

应用

1. 产后血虚下痢:白头翁、甘草、阿胶各9g。水煎服。
2. 原虫性痢疾:白头翁15g。水煎服。
3. 急性阿米巴痢疾:白头翁、秦皮各9g,黄柏12g。水煎服。
4. 疔痈:白头翁100g,水煎服。
5. 痔疮出血:白头翁,捣烂敷患处。

二　清热药

天葵（天葵子）

基　源：天葵子为毛茛科天葵的块根。

原植物
别名：紫背天葵、千年老鼠屎。多年生草本。块根肉质，纺锤形，棕黑色，有须状支根。基生叶为三出复叶，扇状菱形或倒卵状菱形，3深裂；茎生叶较小，互生。1~2歧聚伞花序，具白色细柔毛；苞片叶状，花小，白色，常带淡紫色；萼片5，花瓣状；花瓣5，匙形。果2~4，种子多数，黑色，皱缩。花期3~4月，果期4~5月。

生境分布
生于丘陵或低山林下、草丛、沟边等阴湿处。分布于南方大部分省区。

采收加工
夏初采挖块根，干燥，除去须状根。

性味功能	味甘、苦，性寒，有小毒。有清热解毒、消肿散结的功能。
炮　制	将原药除去泥屑、残根等杂质，切中段，筛去灰屑。
主治用法	用于瘰疬、痈肿疔疮、跌打损伤、毒蛇咬伤。用量9~18g。外用适量，捣烂敷患处。

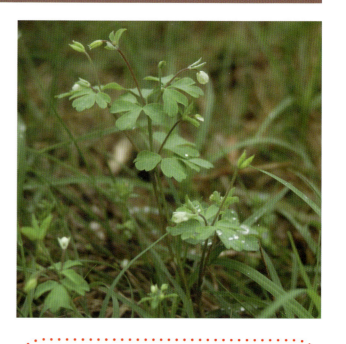

现代研究
1. 化学成分　本品主要含含生物碱类成分。
2. 药理作用　暂无。

应用

1. 毒蛇咬伤：天葵子适量，捣烂敷患处。
2. 诸疝初起，发寒热，疼痛，欲成囊痈者：天葵子400g，荔枝核十四枚，小茴香3g，蒸白酒，频服。
3. 瘰疬：天葵子4.5g，海藻、海带、昆布、贝母、桔梗、海螵蛸。研末，酒湖为丸，饮后温酒服下。

金莲花

基　源：为毛茛科植物金莲花的干燥花。

原植物
别名：金梅花、金疙瘩。多年生草本。基生叶1~4，五角形，三全裂，边缘具锯齿；侧裂片二深裂近基部。花单生或2~3朵组成聚伞花序，金黄色，3浅裂；花瓣18~21；雄蕊多数。果。种子近倒卵形，黑色，光滑，具4~5棱角。花期6~7月，果期8~9月。

生境分布
生于山地草坡或疏林下。分布于吉林、辽宁、内蒙古、河北、河南、山西等省区。

采收加工
夏季开花时采摘，阴干。

现代研究
1. 化学成分　本品花含藜芦酸、荭草苷、牡荆苷、藜芦酰胺、棕榈酸等。
2. 药理作用　本品的提取物对革兰氏阳性球菌及阴性杆菌都有抑制作用，对绿脓杆菌有明显抗菌作用。

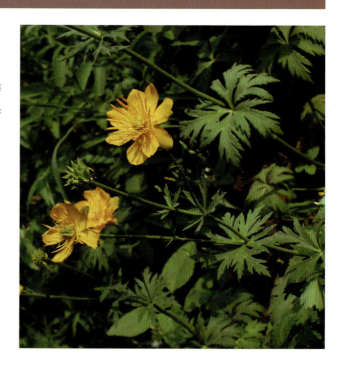

性味功能	味苦，性凉。有清热解毒的功能。
炮　　制	将原药拣去杂质，筛去灰屑。
主治用法	用于上呼吸道感染，扁桃体炎，泌尿系统感染，急性淋巴管炎等。用量3~6g，水煎服。

应用

1. 扁桃体炎、咽炎及上呼吸道感染：金莲花片，每天3次，每次3~4片，小儿酌减。
2. 急性中耳炎、急性鼓膜炎、急性结膜炎、急性淋巴管炎：金莲花、菊花各9g，生甘草3g。水煎服。
3. 急性扁桃体炎：金莲花、鸭跖草各3g，开水沏，常渴并可含漱。
4. 咽喉肿痛：金莲花、菊花、金银花各6g，水泡当茶饮。

八角莲

基　源：为小檗科植物八角莲的根状茎。

原植物

多年生草本植物。根状茎横走，粗壮，结节状，少分枝，须根粗壮。茎直立。茎生叶2片，在近茎顶处相接而生，叶柄盾状着生；叶片长圆形或近圆形，5~9浅裂，裂片宽三角状卵形，边缘有针状细齿。花5~8朵，簇生于2茎生叶柄交叉处，下垂；萼片6，卵状或椭圆状长圆形；花瓣6，紫红色，2轮排列，外轮3枚椭圆形，内轮3枚倒卵形，先端有皱波状纹。浆果近球形，黑色。花期5~6月。果期9~10月。

生境分布

生于山谷或山坡杂木林下阴湿处。分布于陕西、安徽、浙江、江西、福建、台湾、湖北、湖南、广西、广东、四川、云南、贵州、西藏等省区。

采收加工

夏、秋、冬均可采挖，洗净晒干或鲜用。

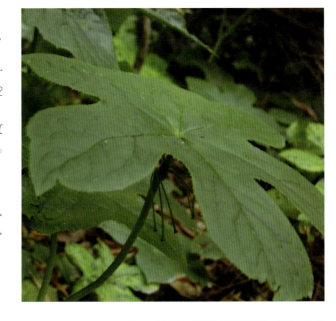

性味功能	味苦、辛，性温。有毒。有清热解毒，散结祛瘀，化痰和消肿的功能。
炮　　制	取根可根茎洗净泥沙，晒干，切断备用。亦可鲜用。
主治用法	用于毒蛇咬伤，跌打损伤，痈疮肿毒，淋巴结核，腮腺炎。用量3~10g。外用适量，研末调敷患处。

现代研究

1. 化学成分　本品根和根茎含抗癌成分鬼臼毒素和脱氧鬼臼毒素。此外，尚含金丝桃苷、槲皮素、山奈酚和谷甾醇。
2. 药理作用　本品根中提出的结晶性物质对离体蛙心有兴奋作用，能使其停于收缩状态；对兔耳血管有扩张作用；能抑制抑制离体兔肠、兴奋兔及豚鼠的离体子宫。

应用

1. 肿毒初起：八角莲，加红糖或酒糟适量，共捣烂敷贴。日换2次。
2. 疔疮：八角莲6g，蒸酒服；并用须根捣烂敷患处。
3. 跌打损伤：八角莲9g，研细末，酒送服。每日2次。

二　清热药

大血藤

基源：为大血藤科植物大血藤的干燥藤茎。

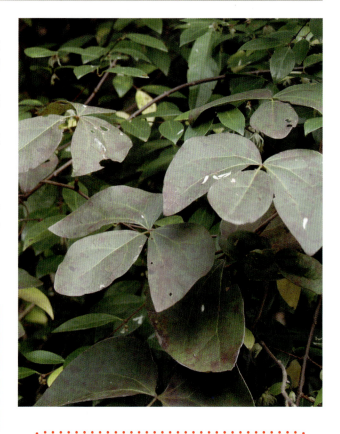

原植物

别名：血藤、血通、红藤。木质藤本，老茎具厚木栓层。叶互生，三出复叶，中央小叶片菱状倒卵形至椭圆形，先端钝尖，基部楔形，全缘；两侧小叶斜卵形，基部甚偏斜。总状花序腋生，下垂；雌雄异株；雄花基部有1苞片，梗上有2小苞片；花萼6，花瓣状，黄绿色；花瓣6，退化呈腺体；雄蕊6，与花瓣对生；雌花与雄花同，浆果卵圆形，蓝黑色。花期3~5月，果期7~9月。

生境分布

生于山野灌木丛及疏林中，或溪边林中。分布于河南、湖北、湖南、四川、贵州、云南、江苏、安徽、浙江、江西、广东、广西、福建等省区。

采收加工

秋、冬季节砍下茎藤，切段或切片，晒干。

性味功能	味苦涩，性平。有清热解毒、活血、祛风的功能。
炮制	除去杂质，洗净，润透，切厚片，干燥。
主治用法	用于经闭腹痛，风湿痹痛，跌扑肿痛。用量9~15g。

现代研究

1.化学成分　本品含大黄素、大黄素甲醚、胡萝卜苷、硬脂酸、毛柳苷、大黄酚、香草酸以及红藤多糖、鞣质等。

2.药理作用　本品有抗菌作用，能抑制血小板聚集，增加冠脉流量，抑制血栓形成，提高耐缺血能力，扩张冠状动脉，缩小心肌梗塞范围。临床上可用于治疗急性阑尾炎、胆道蛔虫病、风湿性关节炎等。

> **应用**
>
> 1.跌打损伤，瘀血肿痛：大血藤、骨碎补各适量。捣烂外敷。
>
> 2.风湿性关节炎：大血藤30g，五加皮、威灵仙藤各15g。水煎服。
>
> 3.急性阑尾炎：大血藤复方。

蝙蝠葛（北豆根）

基源：北豆根为防己科植物蝙蝠葛的干燥根茎。

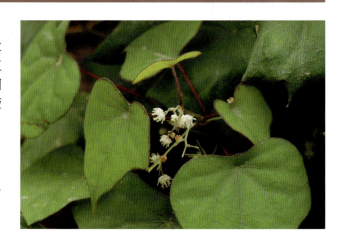

原植物

别名：山地瓜秧、蝙蝠藤。多年生缠绕藤本。茎木质化。根茎粗，黄褐色。茎圆形，具纵条纹。叶盾状三角形至七角形，先端尖或短渐尖，基部心形，裂片钝圆或三角形，上面绿色，下面灰白色。花单性异株，成腋生圆锥花序。核果，扁球形，成熟时黑紫色。花期6~7月，果期7~8月。

生境分布

生于山地、灌丛、攀援岩石。分布于东北、河北、河南、山东、山西、内蒙古、江苏、安徽、浙江、江西、陕西、宁夏、四川等地区。

采收加工

春、秋二季采挖，除去茎叶、须根及泥沙，晒干。

现代研究

1. 化学成分　本品根茎中含多种生物碱，如山豆根碱、异去甲山豆根碱、木兰花碱、蝙蝠葛碱、青防己碱、、齐兰西夫林碱、山豆根苏林碱等。

2. 药理作用　本品有降压、抗结核、抗炎及镇咳祛痰作用；对肠平滑肌有解痉作用。所含的蝙蝠葛碱有良好的肌松作用，对肺炎球菌、流感嗜血杆菌有较强的抑制作用。

性味功能	味苦，性寒。有清热解毒，消肿止痛，通便的功能。
主治用法	用于咽喉肿痛，肠炎痢疾，肺热咳嗽。用量3~9g。

应用

1. 扁桃体炎：北豆根6g，甘草1g，研粉，水冲服。
2. 痢疾、肠炎：北豆根9g。水煎服。
3. 咽喉肿痛，牙龈肿痛：北豆根、桔梗各9g。水煎服。
4. 牙痛：北豆根9g，玄参、地骨皮各6g，甘草3g。水煎服。

地不容

基　源：为防己科植物地不容的块根。

原植物

别名：山乌龟、金不换、地胆。多年生草质藤本，长达数米。块根肥大，扁圆形，外皮厚而粗糙，暗灰褐色，断面黄白色，粉质。茎有时部分为红色，密布淡绿色细点。叶互生，具长柄，盾状着生；叶片近圆形、扁圆形或三角形，通常宽大于长，先端多钝圆，基部圆或近平截，近缘常带红色，全缘或微波状，掌状叶脉7~9条，下面粉白色。单伞形聚伞花序腋生，雌雄异株；小花暗红色。核果圆形，熟时红色。花期夏季。

生境分布

生于山坡草丛、沟边、岩边等阴湿地方及灌木丛中。分布于四川，云南等省。

采收加工

四季可采，秋季为佳，洗净切片，晒干，或煮2小时，去皮晒干。则皱纹，凹凸不平。商品多为横切或纵切片，一般直径2~7cm，厚0.3~1cm。质坚脆，易折断，断面灰黄色，隐约可见筋脉纹（三生维管束）环状排列，呈同心圆状。气微，味苦。

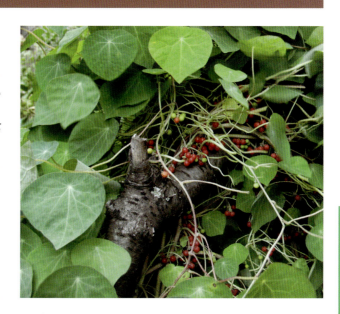

现代研究

1. 化学成分　本品主要含生物碱，如轮环藤宁碱、头花千金藤碱、左旋箭毒碱、异紫堇定、荷包牡丹碱、青藤碱等。

2. 药理作用　本品所含的头花千金藤碱盐酸盐给小鼠20mg/只腹腔注射、狗100mg/只肌内注射，对环磷酰胺引起的白细胞减少有升提作用。

性味功能	味苦，性寒，有小毒。有清热解毒，利湿，截疟，止痛的功能。
主治用法	用于胃痛，腹痛，急性胃肠炎，风湿性关节炎，疟疾；外用治痈疖肿毒，湿疹。用量3~6g，水煎服或研粉服每次0.6~1.5g。孕妇及体弱者忌服。

应用

1. 胃痛，腹胀：地不容1.5g，水煎服。
2. 痈肿初起：地不容研末，与蜂蜜或醋调敷患处。
3. 跌打扭伤：地不容100g，泡250g酒，三天后外搽。

血水草

基　源：为罂粟科植物血水草的根状茎及根。

原植物

别名：水黄连、鸡爪连、黄水芋。多年生草本，有红黄色汁液。叶基生，基部有狭鞘；叶卵状心形，先端急尖，基部深心形，边缘波状，下面有白粉，叶脉掌状，5~7条。花葶高20~40cm；聚伞花序伞房状，有花3~5朵；苞片狭卵形；萼片2，下部合生，船形，先端渐尖，开花时破裂、脱落；花瓣4，倒卵形，白色。蒴果长圆形。花期4~5月。果期5~6月。

生境分布

生于林下、沟边等阴处。分布于四川、贵州、广西、湖北、湖南、江西、福建等省区。

采收加工

9~10月采挖全草，去除地上部，晒干。

性味功能	味苦，性寒，有小毒。有清热解毒，活血散瘀，行气止痛的功能。
主治用法	用于跌打损伤，疮疡肿毒，湿疹癣疮，毒蛇咬伤，结膜炎等症。用量6~15g。

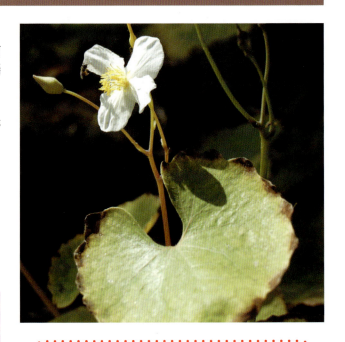

现代研究

1. 化学成分　本品根茎含有根碱和白屈菜红碱。

2. 药理作用　本品所含的血根碱和白屈菜红碱有抗肿瘤和抗菌作用。动物实验结果表明血水草能增加白血球和网状内皮系统的吞噬能力。

应用

1. 毒蛇咬伤，疔疮疖肿：鲜血水草适量，捣烂涂敷患处，或干品研末敷患处。

2. 骨肉瘤肿痛：血水草和黄药子等量，浸酒外搽。

3. 小儿胎毒、疮痒：血水草、苦参根、燕窝泥各等分，共为末，调菜油涂或煎水洗。

博落回

基　源：为罂粟科植物博落回的全草。

原植物

多年生大草本或亚灌木状。茎直立，圆柱形，中空，折断后有黄色汁液流出。叶互生，叶柄基部扩张而略抱茎；叶片广卵形，下面白色而密被细毛。顶生及腋生大型圆锥花序；萼片2，黄白色，无花瓣。蒴果。花期6~7月，果期8~9月。

生境分布

生于山坡及草丛中。也有载培。分布于河北、河南、陕西、甘肃、江苏、安徽、浙江、江西、福建、台湾、湖北、湖南、广西、广东、四川及贵州等省区。

采收加工

秋季采割全草，晒干。

现代研究

1. 化学成分　本品根含血根碱、白屈菜红碱、博落回碱。此外，全草中含有原阿片碱、α-别隐品碱等。

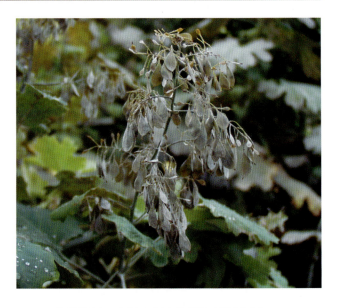

2. 药理作用　本品有驱虫作用和杀蛆作用。

性味功能	味苦，性寒；有大毒。有杀虫，祛风散瘀，解毒，消肿的功能。
主治用法	用于跌打损伤，风湿关节痛，痈疖肿毒，下肢溃疡。外用适量；不作内服。

应用

1. 头疗：博落回，食盐少许，加浓茶捣烂，敷患处。
2. 顽疮、肿疮：博落回浸醋七天，用时取出捣烂敷患处。
3. 足癣：博落回根、茎适量，醋浸，取醋液外搽患处。
4. 皮肤癌：博落回叶，研碎，调适量蜂蜜，外敷患处，每日1次。
5. 浅表肿瘤溃烂恶臭：博落回（全草）适量，洗净，切碎，煎汁，浓缩，外敷。

布氏紫堇（苦地丁）

基　源：苦地丁为紫堇科植物布氏紫堇的干燥全草。

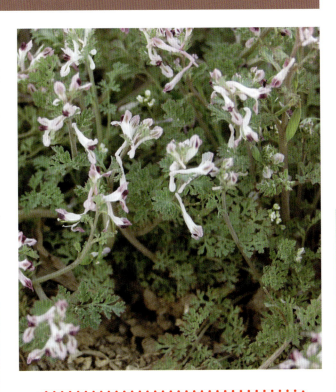

原植物

多年生草本，微被白粉。叶卵形，2回羽状全裂，一回裂片2~3对，末回裂片狭卵形至线形，先端钝圆或成短突尖。总状花序数朵。苞片叶状；花瓣4，淡紫色；外2片大，前面1片平展，先端兜状，背面具宽翅；后1片先端兜状，基部延伸成距；内2瓣较小，先端连合。蒴果长圆形，扁平。种子黑色，有光泽。花期4~5月，果期5~6月。

生境分布

生于山沟、旷地、林缘。分布于辽宁、河北、内蒙古、山东、山西、陕西、甘肃、宁夏等省区。

采收加工

立夏前后采挖带根全草，晒干。

性味功能	味苦，性寒。有清热解毒，凉血消肿的功能。
炮　制	苎麻根：取原药材，除去杂质，洗净，润透，切厚片，干燥。苎麻根炭：取净苎麻根片，置锅内，用武火加热，炒至表面呈焦黑色，内部焦黄色时，喷淋清水少许，熄灭火星，取出，凉透。
主治用法	用于流感，上呼吸道感染，急性肾炎，病毒性肝炎，肠炎，腮腺炎，痈肿疔疮，火眼。用量9~15g。

应用

1. 疮疖，痈肿，疔毒：苦地丁、蒲公英、金银花各15g，野菊花、紫背天葵各9g。水煎服。或加姜白酒冲服。
2. 流行腮腺炎：苦地丁（鲜）6g，白矾各6g，鲜骨碎补30g，木香3g。捣烂敷患处，每日换一次。
3. 急性肾炎：苦地丁6g，连翘9g。水煎服。
4. 痢疾：苦地丁、水线草、地榆各9g。水煎服。

现代研究

1. 化学成分　本品根根含有大黄素、大黄素甲醚-8-BETA-葡萄糖苷。全草和种子含氢氰酸。
2. 药理作用　本品有止血作用。

牛耳枫

基　源：为交让木科植物牛耳枫的根、叶。

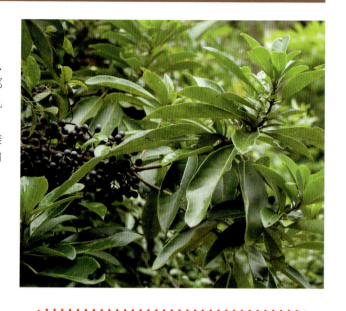

原植物
别名：老虎耳、南岭虎皮楠。常绿灌木，高1~5m。单叶互生；叶柄长3~10cm，上部叶柄渐短；叶宽椭圆形、长椭圆形或倒卵形，先端钝或近圆形，有时急尖，基部宽楔形或近圆形，全缘，侧脉明显，下面有白色细小乳头状突起。总状花序腋生，花小，雌雄异株；花萼盘状，无花瓣；雄花梗较雌花梗长，花萼3~4；雄蕊9~10；雌花花萼同雄花，子房为完全的2室，柱头极短。核果卵圆形，被白粉。花期6~8月，果期8~9月。

生境分布
生于山间灌丛中或小溪两岸疏林中。分布于江西、福建、广西、广东、云南等省。

采收加工
全年可采，晒干或鲜用。

性味功能	味辛、苦，性凉。有清热解毒，活血舒筋的功能。
主治用法	用于感冒发热，扁桃体炎，风湿关节痛；跌打肿痛，骨折，毒蛇咬伤，疮疡肿毒。用量12~18g。外用适量，鲜叶捣烂外敷患处或煎水洗患处。

应用
1. 跌打肿痛，骨折：鲜牛耳枫叶适量，捣烂外敷患处。
2. 疮疡肿毒：鲜牛耳枫叶适量，煎水洗患处。
3. 毒蛇咬伤：鲜牛耳枫全草适量，捣烂取汁敷伤处。

苎麻（苎麻根）

基　源：苎麻根为荨麻科植物苎麻的根。

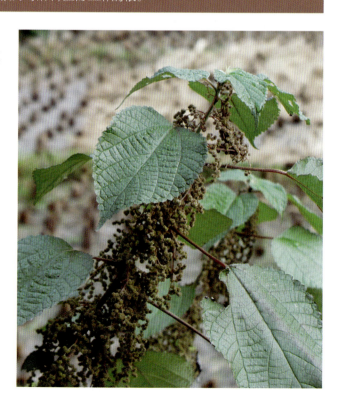

原植物
别名：野麻、家麻、白麻。多年生草本，全体密被长柔毛。叶互生，阔卵形或近圆形，先端渐尖短尾状，基部圆形或阔楔形，边缘有粗锯齿。花单性，雌雄同株，圆锥花序腋生，雌花序在雄花序之上；雄花黄白色；雌花淡绿色，簇生成球形。瘦果集成小球状，细小，椭圆形，压扁状，密生短毛，花被宿存。花期5~8月，果期8~10月。

生境分布
生于荒地或山坡上。分布于山东、江苏、安徽、浙江、江西、福建、台湾、湖北、湖南、广东、广西、陕西、四川、贵州、云南等省区。

采收加工
冬、春季挖取根茎及根，晒干。

现代研究
1. 化学成分　本品根根含有大黄素、大黄素甲醚-8-BETA-葡萄糖苷。全草和种子含氢氰酸。
2. 药理作用　本品有止血作用。

性味功能	味甘，性寒。有清热、止血、安胎、解毒的功能。
炮　　制	苎麻根：取原药材，除去杂质，洗净，润透，切厚片，干燥。苎麻根炭：取净苎麻根片，置锅内，用武火加热，炒至表面呈焦黑色，内部焦黄色时，喷淋清水少许，熄灭火星，取出，凉透。
主治用法	用于痢疾，吐血，下血，胎动不安、先兆流产、尿血；外治痈肿初起，跌打损伤，外伤出血，骨鲠。用量9~30g；外用适量，捣烂敷患处。

应用

1. 胎动不安：苎麻根、白葡萄干各15g，莲子30g。水煎服。
2. 痢疾：苎麻根、野麻草各30g。水煎服。
3. 跌打损伤：苎麻根30g，捣碎，酒煎服。
4. 淋症：苎麻根15g，捣烂，水煎服。

附注：其叶也作药用。

白桦（桦木皮）

基　源：桦木皮为桦木科植物白桦的树皮。

原植物

落叶乔木。叶互生；三角状卵形，先端渐尖，基部宽楔形，边缘有重锯齿，葇花序，花单性，雌雄同株；雄花3朵聚生于每1鳞片内，雌花生于枝顶。果穗长圆柱状，常下垂；果苞长3~7mm，中裂片三角形，侧裂片半圆形、长圆形或卵形。小坚果长圆形或卵形，有翅。花期4~5月。果期8~10月。

生境分布

生于山地林区湿润地。分布于东北、华北、西北、西南等省区。

采收加工

秋季剥取树皮，晒干。

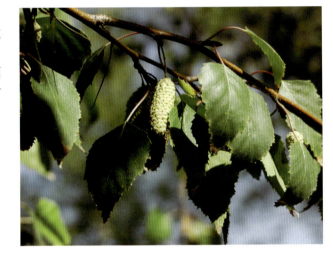

性味功能	树皮味苦，性平。有清热利湿，解毒的功能。
主治用法	用于急性扁桃腺炎，支气管炎，肺炎，肠炎，痢疾，肝炎，尿少色黄，急性乳腺炎。外用于烧、烫伤，痈疖肿毒。干品研末调敷。用量9~15g。外用适量。

应用

1. 急性肠炎：桦木皮9~12g，水煎服。
2. 急性扁桃腺炎，肺炎，急性乳腺炎，痈肿：桦木皮水煎服。
3. 慢性支气管炎：桦木皮30g。水煎服。

仙人掌

基　源：为仙人掌科植物仙人掌的全株。

原植物

多年生肉质。叶状枝扁平，椭圆形，散生多数小瘤体，倒生短刺毛。花两性，黄色，单生或数朵丛生于扁茎顶部的边缘；花被片离生，绿色，向内渐为花瓣状，先端凹入，浅心形。浆果肉质，有粘液，卵形或梨形，紫红色，无刺。种子多数。

生境分布

生于沙滩、村边砂石上。分布于福建、台湾、两广、云南、贵州、四川等省区。

采收加工

全年可采。鲜用或切片晒干。

现代研究

1. 化学成分　本品茎、叶含三萜、苹果酸、琥珀酸。灰分中含24%碳酸钾。

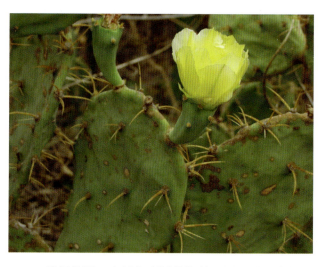

2. 药理作用　本品有明显的抗菌作用，其所含的墨斯卡灵有致幻作用。

性味功能	味苦，性寒。有清热解毒，散瘀消肿，健胃止痛，镇咳的功能。
主治用法	用于胃、十二指肠溃疡，急性痢疾、咳嗽、胃痛、泄泻、肠风下血、喉痛、乳痈、湿疹、烫火伤等。用量鲜品15~30g。

应用

1. 胃痛：仙人掌、制香附各15g，石菖蒲、高良姜各3g，共研细末，每服8g，日服3次。
2. 腮腺炎：鲜仙人掌捣烂绞汁，加青黛少许涂患处。
3. 鹅掌风：仙人掌捣烂、绞汁，擦至发烫为度。

苋

基　源：为苋科植物苋的全草及种子。

原植物

别名：苋菜、雁来红、老少年。一年生直立草本，高80~150cm。茎多分枝，绿色或紫红色。叶卵状椭圆形至披针形，红色、紫色、黄色或绿紫杂色，无毛；叶柄长2~6cm。花单性或杂性，密集成簇，花簇球形，腋生或密生成顶生下垂的穗状花序；苞片和小苞片干膜质，卵状披针形；花被片3，矩圆形，具芒刺；雄蕊3；花柱2~3。胞果矩圆形，盖裂。花期8~9月，果期9~10月。

生境分布

生于路边、荒野草地上。全国各地有栽培。

采收加工

春、秋采收全草，晒干或鲜用。

现代研究

1. 化学成分　凹头苋全草含苋菜红苷叶含锦葵花素-3-葡萄糖苷和芍药花素-3-葡萄糖苷。反枝苋全草亚麻酸、棕榈酸、亚油酸、油酸等。

2. 药理作用　临床上选方可用于治疗甲状腺肿大、痢疾、痔疮肿痛等。

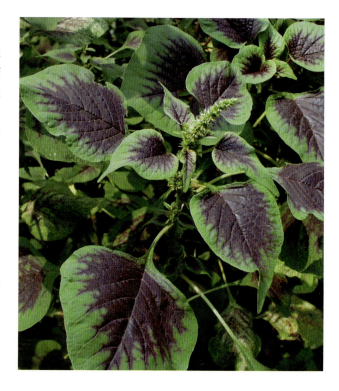

性味功能	味甘，性平。有清热解毒，利尿除湿，通大便的功能。种子有清肝明目的功能。
炮　制	除去杂质，喷淋清水，稍润，切段，晒干。
主治用法	用于细菌性痢疾，肠炎，大便涩滞，淋证，漆疮瘙痒，用量15~30g。种子用于眼疾，用量9~12g。

应用

1. 痢疾脓血，湿热腹泻：苋菜50g，粳米100g。煮粥食。
2. 漆疮瘙痒：苋菜250g，水煎汤洗患处。
3. 老人体虚大便涩滞：苋菜150g，洗净，炒熟食。
4. 淋证，慢性尿路感染：鲜苋菜200g，猪瘦肉100g，煮汤，饮汤吃猪肉。

马齿苋

基　源：为马齿苋科植物马齿苋的干燥地上部分。

原植物

一年生肉质草本。茎多分枝，平卧地面，淡绿色，有时成暗红色。叶互生或对生，扁倒卵形，全缘，肉质，光滑。花黄色，顶生枝端。雄蕊8~12，基部合生。子房半下位，卵形。花柱单1，柱头5裂，花柱连同柱头长于雄蕊。蒴果盖裂。种子多数，黑褐色，肾状卵圆形。花期5~8月。果期7~9月。

生境分布

生于田野、路旁及荒地。分布于全国各省、区。

采收加工

夏、秋季植株生长茂盛，花盛开时，选择晴天割取地上部分或拔取全草，将根除去，洗净泥土，用开水略烫，取出晒干。

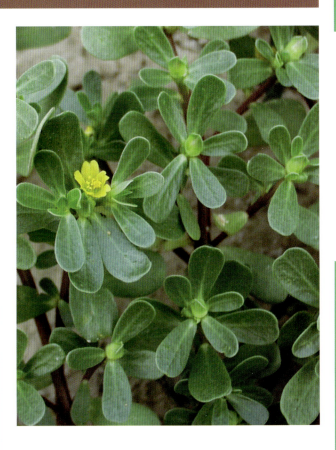

性味功能	味酸，性寒。有清热解毒、凉血、止痢的功能。
炮　制	拣净杂质，除去残根，以水稍润，切段晒干。
主治用法	用于肠炎、菌痢、疔疮肿毒、蛇咬伤、皮炎、带状疱疹等症。用量9~15g。

现代研究

1. 化学成分　本品含有三萜醇类、黄酮类、有机酸及其盐，还有钙、磷、铁等微量元素及其无机盐，以及硫胺素、核黄素、葡萄糖等，本品尚含大量的去甲基肾上腺素和多巴胺。
2. 药理作用　本品有抗菌作用，子宫收缩作用，可使骨骼肌松弛，还具有较明显的抗氧化、延缓衰老和润肤美容作用、利尿、降低胆固醇等作用。

应用

1. 细菌性痢疾、肠炎：马齿苋60g，水煎服。
2. 疮毒，湿疹，稻田皮炎：马齿苋60g，水煎服；鲜马齿苋，水煎，捣烂，湿敷患处。
3. 毒虫咬伤，蜂刺伤而致局部肿痛：鲜马齿苋，捣烂成泥外敷伤处。
4. 急性阑尾炎：马齿苋、蒲公英各60g，水煎服。

二 清热药

落葵

基源：为落葵科植物落葵的全草。

原植物

别名：藤罗菜、藤七、红藤菜、藤菜。一年生缠绕草本，肉质，光滑。茎长达3~4m，有分枝，绿色或淡紫色。单叶互生，卵形或近圆形，先端急尖，基部心形或近心形，全缘。穗状花序腋生，小苞片2，呈萼状，宿存；萼片5，淡紫色或淡红色，下部白色，连合成管；无花瓣；雄蕊5，对萼片对生；花柱3。果实卵形或球形，暗紫色，多汁液，为宿存肉质小苞片和萼片所包裹。花期春季至冬初。

生境分布

全国各地广泛栽培。

采收加工

四季可采收全草，鲜用或晒干。

性味功能	味甘、淡，性凉。有清热解毒，接骨止痛的功能。
主治用法	用于阑尾炎，痢疾，大便秘结，膀胱炎；外用于骨折，跌打损伤，外伤出血，烧、烫伤。用量30~60g。

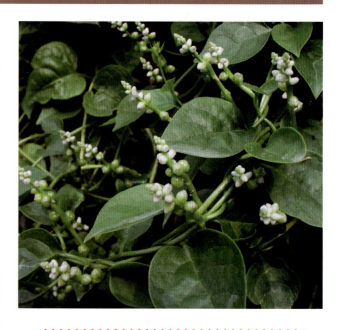

应用

1. 阑尾炎，膀胱炎：落葵60g，水煎服。
2. 营养不良性水肿：落葵根60g，水煎服。
3. 骨折，跌打损伤：鲜落葵适量，捣烂绞汁敷患处。
4. 乳头破裂，水痘：落葵花60g，水煎洗敷患处。

现代研究

1. 化学成分　本品叶含多糖、胡萝卜素、有机酸、维生素、氢基酸、蛋白质等。

2. 药理作用　本品有解热、抗炎和抗病毒作用。

金荞麦

基源：为蓼科植物金荞麦的根茎。

原植物

别名：野荞麦、金锁银开、荞麦三七。多年生草本。主根粗大，呈结节状，横走，红棕色。茎直立，常微带红色。叶互生，具长柄，托叶鞘筒状，膜质，灰棕色；叶片戟状三角形，先端长渐尖或尾尖状，基部戟状心形。花小，聚伞花序顶生或腋生，花被片5，白色；小坚果卵状三角棱形，平滑，角棱锐利。花期7~9月，果期10~11月。

生境分布

生于荒地、路旁、河边湿地。分布于我国大部分省区。

采收加工

秋季挖其根茎，洗净，阴干。

现代研究

1. 化学成分　本品根茎含双聚原矢车菊素、海柯皂苷元、β-谷甾醇、鞣质等。

2. 药理作用　本品有抗癌作用、抗菌作用、解热及镇咳作用。

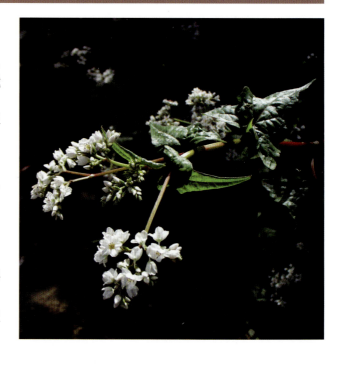

性味功能	味涩、微辛,性凉。有清热解毒,清肺排痰,排脓消肿,祛风化湿的功能。
炮　制	除去杂质,洗净,润透,切厚片,晒干。
主治用法	用于肺脓疡,咽炎,扁桃体炎,痢疾,无名肿毒,跌打损伤,风湿关节炎等。用量15~45g。

应用

1. 肺脓疡:金荞麦45g。水煎服。

2. 细菌性痢疾,阿米巴痢疾:金荞麦、焦山楂各15g,生甘草6g。水煎服。

3. 白喉,咽炎,扁桃体炎:金荞麦、土牛膝各15g。水煎服。

4. 肺炎,慢性气管炎:金荞麦30g。水煎服。

拳参

基　源:为蓼科植物拳参的干燥根茎。

原植物

别名:倒根草(东北、湖南、新疆)、虾参、回头参(山东)。多年生草本。根茎粗大,黑褐色,内部紫色,具残存叶柄及托叶鞘。基生叶披针形,先端锐尖,基部心形或截形,沿叶柄下延成翅;茎生叶披针形或线形。穗状花序顶生,花密集,圆柱形。花白色或粉红色。瘦果3棱形,红褐色,具光泽。花期6~7月,果期8~10月。

生境分布

生于山坡、草丛。分布于辽宁、河北、山西、山东、江苏、安徽、浙江、河南、湖南、甘肃、宁夏等省区。

采收加工

春初发芽时或秋季茎叶将枯萎时采挖,去须根,晒干。

现代研究

1. 化学成分　本品含鞣质、鞣花酸、没食子酸、儿茶酚等,尚含羟基甲基蒽醌、黄酮类。

2. 药理作用　本品有止血、消炎和抗菌等作用。

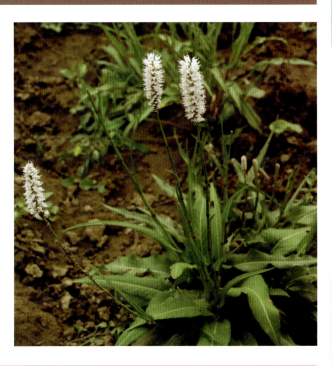

性味功能	味苦、涩,性微寒。有清热解毒,消肿,止血的功能。
炮　制	除去杂质,洗净,略泡,润透,切薄片,干燥。
主治用法	用于肠炎,痢疾,肝炎,慢性气管炎,热泻,肺热咳嗽,痈肿,瘰疬,痔疮出血,子宫出血,口舌生疮,咽喉溃疡,吐血,衄血,毒蛇咬伤。用量4.5~9g。

应用

1. 细菌性痢疾、肠炎:拳参30g。水煎服。

2. 外伤出血:拳参、明胶,制成"止血净",敷贴患处。

3. 毒蛇咬伤,疮疖痈毒肿痛:拳参9g。水煎服。另取鲜品捣烂外敷或干品研末,调敷患处。

4. 肺结核:拳参制成0.3g片剂,成人每次4~6片,小儿酌减。

二　清热药

毛脉蓼（朱砂七）

基　源：朱砂七为蓼科植物毛脉蓼的块根。

原植物

多年生蔓性或缠绕草本。块根卵形，木质，棕色，有多数须根，断面黄红色，干后变土黄色或黄棕色。茎细长，绿紫色。叶鞘膜质；单叶互生，长卵形，先端长渐尖，基部心形，全缘或波状。圆锥花序顶生和腋生，小花白色，花被5裂，3片较大，具棱脊。瘦果三角形，包于具翅的宿存花被内。花期6~8月。

生境分布

生于山坡、路旁、沟边及乱石缝中。分布于东北、西北及湖北、湖南、四川等地。

采收加工

春、秋二季采挖，除去须根，洗净泥沙，晒干。块根大者，切片晒干。

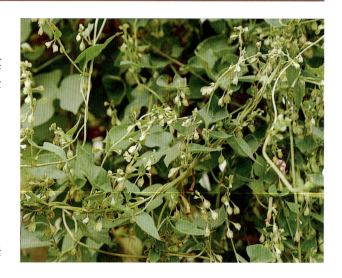

性味功能	味苦、微涩，性凉，有小毒。有清热解毒，止痛，止血，调经的功能。
主治用法	用于扁桃体炎，胃炎，肠炎，痢疾，尿路感染，吐血，衄血，便血，功能性子宫出血，月经不调；用量3~9g，水煎服或泡酒服。外用适量，用于治跌打损伤，外伤出血。孕妇慎服。

应用

1. 骨痛：朱砂七1.5g，研细末，冲酒服。
2. 甲状腺肿大：朱砂七，以白酒浸一周，去渣服。
3. 跌打损伤：朱砂七，研末，调酒，敷患处。

圆穗蓼

基　源：为蓼科植物圆穗蓼的根茎。

原植物

别名：大叶蓼。茎直立，不分枝，茎2~3自根状茎发出。根状茎肥厚，扁圆形或呈蝉状，有时尾部呈蝎子尾状，黑褐色。基生叶有长柄；叶矩圆形或披针形，边缘微向下反卷；茎生叶基部近圆形，不沿叶柄下延成翅状。花序穗状，顶生，花序花排列紧密，白色或淡红色，中下部无珠芽。

生境分布

生于山坡、草丛或林间阴湿处。分布于云南、贵州、四川、青海、甘肃、陕西、西藏等省自治区。

采收加工

春、秋季采挖，晒干，除去须根。

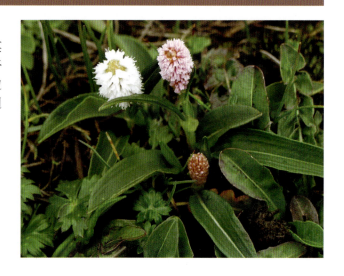

性味功能	味苦、涩，性微寒。有清热、解毒、消肿、止血的功能。
主治用法	用于肠炎，痢疾，肝炎，外用于口腔糜烂，咽喉溃疡，痔疮出血，毒蛇咬伤。用量4.5~9g。外用适量，煎汤敷患处。

应用

1. 细痢，肠炎：圆穗蓼制成片剂，口服。
2. 口腔糜烂，咽喉溃痛：圆穗蓼，煎汤含漱。
3. 毒蛇咬伤，疮疖肿痛，外伤出血：鲜圆穗蓼，捣烂外敷或干品研末，调敷患处。

杠板归

基 源：为蓼科植物杠板归的干燥地上部分。

原植物

多年生蔓生草本。茎具倒生钩刺。叶互生，盾状着生，三角形，下面生钩刺，先端略尖，基部截形或近心形，花序穗状；花白色或淡红色；花被5深裂，裂片果时增大，肉质，变为深蓝色。瘦果球形，包在蓝色多汁的花被内。花期6~8月，果期9~10月。

生境分布

生于阴湿草地，路边，河岸的草丛或灌丛中。分布于全国各地。

采收加工

夏、秋二季采集地上部分，晒干或鲜用。

现代研究

1. 化学成分　本品含山柰酚、咖啡酸甲酯、槲皮素、原茶儿酸、阿魏酸、白桦脂醇等。
2. 药理作用　50%煎剂在体外有抗菌作用，对实验动物肿瘤有抑制作用。临床上可用于治疗肾炎、上呼吸道感染、带状疱疹等。

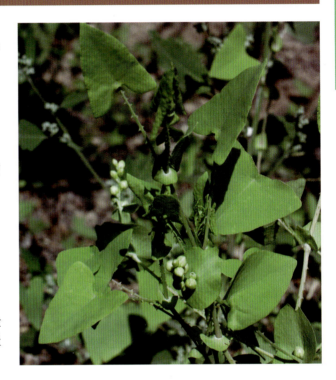

性味功能	味酸，性微寒。有消肿，清热解毒，止咳的功能。
炮　制	除去杂质，略洗，切段，干燥。
主治用法	用于肾炎水肿，上呼吸道感染，百日咳，泻痢、湿疹，毒蛇咬伤。用量15~30g。

应用

1、上呼吸道感染：杠板归、一枝黄花、大蓟、火炭母各30g，桔梗18g，水煎服，小儿酌减。
2、百日咳：杠板归30g，炒后加糖适量，水煎代茶饮。
3、带状疱疹，湿疹：杠板归适量，食盐少许，捣烂外敷或绞汁涂搽患处。
4、慢性气管炎：杠板归15g，车前子、陈皮各9g，薄荷1.5g，鲜小叶榕树叶30g。水煎服。

二　清热药

蓼蓝（蓼大青叶）

基　源：蓼大青叶为蓼科植物蓼蓝的叶。

原植物

别名：大青子、靛蓝叶。一年生草本，高40~90cm。茎圆形，直立，有分枝；节明显。叶互生，柄长0.5~1.5cm，托叶鞘膜质，圆筒状，有睫毛。叶椭圆形或卵形，先端钝，基部楔形或圆形，全缘。花序穗状，顶生或腋生，花密集，淡红色；苞片膜质有纤毛；花被片5，卵圆形；雄蕊6~8；柱头3裂。瘦果三棱形，褐色。花期7~10月。果期8~11月。

生境分布

生于田野水边。全国大部分地区有栽培。

采收加工

6~7月或9~10月分两次采收叶，晒干，或割取茎上部，切段，晒干。

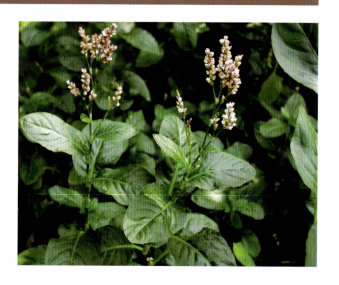

性味功能	味苦，性寒。有清热解毒，凉血清斑的功能。
主治用法	用于温邪入营，高热神昏，发斑发疹，黄疸，热痢，痄腮，喉痹，丹毒，痈肿。用量9~15g。外用鲜品适量，捣烂敷患处。

应用

1.乙脑，流脑：蓼大青叶15g，黄豆50g，水煎服。

2.腮腺炎、感冒发热：蓼大青叶15g，海金砂根15g，水煎服。

3.流行感冒：蓼大青叶50g，水煎服。

珠芽蓼

基　源：为蓼科植物珠芽蓼的根茎。

原植物

多年生草本，茎单一，直立。根茎团块状或扁圆形，有时尾部细尖弯曲呈蝎尾状，棕黑色。基生叶有长柄；叶狭长或披针形，革质，边缘微向下反卷。花序穗状，较细，中下部苞片苞腋有珠芽。

生境分布

生于山坡、草丛或林间阴湿处。分布于吉林、内蒙古、新疆、陕西、甘肃、青海、四川、西藏等省自治区。

采收加工

春、秋季采挖，晒干，除去须根。

现代研究

1.化学成分　本品根茎经预试，有蒽醌、鞣质、多糖、黄酮苷、香豆精、有机酸、脂肪酸的反应。

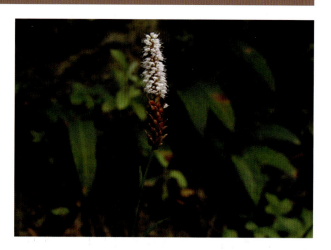

2.药理作用　本品有抗氧化、抗菌、抗癌和止泻等作用。

性味功能	味苦、涩，性微寒。有清热，解毒，消肿，止血的功能。
主治用法	用于肠炎，痢疾，肝炎，外用于口腔糜烂，咽喉溃疡，痔疮出血，毒蛇咬伤。用量4.5~9g。外用适量，煎汤敷患处。

应用

1.细痢，肠炎：珠芽蓼9g，压片，口服。

2.口腔糜烂，咽喉溃痛：珠芽蓼，煎汤含漱。

3.毒蛇咬伤，疮疖肿痛，外伤出血：鲜珠芽蓼，捣烂外敷或干品研末，调敷患处。

翼蓼（红药子）

基　源：红药子为蓼科植物翼蓼的干燥块根。

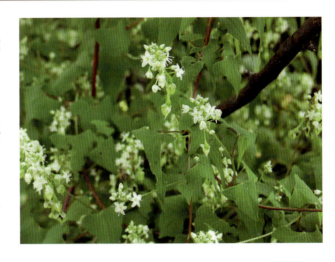

原植物
别名：红要子、白药子、金荞仁。多年生蔓性或缠绕草本。块根肥厚，肉质，断面鲜时色白，干后变红棕。单叶互生或2~4簇生，具长柄，三角形或三角状卵形，先端锐尖，基部心形，全缘，托叶鞘膜质。总状花序腋生，白色或淡绿色，苞片膜质，果时稍增大。瘦果卵形，紫黑色，顶部有3个膜质翅，基部有3个角状突起物，果梗有下延的窄翅。花期6~8月。

生境分布
生于山坡、沟边湿地，路旁或灌木林下。分布于山西，陕西，河南及四川等省区。

采收加工
秋季采挖块根，除去须根，切片晒干。

性味功能	味酸、苦、涩，性凉。有清热解毒，止血止痛的功能。
主治用法	用于肠炎，痢疾，腰腿痛，便血，崩漏；外用于烧伤，疮疖，狂犬咬伤。用量6-15g。外用适量，捣烂敷患处或研粉油调涂患处。

应用
1. 急性菌痢：红药子12g，制成片剂，口服。
2. 肺炎，支气管炎，扁桃体炎：红药子15g。水煎服。
3. 胃脘痛：红药子6g。水煎服。
4. 疮毒，外伤感染，狂犬咬伤：红药子，制成软膏，涂敷患处。

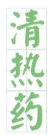

二　清热药

油茶（油茶根）

基　源：来源油茶根为山茶科植物油茶的根。种子油及茶子饼亦供药用。

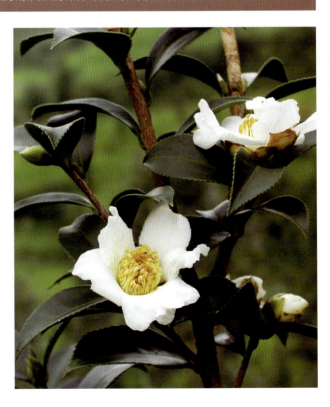

原植物
常绿灌木或小乔木，光滑不裂，小枝微被短柔毛；芽鳞密被淡黄白色长绢毛。叶互生，革质，卵状椭圆形或卵形，先端尖，基部楔形，边缘有细锯齿，花1~3朵生于枝顶或腋生；萼片5，外被绢毛；花瓣5-7，白色，外被毛；蒴果近球形，被细毛；室背2~3裂。花期9~11月，果期次年10月。

生境分布
生于山坡灌木丛中或栽培。分布于长江以南各省区。

采收加工
根全年均可采挖，切片，晒干。果实秋季采摘，晒干，取出种子。

现代研究
1. 化学成分　本品种子油茶皂苷，其水解后得山茶皂苷元A、茶皂醇A及B、D-葡萄糖醛酸、D-葡萄糖、D-半乳糖、D-木糖等。

2. 药理作用　本品种子中所含油茶粗皂苷，能使豚鼠血清胆固醇显著降低；还有抗真菌作用。

性味功能	味苦，性平；有小毒。有清热解毒，活血散瘀，止痛的功能。种子有行气疏滞的功能。茶油味甘，性凉。有清热化湿，杀虫解毒的功能。
主治用法	用于急性咽喉炎，胃痛，骨折，扭挫伤，腹痛，皮肤瘙痒，烫烧伤。用量根30~60g。茶子饼外用皮肤瘙痒，外用适量。种子6~9g。茶油15~30g。

应用

1. 胃痛：油茶根45g。煎水服。
2. 皮肤瘙痒：茶子饼，研细末外敷患处。
3. 肠梗阻：茶油30~60g。冷开水送服。
4. 疥癣发痒：用茶油适量外搽。

猕猴桃（猕猴桃根）

基　源：猕猴桃根为猕猴桃科植物猕猴桃的根。果实亦可入药。

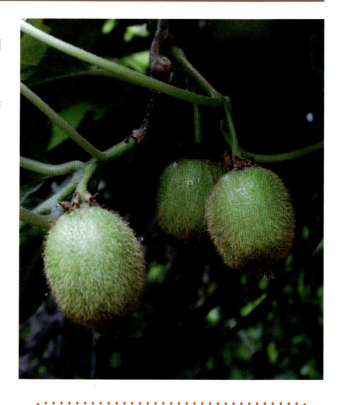

原植物

藤本。叶互生，纸质，椭圆形或倒卵形，边缘有刺毛状齿，下密被绒毛。花杂性，3~6朵聚伞状花序腋生；萼片5，外被黄色绒毛；花瓣5，初时乳色，后变橙黄色；浆果卵圆形或长圆形，密被棕色长毛。花期4~5月，果期8~9月。

生境分布

生于山坡或灌木丛中。分布于陕西、甘肃、河南、山东及长江以南各省区。

采收加工

秋季采挖根，晒干。

性味功能	根味苦、涩，性凉。有清热解毒，化湿健胃，活血散结的功能。果味酸、甘，性寒。有调中理气，生津润燥，解热除烦的功能。
主治用法	根用于颈淋巴结结核，癌症，急性肝炎，高血压，跌打损伤。用量根15~50g。果实用于消化不良，食欲不振，呕吐，鲜食或榨汁服。

现代研究

1. 化学成分　本品果实含猕猴桃碱、大黄素、大黄素甲醚、大黄素酸、中华猕猴桃蛋白酶以及游氨基酸、有机酸、维生素、色素、鞣质及挥发性的烯醇类成分。
2. 药理作用　本品食用鲜果及其果汁可以防止亚硝酸胺(致癌物质)的产生，还可降低血中胆固醇及甘油三脂水平，对高血压、心血管病具有显著的防治作用。

应用

1. 乳腺癌：猕猴桃根、野葡萄根各30g，土南星3g，水煎服。
2. 胃癌：猕猴桃根120g，水杨梅根90g，蛇葡萄梅、白茅根、凤尾草、半边莲各15g。水煎服。
3. 急性肝炎：猕猴桃60~90g，红枣12枚，水煎代茶饮。

黄海棠（红旱莲）

基　源：红旱莲为藤黄科植物黄海棠的干燥全草。

原植物

别名：湖南连翘、金丝桃、红旱莲、元宝草。多年生草本。叶对生，长圆形或卵状披针形，先端尖，全缘，基部心形抱茎，质薄，疏被淡色透明腺点。花数朵顶生聚伞花序伞房状或窄圆锥状；花瓣5，金黄色，倒披针形，极弯曲，宿存；雄蕊5束，雄蕊多数。蒴果卵球形或卵球状三角形，5瓣裂，深褐色。花期6~7月，果期7~9月。

生境分布

生于荒山坡、山野林下、路边。我国东北地区及黄河、长江、珠江流域均有分布。

采收加工

7~8果实成熟时，割取地上部，热水泡过，晒干。

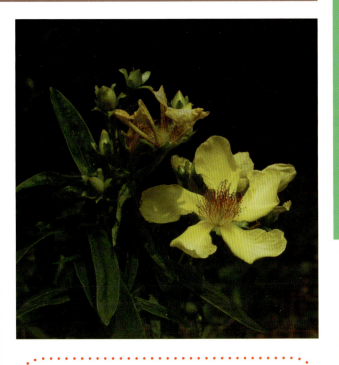

性味功能	味微苦，性寒。有平肝、止血、败毒、消肿的功能。
炮　制	将原药除去残根等杂质。略浸，润透，切短段。干燥，筛去灰屑。
主治用法	用于头痛、吐血、跌打损伤、疮疖等。红旱莲用量4.5~9g。水煎服或浸酒。

现代研究

1. 化学成分　本品全草含蛋白质、胡萝卜素、核黄素、尼克酸。尚含挥发油、槲皮素等。

2. 药理作用　本品有平喘、祛痰、镇咳作用；还有抗菌作用。

> **应用**
> 1. 疟疾寒热：红旱莲，水煎服。
> 2. 吐血、鼻出血：红旱莲，金银花，旱莲草各15g。水煎服。
> 3. 疮疖：鲜红旱莲，适量，捣烂敷患处。
> 4. 风火牙痛：红旱莲、龙芽草、金银花各15g。水煎服。

二　清热药

地耳草（田基黄）

基　源：田基黄为藤黄科植物地耳草的干燥全草。

原植物

别名：对月草、七寸金。一年生草本，全株无毛。茎直立或倾斜，具四棱，节明显，生不定根。单叶对生，无叶柄；叶片卵形或卵状长圆形，先端钝，基部近圆形，抱茎，全缘，两面具透明油点。聚伞花序顶生，成叉状分枝；花小，黄色；萼片5，披针形；花瓣5。蒴果长圆形，成熟时开裂成3果瓣。种子多数，淡褐色。花期5~6月，果期6~7月。

生境分布

生于山野、路旁较潮湿的地方。分布于河南、江苏、安徽、浙江、江西、福建、台湾、湖北、湖南、广东、广西、贵州、四川、云南等省区。

采收加工

春、夏二季开花时采挖，晒干。

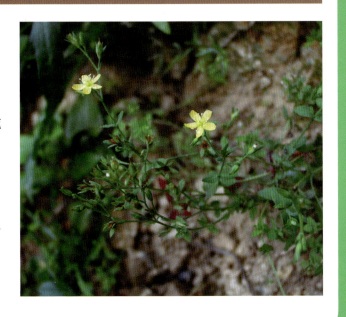

性味功能	味苦、辛，性平。有清热利湿，消肿解毒，止痛的功能。
炮 制	除去杂质，洗净，润透，切丝，干燥。
主治用法	用于急慢性肝炎，泄泻，痢疾，疮疖肿痛，跌打损伤，蛇咬伤。用量9~15g，水煎服。外用适量。

现代研究

1.化学成分　本品含黄酮类、内酯（香豆精）、鞣质、蒽醌、氨基酸、酚类。

2.药理作用　本品有保肝、抗癌、抗疟和抗菌等作用。

应用

1. 急、慢性传染性肝炎：田基黄100g，水煎服。
2. 伤寒及副伤寒：田基黄15g，切碎，水煎服。
3. 痢疾：田基黄15g，红糖水煎服。
4. 急性结膜炎：田基黄30~60g，水煎熏洗患眼。

贯叶连翘

基　源：为藤黄科植物贯叶连翘的干燥全草。

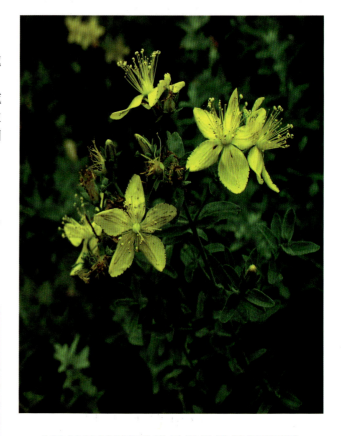

原植物

别名：贯叶金丝桃、千层楼、赶山鞭。一年生草本，具黑色腺点。叶对生，椭圆形至线形，先端钝，基部抱茎，全缘。花生于枝端或顶生聚伞花序；花大，黄色；萼片5；花瓣5；雄蕊多数，花药有黑色腺点，基部连成3束；子房上位，花柱3，分离，顶端5裂。蒴果具背生的腺条及侧生的囊状腺体，顶端开裂；种子多数。花期6~7月，果期10月。

生境分布

生于山野，平原，路旁及树林草丛中。分布于河北、河南、山东、江苏、江西、湖北、湖南、四川、贵州、陕西、甘肃、新疆等省区。

采收加工

7~8月间连根拔或割取地上部分，晒干，捆成把。

性味功能	味苦涩，性平。有清热解毒，收敛止血，利湿的功能。
主治用法	用于风湿骨痛，口鼻生疮，肿毒，咯血，吐血，肠风下血，烫伤出血，头晕目赤，尿路感染，月经不调等。用量3~9g，水煎服。外用适量。

现代研究

1.化学成分　本品全草含鞣质、挥发油和树脂。另含维生素C、胡萝卜素、芸香苷、金丝桃苷、、咖啡酸、绿原酸、β-谷甾醇等。

2.药理作用　全草有收敛、抗菌和止血作用，还有利胆和驱虫作用。

应用

1. 吐血：贯叶连翘、仙鹤草各9g，水煎服。
2. 黄疸型肝炎：贯叶连翘100g，水煎服。
3. 烧烫伤：贯叶连翘研末，调麻油搽患处。
4. 创伤出血，痈疖肿毒：鲜贯叶连翘捣烂或干品研末敷患处。

木棉（木棉花）

基　源：木棉花为木棉科植物木棉的花；根及树皮也供药用。

原植物

别名：攀枝花、古贝、英雄树。落叶大乔木。幼树干或老树的枝条有短粗圆锥状短刺。掌状复叶互生，小叶5~7；长圆形、长卵形或椭圆状披针形，全缘，两面无毛。花簇生于枝端，先叶开放，花大，红色，花萼杯状，5浅裂，花瓣5，肉质，长圆状倒卵形，两面被星状柔毛；雄蕊多数，花丝合生成短管，排成3轮，最外轮集成5束，中间10枚较短，最内轮5枚花丝先端分叉，各分叉有1花药；子房上位。蒴果长圆形，木质，熟时5裂，内有绵毛。花期2~5月，果期4~6月。

生境分布

生于向阳坡地，村边或栽培。分布于福建、台湾、广东、海南、广西、云南、贵州、四川等省区。

采收加工

春季采摘盛开花朵，晒干或阴干；根于春秋季采挖，洗净，晒干。

现代研究

1. 化学成分　本品根含鞣质和木棉胶。根皮含羽扇豆醇。花萼含水分85.66%，蛋白质1.38%，碳水化合物11.95%，灰分1.09%。种子含蛋白质9.3%。

2. 药理作用　本品水煎剂对小鼠肉瘤、ARS实体型及肝癌有明显抑制作用，对小鼠抗体形成也有明显抑制作用，但对艾氏腹水癌、艾氏皮下型等无效。

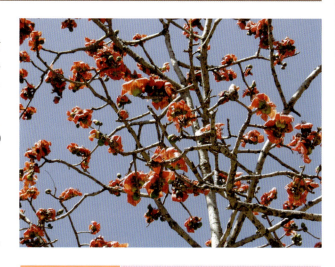

性味功能	味甘、淡，性温。有清热利湿，解毒止血的功能。
主治用法	用于泄泻，痢疾，痔疮出血，血崩，疮毒。用量9~15g。

应用

1. 痢疾、便血、咳血：鲜花75g，水煎冲冰糖服。
2. 风湿性关节炎、腰腿痛：根50g，水煎或浸酒服。

二　清热药

紫花地丁

基　源：来源为堇菜科植物紫花地丁的干燥全草。

原植物

别名：辽堇菜、犁铧草。多年生草本。无地上茎，根茎粗短。叶舌形、长圆形或长圆状披针形，先端钝，基部截形或楔形，叶缘具圆齿；果期叶大，基部微心形。花瓣5，紫堇色或紫色；花距细管状。蒴果，长圆形，无毛。花4~5月，果期5~8月。

生境分布

生于路边、林缘、草地、荒地。分布于除西北外的各地。

采收加工

春、秋二季采挖全株，晒干。

现代研究

1. 化学成分　全草含有软脂酸、对羟基苯甲酸、反式对羟基桂皮酸、琥珀酸、地丁酰胺以及多糖、棕榈酸等。

2. 药理作用　紫花地丁煎剂对金黄色葡萄球菌、肺炎杆菌、甲型链球菌、乙型链球菌等菌有不同程度的抑制作用；水煎剂对堇色毛癣菌亦有抑制作用。

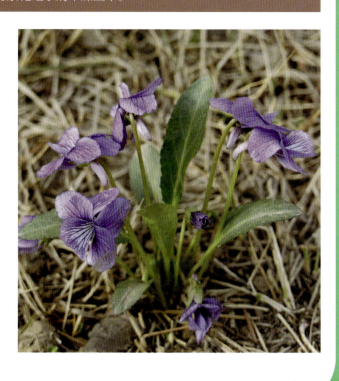

性味功能	味苦,性寒。有清热解毒,凉血消肿的功能。
炮 制	除去杂质,洗净,切碎,干燥。
主治用法	用于疔疮肿毒,痈疽发背,黄疸,丹毒,瘰疬,痢疾,腹泻,喉痹,毒蛇咬伤。用量15~30g。

应用

1. 疔疮肿毒:鲜紫花地丁。捣汁服。
2. 腮腺炎:鲜紫花地丁6g,鲜骨碎补30g,木香3g,白矾6g。捣烂敷患处。
3. 化脓性感染,淋巴结核:紫花地丁、蒲公英、半边莲各15g。水煎服,药渣敷患处。
4. 前列腺炎:紫花地丁、紫参、车前草各15g,海金砂50g。水煎服。
5. 黄疸内热:紫花地丁9g,研细末,调酒服。

假贝母(土贝母)

基 源:土贝母为葫芦科植物假贝母的干燥块茎。

原植物

别名:大贝母、土贝母。攀援草本。鳞茎肥厚,肉质,白色,扁球形。叶心形或卵形;掌状5深裂,再3~5浅裂,先端尖,基部心形,被短硬毛。花单性,雌雄异株,圆锥花序腋生或有时单生;花冠和花萼相似。蒴果,长圆形,顶端盖裂。种子6,棕黑色,有膜质翅。花期6~7月。果期8~9月。

生境分布

生于阴坡、林下。分布于辽宁、河北、河南、山东、山西、陕西、甘肃、云南等省区。

采收加工

秋季采挖,洗净,掰开,煮至无白心,取出,晒干。

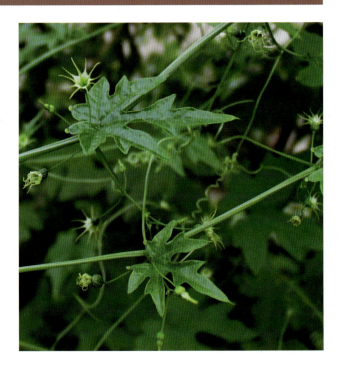

性味功能	味苦,性微寒。有清热解毒,散结消肿的功能。
炮 制	除去杂质,洗净,干燥,用时捣碎。
主治用法	用于乳痈,瘰疬,颈淋巴结结核,慢性淋巴结炎,肥厚性鼻炎,疮疡肿毒,外用于外伤出血,蛇虫咬伤。用量4.5~9g。外用适量,研末敷或熬膏外贴。

现代研究

1. 化学成分 本品块茎中含有麦芽糖,而在干燥以后则含有蔗糖,叶柄主要含还原糖。叶主要含蔗糖。
2. 药理作用 本品有抗肿瘤、抗病毒、杀血和杀精子作用,还可作为治疗乳腺炎、毒蛇咬伤的解毒剂。

应用

1. 乳痈初起,红肿热痛:土贝母、白芷各1.5g。研末,陈酒热服。
2. 颈淋巴结结核未溃破:土贝母9g,水煎服;同时土贝母30g研粉,醋调外敷患处。
3. 刀伤、箭伤:土贝母,研细末,敷伤处。
4. 毒蛇咬伤,外伤出血:土贝母9g。研末敷患处。

木鳖（木鳖子）

基源：木鳖子为葫芦科植物木鳖的种子。

原植物

别名：木别子、木鳖瓜、藤桐子。多年生草质藤本。茎有棱线；卷须单一。叶互生，三角形，3~5掌状浅裂至深裂，近叶柄两侧处各有1~2个较大的腺体。花雌雄异株或单性同株，单生，花冠钟状，浅黄色，5裂，果实宽椭圆形至卵状球形，先端有1短喙，基部近圆形，橙黄色或红色，有肉质刺状突起。种子多数，稍似鳖甲状。花期6~8月。果期9~11月。

生境分布

生于山坡灌丛、林缘、河岸。分布于四川、江西、湖南、广东、广西、海南等省。

采收加工

冬季采收成熟果实，取出种子，干燥。

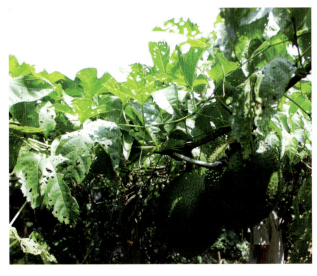

性味功能	味苦、微甘，性温。有散结消肿，攻毒疗疮的功能。
炮 制	木鳖子：去壳取仁，捣碎。木鳖子霜：取净木鳖子仁，炒热，研末，用纸包裹，加压去油。本品为白色或灰白色的松散粉末。
主治用法	用于疮疡肿毒，乳痈，瘰疬，痔漏，干癣，秃疮，颈淋巴结结核，乳腺炎，关节疼痛，拘挛。用量0.6~1.2g。外用适量，研末醋调，敷患处。孕妇及体虚者忌服。

现代研究

1. 化学成分　本品含木鳖子酸、丝石竹皂苷元、齐墩果酸、α-桐酸、氨基酸、甾醇等。

2. 药理作用　本品水浸出液或醇浸出液对麻醉动物有降压作用。另外，具有抗炎及溶血作用。

> **应用**
> 1. 痈疮肿痛，炎症不消：木鳖子适量。醋磨调敷。
> 2. 牙痛：木鳖子，醋磨，以棉花湿敷。
> 3. 外痔：木鳖子1g。焙干研粉水煎洗。
> 4. 牛皮癣、顽癣、湿疹：木鳖子、大风子、胡桃仁、蛇床子、樟脑各10g。捣烂与食醋调成糊状敷患处。

菘蓝（板蓝根，大青叶）

基源：板蓝根为十字花科植物菘蓝的干燥根；其干燥叶为大青叶。

原植物

二年生草本。主根圆柱形。基生叶莲座丛状，全缘，蓝绿色；茎生叶长圆状披针形，叶耳锐形，抱茎。总状花序圆锥状，黄色。花瓣具细长爪。短角果，不开裂，长圆形。花、果期4~6月。

生境分布

多为栽培，分布于全国各地。

采收加工

板蓝根：秋季采挖，晒干。大青叶：夏、秋二季分2~3次采收，晒干。

现代研究

1. 化学成分　本品根含靛蓝、靛玉红（、蒽醌类、β-谷甾醇、γ-谷甾醇以及多种氨基酸。

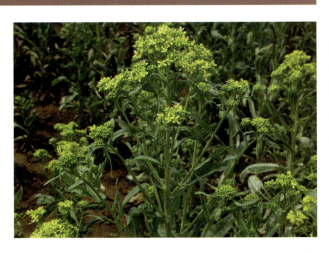

2. 药理作用　本品有抗菌、抗病毒和抗肿瘤作用解毒作用。

二　清热药

性味功能	味苦，性寒。有清热解毒，凉血利咽的功能。
炮　制	除去杂质，洗净，润透，切厚片，干燥。
主治用法	用于温病热盛烦渴，急性肝炎，菌痢，急性胃肠炎，肺炎，痈疽肿毒，发斑发疹，痄腮，喉痹等。用量9~15g。

应用

1. 乙型脑炎：板兰根、生地、生石膏、大青叶、金银花、连翘、玄参、黄芩、干地龙。水煎服。
2. 流行性腮腺炎：板兰根12g，黄芩、连翘、柴胡、牛蒡子、玄参各9g，黄连、桔梗、陈皮、僵蚕各6g，升麻、甘草各3g，马勃、薄荷各4.5g。水煎服。
3. 急性传染性肝炎：板兰根、茵陈各50g，栀子9g。水煎服。
4. 病毒性脊髓炎：板兰根60g。水煎服。

朱砂根

基　源：为紫金牛科植物朱砂根的根。

原植物

常绿灌木；根状茎肉质柔软，微红色，断面有小血点。单中叶互生，革质或坚纸质，狭椭圆形，先端钝尖，基部楔形，边缘有圆齿，具腺点。伞形花序顶生，花小，淡紫白色有深色腺点，花5数；子房上位。核果球形，红色，有稀疏黑腺点，有宿存花萼和细长花柱。花期5~7月，果期9~12月。

生境分布

生于林下或灌丛中。分布于长江以南各等省区。

采收加工

秋季采挖，切碎，晒干。

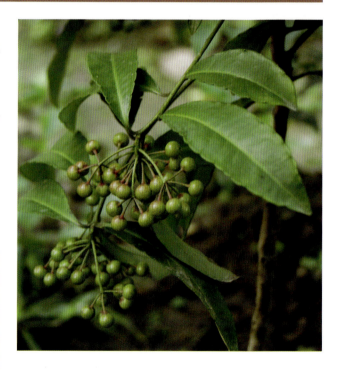

性味功能	味苦、辛，性平。有清热解毒，消肿止痛，活血散瘀，祛风除湿的功能。
炮　制	1.净制：除去杂质，洗净。2.切制：洗净，切碎，晒干。
主治用法	用于咽喉肿痛，白喉，扁桃腺炎，淋巴节炎，跌打损伤，风湿痹痛等症。外用于外伤肿痛，毒蛇咬伤。

现代研究

1. 化学成分　本品根含三萜皂苷，如朱砂根苷，朱砂根新苷A、B，百两金皂苷A、B。还含岩白菜素及其衍生物：11-O-没食子酰基岩白菜素、11-O-丁香酰基岩白菜素、β-谷甾醇等。
2. 药理作用　本品煎剂试管内对金黄色葡萄球菌、大肠杆菌、绿脓杆菌有轻度的抑制作用。其醇提取物有抗早孕作用。

应用

1. 痢疾：朱砂根300g，凤尾草、旱莲草、爵床各15g。
2. 肾炎：朱砂根、爵床各30g，大蓟根、bian蓄各15g。
3. 扁桃体炎，咽喉肿痛：朱砂根、爵床、卤地菊各30g，水煎服。
4. 跌打损伤：朱砂根30g，马鞭草15g，乌药9g，水煎服。

罗伞树

基　源：为紫金牛科植物罗伞树的根、叶。

原植物

别名：高脚罗伞树、高脚罗伞。直立灌木，高可达5m；有分枝。单叶互生，纸质，矩圆状椭圆形、矩圆状倒披针形或倒披针形，先端渐尖，基部短尖形或渐窄成一短柄，全缘，无腺体，下面有暗褐色鳞片。聚伞花序或近伞花序侧生，总花梗纤细，花萼极小，裂片5，有疏散或相当密的腺点，有睫毛；花冠轮状，有腺点；雄蕊着生于花冠喉部，短于花瓣；雌蕊长于花瓣，常伸出花冠处。浆果，五角状扁球形，无腺点，有细密纵肋条。花期5~7月。

生境分布

生于山坡、山谷的林下或路旁。分布于福建、江西、湖南、广东、广西等省区。

采收加工

秋季采收，晒干。

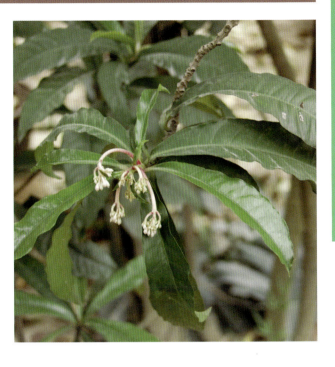

性味功能	味苦、辛，性平。有清咽消肿，散瘀止痛的功能。
主治用法	用于咽喉肿痛，风湿关节疼痛，疖肿，跌打损伤等症。用量15~30g。外用适量，鲜叶捣烂敷患处。

应用

1. 咽喉肿痛，扁桃体炎：罗伞树30g，水煎服。
2. 风湿关节疼痛：罗伞树30g。水煎服。
3. 疖肿：罗伞树30g，水煎汤，洗敷患处。
4. 跌打损伤：鲜罗伞树叶，捣烂涂敷患处。

现代研究

1. 化学成分　本品含紫金牛醌和紫金牛酚。
2. 药理作用　暂无未查到。

落地生根

基　源：为景天科植物落地生根的全草。

原植物

别名：打不死、脚目草。多年生肉质草本。叶对生，单叶或羽状复叶，小叶3~5片，卵形或椭圆形，两端圆钝，边缘有粗圆齿，齿凹部分常生不定芽，芽长大后落地即成新苗。圆锥聚伞花序顶生，花淡红色或淡紫红色，下垂，花萼筒状，4浅裂；花冠管状，4浅裂；雄蕊8；心皮4。果包在花萼及花冠内；种子多数，细小。花期5~6月。

生境分布

生于山坡，溪边，沟谷等处的灌木丛中。有栽培。分布于福建、台湾、湖北、广西、广东、四川、云南等省区。

采收加工

全年可采，多鲜用。

现代研究

1. 化学成分　本品叶子含顺式乌头酸、抗坏血酸、

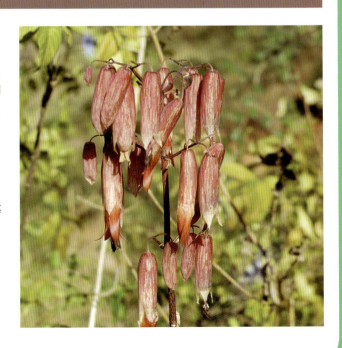

二 清热药

阿魏酸、对羟基苯甲酸和其他有机酸，还含槲皮素、山柰酚、山柰酚-3-葡萄糖苷等。

2.药理作用　本品叶和茎的煎剂对离体豚鼠回肠有非常显着的兴奋作用，还有抗菌作用。

性味功能	味淡、微酸、涩，性凉。有解毒消肿，活血止痛，拔毒生肌的功能。
主治用法	外用痈疮肿毒，乳腺炎，丹毒，瘰疬疮毒，外伤出血，跌打损伤，骨折，烧、烫伤，中耳炎。鲜叶适量，捣烂敷患处或取汁滴耳。

应用

1. 中耳炎：鲜落地生根适量，捣烂取汁滴耳。
2. 痈疮肿毒，乳腺炎：鲜落地生根适量，捣烂敷患处。
3. 外伤出血：落地生根，研粉，撒敷伤口处。
4. 烧、烫伤：鲜落地生根适量，水煎洗伤处，并捣烂取汁敷伤口。

佛甲草

基　源：为景天科植物佛甲草的全草。

原植物

多年生肉质草本，高可达30cm。茎多数丛生，柔软，斜卧地面，着地部分节上生不定根。通常3叶轮生，少有对生的，无柄；叶片肉质多汁，条形或条状披针形，上方渐次呈细圆柱形，先端短尖，基部扁平，全缘。聚伞花序顶生；黄色小花，萼无距或有时具假距，条状披针形；花瓣5，矩圆形；雄蕊10个；雌蕊5个，成熟时分离。果。花期6~8月。

生境分布

生于山坡岩石上、路旁、山沟边等处。分布于山东、江西、福建、河南、湖南、广西、广东、四川、云南等省区。

采收加工

全年可采，洗净，鲜用或晒干。

现代研究

1.化学成分　本品全草含金圣草素、红车轴素、香豌显苷、三十三烷及δ-谷甾醇等。

2.药理作用　本品提取液具有增强机体活力和适应能力及对抗机体疲劳的作用。

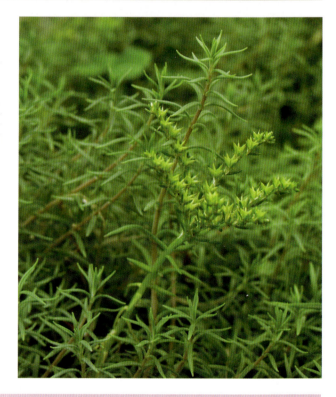

性味功能	有清热解毒，消肿止血功能。
主治用法	用于咽喉炎，肝炎，胰腺癌；外用于烧烫伤，外伤出血，带状疱疹，疮疡肿毒，毒蛇咬伤。用量30~60g；外用适量，鲜草捣烂敷患处。

应用

1. 迁延性肝炎：佛甲草30g，当归9g，红枣10个。水煎服。
2. 外伤出血：鲜佛甲草捣烂外敷；或干品研末敷患处。
3. 毒蛇咬伤：鲜佛甲草，捣烂敷伤口周围。
4. 外伤出血：鲜佛甲草捣烂外敷。

垂盆草

基　源：为景天科植物垂盆草的干燥全草。

原植物

别名：狗牙半支、石指甲。多年生肉质草本。茎匍匐生根。3叶轮生，倒披针形至矩圆形，顶端近急尖，基部有距，全缘。花序聚伞状，有3~5个分枝；花无梗；萼片5，披针形至矩圆形，基部无距，顶端稍钝；花瓣5，淡黄色；果。花期4~5月；果期6~7月。

生境分布

生于山坡岩石及阴湿处；有栽培。分布于东北及河北、河南、山西、陕西、山东、江苏、安徽、浙江、江西、福建、湖北、四川、贵州等省区。

采收加工

春季到秋季采收全株，秋季质量较佳。晒干或鲜用。

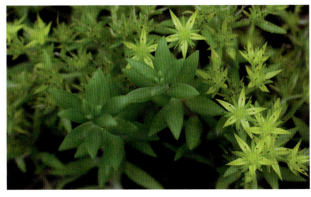

性味功能	味甘、淡，性凉。有清热，消肿利湿，解毒，排脓生肌，降低谷丙转氨酶的功能。
炮　　制	除去泥沙杂质，干品切段。
主治用法	用于急性肝炎，迁延性肝炎，慢性肝炎，咽喉肿痛，口腔溃疡，痢疾，烧烫伤，痈肿疮疡，带状疱疹，毒蛇咬伤。用量15~30g，鲜品250g。外用鲜品适量。

现代研究

1. 化学成分　　本品含N-甲基异石榴皮碱、二氢-N-甲基异石榴皮碱、景天庚酮糖、葡萄糖、果糖、蔗糖。

2. 药理作用　　本品有保肝作用，对葡萄球菌、链球菌、伤寒杆菌、白色念珠菌等均有抑制作用。

应用

1. 肝炎：垂盆草30g，当归9g，红枣10个。水煎服，每日1剂。或垂盆草125g，紫金牛32g，分别煎煮两次，合并，浓缩，加入蔗糖30g，制成糖浆，每日分服。

2. 咽喉肿痛、口腔溃疡：鲜垂盆草捣烂绞汁1杯，含嗽5~10分钟，每日3~4次。

樱桃（樱桃核）

基　源：樱桃核为蔷薇科植物樱桃的果核。叶也供药用。

原植物

灌木或乔木。叶互生，卵状椭圆形，先端渐尖，基部圆形，边缘有重锯齿，齿尖有腺点。3~6朵簇生或为总状花序；花梗被短柔毛，花白色，萼筒绿色，外被短柔毛，萼片5裂；花瓣5，先端微凹缺。核果近球形，鲜红色，多汁。种子1枚。花期3~4月。果期5月。

生境分布

多为栽培。分布于河北、山西、河南、山东、江苏、安徽、浙江、江西、福建、湖北、广西、贵州等省区。

采收加工

夏季果实成熟采摘，除去果肉，取其果核，洗净，晒干。

现代研究

1. 化学成分　　本品种子含氰苷，水解产生氢氰酸。树皮中得芫花素、樱花素和一种甾体化合物。

2. 药理作用　　本品可调节睡眠、清除自由基，并具

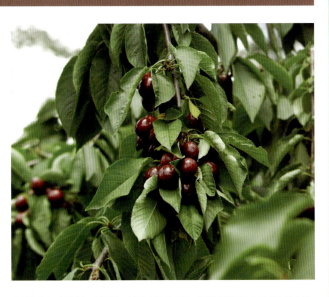

有抗炎、镇痛、抗癌、抗氧化作用、还能预防心血管疾病、降低血糖、延缓衰老等。

性味功能	味辛,性平。有清热透疹,解毒消疽的功能。
主治用法	用于疹发不畅,高热不退,咽喉肿痛,声音嘶哑,或咳嗽;消疽瘤,眼皮生瘤,灭瘢痕。用量3~9g。

应用

1. 出痘喉哑:樱桃核20枚。砂锅内焙黄色,煎汤服。

2. 眼皮生瘤:樱桃核磨水搽之,其瘤渐渐自消。

附注:叶味甘,性平。有透疹,解毒的功能。用于麻疹不透。外用于毒蛇咬伤。用量15~30g。外用适量,捣烂敷患处。

蛇莓

基源:为蔷薇科植物蛇莓的全草。

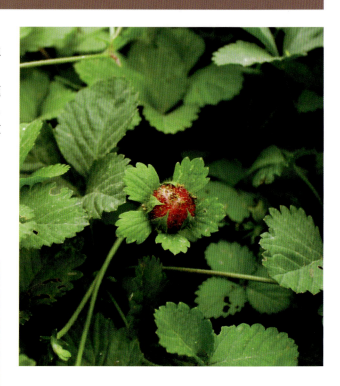

原植物

别名:三脚虎(福建)、落地杨梅(广西)。多年生草本。三出复叶基生或互生,小叶菱状卵形、先端钝,基部宽楔形,边缘具钝齿,散生柔毛或上面近无毛。花单生于叶腋;花萼2轮,内轮萼片5,较小,外轮萼片较宽,先端3浅裂;花冠黄色,花瓣5。瘦果多数,生在膨大球形花托上,聚合成卵状球形的聚合果。花期春末。

生境分布

生于草丛、路旁。分布于除东北和西北外的各省区。

采收加工

夏秋采收,鲜用或洗净晒干。

性味功能	味甘、酸,性寒。有小毒。有清热解毒,散瘀消肿的功能。
炮制	将原药除去泥屑等杂质。喷潮,略润。切中段。干燥,筛去灰屑。
主治用法	用于痢疾肠炎,感冒发热,咽喉肿痛、白喉,颈淋巴结核,黄疸型肝炎,水火烫伤,疔疮肿毒,毒蛇咬伤等症。用量9~30g。

现代研究

1. 化学成分 本品全草含甲氧基去氢胆甾醇、低聚缩合鞣质、并没食子鞣质、总蛋白、没食子酸、已糖以及蛋白质、鞣质、多糖等。

2. 药理作用 本品有抗癌、抗菌和降压作用作用,还有增强免疫功能的作用。

应用

1. 急性细菌性痢疾:鲜蛇莓全草60~120g,水煎服。

2. 白喉:鲜蛇莓,捣烂成泥状,加两倍冷开水浸泡4~6小时,过滤,即成50%浸剂,可加入蔗糖调味,每日4次。

3. 膀胱癌:蛇莓、白英、扁蓄、米仁根、连钱草各30g。水煎服。

路边青

基　源：为蔷薇科植物路边青全草。

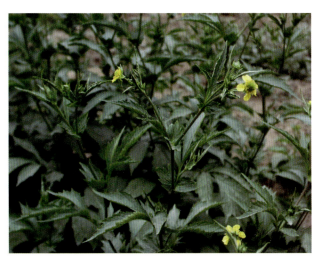

原植物

别名：草本水杨梅。多年生草本，被长刚毛。基生叶丛生，羽状全裂或近羽状复叶，顶裂片菱状卵形至宽卵圆形，3裂或具缺刻，先端急尖，基部楔形或近心形，边缘有大锯齿，疏生长刚毛；侧生裂片小，1~3对，卵形或倒卵形，边缘有粗齿；茎生叶互生，卵形3浅裂或羽状分裂，基部有卵形或倒卵形托叶1对。花单生茎顶；花萼5裂，裂片先端尖，副萼片披针形；花冠黄色，花瓣5，宽卵形至近圆形，先端圆；雄蕊及心皮多数。聚合瘦果近球形，宿存花柱先端有长钩刺。花期6~8月。

生境分布

生于林缘、水边及山坡草丛中。分布于东北、华北、西北、中南及西南各地区。

采收加工

夏季采挖，切碎晒干。

现代研究

1. 化学成分　本品叶和茎中含胡萝卜素、鞣质。根中含芳香苦味质、挥发油，油中主要成分为丁香油酚。根中含水杨梅苷。花序内含黄酮类，种子内含脂肪油。

2. 药理作用　本品对沙门氏菌属、金黄色葡萄球菌及宋内氏痢疾杆菌均有较强的抑制作用。

性味功能	有清热解毒，消肿止痛的功能。
炮　制	拣去杂质及枯叶，洗净，稍润，切段，晒干。
主治用法	用于肠炎，痢疾，小儿惊风，腰腿疼痛，跌打损伤，月经不调，白带；外用治疗疮，痈肿。用量6~9g；外用适量，鲜品捣烂敷患处。

应用

1. 疗疮，痈肿：鲜路边青适量，捣烂外敷患处。
2. 肠炎、痢疾：路边青9g，水煎服。

棣棠花

基　源：蔷薇科植物棣棠花的根、嫩枝叶及花入药。

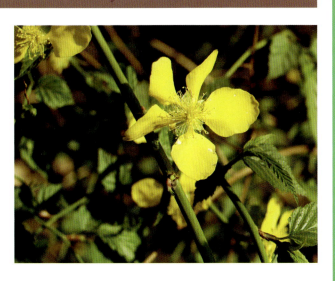

原植物

落叶灌木。叶互生；三角状卵形或卵圆形，先端长渐尖或呈尾状，基部圆形、截形或微心形，边缘有尖锐重锯齿，下面沿脉或脉腋有柔毛。花单一，着生于当年生侧枝顶端；萼筒短，萼片5，顶端急尖，有小尖头，全缘，果时宿存；花瓣5，黄色，宽椭圆形，先端凹入。花期4~6月。果期6~8月。

生境分布

生于山坡林缘、灌木丛中或路旁，常有栽培。分布于河北、陕西、甘肃、河南、山东及长江以南各省区。

采收加工

根全年可采，晒干。嫩枝叶、花夏季采收，鲜用或晒干。

现代研究

1. 化学成分　本品含蜡质色素，系土木香脑、叶黄素二棕榈酸酯、叶黄素油酸酯的混合物。叶含维生素C。另有谓棣棠含柳穿鱼苷。

2. 药理作用　本品水煮醇沉液以4g（生药）/kg给大鼠灌服，可使大鼠给药5h后尿量显着提高，表现出利尿作用。

性味功能	味苦，涩，性平。根有清热解毒，驱风的功能。枝叶有祛风利湿，解毒的功能。花有止咳化痰的功能。
主治用法	根、枝用于肺热咳嗽，风湿痹痛，痈疽肿毒，荨麻疹，湿疹。花用于肺结核咳嗽，消化不良，小便不利，风湿痛，热毒疮。用量9~15g。

应用

1. 痈疽肿毒：根、嫩枝叶或花，薄荷，菊花，蒲公英各9~15g，水煎服。

2. 荨麻疹，湿疹，风湿关节痛：嫩枝叶或花适量，煎水外洗。

3. 肺热咳嗽：棣棠花，前胡，桑白皮，三颗针各9~15g，煎水服。

委陵菜

基　源：为蔷薇科植物委陵菜的干燥根或带根全草。

原植物

别名：老鸹爪、鸡爪草。多年生草本。基生叶丛生，小叶15~31，长圆状倒卵形，羽状深裂；下面密生白色绵毛；叶柄被长绵长。茎生叶与基生叶相似，但较小，小叶7~15。伞房状聚伞花序，多花；花梗被柔毛。花瓣黄色。瘦果卵圆形，有毛，花萼宿存。花期5~9月，果期6~10月。

生境分布

生于向阳山坡或荒地。分布于全国大部分省区。

采收加工

4~8月间均可采挖，带根全草除去花枝及果枝，晒干。

现代研究

1. 化学成分　本品全草含槲皮素、山奈素和没食子酸等。

2. 药理作用　本品有抗菌和抗阿米巴原虫的作用。

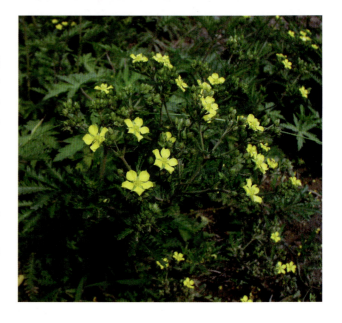

性味功能	味苦，性寒。有清热解毒，凉血止血，祛痰止咳的功能。
炮　制	除去杂质，洗净，润透，切段，晒干。
主治用法	用于赤痢腹痛，久痢不止，咯血，痔疮出血，咽喉炎，百日咳，吐血，咯血，痈肿疮毒等。用量9~15g。

应用

1. 阿米巴痢疾：委陵菜，水煎服。

2. 急性细菌性痢疾：委陵菜，水煎服。

3. 子宫功能性出血，月经过多，鼻出血，咯血：鲜委陵菜200g，切碎，水煎，加红糖服。

4. 风湿麻木瘫痪，筋骨久痛：委陵菜、大风藤、五香血藤、兔耳风各250g，泡酒一周，早晚服50g。

翻白草

基　源：为蔷薇科植物翻白草的干燥全草。

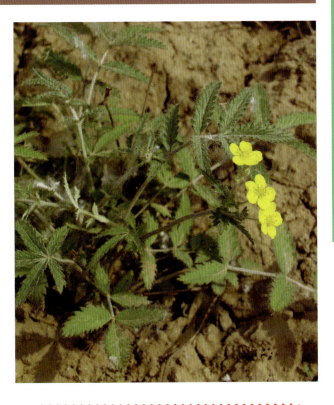

原植物

多年生草本。根粗壮，木质化。茎直立，细弱，密生白色绒毛。羽状复叶。基生叶小叶7~9，密生绒毛，长圆状椭圆形，先端微尖或钝，基部楔形，边缘有粗锯齿；上面绿色，疏生灰白色绒毛；下面密被白色绒毛。茎生叶3小叶，叶柄短。顶生聚伞花序。花梗短。副萼片线形，比萼片短；萼片卵状三角形，有白色绒毛；花瓣色。瘦果，近肾形或卵形。花期5~7月，果期6~9月。

生境分布

生于山坡、路旁或草地。全国绝大部分地区均有分布。

采收加工

夏、秋两季开花前采收全草，晒干。

性味功能	味甘、微苦。性平。有清热解毒，凉血止血，止痢止泻的功能。
炮　制	除去杂质，洗净，稍润，切段，干燥。
主治用法	用于肠炎，细菌性痢疾，阿米巴痢疾，吐血，便血，崩漏，疟疾，疔疮，无名肿痛，瘰疬结核，痈。用量9~15g。

应用

1. 细菌性痢疾、阿米巴痢疾，肠炎：翻白草30g。水煎服。
2. 创伤：翻白草，研粉，撒敷伤口。
3. 颈淋巴结结核：翻白草，黄酒浸泡，煎炖，红糖调服。
4. 疟疾：翻白草，煎酒服。

现代研究

1. 化学成分　翻白草主要化学成分有萜类、甾体和多酚化合物；根含鞣质及黄酮类。

2. 药理作用　翻白草有消炎镇痛作用，其所含的多酚类化合物有抗氧化作用，其甲醇提取物可以明显降低小鼠的血糖水平，其甲醇提取物也有一定的抗病毒作用。

槐叶决明（决明子）

基　源：决明子为云实科植物槐叶决明的种子。

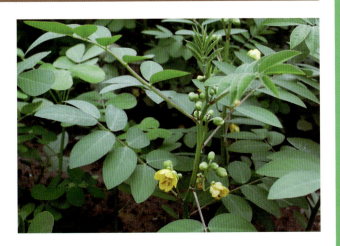

原植物

别名：茳茫决明、豆瓣叶、望江南、野苦参。与望江南很接近，但本种的叶较小，有5~10对，椭圆状披针形，顶端急尖或短渐尖。荚果较短，长5~10cm，初时扁而稍厚，成熟时近圆筒形而多少膨胀。花期7~9月，果期10~12月。

生境分布

生于村边、路旁。分布于我国中部、东南部、南部及西南各省区。

采收加工

秋季采收成熟果实，晒干，打下种。

二　清热药

95

性味功能	味苦，性寒。有消炎，止痛，健胃的功能。
主治用法	用于痢疾，胃痛，肺脓疡，喉炎，淋巴腺炎；用量10~15g。外用于阴道滴虫，烧烫伤，外用适量，煎水熏洗。

应用

1. 喉炎，淋巴腺炎：决明子15g。水煎服。
2. 滴虫、阴道炎：决明子适量，煎水熏洗。
3. 烧烫伤：决明子适量，煎水熏洗，并压汁，调红花油，敷患处。
4. 肝火上升头痛、头昏：决明子、钩藤、夏枯草各9g，龙胆草3g，珍珠母6g。水煎服。
5. 火眼红痛，怕光流泪：决明子、木贼、刺蒺藜、菊花各9g。水煎服。

响铃豆

基　源：为蝶形花科植物响铃豆的根及全草。

原植物

别名：黄花地丁、小响铃、马口铃。多年生簇生草本或半灌木状，高30~150cm，全株有白色丝毛。主根圆柱形，扭曲，多纵纹。叶互生，倒卵状针形或倒披针形，先端钝圆，有小突尖，基部楔形，上面光滑，下面生疏柔毛。总状花序顶生或腋生，黄色，萼深裂，上面2齿，下面3齿，有短毛；花冠蝶形，较萼稍长；雄蕊10，合生。荚果圆柱形，膨胀，光滑。种子6~12，风吹摇动即响，故名"响铃豆"。花期5~7月。

生境分布

生于山坡草丛、灌丛或坡地路旁。分布于华东、华南及西南等地区。

采收加工

夏、秋季采集全草，切碎，晒干。

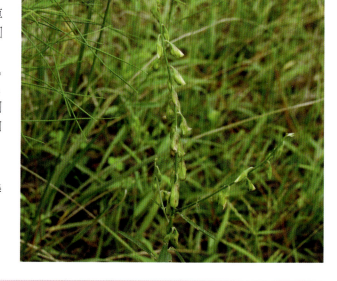

性味功能	味苦、辛，性凉。有清热解毒，止咳平喘，截疟的功能。
主治用法	用于尿道炎，膀胱炎，肝炎，胃肠炎，痢疾，支气管炎，肺炎，哮喘，疟疾；外用于痈肿疮疡，乳腺炎。用量9~15g。外用适量，鲜叶捣烂外敷患处。

应用

1. 尿道炎，膀胱炎：响铃豆30~45g，水煎，白酒为引内服。
2. 痈肿疮疡，乳腺炎：鲜响铃豆叶，捣烂外敷患处。
3. 胃肠炎，痢疾：响铃豆30g，水煎服。

野百合（农吉利）

基　源：农吉利为蝶形花植物野百合的的全草。

原植物

一年生草本，被紧贴粗糙毛。单叶互生，着生较密，有刚毛状小托叶，叶片条形或条状披针形，两端均窄，先端长渐尖，有束状毛，基部楔形，下延成不明显短柄，下面有丝光毛。总状花序顶生和腋生，花萼2深裂呈二唇形；花冠蝶形，紫色或淡蓝色；雄蕊10，花药二型；子房无毛。荚果下垂，长椭圆形，包于宿存花萼内，暗紫褐色。种子肾形。花期7~8。

生境分布

生于村边、路旁及溪沟草丛中。分布于华东、中南及西南各地区。

采收加工

秋季果实成熟时采收，除去杂质，晒干。

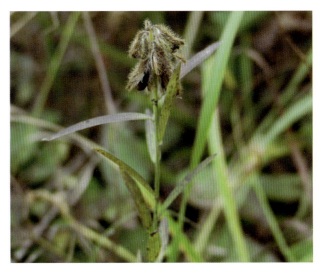

现代研究

1. 化学成分　本品含有7种生物碱，其中含量较多者有农吉利乙素、农吉利丙素及农吉利甲素（野百合碱）。

2. 药理作用　本品有抗癌作用，其所含的野百合碱对麻醉狗有持久和显著的降低血压作用，并能抑制离体兔心，对平滑肌有兴奋作用。

性味功能	味淡，性平；有毒。有清热、利湿、解毒的功能。
炮　　制	鲜品用清水洗净泥土，放木瓶内，蒸至上汽，取出晒干。干品，洗净晒干。
主治用法	用于疔疮、皮肤鳞状上皮癌、食道癌、宫颈癌。用量15~30g，必要时增至60g；外用，鲜品捣烂或干品研末醋调外敷。

应用

1. 疔疮：鲜农吉利适量，捣烂外敷患处。或水煎外洗。
2. 毒蛇咬伤：鲜农吉利适量，捣烂外敷患处。
3. 喘息型慢性气管炎：农吉利100g，文火浓煎，加糖适量，口服。
4. 皮肤鳞状上皮癌：农吉利鲜品适量捣烂，直接外敷或干草研粉，用水调糊外敷。

米口袋（甜地丁）

基　源：甜地丁为蝶形花科植物米口袋的干燥全草。

原植物

多年生草本，全株被白色柔毛，果期后毛渐少。根茎短，主根长圆锥形或圆柱形。叶丛生，多数，奇数羽状复叶，广椭圆形、卵形或近披针形，基部圆形或广楔形，先端钝或微凹，具细尖，全缘。伞形花序梗从叶丛中抽出，顶端有花2~5(8)朵，小花梗极短，花萼钟形，5裂；花冠蝶形，紫堇色，基部渐窄成爪，翼瓣长圆形，上端稍宽，基部有细爪；雄蕊10枚，二体；子房密被柔毛。荚果圆筒状。种子肾形。花期4~5月，果期5~6月。

生境分布

生于向阳草地、山坡、田野、路旁。分布于全国各地。

采收加工

4~5月间挖取全草，洗去泥土，晒干。

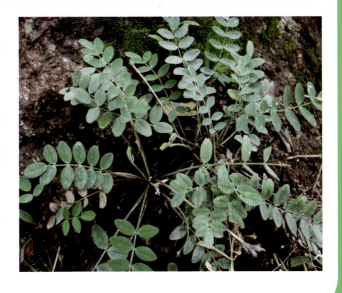

性味功能	味甘、苦，性寒。有清热解毒，凉血消肿的功能。
主治用法	用于痈肿疔疮，湿热黄疸。用量6~30g。外用适量。

应用

1. 前列腺炎：甜地丁、紫参、车前草各15g，海金沙50g，水煎服。
2. 痈疽发背、疔疮、恶疮：鲜甜地丁，捣烂绞汁，敷患处。
3. 化脓性感染，淋巴结核：甜地丁、蒲公英、半边莲各15g，水煎服。
4. 湿热黄疸：甜地丁、虎杖各3g，水煎服。

木蓝（青黛）

基　源：青黛为蝶形花科植物木蓝的叶或茎叶的加工品。

原植物

灌木。茎直立，幼枝有棱，有白色短毛。单数羽状复叶，互生；小叶7~15，对生；小叶倒卵状椭圆形，先端钝圆，有小尖头，基部楔形，全缘，两面有丁字毛；叶干时带蓝黑色。总状花序，腋生；花萼较小，斜形，有毛，上部5齿裂；花冠蝶形，红黄色，旗瓣宽倒卵形，背面有毛，翼瓣卵圆形，龙骨瓣匙形，爪上有距。荚果条状圆柱形，稍弯曲，棕黑色，无毛。花期5~6月，果期7~8月。

生境分布

生于山坡草丛或灌丛中。分布于福建、台湾、广东、海南、广西、湖北、四川、云南等省区。

采收加工

夏、秋茎叶，入缸内，用清水浸2~3昼夜，至叶烂脱枝时，捞去枝条，每10斤叶加入石灰1斤，充分搅拌，至浸液成紫红色时，捞出叶面泡末，晒干。

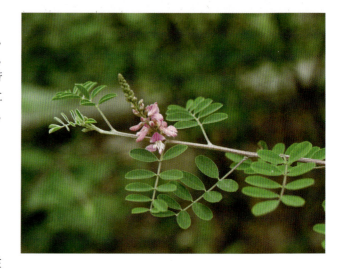

现代研究

1. 化学成分　本品全草含靛苷、鱼藤素、鱼藤酮等。叶子含有香豆精成分和黄酮类成分。种子含多糖、半乳糖、甘露聚糖。茎、果中含黄酮类化合物如芹菜素、山奈酚、木犀草素、和槲皮素等。

2. 药理作用　暂无。

性味功能	味咸，性寒。有清热解毒，凉血消斑的功能。
主治用法	用于肺热咳嗽，咽痛喉肿，流行性腮腺炎，病毒性肝炎，高热惊痫，热毒发斑，衄血，吐血，咯血，疮肿，丹毒等。用量1.5-3g。外用适量，干撒或调敷。

应用

1. 乙型脑炎：青黛50g，水煎服。
2. 腮腺炎：青黛50g，水煎服。并加醋捣烂绞汁，涂敷患处。

了哥王

基　源：为瑞香科植物了哥王的根。

原植物

别名：南岭荛花、山络麻、红灯笼半。常绿小灌木。茎皮多长韧纤维。单叶对生，薄革质，倒卵形或长椭圆形，先端钝圆或短尖，基部楔形，全缘，侧脉多数，极纤细，干时褐色。花绿黄色，数朵簇生于枝端，无苞片，花被管状，先端4裂；雄蕊8，成上下二轮着生于花被管内，花丝短，花药椭圆形；花盘2深裂或成4个鳞片；子房倒卵形，1室，柱头圆头状。浆果状核果卵形或椭圆形，红色。花期5~9月，果期6~12月。

生境分布

生于山坡草地、灌木丛中。分布于长江流域以南各地及西南地区。

采收加工

全年采挖，洗净晒干或剥取皮部晒干。

现代研究

1.化学成分　本品茎及茎皮含小麦黄素、山柰酚-3-O-β-D-吡喃葡萄糖苷、西瑞香素、南荛酚、松脂酚等。

2.药理作用　本品具有较强的抗菌、抗炎、抗病毒的药理作用，对流行性感冒、扁桃体炎、急性呼吸道感染、单纯性颈淋巴结肿大、乳腺炎等有很好的疗效。

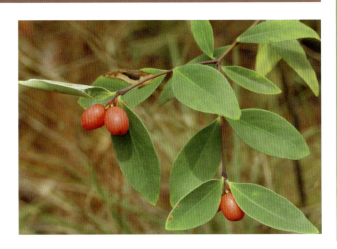

性味功能	味苦、辛，性寒。有清热解毒，消肿散结、止痛的功能。
炮　制	蒸叶可捣烂外敷或挤汁外涂。根可蒸熟，切片、晒干。蒸叶洗净，阴干，切段，备用。
主治用法	用于瘰疬、痈肿，风湿痛，肺炎，气管炎，跌打损伤等。用量3~9g。外用适量。

二　清热药

应用

1. 跌打损伤：了哥王根皮9g，研粉制成蜜丸。
2. 肺炎，气管炎：了哥王根皮注射液肌注，每次2ml。
3. 子宫颈炎：了哥王适量，水煎冲洗阴道，并宫颈湿敷。
4. 外伤出血：了哥王、断肠草各等量，水煎浓缩成浸膏，贴敷伤口，包扎。

百蕊草

基　源：为檀香科植物百蕊草的带果干燥全草。

原植物

别名：青龙草、风芽蒿、石菜子。多年生半寄生草本，根上有吸器。基部分枝丛生，嫩枝有明显棱条。叶互生，线状披针形，先端渐尖，基部渐窄，全缘，光滑。小花腋生，绿白色，基部有2枚小苞片；花被筒状，5裂，顶端近锐尖而反折；雄蕊5、子房下位。坚果球形或椭圆形，有核桃壳样雕纹，先端有花被残基。花期4月，果期5月。

生境分布

生于山坡草丛、田野和砂地边缘。分布于华北、华中、华东、华南和西南各省区。

采收加工

夏秋季拔取全草，去净泥土，晒干。

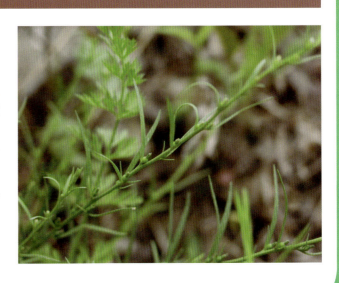

现代研究

1. 化学成分　本品全草含3、5、7、4′-四羟基黄酮-3-葡萄糖-鼠李糖苷、紫云英苷、山柰酚、丁二酸即琥珀酸以及生物碱、甾醇、挥发油、D-甘露醇等。

2. 药理作用　本品对金黄色葡萄球菌、卡他球菌、伤寒杆菌、变形杆菌、痢疾杆菌均有抑制作用。

性味功能	味辛、苦，性温。有清热解毒，补肾涩精，解暑，消积，利湿的功能。
主治用法	用于急性乳腺炎，肺炎，扁桃体炎，咽喉炎，支气管炎，肺脓疡等。用量15~30g。

应用

1. 急性乳腺炎、肺炎、肺脓疡、扁桃体炎、上呼吸道感染：百蕊草50g，水煎服。
2. 肾虚腰痛头晕：百蕊草50g，泡酒服。
3. 小儿疳积：百蕊草、马蹄香各3g，吴萸1.5g，水煎服。
4. 血吸虫病：百蕊草15g，水煎服。

救必应（铁冬青）

基　源：铁冬青为冬青科植物救必应的干燥根皮或树皮。

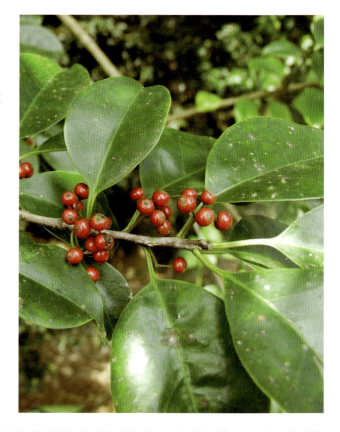

原植物

别名：白兰香、冬青子。常绿小乔木。树皮淡绿灰色，平滑，内皮黄色。茎枝灰绿色，圆柱形，有棱。单叶互生，椭圆形或卵圆形，先端短尖，基部楔形，全缘，薄革质，上面深绿色，有光泽，下面淡绿色，两面均无毛，侧脉6-8对，埋于叶肉间而不明显，中脉显著。雌、雄异株，伞形花序腋生，雄花4~6枚，雌花5~7枚，子房球形。果为浆果状核果，红色，花柱宿存，种子5个。花期5~6月，果期9~10月。

生境分布

生于荒山疏林中、丘陵或溪边。分布于江苏、浙江、安徽、江西、湖南、广东、广西、福建、台湾、云南等省区。

采收加工

全年可采，去掉外层粗皮，切片，晒干或鲜用。

现代研究

1. 化学成分　本品含黄酮苷、酚类、鞣质、β-香树脂醇及β-谷甾醇、铁冬青酸等。

2. 药理作用　本品有降低冠脉流量、抗心律失常和抗心肌缺血作用，还有降压、减慢心率以及体外抗菌作用。临床上可用于抗感染，治疗喉痛、神经性皮炎等。

性味功能	味苦，性寒。有清热解毒，消肿止痛的功能。
炮　　制	除去杂质，洗净，润透，切片，干燥。
主治用法	用于感冒、扁桃体炎、咽喉炎、急性肠胃炎、痢疾、骨痛等。外用于跌打损伤、痈疖疮疡，外伤出血、烧伤、烫伤等。用量9~30g。外用适量，煎浓汤涂敷患处。

应用

1. 烧伤、疮疡：铁冬青9~15g。水煎服，或研末调油涂患处。
2. 跌打损伤：鲜铁冬青叶捣烂外敷。

飞扬草

基　源：为大戟科植物飞扬草的全草。

原植物
别名：大飞杨草、大乳汁草。一年生草本，全株被粗毛，茎有白色乳汁。叶对生，披针状长圆形至近菱形，边缘有细锯齿，中部常有紫斑，两面被柔毛，下面及沿脉上的毛较密；托叶线状披针形。杯状花序多数，密集成腋生头状花序。蒴果卵状三棱形。

生境分布
生于荒地、路旁、田野或村边。分布于浙江、江西、湖南、福建、台湾、广东、广西等省区。

采收加工
夏秋季生长茂盛时采割全草，晒干。

性味功能	味微辛、酸，性凉，有小毒。有清热解毒，利湿止痒的功能。
炮　制	除去杂质，洗净，稍润，切段，干燥。
主治用法	消化不良，支气管炎。用量15~30g。

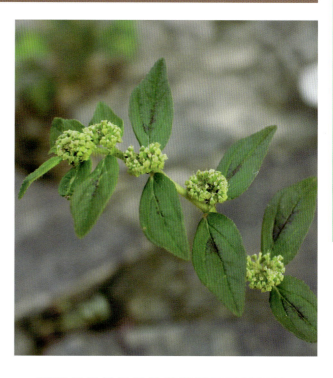

现代研究
1. 化学成分　本品含环木菠萝烯醇、蒲公英赛醇、豆甾醇等，还含有飞扬草鞣质、老鹳草鞣质等鞣质成分以及槲皮素、山柰酚、杨梅树皮素等黄酮类成分。

2. 药理作用　本品有镇痛、解热、抗炎、止泻作用，还有兴奋子宫作用，对阿米巴原有细胞毒作用。临床上可用于治疗急性肠炎及菌痢、慢性气管炎等。

> **应用**
> 1. 细菌性痢疾、急性肠炎、消化不良、肠道滴虫：飞扬草60~300g。水煎服。
> 2. 慢性支气管炎：鲜飞扬草120g，桔梗9g。水煎2次，每次煎沸2小时，过滤，两次滤液混合浓缩至60ml，加白糖适量。每次服20ml，每日3次。

白屈菜

基　源：为罂粟科植物白屈菜的干燥全草。

原植物
别名：山黄连、土黄连、断肠草。多年生草本。茎直立，全草含黄色液汁。叶互生，有长柄，1~2回羽状全裂；顶裂片常3裂，侧裂片基部具托叶状小裂片，边缘具不整齐缺刻或圆齿；叶上面绿色，下面绿白色，有白粉。花数朵成伞形聚伞花序。花瓣4，亮黄色，倒卵形。蒴果，细圆柱形。花、果期5-7月。

生境分布
生于山坡、水沟旁、林缘草地或草丛中。分布于东北、华北、西北及山东、江苏、浙江、江西、四川等地。

采收加工
夏、秋二季采挖，洗净，阴干或迅速晒干。

现代研究
1. 化学成分　本品含白屈菜碱，原阿片碱，消旋金

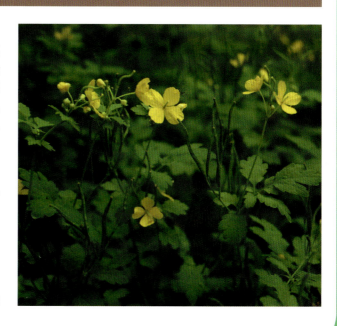

二　清热药

101

罂粟碱，左旋金罂粟碱，别隐品碱，白屈菜玉红碱，血根碱，白屈菜红碱，黄连碱生物碱，还含白屈菜醇，茎叶还含胆碱，甲胺，组胺，酪胺，皂苷及游离黄酮醇等成分。

2. 药理作用　本品具有抗肿瘤、兴奋平滑肌作用，并有一定的镇痛、利胆降血压作用。

性味功能	味苦，性凉；有毒。有镇痛，止咳，利尿，解毒的功能。
炮　制	全草入药，晒干或鲜用。
主治用法	用于胃痛，腹痛，咳嗽，黄疸，水肿，疮肿，蛇虫咬伤。用量9~18g，水煎服。

应用

1. 胃炎、胃溃疡、腹痛：白屈菜9g。水煎服。
2. 肠炎，痢疾：白屈菜15g。水煎服。
3. 百日咳：白屈菜，水煎服。
4. 水田皮炎：白屈菜、黄柏各60g，狼毒30g，加水煮1小时，过滤，反复3次，制成膏状，再加入樟脑6g。涂患处。

紫堇

基　源：为紫堇科植物紫堇的块根及全草。

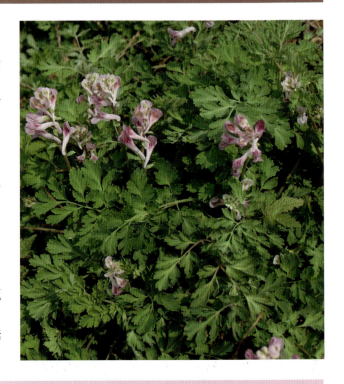

原植物

一年生草本。基生叶有长柄；茎叶叶互生，柄较短；叶三角形，二至三回羽状全裂，一回裂片2~3对，二回裂片多三出，卵形，羽状不等分裂，顶端钝。花紫色，总状花序疏松，苞片卵形，萼片早落；花瓣上面一片有距；蒴果条形。种子扁球形，黑色，光亮，花期4~5月。果期5~6月。

生境分布

生于丘陵地、低山坡或草地。分布于长江中下游各省至陕西、河南、南达贵州等省。

采收加工

秋季采挖块根，晒干。夏季采集全草，晒干或鲜用。

现代研究

1. 化学成分　本品含各种异喹啉类生物碱，有二氢血根碱、黄连碱、紫堇醇灵碱、四氢非洲防己胺等成分。
2. 药理作用　本品具有抗炎、抗菌、镇痛和抗病毒等作用，临床可用于化脓性中耳炎等疾病。

性味功能	味苦、涩，性凉。有毒。有清热解暑的功能。
炮　制	全草，晒干或鲜用。
主治用法	用于中暑头痛，腹痛，尿痛，肺结核咯血；外用于化脓性中耳炎，脱肛，疮疡肿毒，蛇咬伤。用量6~9g。外用鲜品适量，捣汁涂敷或干品煎水洗患处。

应用

1. 化脓性中耳炎：鲜紫堇全草，捣烂取汁，擦净患耳内脓液后，将药汁滴入耳内。
2. 蛇咬伤、秃疮：鲜紫堇全草，捣烂涂敷患处；或干品煎水洗患处。
3. 肺痨咳嗽：紫堇9g，水煎服或泡酒服。
4. 疮疡肿毒：紫堇根适量，煎水洗患处。

葎草

基　源：为大麻科植物葎草的全草。

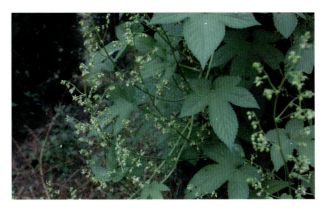

原植物

缠绕草本，有倒钩刺，茎有纵棱。叶对生，上部互生，肾状五角形，掌状5深裂，先端尖，基部心形，边缘有粗齿。花单性，雌雄异株，花序腋生；雄花成圆锥花序，淡黄绿色；雌花10余朵集成短穗状花序，每2朵雌花有1白毛刺苞片。果穗绿色，先端长尾尖。瘦果扁圆形，淡黄色。花期7~8月。果期8~9月。

生境分布

生于旷野、路边。分布于全国大部分地区。

采收加工

夏、秋采集，切段晒干备用。

性味功能	味甘、苦，性寒。有清热解毒，利尿消肿的功能。
炮　制	净制：除去木质茎、残根及杂质；切制：除去杂质、木质茎、残根，淋水稍润，切段、晒干，筛去灰屑。
主治用法	用于肺结核潮热，胃肠炎，痢疾，感冒发热，小便不利，肾盂肾炎，急性肾炎，膀胱炎，泌尿系结石，淋病，疟疾，肺脓疡；用量9~18（鲜品60~120g），水煎服，或捣汁。外用适量，捣敷或煎水熏洗，用于痈疖肿毒，湿疹，毒蛇咬伤，癞疮，痔疮，瘰疬等。

现代研究

1. 化学成分　本品含木犀草素、葡萄糖苷、胆碱及天门冬酰胺，其他尚有挥发油、鞣质及树脂，球果含葎草酮及蛇麻酮，叶含大波斯菊苷、牡荆素；挥发油中主要含β-葎草烯、石竹烯、α-玷巴烯、α-芹子烯、β-芹子烯和γ-毕澄茄烯等成分。

2. 药理作用　本品具有抗菌、抗真菌、抗结核杆菌作用，并可利尿。

> **应用**
>
> 1. 皮肤湿疹，脚癣，痔疮：鲜葎草，煎水洗或外敷患处。
> 2. 痢疾，小便淋沥：葎草100g，水煎，饭前服。
> 3. 蛇、蝎螫伤：鲜葎草，雄黄3g。捣烂敷贴。
> 4. 呼吸道炎，扁桃体炎，上感：鲜葎草，水煎服。

二　清热药

甜瓜（甜瓜蒂，甜瓜子）

基　源：甜瓜蒂为葫芦科植物甜瓜的干燥果柄，甜瓜子为其成熟种子。

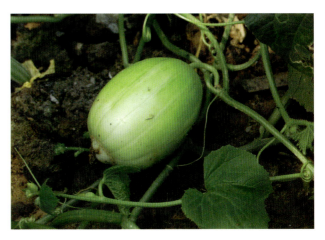

原植物

一年生蔓生草本。茎具纵行凹槽，被短刚毛。卷须不分叉，具刺毛。叶互生；近圆形或肾形，3~7掌状浅裂，有柔毛，边缘有锯齿。花单性，雌雄同株，生于叶腋；雄花数朵簇生，雌花单生；花萼5裂，密被白色柔毛；花冠黄色，5裂，裂片卵状长圆形；雌花梗较短，子房下位。瓠果，长圆形，黄色、黄白色。花期6~7月，果期7~8月。

生境分布

栽培于温带及亚热带地区；我国各地均有栽培。

采收加工

于夏秋二季果实成熟时采收，除去杂质，阴干。

现代研究

1. 化学成分　本品含有球蛋白、杂醇、皂苷、苹果酸、葡萄糖、氨基酸、甜菜茄、维生素C、转化酶和异葫芦苦素、葫芦素B等成分。

2. 药理作用　本品具有利尿、驱虫、解热和祛毒、催吐等作用。

103

性味功能	味苦，性寒。有毒。有催吐，吐风痰宿食，泻水湿停饮，退黄疸的功能。
炮　制	洗净，鲜用。
主治用法	用于食积不化，食物中毒，癫痫痰盛，急、慢性肝炎，肝硬化。用量，甜瓜蒂 0.6~1.5g，制成散剂，内服催吐；外用适量，纳鼻孔中。体弱及有心脏病者忌用。

应用

1. 鼻咽癌，鼻腔乳头瘤：瓜蒂粉、甘遂末各 3g，硼砂、飞辰砂各 1.5g，混匀，吹入鼻内，切勿入口。
2. 子宫颈癌、肝癌：甜瓜全株连根，晒干，水煎服，每次 50g，1 日 2 次。

甘蓝

基　源：为十字花科植物甘蓝的叶。

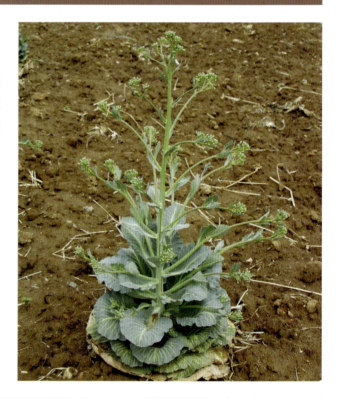

原植物
别名：圆白菜、莲花白、包菜。二年生直立草本，矮而粗壮。茎无分枝。叶多数，纸质，带粉霜，层层包裹达球状体，矩圆倒卵形至圆形，基部骤窄成极短有宽翅的叶柄，边缘略呈皱波状；上部叶有明显锯齿，基部近抱茎；最上部叶线形。花淡黄色。长角果圆柱形，先端有短喙；果梗直立开展；种子球形，褐色。花期 5~6 月。

生境分布
全国各地广泛栽培。

采收加工
鲜用随用随采。

现代研究
1. 化学成分　本品含有葡萄糖芸苔素、黄酮苷、花白苷、绿原酸、异硫氰酸烯丙酯、含硫的抗甲状腺物质、多量维生素 U 样物质，维生素 B、C，胡萝卜素、钙、磷、铁等成分。
2. 药理作用　本品具有抗癌、保肝、抗胃部溃疡等作用。

性味功能	味甘，性平。有清热，止痛的功能。
炮　制	净制：取去根甘蓝，除掉不洁的外叶，洗净用。
主治用法	用于胃及十二指肠溃疡，疼痛。

应用

1. 胃及十二指肠溃疡：鲜圆白菜叶捣烂取汁，略加温，饭前饮服。
2. 上腹胀气疼痛：甘蓝 250g，加盐煮。
3. 酒精中毒：甘蓝榨汁，饮服。

叶下珠

基　源：为大戟科植物叶下珠的全草。

原植物

别名：珍珠菜、叶下珍珠、叶后珠。一年生小草本。茎直立，分枝，通常带赤红色。单叶互生，呈二列，极似羽状复叶，具短柄或近于无柄；叶片长椭圆形，先端斜尖或钝或有小凸尖，基部圆形或稍偏斜，全缘。花单性，雌雄同株，无花瓣。蒴果扁球形。花期秋季。

生境分布

生于山坡、路旁或田坎较干燥的地方。分布于长江流域至南部各省区。

采收加工

夏、秋季采集全草，去杂质，晒干。

现代研究

1. 化学成分　本品主要含有没食子酸、甲氧基糅花酸、卵谷苗醇、丁二酸、胡萝卜苷、山茶素、阿魏酸、木脂素、槲皮素、短叶苏木酸、柯里拉京、黄酮、去氢诃子次酸、糅质、生物碱、芸香苷、老鹳草素、短叶苏木酚酸和去氢诃子次酸三甲脂等成分。

2. 药理作用　本品具有抗病毒特别是抗HBV病毒的作用，并有保护肝脏、提高免疫力等功能。

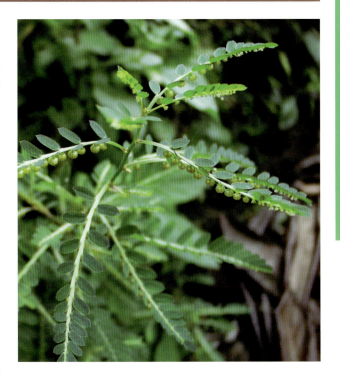

性味功能	味微苦、甘，性凉。有清热利尿，明目，消积的功能。
炮　制	采集全草，去杂质，晒干。
主治用法	用于肾炎水肿，泌尿系感染，结石，肠炎，痢疾，黄疸型肝炎；外用于青竹蛇咬伤。用量15~30g。

应用

1. 急性肾炎：叶下珠、白花蛇舌草各9g，紫珠草、石韦各15g。水煎服。
2. 肾盂肾炎：叶下珠、白花蛇舌草各60g，广金钱草30g，水煎服。
3. 青竹蛇咬伤：鲜叶下珠，捣烂涂敷患处。

白蔹

基　源：为葡萄科植物白蔹的干燥块根。

原植物

别名：猫儿卵、山地瓜。木质藤本。块根纺锤形。卷须与叶对生，枝端卷须常渐变成花序。叶为掌状复叶，小叶3~5，羽状分裂或缺刻；叶轴和小叶柄有狭翅，裂片基部有关节，无毛。聚伞花序，花序梗细长；花小，黄绿色；花萼5浅裂，花瓣5。浆果球形，蓝色或白色，有凹点。花期6~7月。

生境分布

生于荒山灌木丛中。分布于全国大部分省区。

采收加工

春、秋二季采挖，切成纵瓣或斜片，晒干。

现代研究

1. 化学成分　本品块根含粘质和淀粉，酒石酸，β-谷甾醇，延胡索酸，胡萝卜苷。叶含没食子酸，1，2，

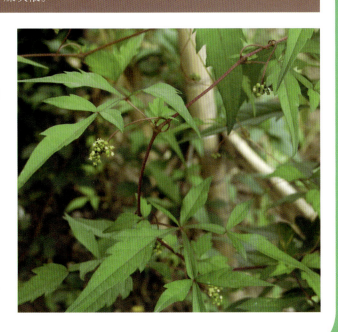

二　清热药

6-三-O-没食子酰基-β-D-吡喃葡萄糖苷，1，2，3，6-四-O-没食子酰基-β-D-吡喃葡萄糖苷，1，2，3，4，6-五-O-没食子酰基-β-D-吡喃葡萄糖苷，二没食子酸，1，4，6-三-O-没食子酰基-β-D-吡喃葡萄糖苷，2，4，6-三-O-没食子酰基-D-吡喃葡萄糖苷，2，3，4，6-四-O-没食子酰基-D-吡喃葡萄糖苷，6-O-二没食子酰基-1，2，3-三-O-没食子酰基-β-D-吡喃葡萄糖苷，槲皮素-3-O-a-L-鼠李糖苷，槲皮素-3-O-（2-O-没食子酰基）-a-L-鼠李糖苷等成分。

2.药理作用　本品具有抑制真菌、辅助镇痛和抗癌作用。

性味功能	味苦、甘、辛，性凉。有清热解毒，消痈散结，生肌，止痛的功能。
炮 制	除去茎及细须根，洗净，多纵切成两瓣、四瓣或斜片，晒干。
主治用法	用于痈肿疮毒，发背，疗疮，瘰疬，烫伤，扭伤，血痢，肠风。用量4.5~9g。

应用

1.急性炎症，瘰疬，热痱，烫伤，烧伤：白蔹，研粉，酒精调糊涂敷患处。

2.肿疖，痈肿疮毒：白蔹、白芨、络石藤各15g，研末，干撒疮上。

3.扭挫伤，肿痛：白蔹加食盐。捣烂外敷。

4.冻疮溃烂：白蔹、黄柏各15g。研末，先以汤洗疮，后用香油调涂。

无患子

基　源：为无患子科物无患子的果实。

原植物

高大落叶乔木。双数羽状复叶互生；小叶8~16，互生或近对生，纸质，卵状披针形或长圆状披针形，先端尖，基部偏楔形，稍不对称，无毛。圆锥花序顶生，被短柔毛，花小，杂性同株；花瓣5，黄白色或淡黄色，边缘有睫毛。核果球形，肉质，有棱，黄色或棕黄色。种子球形，黑色，坚硬。花期5~6月。果期10~11月。

生境分布

生于山坡疏林中，村边向阳处或有栽培。分布于长江以南各省区。

采收加工

果实秋、冬季采摘，晒干。

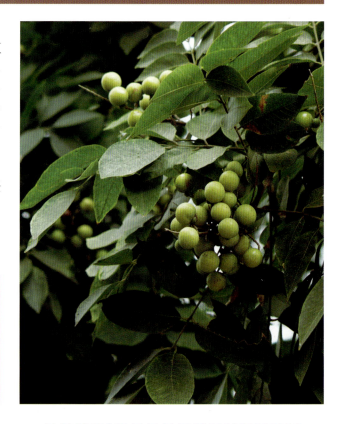

性味功能	味苦，微辛，性寒，有小毒。有清热祛痰，利咽止泻的功能。
炮 制	除去果肉、杂质，取种子晒干。
主治用法	用于白喉，咽喉炎，扁桃体炎，支气管炎，百日咳，急性肠胃炎（煅炭用）。用量6g。

现代研究

1.化学成分　本品种仁含蛋白质，灰分，总非纤维碳水化合物，戊聚糖，淀粉，粗纤维。此外，尚含有脂肪酸，山萮酸及二十四烷酸等成分，种子含脂肪油及糖脂，并含天然表面活性物质。

2.药理作用　本品具有降压及降血脂和抗血作用，并有一定的溶血作用。

应用

1.白喉，扁桃体炎：无患子。多次蒸晒去毒，研粉。

2.滴虫性阴道炎：无患子。水煎浓液，冲洗阴道。

橄榄（青果）

基　源：青果为橄榄科植物橄榄的果实。

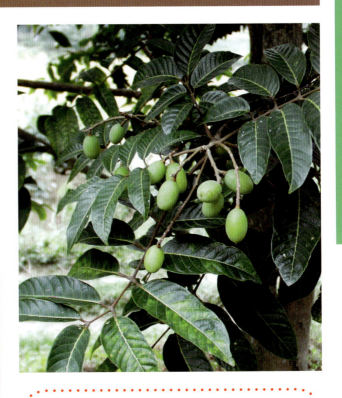

原植物
常绿乔木。树干有胶粘性芳香树脂。单数羽状复叶互生，小叶9~15对生，革质，椭圆状披针形，先端渐尖，基部偏斜，全缘。圆锥花序顶生或腋生；花小，两性或杂性；花萼杯状，3~5裂；花瓣3~5，白色或绿白色，花盘明显。核果卵状纺锤形，青绿色或黄绿色，光滑；果核坚硬，纺锤形，有棱及槽。花期5~7月。果期8~11月。

生境分布
栽培于杂木林中或山坡上。分布于福建、台湾、广东、广西、海南、四川及云南等省区。

采收加工
秋季果实成熟时采摘，生用或晒干或阴干。

性味功能	味甘、酸，性平。有清热解毒，利咽，生津的功能。
炮　制	洗净，鲜用或用微火烘干。
主治用法	用于咽喉肿痛，暑热烦咳，肠炎腹泻，预防脑膜炎；用量3~9g。鲜果汁用于河豚、鱼、蟹中毒，用量不限。

现代研究
1.化学成分　本品果实含蛋白质，脂肪，碳水化合物，钙、磷、铁、抗坏血酸，种子含挥发油及香树脂醇等，种子油中含多种脂肪酸：已酸、辛酸、癸酸、月桂酸、肉豆蔻酸、硬脂酸、棕榈酸等。茎叶中含短叶老鹳草素、金丝桃苷，并没食子酸，α-香树脂醇，β-香树脂醇，乌苏-12-烯-3α，16β-二醇，乌苏-12-烯-3β，16β-二醇，齐墩果-12-烯-3α，16β二醇等成分。

2.药理作用　本品具有保肝作用。

应用

1.细菌性痢疾：鲜橄榄100g，水煎服。

2.唇裂生疮：橄榄。炒黄，研末，油调涂患处。

3.咽喉肿痛：鲜橄榄、鲜莱菔子，水煎服。

4.湿疹皮炎，女阴溃疡，渗出性红斑：橄榄捣烂，文火煎煮，用滤液湿敷患处。

附注：根味淡，性平。有舒筋活络，祛风除湿的功能。用于风湿腰腿酸痛，产后风瘫，手脚麻木。用量9~15g。

二　清热药

黄栌（黄栌叶）

基　源：黄栌叶为漆树科植物黄栌的嫩枝及叶；根也供药用。

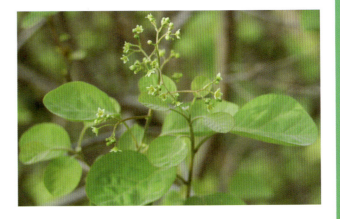

原植物
落叶灌木或小乔木。单叶互生，卵圆形或倒卵形，先端圆或微凹，基部近圆形或宽楔形，全缘，两面被灰色柔毛。圆锥花序顶生，被柔毛，花杂性；花萼5，裂片卵状三角形；花瓣5，黄绿色，卵形或卵状披针形。果序紫绿色。核果肾形，熟时红色。花期4~5月，果期6~7月。

生境分布
生于向阳山坡、疏林中或栽培。分布于华北及山东、浙江、湖北、贵州、四川、云南等省。

采收加工

夏季枝叶茂盛时砍下枝条，摘下叶晒干。

现代研究

1. 化学成分　本品含硫黄菊素及其葡萄糖苷、杨梅树皮素及没食子酸等鞣质成分，主要成为三没食子酰葡萄糖；又含杨梅树苷、杨梅树素、异槲皮素、山奈素、漆树素及二氢漆树素等，另含挥发油，油中含香叶烯、α-蒎烯、莰烯、芳樟醇及萜品醇等成分。

2. 药理作用　本品具有抗炎、抑制细胞增生作用，也有收敛、抗菌作用。

性味功能	味辛，苦，性凉。有清热解毒，散瘀止痛的功能。
炮　　制	叶：采收，扎成把，晒干；根：洗净，切段晒干。
主治用法	用于急性黄疸型肝炎，慢性肝炎，无黄疸型肝炎，麻疹不出。外用水、火烫伤，漆疮，丹毒，煎水洗患处。用量15~30g。外用适量。

应用

1. 急性黄疸型肝炎：制成黄栌糖浆，水丸或片剂。成人每次3g，儿减半，或枝叶30g，水煎服。

2. 漆疮，烫伤：枝叶适量，煎水洗患处。

盐肤木（五倍子）

基源：五倍子为漆树科植物盐肤木受瘿绵蚜科昆虫角倍蚜寄生后形成的虫瘿，称角倍。

原植物

落叶乔木。单数羽状复叶互生，小叶5~13，卵形、长卵形，先端尖，基部楔形，边缘有粗锯齿，密被淡褐色短柔毛。圆锥花序顶生；两性花萼片5，绿黄色；花瓣5，白色。果序直立；核果扁圆形，橙红色至红色，被灰白色短柔毛，种子1，扁圆形。花期6~9月，果期9~11月。

生境分布

生于山坡上、荒野、灌丛中。分部于四川、贵州、云南、湖南、湖北、陕西、河南、浙江等省区。

采收加工

秋季采摘，置沸水中略煮或蒸至表面呈灰色，杀死蚜虫，取出，干燥。

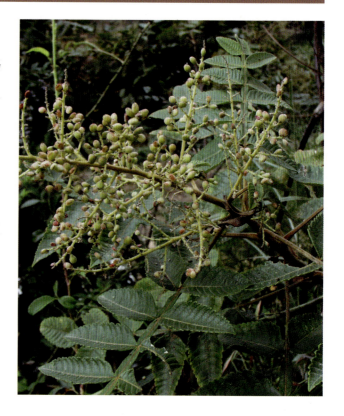

性味功能	味酸、涩，性寒。敛肺降火，涩肠止泻，敛汗止血，收湿敛疮的功能。
炮　　制	鲜用或切片晒干。
主治用法	用于肺虚久咳，肺热痰嗽，久泻久痢，盗汗，消渴，便血，痔血；外用于外伤出血，痈肿疮毒，皮肤湿烂。用量3~6g，水煎服。外用：适量，研末撒敷或调敷。

现代研究

1. 化学成分　本品含2种黄酮苷元：为3,7,4'-三羟基黄酮，3,7,3',4'-四羟基黄酮，7-羟基-6-甲氧基香豆素，没食子酸，没食子酸乙酯，水黄皮黄素，四甲氧基非瑟素，去甲氧基小黄皮精，二苯甲酰甲烷，椭圆叶崖豆藤酮，槲皮素，β-谷甾醇等成分。

2. 药理作用　本品具有抗炎和抗菌等作用，临床可用治痢疾等症。

应用

1. 久泻久痢：五倍子、茯苓各等份。研细末，炼蜜为服。

2. 便血：五倍子3g，槐花、地榆各6g。水煎服。

3. 外伤出血：五倍子适量。研末敷伤口处。

4. 崩漏，血崩后虚脱：五倍子、龙骨、牡蛎。水煎服。

鸦胆子

基　源：为苦木科植物鸦胆子的成熟种子。

原植物

别名：苦参子、老鸦胆。灌木或小乔木，全体被黄色柔毛。单数羽状复叶互生，小叶5~11，卵状披针形，基部宽楔形而偏斜，顶端短渐尖，边缘有粗锯齿。圆锥花序腋生，雌雄异株，雌花序长为雄花序的一半左右；花小，暗紫色。核果椭圆形稍扁，黑色，有皱纹，顶端有花柱残基。种子1，卵形，乳白色或黄白色，顶端短尖呈鸟嘴状，种皮薄，气微特异，味极苦。花期3~8月。果期4~10月。

生境分布

生于灌丛、林缘。分布于福建、台湾、海南、广西、云南。

采收加工

8~10月果实成熟时采收果实，晒干。临用时除去果皮。

现代研究

1. 化学成分　本品含生物碱（鸦胆子碱和鸦胆宁等）、糖苷（鸦胆灵、鸦胆子苷等）、酚性成分（鸦胆子酚等）和一种羟基羧酸称鸦胆子酸等，并含挥发油少许，皂化物，内含油酸、亚油酸、硬脂酸、棕榈酸等；还有类似苦木素的苦味成分：鸦胆子苦醇、鸦胆子素A、B、C、D、E、F、G、H等，和多种苦味成分：鸦胆子苦素A、B、C、D、E、F、G、I，鸦胆子苦醇，以及生物碱鸦胆灵等成分。

2. 药理作用　本品具有抗阿米巴作用、抗疟作用和抗肿瘤作用，并有提高免疫功能和杀灭寄生虫的作用。

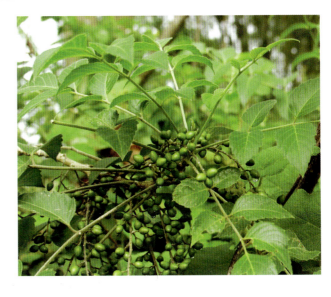

性味功能	味苦，性寒，有毒。有清热燥湿，杀虫，解毒，止痢，止疟的功能。
炮　制	除净枝叶杂质，洗净，晒干。用时剥去外壳，取整仁生用。
主治用法	用于阿米巴痢疾，疟疾。外用赘疣，鸡眼等。用量0.5~2g。外用适量。捣烂敷患处。

应用

1. 阿米巴痢疾：鸦胆子2g。水煎服。

2. 溃疡性结肠炎，阴道炎：鸦胆子2g。水煎服。

3. 间日疟：鸦胆子仁，放入胶囊或桂圆肉中饭后吞服。

4. 皮肤赘疣，足底鸡眼：鸦胆子仁研成糊状，外敷患处。

苦木

基　源：为苦木科植物苦木的根及树皮。

原植物

别名：苦皮树、苦胆木、苦皮子。落叶小乔木或灌木。树皮有灰色皮孔和斑纹，单数羽状复叶互生；小叶9~15，对生；卵形或卵状椭圆形，先端锐尖，基部楔形，偏斜，边缘有钝锯齿。聚伞花序腋生，有花6~8朵；花杂性异株，黄绿色，簇生，萼片4~5，花瓣4~5。核果倒卵形，3~4个并生，蓝绿色至红色。花期5~6月。果期8~9月。

生境分布

生于山坡、林缘及路旁。分布于全国大部分地区。

采收加工

全年可采。可将木材切成片或剁成碎片，晒干。

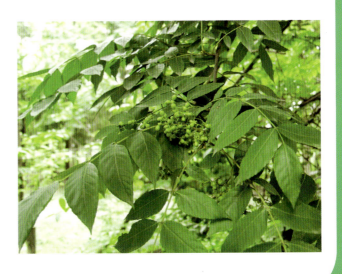

性味功能	味苦，性寒，有毒。有清热燥湿，解毒，杀虫的功能。
炮　　制	除去杂质，枝洗净，润透，切片，晒干；叶喷淋清水，稍润，切丝，晒干。
主治用法	用于菌痢，胃肠炎，胆道感染，蛔虫病，急性化脓性感染，疥癣、湿疹、烧伤、毒蛇咬伤等症。用量0.35~1.5g。外用适量，捣烂外敷或煎水洗。

现代研究

1. 化学成分　本品含苦木内酯A～N、黄楝素C～G、苦木半缩醛，并含苦木酮、甲基苦木酮、Ⅰ-羟甲基-β-卡波林等成分。

2. 药理作用　本品具有增加血流、抗癌作用，也具有抗单纯性疱疹病毒作用。

应用

1. 阿米巴痢疾：苦木1g、石榴皮15g，竹叶椒根9g，水煎，分2次服。

2. 菌痢：苦木61g研粉，分3~4次吞服。

3. 痈疖肿毒，疥癣：苦木适量，煎水外洗患处。

4. 烧伤、毒蛇咬伤：苦木，研末涂敷患处。

石椒草

基　源：为芸香科植物石椒草的干燥或新鲜全草。

原植物

别名：九牛二虎草、细绿草、羊不吃。多年生常绿草本，全株有强烈的气味。主根圆柱形，木质，表面有纵纹及黑色圆形小突起。茎直立，带紫红色。叶互生，2-3回三出羽状复叶；小叶纸质，倒卵形至矩圆形，先端浑圆或微凹，基部阔楔形，全缘，上面绿色，下面淡绿带红色，有透明腺点。圆锥花序式的聚伞花序顶生；花小，花萼4裂；花瓣4，白色，有透明腺点。果由3-5个蓇葖果状的果瓣组成，熟时腹缝开裂。花期6~9月，果期8~10月。

生境分布

生于山坡、林边或灌丛中。分布于云南，四川西南部。

采收加工

夏、秋采收全株，晒干或鲜用。

性味功能	味苦、辛，性温。有小毒。有清热解毒，活血止痛功能。
炮　　制	除去泥沙，切段，晒干。
主治用法	用于感冒，扁桃体炎，腮腺炎，支气管炎，胃痛腹胀，血栓闭塞性管炎，腰痛，跌打损伤。用量6~15g。

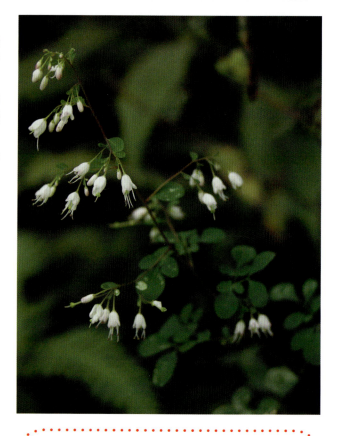

现代研究

1. 化学成分　本品含黄酮苷芸香苷，香豆精类化合物香柑内酯，异茴芹内酯，芸香呋喃香豆酸乙酸酯，伞形花内酯，东莨菪素，7,7'-二甲氧基-6,8'-双香豆精，5,8-二甲氧基-2',2'-二甲基吡喃并[5',6':6,7]香豆精，石椒草内酯A。另外还含生物碱石椒草碱、加锡弥罗果碱和挥发油等成分。

2. 药理作用　本品具有抗炎、解热等作用。

应用

1. 预防感冒、流感：石椒草9g，杏叶防风、黄芩（炒）各6g，水煎服。

2. 风寒感冒，脘腹胀痛，痈肿疮毒，跌打瘀伤：石椒草9g，水煎服。

3. 皮肤瘙痒，风疹：石椒草、九里光、臭牡丹、杏叶防风各适量，煎水熏洗。

阳桃

基　源：酢浆草科植物阳桃的根、枝叶、花及果实入药。

原植物

常绿乔木。单数羽状复叶，互生；叶柄及总轴被短柔毛；小叶5~11，叶卵形或椭圆形，先端短尖，基部圆截形，全缘，圆锥花序生于茎枝上；花小，钟形，萼片5，红紫色；花瓣5，白色或淡紫色。浆果肉质，绿色有5翅状棱角。花期5~10月。果期6~11月。

生境分布

福建、台湾、广东、海南、广西、云南等省区有栽培。

采收加工

根、枝叶全年均可采。花春末夏初采摘。果实秋季采摘，鲜用或晒干。

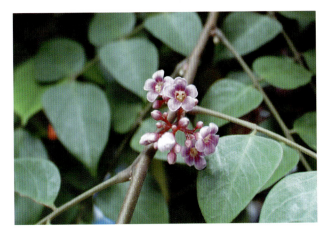

性味功能	味酸、涩，性平。有涩精，止血，止痛的功能。枝性凉。有祛风利湿，消肿止痛的功能。花味甘，性平。有清热的功能。果实有生津止咳的功能。
炮　制	采果后鲜用或晒干
主治用法	根用于遗精，鼻衄，慢性头痛，关节疼痛。枝叶用于风热感冒，急性胃肠炎，小便不利，产后浮肿；外用于跌打损伤，痈疽肿毒。果实用于风热咳嗽，咽喉痛，脾脏肿大，疟疾。用量15~30g。外用适量。

现代研究

1. 化学成分　本品含挥发性成分：1-二十三碳烯，亚油酸，十六碳酸1-二十五碳烯，γ-十二碳内酯，3,7,11,15-四甲基十六碳-1,3,6,10,14-五烯，芳香酯类、内酯和一些类胡萝卜素前体化合物，有1,1,5-三甲基-6-亚丁烯基-4-环乙烯的4个异构体等。尚含维生素，并含草酸，枸橼酸（citricacid），苹果酸，蔗糖，果糖，葡萄糖等。

2. 药理作用　本品降低血脂、降低胆固醇等作用，还可保护肝脏、降低血糖。

> 应用
> 1. 慢性头痛：鲜阳桃根30g，豆腐200g共同炖服。
> 2. 跌打损伤，痈疽肿毒：鲜阳桃叶适量捣烂敷患处。能止血，止痛，散热拔毒。

熏倒牛（狼尾巴蒿）

基　源：狼尾巴蒿为牻牛儿苗科植物熏倒牛的果实。

原植物

别名：狼尾巴蒿、臭花椒、臭蒿。一年生草本。根直立，细圆柱状，红褐色。全体有棕褐色密腺毛和白色短柔毛。叶互生，矩圆状披针形，向基部渐变狭，三回羽状分裂；小裂片披针形，尖头，有疏微柔毛；叶搓碎时，发出难闻的气味。圆锥花序顶生；花黄色，整齐，多数；萼片卵形，短渐尖；花瓣淡黄色，顶端波状。蒴果不开裂，顶端无喙，成熟时果瓣不向上反卷。

生境分布

生于山坡、沟边、田边。分布于新疆东部、甘肃、青海东部、西藏北部。

采收加工

果实成熟时，采摘果实，晒干。

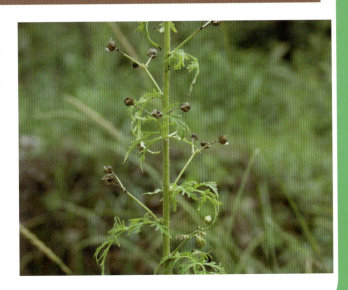

二 清热药

111

性味功能	味辛，性凉。有清热镇惊的功能。
主治用法	用于小儿惊风高热，手足抽搐痉挛；腹胀腹痛，预防感冒。用量15g。

现代研究

1.化学成分　本品含有2　5，8，3′，4′-四羟基黄酮-7-O-β-木糖苷、山羊豆碱、反式-4-羟基山羊豆碱、甘露糖醇、伞形花内脂、槲皮素。

2.药理作用　暂无

应用

1.小儿惊风高热，手足抽搐痉挛：狼尾巴蒿15g。水煎服。

2.预防感冒：狼尾巴蒿果10枚，贯众9g。水煎服。

黄花夹竹桃

基　源：为夹竹桃科植物黄花夹竹桃的种子或叶。

原植物

小乔木，光滑无毛，有乳汁。叶互生，近革质，线形或线状披针形，长10~15cm，宽5~12mm，两端渐尖，全缘，稍背卷。花大，芳香，单生或数朵成聚伞花序，腋生于枝端。花梗长2~4cm；花5数；花冠漏斗状，裂片5，花冠筒喉部有5个被毛鳞片。核果扁三角状球形，直径2.5~4cm，亮绿色，黑色，内果皮木质坚硬。种子2~4。花果期5~12月。

生境分布

原产热带美洲。我国南方栽培于庭院或路边。北方温室有栽培。

采收加工

果实成熟变黑时采摘，取出种子，晒干。叶鲜用，即时可采。

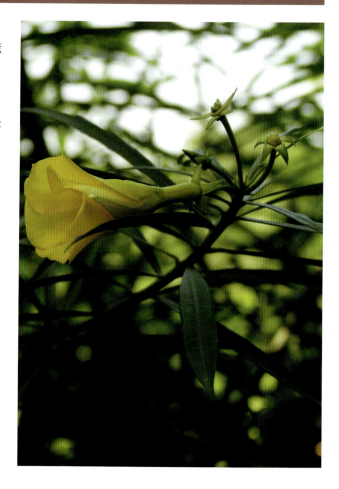

性味功能	味辛、苦，性温。有大毒。有强心，利尿，解毒，消肿的功能。叶有消肿的功能。
炮　制	剥取种仁，晒干。
主治用法	用于心脏病引起的心力衰竭，阵发性室上性心动过速，阵发性心房纤颤。可用黄夹苷口服或静脉注射。本品有大毒，必须在医生指导下使用。叶外用于蛇头疮，水煎服或外敷。

应用

1.多种心脏病引起心力衰竭、阵发性室上性心动过速及心房纤颤：用黄夹苷片或注射剂。

2.蛇头疮：鲜黄花夹竹桃叶适量，捣烂，和蜜调匀，包敷患处。

现代研究

1.化学成分　本品含有强心苷：黄花夹竹桃苷甲，黄花夹竹桃苷乙，黄花夹竹桃次苷甲，黄花夹竹桃次苷乙，黄花夹竹桃次苷丙，单乙酰黄花夹竹桃次苷乙和黄花夹竹桃次苷丁。黄花夹竹桃二糖苷，黄花夹竹桃次苷乙，单乙酰黄花夹竹桃次苷乙，黄花夹竹桃次苷戊，黄花夹竹桃次苷丙、黄花夹竹桃次苷甲，果实含多糖，并含脂肪酸：油酸，亚油酸，硬脂酸，棕榈酸等成分。

2.药理作用　本品具有较强的强心作用，也有镇静、催眠作用，同时能改善冠状循环，并有抑制呼吸的副作用。

徐长卿

基　源：为萝科植物徐长卿的根及根茎。

原植物

别名：老君须、寮竹、竹叶细辛、一枝香。多年生草本。根，生多数须状根。叶对生，线状披针形，先端渐尖，基部渐窄，叶缘外卷，有睫毛，聚伞花序圆锥形，近顶生腋生，有花10余朵；花冠深5裂，淡黄绿色；副花冠裂片5，黄色；果单生披针形，种子长圆形，顶端有白色长绒毛。花期6-7月，果期9-10月。

生境分布

生于山坡草丛、林缘、沟旁。分布于全国大部分省区。

采收加工

夏秋季采挖根茎，晒干；全草扎成小把，晒干。

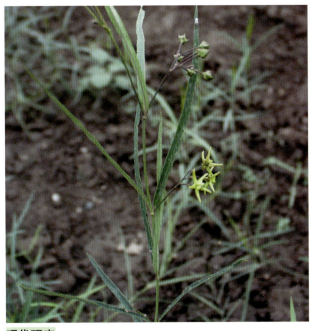

性味功能	味辛，性温。有祛风化湿，行气通络，解毒消肿，止痛止痒的功能。
炮　制	根茎及根，洗净晒干；全草晒至半干，扎把阴干。
主治用法	用于风湿痹痛，胃痛胀满，牙痛，经痛，腰痛，毒蛇咬伤，跌打损伤；用量3-12g，不易久煎。外用于神经性皮炎，荨麻疹，带状疱疹等症。外用适量，鲜品捣烂或干品研粉敷患处。

现代研究

1. 化学成分　本品含牡丹酚，且含有有与肉珊瑚苷元、去酰牛皮消苷元、茸毛牛奶藤苷元和去酰萝藦苷元极为相似的物质以及醋酸、桂皮酸等。根含黄酮苷、糖类、氨基酸、牡丹酚等成分。

2. 药理作用　本品具有降压、抗菌作用和降血脂镇静镇痛作用，并能舒缓平滑肌，在临床上课增加冠状动脉血流量，改善心肌代谢，从而缓解心肌缺血症状。

应用

1. 单纯型慢性气管炎：徐长卿。水煎服。
2. 毒蛇咬伤多种皮肤病：鲜徐长卿，捣烂敷患处。

附注：部分地区用徐长卿的全草入药。

挂金灯（锦灯笼）

基　源：锦灯笼为茄科植物挂金灯的宿萼。

原植物

别名：酸浆、红姑娘、挂金灯。多年生草本，有节稍膨大，下部带紫色。茎下部叶互生或对生，广卵形或卵形，先端尖，基部圆或广楔形下延至叶柄上部，边缘波状或缺刻。单花腋生，花萼钟状；花冠白色，5裂。浆果包于宿萼囊中，球形，橙红色或朱红色；宿萼阔卵形囊状。种子多数，黄色。花期6-10月。果期7-11月。

生境分布

生于旷野，山坡，林缘等地。分布于全国大部分地区。

采收加工

秋季，宿萼由绿变红时，采摘带宿萼浆果晒干。

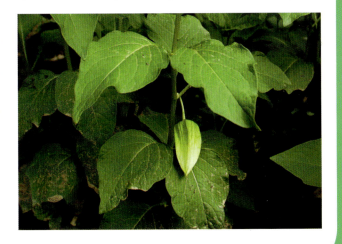

性味功能	味苦、酸，性寒。有清热解毒，利咽化痰的功能。
炮制	去掉果实或连同果实一起晒干。
主治用法	用于咽喉肿痛，肺热咳嗽，感冒发热，湿热黄疸，风湿关节炎，天疱疮，湿疹等。孕妇忌服。浆果可作水果。用量4.5~9g。水煎服或蒸蛋。外用水煎洗，研末调敷或捣烂外敷。

现代研究

1. 化学成分　本品含有枸橼酸，酸浆甾醇A、B，β-谷甾醇，胆甾醇，24-甲基胆甾醇，24-乙基胆甾醇，豆甾醇，24-甲基-5，24-胆甾醇烯醇，28-异岩藻甾醇，24-亚甲基胆甾醇，24-乙基胆甾烷醇，7-胆甾烯醇，8-羊毛甾烯-3β-醇，羊毛甾醇，24-亚甲基-8-羊毛甾烯-3β-醇，环木菠萝烷醇，环木菠萝烯醇及24-亚甲基环木菠萝烷醇等成分。

2. 药理作用　本品具有抗菌作用和抗肿瘤作用。

应用

1. 急性咽喉炎：锦灯笼50g，铺地锦15g，共捣烂冲蜜服。
2. 尿血：鲜锦灯笼、大蓟各50g，水煎服。
3. 咽喉肿痛：锦灯笼15g，甘草6g。水煎服。
4. 天疱疮、湿疹：酸浆适量，捣烂外敷。

泡囊草

基　源：为茄科植物泡囊草的干燥根或全草。

原植物

多年生草本。根状茎肉质，粗壮，褐色。茎丛生。茎下部叶鳞片状，中、上部叶互生、卵形、阔卵形或三角状卵形，顶端急尖，基部截形或心形，全缘或微波状。伞房状聚伞花序顶生，花十余朵，有鳞片状苞片；花萼筒状钟形，密生柔毛，果时增大为卵状或球状，顶口不封闭。花冠漏斗状，5浅裂，紫色。蒴果包藏于膨大的宿存萼内，近球形，盖裂。种子多数，扁肾形，黄色。花期4~5月，果期5~7月。

生境分布

生于山坡草地、林边或山谷岩石下半阴处。分布于黑龙江、河北、内蒙古、新疆区西藏等省区。

采收加工

夏末初秋地上部枯萎时挖根，晒干。

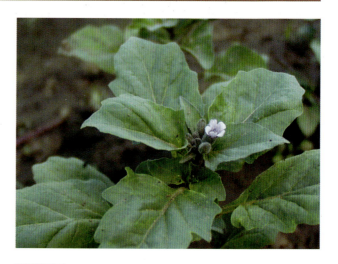

性味功能	味甘微苦，性热，有毒。有补虚温中、安神、定喘的功能。全草味苦，性平，有毒。有清热解毒，祛湿杀虫的功能。
炮制	全草，阴干；秋根去泥土，切片晒干。
主治用法	用于咳嗽痰喘，虚寒泄泻，心慌不安，劳伤等症。用量3-6g。水煎服。

现代研究

1. 化学成分　本品含有新异芸香苷，槲皮素-3-(β-D-吡喃葡萄糖基-4-β-D-吡喃葡萄糖苷，芸香苷(rutin)，槲皮素-3-β-D-吡喃葡萄糖苷-(6→1)-α-L-吡喃鼠李糖苷-7-α-L-吡喃鼠李糖苷，还含2个托品烷类生物碱：天仙子胺，山莨菪碱。

2. 药理作用　本品具有抗炎镇静作用，并可驱虫。

应用

1. 急性胃肠炎：泡囊草3g，青木香6g，石榴、柯子、荜拨各3g，研末，开水送服。
2. 咳嗽痰喘：泡囊草3g，甘草6g，水煎服。

龙葵

基　源：为茄科植物龙葵的干燥全草。

原植物

一年生草本。根圆锥形，木质化。叶互生，卵形或近菱形，先端短尖，基部楔形下延至叶柄，全缘或波状齿，疏生短毛。花序腋生，短蝎尾状，有花4~10朵，下垂；花萼杯状，5浅裂；花冠白色，辐状，5深裂。浆果球形，黑色，宿存宿萼。种子多数，扁圆形。花期6~10月，果期7~11月。

生境分布

生于田边、荒地、村旁、溪边、林缘等地。全国各地有分布。

采收加工

夏、秋季采收全草，洗去泥土，鲜用或晒干。

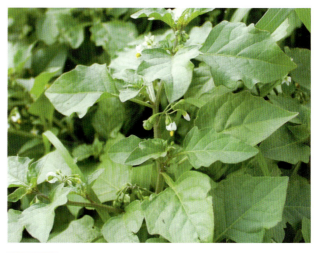

性味功能	味苦，性寒。有清热解毒，利水消肿，活血的功能。
炮　制	去杂质，晾干。
主治用法	用于疮痈肿毒，皮肤湿疹，小便不利，慢性气管炎，白带过多15~50g；外用适量。

现代研究

1. 化学成分　本品含生物碱类：澳洲茄碱，澳洲茄边碱，β-澳洲茄边碱，植物凝集素、澳洲茄胺，N-甲基澳洲茄胺，β-羟基澳洲茄胺，α-澳洲茄边碱，α-澳洲茄碱，乙酰胆碱，龙葵皂苷A、B，龙葵螺苷，胆甾醇等成分。

2. 药理作用　本品具有抗炎、降压、镇静、抗菌等作用，并对中枢神经系统产生双向调节作用，且有祛痰平喘作用；可增加免疫力。

应用

1. 痢疾：鲜龙葵100g，水煎调蜜服。
2. 疔疮肿毒：龙葵水煎服，并鲜龙葵捣烂敷患处。
3. 白带：龙葵50g，水煎服。
4. 咽喉肿痛：龙葵50g，甘草3g，水煎服。

海洲常山（臭梧桐）

基　源：臭梧桐为马鞭草科植物海洲常山的叶。

原植物

别名：臭梧桐、八角梧桐。灌木或小乔木。叶对生，纸质，广卵形或三角状卵形，先端渐尖，基部楔形或；全缘或有波状齿。伞房状聚伞花序，常二歧分枝，疏散，末次分枝着花3朵；苞片叶状，花萼蕾时绿白色，后紫红色，基部合生，中部略膨大，有5棱脊，5深裂；花冠白色，稍带粉红色，5裂。浆果状核果近球形，包藏于增大的宿萼内，蓝紫色。花期6~8月，果期9~11月。

生境分布

生于向阳山坡灌丛中，路边或林间。分布于辽宁、河北、陕西、甘肃、山西、河南、山东及长江以南各省区。

采收加工

开花前，采叶晒干。

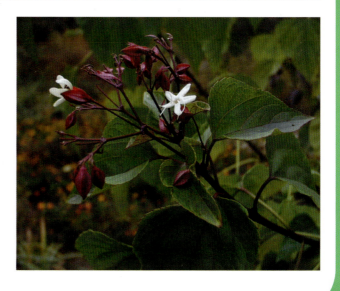

二　清热药

性味功能	味苦、微甘，性平。有祛风湿，止痛，降血压的功能。
主治用法	用于风湿痹痛，高血压，疟疾等。用量9~15g。

应用

1. 高血压：臭梧桐鲜叶9g，水煎当茶饮服。
2. 风湿性关节炎：臭梧桐500g，豨莶草400g，磨末和匀，炼蜜丸内服。
3. 内外痔：臭梧桐叶七片，瓦松七枝，皮硝9g，水煎熏洗患处。
4. 下腿溃疡：臭梧桐鲜叶捣烂拌桐油贴敷患处。

附注：根和茎亦供药用，与叶有相同的性能。

马鞭草

基源：为马鞭草科植物马鞭草的地上部分。

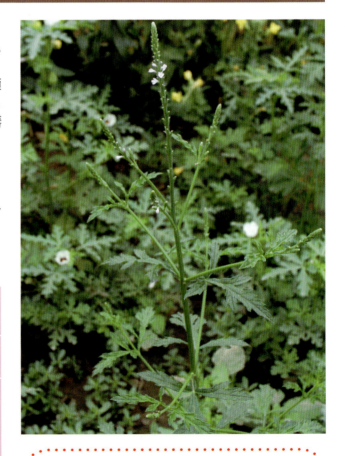

原植物

别名：铁马鞭、马板草。多年生草本。棱及节有硬毛。茎四棱形，叶对生，卵圆形、倒卵形或长圆状披针形，基生叶边缘有粗齿，茎生叶3深裂，穗状花序细长，顶生和腋生，每花下有卵状钻形苞片1枚；花萼管状，膜质，有硬毛，裂齿5；花冠淡紫色或蓝色，5裂，裂片近二唇形。蒴果长圆形，包于萼内，成熟时裂成四个小坚果。花期6-8月。果期7~11月。

生境分布

生于林边路旁、山坡、田野、溪旁等处。分布于山西、陕西、甘肃、新疆及华东、中南、华南、西南等地区。

采收加工

7~10月间开花后采收，地上部分，晒干或鲜用。

性味功能	味苦，性微寒。有凉血，破血，通经，利水消肿，清热解毒的功能。
炮制	除去残根及杂质，洗净，稍润，切段，晒干。
主治用法	用于经闭，腹部肿块，水肿腹胀，湿热黄疸，痢疾，疟疾，白喉，咽喉肿痛，痈肿，疮毒。用量4~9g。孕妇忌服。

现代研究

1. 化学成分　本品含马鞭草苷，5-羟基马鞭草苷；另含苦杏仁酶、鞣质；戟叶马鞭草苷，羽扇豆醇，β-谷甾醇，熊果酸，桃叶珊瑚苷，蒿黄素，马鞭草新苷，腺苷，β-胡萝卜素，并含少量水苏糖等成分。

2. 药理作用　本品具有抗炎止痛作用，镇咳作用和对子宫轻微的收缩作用，临床选方可用治疗疟疾、传染性肝炎治疗或流行性感冒等疾病。

应用

1. 跌打扭伤：鲜马鞭草，捣烂敷患处。或黄酒调匀敷患处。
2. 湿疹、皮炎：马鞭草，煎水外洗，并涂敷患处。
3. 闭经：马鞭草150g，红糖15g，黄酒120g，炖服。
4. 哮喘：马鞭草50g，豆腐100g。开水炖服。

灯笼草（断血流）

基　源：断血流为唇形科植物灯笼草的地上部分。

原植物

别名：瘦风轮、荫风轮、山藿香。多年生草本。茎四棱形，基部匍匐，外被粗糙硬毛。伞花序总梗多分枝，花密集成圆球形。苞叶叶状，向上渐小成苞片状，苞片线形，被柔毛，边缘具缘毛；花萼管状，花冠紫红色或淡红色，二唇形。小坚果4，光滑。花期7~9月，果期8~10月。

生境分布

生于山地、路旁及田边。分布于河北、河南、陕西、甘肃、西藏及长江以南地区。

采收加工

7~8月开花期采收地上部分，阴干，或切段后阴干。

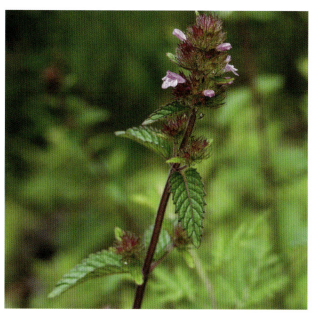

性味功能	味涩、微苦，性凉。有清热解毒，凉血止血的功能。
炮　制	洗净，鲜用或晒干。
主治用法	用于妇科出血及其他出血症，肠炎、菌痢，疮疡肿毒，蛇犬咬伤。用量9~15g。

现代研究

1. 化学成分　本品含有酸浆双古豆碱，古豆碱，托品碱，3β-乙酰氧基莨菪烷，N-甲基吡咯烷基古豆碱A，N-甲基吡咯烷基古豆碱A，N-甲基吡咯烷基古豆碱B，3α-巴豆酸氧基莨菪烷，红古豆碱，灯笼草碱，3β-巴豆酰氧基莨菪烷，灯笼草内酯，还含多种黄酮苷：山柰酚-3-芸酚-3-香糖苷，山柰酚-3-刺槐二糖苷，山柰酚-3-芸香糖苷-7-葡萄糖苷，根中含右旋灯笼草碱，消旋灯笼草碱，右旋N,N-二甲甘灯笼草碱盐，睡茄灯笼草素。又含挥发性成分：2-甲基丁酸甲酯，5-辛酸内酯，β-紫罗兰酮，枸橼酸，和少量有机脂肪酸、苯甲酸等成分。

2. 药理作用　本品具有抗癌及抗微生物作用，临床选方可治疗慢性气管炎、天泡疮、湿疮等疾病。

应用

1. 内外科出血、妇产科、五官科及泌尿科出血：断血流30g，煎服，每日1剂，每日2~3次。
2. 感冒：断血流15g，柴胡9g，煨水服。
3. 腹痛：断血流50g。水煎服。

蓝萼香茶菜

基　源：为唇形科植物蓝萼香茶菜的干燥全草。

原植物

别名：香茶菜、山苏子、回菜花。多年生草本。叶对生，卵形或宽卵形，先端长尖，基部楔形，下延成柄边，边缘具粗齿。聚伞圆锥花序，花梗被白色细毛，花萼筒状钟形，5齿裂，灰蓝色，果时增大；花冠白色，二唇形，上唇向上弯，4齿状，内有深紫点，下唇舟形，稍向下伸；。4小坚果，椭圆形，稍扁。花期秋季。

生境分布

生于山坡、灌木丛、林边。分布于东北、华北及宁夏、山东、江苏、安徽、河南等省区。

采收加工

夏、秋采割，晒干。

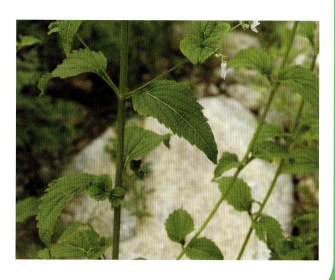

二　清热药

性味功能	味苦、甘，性凉。有清热解毒，活血化瘀的功能。
炮 制	去杂质，晒干切段。
主治用法	用于感冒，咽喉肿痛，扁桃体炎，胃炎，肝炎，乳腺炎，闭经，跌打损伤，关节痛，蛇虫蛟伤。用量6~15g。

现代研究

1. 化学成分　本品主要含有蓝萼甲素、蓝萼乙素、蓝萼丙素、蓝萼丁素、蓝萼戊素、木栓酮、乙酰熊果酸、齐墩果酸、熊果酸、2α-羟基熊果酸、2α，3α-羟基熊果酸、ent-7β，14α，胡萝b苷、果糖等黄酮和其他类化合物。

2. 药理作用　本品具有保护心肌、抗血小板凝聚、健胃、清热解毒、活血、抗菌消炎和抗癌作用。

应用

1. 咽喉肿痛，扁桃体炎：蓝萼香茶菜9g。水煎服。
2. 食欲不振，消化不良：蓝萼香茶菜15g。水煎服。

碎米亚（冬凌草）

基　源：冬凌草为唇形科植物碎米亚的干燥地上部分。

原植物

小灌木，高30~100cm。茎直立，四棱形，密生绒毛。叶对生，菱形，长先端短尖，基部下延成假翅，边缘有粗齿，上面有柔毛及腺点。聚伞花序3~7花，在枝顶组成窄圆锥花序；花萼钟形，紫红色；花冠淡蓝色或淡紫红色，二唇形，花冠基部上方呈浅囊状；雄蕊4，2强；花柱2浅裂。小坚果倒卵状三棱形，褐色，无毛。花期8~10月。果期9~11月。

生境分布

生于山坡、谷地、灌丛、林地等处。分布于河南、河北、山西、甘肃及南方大部分省区。

采收加工

夏、秋采割地上部分，除去杂质泥土，晒干。

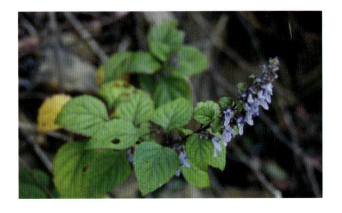

性味功能	味苦、甘，性微寒。有清热解毒，活血止痛的功能。
主治用法	用于咽喉肿痛，扁桃体炎，感冒头痛，气管炎，慢性肝炎，关节风湿痛，毒蛇咬伤。用量30~60g，水煎服。

应用

1. 肾炎：冬凌草、地胆草各30g，大蓟15g。水煎服。
2. 尿道炎：冬凌草、蒲公英各30g，车前草、紫花地丁各15g。水煎服。
3. 咽喉肿痛，扁桃体炎：冬凌草30g。水煎服。
4. 急性病毒性肝炎：冬凌草、地耳草各30g，白马骨15g。水煎服。

荔枝草

基　源：为唇形科植物荔枝草的干燥地上部分。

原植物

二年生草本，被短柔毛。茎方形。叶对生，长椭圆形或披针形，边缘有圆锯齿，皱折，下面有金黄色腺点。2~6花轮伞花序，聚成顶生及腋生假总状或圆锥状花序；花萼钟状；花冠唇形，淡紫色或蓝紫色。小坚果倒卵圆形，有腺点。花期5~6月。果期6~7月。

生境分布

生于山坡荒地或湿地。分布于全国大部分省区。

采收加工

6~7月，割取地上部分，扎成小把，晒干。

现代研究

1. 化学成分　本品全草含高车前苷，粗毛豚草素，楔叶泽兰素即是尼泊尔黄酮素,楔叶泽兰素即是尼泊尔黄酮素,楔叶兰素-7-葡萄糖苷即是尼泊尔黄酮苷,4-羟基苯基乳酸、咖啡酸、原儿茶酸等成分。

2.药理作用　本品具有平喘作用和抑菌作用,并可组方具有镇咳作用。

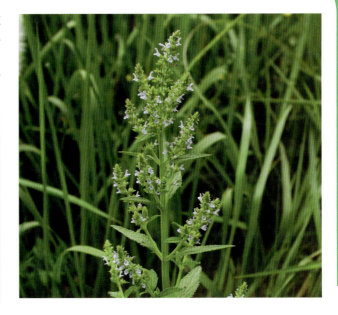

性味功能	味苦、辛,性凉。有清热解毒,凉血止血,利尿消肿的功能。
炮制	除去泥土,扎成小把,晒干或鲜用。
主治用法	用于咽喉肿痛,扁桃腺炎,肺结核咯血,支气管炎,血小板减少性紫癜等。外用于乳腺炎,痔疮肿痛,跌打损伤,毒蛇咬伤。用量9~30g,鲜品15~60g。

应用

1. 阴道炎、宫颈炎:荔枝草50g,洗净切碎,煮沸过滤,冲洗阴道。
2. 慢性气管炎:鲜荔枝草。水煎服。
3. 咳血,吐血,尿血:荔枝草30g,瘦猪肉,炖汤服。
4. 跌打损伤:鲜荔枝草50g,捣烂取汁,以甜酒冲服,其渣杵烂,敷伤处。

半枝莲

基　源:为唇形科植物半枝莲的全草。

原植物

别名:并头草、牙刷草、对叶草。多年生直立草本,高可达50cm。茎四棱形,分枝多,下部略呈紫色,无毛。叶交互对生,有短柄,叶片三角状长卵形至披针形,顶端略钝,边缘具疏钝齿,基部截形。花顶生于茎及分枝的上部,集成偏一侧的总状花序;花冠蓝紫色。花期5~10月,果期6~11月。

生境分布

生于田边、溪边、路旁、疏林潮湿地。分布于河北、山西、陕西、甘肃、新疆及华东、中南、西南等地区。

采收加工

夏、秋二季茎叶茂盛时割取全草,洗净,晒干或鲜用。

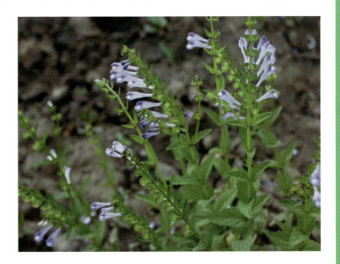

性味功能	味辛、微苦,性平。有清热解毒,散瘀止血,消肿止痛,利尿消肿的功能。
炮制	全株,拣除杂草,捆成小把,切段,晒干或阴干。
主治用法	用于吐血,衄血,血淋,赤痢,肺痈,肠痈,黄疸,咽喉肿痛,疔疮肿毒,跌打损伤,毒蛇咬伤,水肿,黄疸。用量15~30g;鲜品30~60g;外用适量。

二　清热药

现代研究

1. 化学成分　本品含红花素，异红花素，高山黄芩素，高山黄铃苷，β-谷甾醇，硬脂酸，生物碱多糖等成分，还含有汉黄芩素，半枝莲素，半枝莲种素，柚皮素，芹菜素，粗毛豚草素，圣草素，木犀草素，4-羟基汉黄芩素，原儿茶酸，熊果酸、植物甾醇，植物甾醇 β-D-葡萄糖苷等。

2. 药理作用　本品具有抑菌作用、解痉祛痰作用、抑瘤作用和免疫调节作用，并有抑制 ATP 生成和抗血小板凝聚作用。

应用

1. 急性乳腺炎：鲜半枝莲适量。捣烂敷患处。
2. 毒蛇咬伤：半枝莲、乌蔹莓各等量。捣烂绞汁，涂于伤口周围或敷伤口。
3. 痢疾：半枝莲 30g，马齿苋、凤尾草各 15g。水煎服。
4. 黄疸肝炎：半枝莲、地耳草各 30g，车前草 15g。水煎服。

连翘

基源：为木犀科植物连翘的果实。

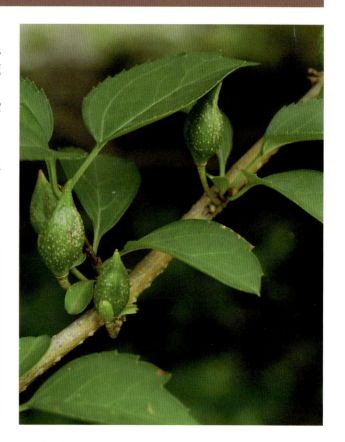

原植物

别名：空壳，黄花条，青翘，老翘。落叶灌木。小枝节间中空，有髓。1~3 三出复叶，卵形，有锐锯齿。花先叶开放，1~6 花簇生叶腋。花萼基部合生成管状，4 深裂；花冠金黄色，4 裂。蒴果狭卵形，木质，生瘤点，顶端 2 裂。花期 3~5 月。果期 7~8 月。

生境分布

生于山坡灌丛、山谷疏林或草丛。多栽培。分布于全国大部分省区。

采收加工

不同成熟期采收果实，晒干。

性味功能	味苦，性微寒。有清热解毒，散结消肿的功能。
炮　制	拣净杂质，搓开，除去枝梗。
主治用法	用于风热感冒，温病初起，咽喉肿痛，斑疹，丹毒，痈结肿毒，淋巴结结核，高烧烦渴，神昏发斑，瘰疬，尿路感染等症。用量 6~15g。

现代研究

1. 化学成分　本品含有木脂体类化合物：连翘苷、连翘苷元、右旋松脂酚、右旋松脂醇葡萄糖苷；黄酮类化合物：芸香苷；苯乙烯类衍生物：连翘脂苷 A、C、D、E，毛柳苷；乙基环己醇类衍生物：棘木苷，连翘环己醇，异连翘环己醇等，尚含三萜类化合物：桦木酸、熊果酸、齐墩果酸等成分。

2. 药理作用　本品具有抗细菌、抗真菌、抗病毒作用，强心及升压和抑制毛细血管通透性作用，并具有抑制弹性蛋白酶活力作用和抗辐射损伤作用。

应用

1. 急性肾炎：连翘 18g。水煎服。
2. 血小板减少性出血性紫癜，过敏性紫癜：连翘 18g。水煎服。
3. 视网膜出血：连翘 18g，水煎服。
4. 咽喉肿痛：连翘、玄参、板蓝根、生地黄各 9g。水煎服。

穿心莲

基　源：为爵床科植物穿心莲的地上部分。

原植物

多年生草本，全株味极苦。茎四棱形，节稍膨大。单叶对生，纸质，披针形至狭披针形，先端渐尖，基部楔形而下延，全缘或浅波状。圆锥形总状花序顶生或腋生；花萼裂片披针形；花冠二唇形，白色，上唇2齿裂，下唇3深裂，中裂片中央有2块紫黑色斑纹。蒴果长椭圆形，熟后2裂。种子黄色或深褐色。花期8~9月。果期9~10月。

生境分布

生于平原或丘陵地区。江西、福建、湖南、广东、广西、四川有栽培。

采收加工

夏秋季茎叶茂盛时采集地上部分，除去杂质，晒干。

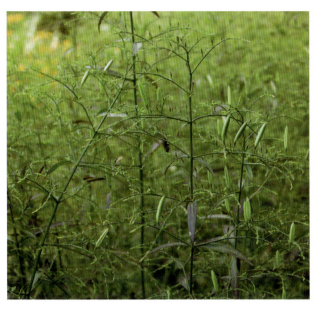

性味功能	味苦，性寒。有清热解毒，凉血消肿，消炎的功能。
炮　制	除去杂质，洗净，切段，干燥。
主治用法	用于感冒发热，扁桃体炎，咽喉炎，支气管炎，肠炎，化脓性中耳炎，尿路感染，痈肿疮疡；外伤感染，烫伤，毒蛇咬伤。用量3~9g，水煎服。外用适量。

应用

1. 支气管炎、肺炎：穿心莲、十大功劳各15g，陈皮6g。水煎服。

2. 化脓性中耳炎：穿心莲5g，研粉，酒浸后，加甘油制成滴剂，滴耳。

3. 急性扁桃体炎：穿心莲9g水煎，加冰糖服。

现代研究

1. 化学成分　本品含二萜类：穿心莲内酯，14-去氧穿心莲内酯，新穿心莲内酯，14-去氧穿心莲内酯苷，14-去氧-12-甲氧基穿心莲内酯，穿心莲潘林内酯；黄酮类：木蝴蝶素A，汉黄芩素，穿心莲黄酮，5,2-二羟基-7,8-二甲氧基黄酮，3-O-甲基魏穿心莲黄素即5-羟基-7,8,2,3-四甲基黄酮，芹菜素-4,7-二甲醚，5-羟基-7,8-二甲氧基黄烷酮，5-羟基-3,7,8,2-四甲氧基黄酮，5-羟基-7,8-二甲氧基黄酮，穿心莲黄酮苷A、B、C、D、E及F，还含α-谷甾醇；多酚类：咖啡酸，绿原酸及二咖啡酰硅宁酸混合物等成分。

2. 药理作用　本品具有解热作用、抗炎作用、抗蛇毒及毒蕈碱样作用、抗肿瘤作用、保肝利胆作用和中止妊娠作用，对心肌损伤和实验性心肌梗塞缺血性损伤也有一定的保护作用，并可以增强对免疫功能。

板蓝（板蓝根，大青叶）

基　源：板蓝根为爵床科植物板蓝的根茎及根；大青叶为其干燥叶。

原植物

别名：马蓝。多年生草本。叶对生，卵状长圆形，先端渐尖，基部稍狭，边缘有粗齿，幼叶脉上有柔毛。穗状花序；花萼5裂；花冠筒状漏斗形，淡紫色，近中部弯曲，先端5裂，蒴果棒状，稍有4棱。种子4扁平，卵形，褐色。花期9~11月。果期11~12月。

生境分布

生于林下阴湿地。分布于浙江、江苏、福建、广东、广西、湖南、湖北、云南、四川等省区。

采收加工

初冬挖根茎和根，晒干。秋节采叶，晒干。

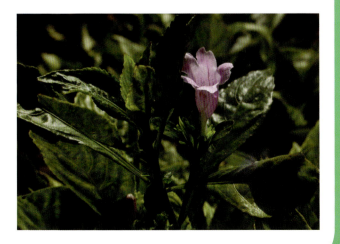

性味功能	味苦，性寒。有清热凉血，解热毒的功能。
炮　制	除去杂质、芦头，抢水洗净，润软，切成厚2--3毫米顶头片，干燥。
主治用法	用于流行性乙型脑炎，流行性感冒，流行性腮腺炎，咽喉肿痛，肺炎，急性传染性肝炎，温病发热，发斑，丹毒，蛇咬伤等症。用量9~30g，煎服。

现代研究

1. 化学成分　本品含有靛蓝，靛玉红，蒽醌类、β-谷甾醇，γ-谷甾醇以及多种氨基酸：精氨酸，谷氨酸，酪氨酸，脯氨酸，缬氨酸，γ-氨基丁酸。还含黑芥子苷，靛苷，β-色胺酮，腺苷，棕榈酸，蔗糖和含有12%氨基酸的蛋白多糖等物质。

2. 药理作用　本品具有抗菌抗病毒作用、抗钩端螺旋体作用、抗肿瘤作用和解毒作用，并能提高免疫功能，对白血病也有一定的治疗作用。

应用

1. 乙型脑炎：板蓝根、生地、生石膏各30g，大青叶、银花、连翘、玄参各15g，黄芩12g。水煎服。
2. 急性传染性肝炎：板蓝根、茵陈各50g，栀子9g，水煎服。

狗肝菜

基　源：为爵床科植物狗肝菜的干燥全草。

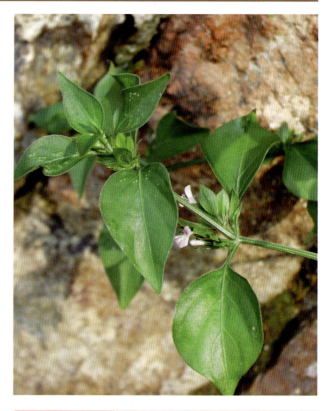

原植物

别名：野青仔。一年生或二年生草本。茎四棱，节膨大。叶对生，纸质或近草质，卵形或阔卵形，顶端短渐尖，基部阔楔形，全缘或浅波状，有短缘毛。聚伞花序腋生，叶状苞片2；每个小花序内，有能育花和不育花各一；花萼5裂；花冠二唇形，粉红色，被柔毛，有紫色斑点；雄蕊2，着生在花冠筒上。蒴果卵形，开裂时胎座由蒴果底弹起。种子每室2，有小疣点。秋冬开花。

生境分布

生于路边、园中及水沟边。分布于江西、福建、台湾、广东、广西、云南等省区。

采收加工

夏秋二季采收全株，洗净，晒干或鲜用。

现代研究

1. 化学成分　本品含有正三十六烷醇（Ⅰ）、硬脂酸（Ⅱ）、羽扇烯酮（Ⅲ）、羽扇豆醇（Ⅳ）、谷甾烷-4-烯-3-酮（Ⅴ）、豆甾烷-5-烯-7-酮-3β-棕榈酸酯（Ⅵ）、β-谷甾醇（Ⅶ）、齐墩果酸（Ⅷ）、3β，6β-豆甾烷-4-烯-3，6-二醇（Ⅸ）、6β-羟基-豆甾烷-4-烯-3-酮（Ⅹ）、3β-羟基-豆甾烷-5-烯-7-酮（Ⅺ）、去氢催叶萝芙叶醇（Ⅻ）和催叶萝芙叶醇（ⅩⅢ）等成分。

2. 药理作用　本品具有抗炎作用，临床组方用治急性肝炎、流行性乙型脑炎、斑疹发热、眼结膜炎、便血赤痢等疾病。

应用

1. 痢疾：狗肝菜30g，地锦草、爵床各15g，水煎服。
2. 肺炎：狗肝菜、蛇莓各30g，三叉苦24g，水煎服。

性味功能	味微苦，性微寒。有清热解毒、凉血、生津、利尿的功能。
炮　制	洗净，鲜用或晒干。
主治用法	用于感冒发热，热病斑疹，暑热烦渴，眼结膜炎，咽喉肿痛，疔疮，便血，尿血，小便不利。用量煎汤内服15~30g；外用鲜品适量捣敷。

爵床

基　源：为爵床科植物爵床的干燥全草。

原植物

一年生细弱匍伏草本，被疏毛。茎簇生，节上生根，节稍膨大。叶对生，卵形或长圆形，全缘，先端尖或钝，基部楔形。穗状花序顶生或腋生，花小而稠密；苞片有睫毛；花萼裂片4，有膜质边缘和睫毛；花冠淡红色，二唇形；雄蕊2；子房卵形，有毛。蒴果棒状，被白色短柔毛。种子4，黑褐色，卵圆形稍扁，有瘤状皱纹。花期6~9月，果期9~11月。

生境分布

生于山林草地、旷野路旁和沟谷等阴湿处。分布于山东、浙江、江苏、江西、福建、安徽等省区。

采收加工

6~9月采收全草，晒干。

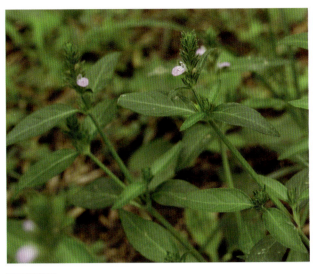

性味功能	味淡微苦，性凉。有清热解毒，利湿消滞，活血止血，利尿，抗疟的功能。
炮　制	采得后，除去泥土、杂质等，鲜用；或晒干用。
主治用法	用于感冒发热，疟疾，咽喉肿痛，小儿疳积，痢疾，肠炎，肝炎，肾炎水肿，筋骨疼痛，痈肿疮疖等症。用量10~15g；外用适量。

现代研究

1. 化学成分　本品含爵床脂定A，山荷叶素，爵床脂定E，新爵床脂纱A、B、C、D等成分。

2. 药理作用　本品具有较强的抑菌作用，临床用治发热感冒、小儿肾炎等疾病。

应用

1. 小儿肾炎：爵床45g，水煎服。

2. 结核性肛瘘：爵床、三叶五加各50g，水煎服。

3. 急性病毒性肝炎：爵床、积雪草、车前草各30g，水煎服。

4. 疟疾：爵床50g，水煎，于发作前三小时服下。

半边莲

基　源：为桔梗科植物半边莲的全草。

原植物

别名：长虫草、细米草、小急解锁。多年生矮小匍匐草本，有乳汁。叶互生，狭小，披针形或线状披针形。小花腋生，花萼5裂，花冠筒状，淡红色或淡红紫色，5裂片向一边开裂，中央3裂片较浅，两侧裂片深裂达基部。蒴果熟时三瓣开裂，有宿萼。花期5~8月。果期8~10月。

生境分布

生于水田边、沟边、湿草地。分布于中南及安徽、江苏、浙江、江西、福建、台湾、贵州、四川等地区。

采收加工

夏季采收，带根拔起，洗净，晒干或鲜用。

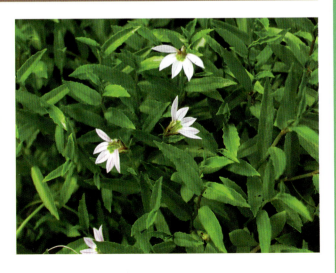

性味功能	味辛、甘，性微寒。有清热解毒，利尿消肿的功能。
炮　　制	除去杂质，洗净，切段，晒干。
主治用法	用于晚期血吸虫病腹水，肝硬化水肿，毒蛇咬伤，肾炎水肿等。用量9~15g，水煎服。外用适量，研末调敷或鲜品捣敷。孕妇或患严重胃肠病者慎用。

现代研究

1. 化学成分　本品含生物碱，主要为L-山梗菜碱，山梗菜酮、山梗菜醇碱、异山梗菜酮碱，即去甲山梗菜酮碱、黄酮苷、皂苷、多糖；又另含菊糖，对-羟基苯甲酸、延胡索酸和琥珀酸和半边莲果聚糖等成分。

2. 药理作用　本品具有利尿、呼吸兴奋、利胆、抗蛇毒、轻泻、抑菌、凝血、抗癌作用，并有镇痛、镇静和降低体温的作用，尚有扩张支气管作用，即有显着的呼吸兴奋作用。

应用

1. 肝硬化腹水：半边莲30g，车前草、白马骨、大蓟根各15g。水煎服。
2. 水肿：半边莲30g。水煎服。
3. 眼镜蛇、青竹蛇、蝰蛇咬伤：半边莲120g，捣烂绞汁，热酒送服。或干品30g，水煎服。外用则以半边莲加盐捣烂成泥状，围敷伤口部。

忍冬（金银花）

基　源：金银花为忍冬科植物忍冬的花蕾及初开的花。

原植物

别名：二花缠绕。藤本。叶对生，卵形，全缘。花成对腋生，初开白色，后渐变黄色；花梗密生短柔毛；苞片叶状；花萼5裂，先端尖，有长毛；花冠筒状，唇形，上唇4裂，下唇反转。被糙毛和长腺毛。浆果球形，黑色，有光泽。花期4~6月。果期7~10月。

生境分布

生于山坡灌丛、田埂、路边。分布于全国大部分省区。

采收加工

夏初采摘未开放花蕾，晒干。

性味功能	味甘，性寒。有清热解毒，凉散风热的功能。
炮　　制	除去杂质，洗净，闷润，切段，干燥。
主治用法	用于温病发热，风热感冒，热毒血痢，痈肿疔疮，喉痹，丹毒，扁桃体炎，急性结膜炎等。

现代研究

1. 化学成分　本品含有绿原酸，异绿原酸，马钱子苷(，断马钱子苷二甲基缩醛，六羟基穗花杉双黄酮，3-甲氧基-5,7,4-三羟基黄酮，5,7,4-三羟基黄酮等黄酮类成分，还含有柚皮素，木犀草素（luteolin），忍冬素，木犀草素-7-鼠李葡萄糖苷即忍冬苷和鞣质、生物碱等成分。

2. 药理作用　本品具有抗菌、抗炎、解热作用，并可调节机体免疫功，和降低血胆甾醇的作用。

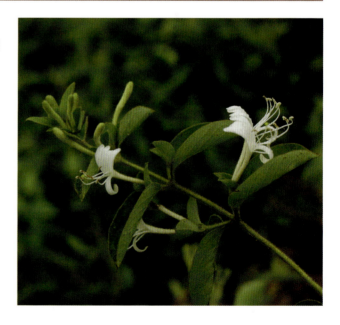

应用

1. 菌痢、急性肠炎：金银花。浓煎服。
2. 疔毒疮疡、痈疖：金银花30g，紫花地丁20g，赤苓、连翘、夏枯草各9g，丹皮6g，黄连4.5g。水煎服。
3. 血痢：金银花，炒炭，研末，冲服。
4. 咽喉肿痛：金银花15g，甘草各3g。水煎服。

附注：其茎枝为忍冬藤：味甘，性寒。有清热解毒，疏风通络的功能。用于温病发热，热毒血痢，痈肿疮疡，风湿热痹。

攀倒甑（败酱草）

基　源：败酱草为败酱科植物攀倒甑的根状茎和根或全草。

原植物
别名：白花败酱。多年生草本。根茎细长，有特殊臭气。茎密生白色倒粗毛。基生叶丛生。呈聚伞花序成伞房状圆锥花丛顶生，花冠5裂；瘦果膜质，有翅状苞片。花期7~8月。果期8~9月。

生境分布
生于灌丛、山坡及路旁。分布于全国大部分省区。

采收加工
春、秋季采挖根茎及根，洗净，晒干。夏季将全株拔起，晒干。

性味功能	味辛、苦，性微寒。有清热解毒、消肿排脓、活血祛瘀、宁心安神的功能。
炮　制	晒至半干，扎成束，再阴干。
主治用法	用于阑尾炎，痢疾，眼结膜炎，产后瘀血腹痛，痈肿疔疮，用量9~15g（鲜者60~120g）。水煎服。外用适量，捣烂敷。

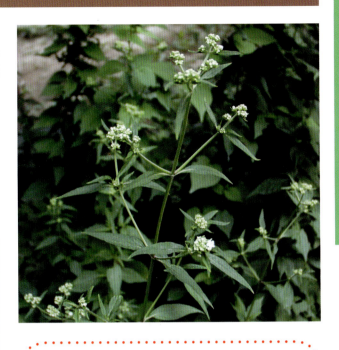

应用
1. 痢疾：败酱草、龙芽草各15g，广木香3g。水煎服。
2. 腮腺炎：败酱草、爵床各15g。水煎服。另用鲜败酱适量，捣烂，绞汁涂敷患处。
3. 阑尾炎：败酱草50g，蒲公英15g，鬼针草30g，川楝子10g，紫花地丁24g，水煎服。
4. 胆囊炎：败酱草30g，海金沙、金钱草各15g，枳壳9g，水煎服。

现代研究
1. 化学成分　本品含有多种三萜类皂苷（败酱苷等）和环烯醚萜及含有以败酱烯和异败酱烯为主成分的挥发油，此外还含有内酯、香豆素、黄酮类及微量的生物碱。
2. 药理作用　本品具有镇静、镇痛、抗菌、抗病毒、抗肿瘤、保肝利胆、止血和增强免疫力等多方面的药理作用。

藿香蓟

基　源：为菊科植物藿香蓟的全草及嫩叶。

原植物
别名：胜红蓟、白花草、胜红药、消炎草。一年生草本。茎直立，分枝，疏被白色短粗毛。单叶对生，宽卵圆形，先端钝，基部钝或稍带浅心形，边缘具圆齿。头状花序排列成稠密的伞房状，顶生或腋生，花淡蓝色或白色；总苞钟状；苞片2~3列，披针形；花全部管状；聚药雄蕊5；雌蕊位于中央，伸出冠外。瘦果柱状，具5棱，黑色，顶端具5片膜状冠毛，上部芒状，基部具细齿。花期6~8月。

生境分布
生于草丛、路旁。分布于我国南方大部分省区。

采收加工
夏、秋季采收全草，鲜用或晒干。

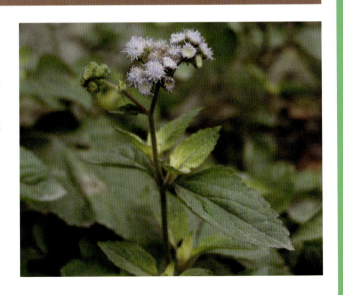

二　清热药

现代研究

1. 化学成分　本品含有黄酮类化合物：胜红蓟黄酮 A、B、C，川陈皮素，甜橙素，钓樟黄酮 B，5-甲氧基川陈皮素，5, 6, 7, 8, 5-五甲氧基 -3, 4-亚甲二氧基黄酮，槲皮素，山柰酚 -3-芸香糖苷，山柰酚 -3, 7-双葡萄糖苷。全草还含有生物碱：石松胺，刺凌备草碱，及三萜类化合物：无羁萜，豆甾醇。所含挥发油的成分中有胜红蓟色烯，香豆精，β-丁香烯。色烯类化合物：7-甲氧基 -2, 2-二甲基色原烯，7, 8-二甲氧基 -2, 2-二甲基色烯等成分。

2. 药理作用　本品具有抗菌作用。

性味功能	味辛、微苦，性凉。有清热，止痛止血，排石的功能。
炮　制	除去根部，鲜用或切段晒干。
主治用法	用于上呼吸道感染，扁桃体炎，咽喉炎，急性胃肠炎，胃痛，膀胱炎，湿疹，鹅口疮，痈疮肿毒，蜂窝织炎，下肢疡，中耳炎，外伤出血。用量15~30g。

应用

1. 胃溃疡，急慢性腹痛：胜红蓟，煅存性，研末，嚼服，30 分钟内不喝水。
2. 蜂窝织炎：鲜胜红蓟、鲜水田七等份，混合捣碎，敷贴肿胀部位。
3. 中耳炎：鲜胜红蓟适量，捣烂绞汁滴耳。
4. 外伤出血：胜红蓟适量，研末撒敷患处。

婆婆针（鬼针草）

基　源：鬼针草为菊科植物婆婆针的全草。

原植物

别名：鬼针草、鬼叉草。一年生草本。茎直立，四棱形，上部多分枝，稍带淡紫色。中、下部叶对生，2回羽状深裂，裂片披针形或卵状披针形，先端尖或渐尖，边缘有不规则的细尖齿哑钝齿，两面稍有短毛，有长柄；上部叶互生，较小，羽状分裂。头状花序，有梗；总苞杯状，苞片线状椭圆形，先端尖或钝，有细短毛；花托托片椭圆形，花杂性，边缘舌状花黄色，中央管状花黄色，两性，全育，裂片5。瘦果长线形；顶端冠毛芒状，3~4枚。花期8~9月。果期9~11月。

生境分布

生于山坡、草地或路旁。分布于全国各地。

采收加工

夏、秋间采收地上部分，切段，晒干。

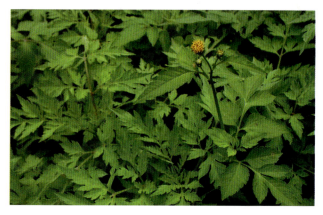

性味功能	味苦，性平。有清热解毒、散瘀消肿，活血的功能。
炮　制	去杂质，洗净，晒干。
主治用法	用于疟疾、腹泻、痢疾、急性黄疸型传染性肝炎、上呼吸道感染，急性肾炎、胃痛、肠痈、咽喉肿痛、跌打损伤、蛇虫咬伤等。用量15~30g。外用适量。

现代研究

1. 化学成分　本品含有苯丙素苷类化合物：4-O-（6″-O-对-香豆酰基 -β-D-吡喃葡萄糖）-对-香豆酸（1），4-O-（2″-O-乙酰基 -6″-O-对-香豆酰基 -β-D-吡喃葡萄糖）-对-香豆酸（2）及 4-O-（2″, 4″-O-二乙酰基 -6″-O-对-香豆酰基 -β-D-吡喃葡萄糖）-对-香豆酸（3）；还含有（顺）-6-O-（4″, 6″-二乙酰基 -β-D-吡喃葡萄糖）-6, 7, 3′, 4′-四羟基橙酮（4），胡萝卜苷（5），豆甾醇葡萄糖苷（6），丁二酸（7）等成分。

2. 药理作用　本品具有抗炎作用、抑菌作用、对心血管系统的保护作用及抗肿瘤作用。

应用

1. 疟疾：鲜鬼针草250g，加鸡蛋煮汤服。
2. 痢疾：鬼针草柔芽一把，水煎汤服。
3. 跌打损伤：鲜鬼针草全草60g，水煎，另加黄酒50g，温服，每日一次。

天名精（天名精，鹤虱）

基　源：天名精为菊科植物天名精的全草；鹤虱为其成熟果实。

原植物

多年生草木，有臭气，密生短柔毛。下部叶宽椭圆形或矩圆形，顶端尖或钝，基部狭成具翅的叶柄，边缘锯齿或全缘；茎上部叶互生，向上渐小，矩圆形。腋生头状花序多数，近无梗；总苞钟形；苞片3层；全为管状花，黄色，外面为雌花，花冠管细长，先端3~5裂，中央为两性花，花冠管筒状，顶端5齿裂。瘦果条形，具细纵条，顶端有短喙，无冠毛，具腺点，黄褐色。花期6~8月，果期8~11月。

生境分布

生于山坡草丛，田野路旁。分布于全国各省区。

采收加工

夏季采收全草，晒干或鲜用。秋季采收果实，晒干。

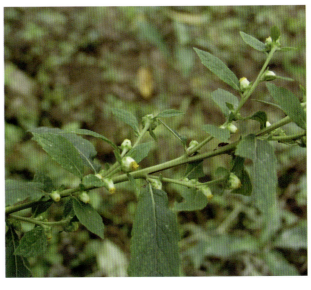

性味功能	天明精味辛，性寒。有清热解毒，祛痰，止血的功能。鹤虱有杀虫的功能。
炮　制	采收，洗净，鲜用或晒干。
主治用法	天明精用于咽喉肿痛，扁桃体炎，支气管肺炎胃炎，外用治创伤出血，无名肿毒。用量9~15g。鹤虱用于绦虫病，蛔虫病，蛲虫病等。用量3~9g。

现代研究

1. 化学成分　本品全草含倍半匝萜内酯：天名精内酯酮（carab-rone），鹤虱内酯，大叶土木香内酯，依瓦菊素，天名精内酯醇，依生依瓦菊素，11（13）-去氢腋生依瓦菊素，特勒内酯，异腋生依瓦菊素及11（13）-二氢特勒内酯等成分。

2. 药理作用　本品具有抗菌、降温、退热作，尚可引起血压降低，抑制呼吸，且对中枢神经系统有较显著的作用。

应用

1. 急性黄疸型传染性肝炎：鲜天明精200g，生姜3g，水煎空腹服。
2. 急性肾炎：鲜天明精50g，捣烂，加红糖或食盐拌匀，外敷脐部。
3. 吐血：天明精，研末，茅花泡汤调水冲服。

菊苣

基　源：为菊科植物菊苣的干燥全草。

原植物

多年生草本。根粗状肥大。茎直立中空，有条棱，多分枝，有疏粗毛或绢毛。基生叶倒长椭圆状披针形，羽状分裂或不分裂，具齿，基部渐狭成有翅的叶柄，两面稍有毛，叶脉及叶柄密被粗毛；茎生叶渐小，披针状卵形至披针形，基部无柄稍抱茎，全缘，有粗毛。头状花序单生于茎、枝顶端，或2~3簇生于叶腋；花全为舌状花，蓝色，聚药雄蕊蓝色；柱头2裂，有向上的短刚毛。瘦果有棱角，顶端截形，冠毛短鳞片状。花期6~8日，果期7~9月。

生境分布

生于路边、草地、山沟及田边荒地。分布于东北、西北、华北地区及山东，江西等省。

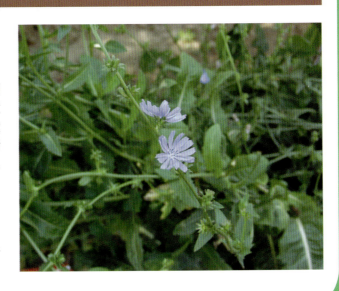

采收加工

夏季采收，切段晒干。

性味功能	味苦、甘，性凉。有清肝利胆的功能。
炮　　制	采割，除去杂质，晒干。
主治用法	用于治疗黄胆型肝炎。用量3~9g；外用适量。

现代研究

1. 化学成分　本品全草含苦味物质马栗树皮素、马栗树皮苷、野莴苣苷、山莴苣素和山莴苣苦素；根含山莴苣素、α-山莴苣醇、野莴苣苷；叶含单咖啡酰酒石酸、菊苣酸；新鲜花瓣含花色苷。

2. 药理作用　本品具有兴奋中枢神经系统并增强心脏活动，且有抗菌、收敛作用，能提高食欲，改善消化功能，并有轻泻等作用。

应用

1. 黄胆型肝炎：菊苣9g，水煎服。
2. 脾虚，小便不利：菊苣250g，食盐腌制，加入黄酒，佐餐食用。

地胆草

基　源：为菊科植物地胆草的全草。

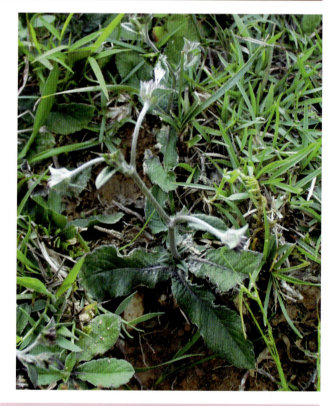

原植物

别名：地苦胆、苦地胆、草鞋根。多年直立生草本，高30~60cm。根状茎短，着生多数须状根。茎粗壮，二歧分枝，被白色粗硬毛。叶多基生，匙形或矩圆状倒披针形，边缘稍具钝锯齿。头状花序着生长梗上，4~8呈疏单枝聚伞排列，花冠淡紫色。瘦果有棱，被白色柔毛；冠毛1层，中上部细长，基部宽阔。花期夏季。

生境分布

生于丘陵、坡地、路边。分布于福建、广东、广西、贵州、云南等省区。

采收加工

夏、秋季采收，去杂质，洗净晒干或鲜用。

现代研究

1. 化学成分　本品含有倍半萜内酯类：异苦地胆苦素和苦地胆苦素；黄酮类化合物：藤黄菌素-7-葡萄糖苷等，尚含二羟基苯甲醛、对香豆酸、香草酸、丁香酸、β-谷甾醇、胡萝卜苷、2,5-二甲氧基对苯醌和二十八烷酸等成分。

2. 药理作用　本品具有抗肿瘤作用和抗菌作用及抗炎作用。

性味功能	味苦，性凉。有清热解毒，利尿消肿的功能。
炮　　制	去杂质，洗净晒干或鲜用。
主治用法	用于感冒，急性扁桃体炎，咽喉炎，眼结膜炎，流行性乙型脑炎，百日咳。用量15~30g。孕妇慎服。

应用

1. 流行性乙型脑炎：地胆草、三叉苦、积雪草各500g，钩藤、车前子各150g，地龙90g。加水煎1.5小时，过滤，浓缩成3000ml。每次服30ml，每日3次；小儿酌减。
2. 眼结膜炎：地胆草、小叶榕树叶各30g。水煎服。

千里光

基　源：为菊科植物千里光的全草。

原植物

多年生草本。茎圆柱形，攀援状曲折，上部多分枝，下部木质化。叶互生，具短柄，椭圆状三角形或卵状披针形，顶端渐尖，茎部截形或戟形，有时基部有2~4对深裂片。头状花序顶生，排成复总状伞房花序；花梗密被白毛；总苞筒状，基部有数个条形小苞片；舌状花黄色，雌性，先端3裂；管状花黄色，两性，先端5齿裂；雄蕊5；子房下位。瘦果圆柱形，具5棱，棕褐色；冠毛白色。花期9~10月。果期10~11月。

生境分布

生于山坡，林缘，灌丛，沟边，路旁。分布于我国西北部至西南部，中部，东南部地区。

采收加工

9~10月割取地上部，扎成小把或切段，晒干。

性味功能	味苦，性寒。有清热解毒，凉血消肿，清肝明目，杀虫止痒的功能。
炮　制	采收，洗净，鲜用或晒干。
主治用法	用于上呼吸道感染，咽喉炎，肺炎，结膜炎，痢疾，肠炎，阑尾炎，丹毒，疖肿，湿疹等病。用量15~30g，外用适量。

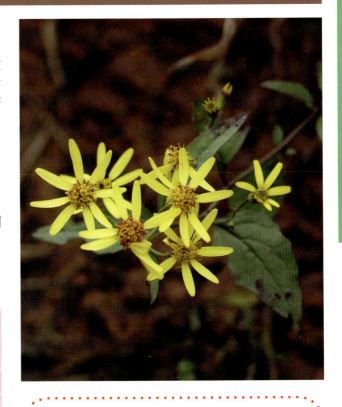

现代研究

1.化学成分　本品全草含大量的毛茛黄素、菊黄质，及少量的β-胡萝卜素，还含千里光宁碱，千里光菲灵碱及氢酯，对-羟基苯乙酸，香草酸，水杨酸，焦粘酸。此外还含挥发油，黄酮苷，鞣质等成分。

2.药理作用　本品具有抗菌作用、抗螺旋体作用、降低血压作用并有抗肿瘤作用。

应用

1. 上呼吸道感染：鲜千里光、鲜爵床各30g，野菊花15g。水煎服。

2. 流行性感冒、各种炎症性疾病：千里光60g，水煎服。

3. 痈疽疮毒：鲜千里光30g，水煎服。并用鲜品，水煎洗及捣烂敷处。

4. 毒蛇咬伤：千里光根60g，水煎代茶饮；并用鲜全草适量，水煎洗伤口，及捣烂敷患处。

二　清热药

水飞蓟

基　源：为菊科植物水飞蓟的瘦果。

原植物

一或两年生草本。茎多分枝，有纵棱，具白色蛛丝状毛。基生叶大型，莲座状，具柄，长椭圆状披针形，羽状裂，边缘有锯齿，齿尖具硬尖刺，光滑，具乳白色斑点，叶背疏生白柔毛，叶脉明显凸出，被长糙毛；茎生叶小，无柄，披针形，顶端渐尖，基部抱茎。头状花序顶生或腋生；总苞近球形，质硬，具长刺；花托肉质，具硬托毛；花全为管状花，两性，淡红色至紫红色，少有白色。瘦果椭圆状卵形，棕色至黑褐色，有纵棱及凸出的腺体；冠毛多数，刚毛状，基部合生成环，白色。花期5~7月，果期6~8月。

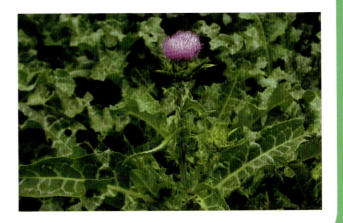

生境分布

原产欧洲及北非，我国西北及华北地区有引种栽培。

采收加工

当花枯萎变黄褐色时，采收果序，晒干，脱粒取出瘦果。

性味功能	味苦，性凉。有清热解毒，保肝，利胆，健脑，抗X线的功能。
炮 制	采收，去杂质，晒干。
主治用法	用于急、慢性肝炎，脂肪肝，肝硬化，代谢中毒性肝损伤，胆结石，胆囊炎，胆管炎，胆管周围炎等症。

现代研究

1.化学成分　本品全草含有黄酮类及延胡索酸；种子含水飞蓟宾、异水飞蓟宾、脱氢水飞蓟宾、水飞蓟宁、水飞蓟亭、水飞蓟宾聚合物及肉桂酸、肉豆蔻酸、棕榈烯酸、花生酸等成分。

2.药理作用　本品具有较强的保肝、利胆作用，可对抗肝脏中毒；并具有保脑，抗X射线等作用。

应用

急慢性肝炎，脂肪肝，肝硬化，代谢中毒性肝损伤：水飞蓟，水煎服。

苣荬菜

基　源：为菊科植物苣荬菜的干燥全草。

原植物

多年生草本，全株具乳汁。地下根状茎匍匐，着生多数须根。地上茎直立，少分枝，平滑。叶互生，无柄，宽披针形或长圆状披针形，先端有小刺尖，基部呈耳形抱茎，边缘呈波状尖齿或有缺刻，上面绿色，下面淡灰白色，两面均无毛。头状花序少数，在枝顶排列成聚伞状或伞房状，头状花序直径2~4cm，总苞及花轴都具白绵毛，总苞片4列，最外1列卵形，内列披针形，其长倍于最外列；全部为舌状花，鲜黄色；舌片条形，先端齿裂。瘦果侧扁，有棱，有与棱平行的纵肋，顶端有多层白色冠毛。花期夏、秋季。

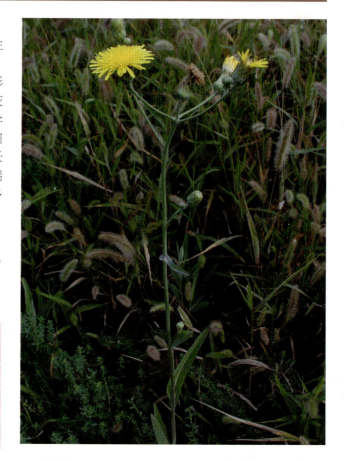

生境分布

生于地边、路旁、庭园。分布于东北、华北及西北各地。

采收加工

夏、秋季采割全草，洗净，鲜用或晒干备用。

性味功能	味苦，性寒。有清热解毒，凉血利湿的功能。
炮 制	采收，鲜用或晒干。
主治用法	用于急性咽炎，急性细菌性痢疾，吐血，尿血，痔疮肿痛。用量6~15g。

现代研究

1.化学成分　本品含有萜类、甾体类成分：蒲公英甾醇、羽扇醇、假蒲公英甾醇；黄酮类成分：芹菜素、金合欢素、木犀草素；香豆素类化合物：秦皮乙素，尚含氨基酸、蛋白质、微量元素和维生素等成分。

2.药理作用　本品具有抗肿瘤作用，临床可用治急性淋巴细胞型白血病、急性及慢性粒细胞型白血病等。

应用

1.急性细菌性痢疾：苣荬菜50g，水煎服。

2.急性咽炎：鲜苣荬菜50g，灯心草3g，水煎服。

3.内痔脱出发炎：苣荬菜100g，煎汤。熏洗患处。每天一至二次。

漏芦

基　源：为菊科植物漏芦的干燥根。

原植物

别名：祁州漏芦。多年生草本。根肥厚。叶羽状裂，裂片长圆形、卵状披针形或线状披针形，先端尖或钝，边缘具牙齿，两面被软毛；叶柄被厚绵毛。顶生头状花序，总苞片多层，干膜质；外层苞片卵形；中层苞片宽，成掌状分裂尖锐。管状花花冠淡紫色。瘦果倒圆锥形，棕褐色，具4棱。花期5~6月，果期6~7月。

生境分布

生于阳坡、草地。分布于华北及陕西、甘肃等省区。

采收加工

春、秋二季采挖，除去须根及泥沙，晒干。

性味功能	味咸、苦，性寒。有清热解毒，排脓通乳的功能。
炮　制	拣净杂质，去毛，洗净，润透，切片晒干。
主治用法	用于乳痈肿痛，痈疽发背，瘰疬疮毒，乳汁不通，湿痹拘挛。用量 4.5~9g。

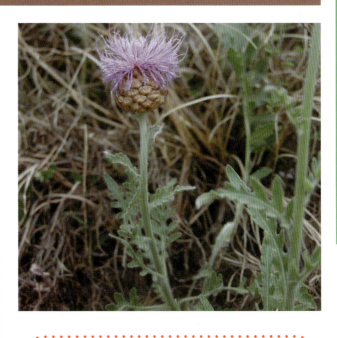

现代研究

1. 化学成分　本品含挥发油，蓝刺头扔碱及蓝刺头宁碱等成分。

2. 药理作用　本品具有降低血压，降低血脂，增强心收缩力，提高免疫作用，并有抗氧化作用和较强的抗动脉粥样硬化作用。

应用

1. 急性乳腺炎：漏芦、山慈菇、川木瓜、生姜各9g，忍冬花、北芪各12g，川芎4.5g，大枣15g。水煎服。

2. 淋巴结炎：漏芦，研末加蜂蜜调敷患处。

3. 湿疹疮疡经久不愈：漏芦、防风、黄柏各9g，黄芪24g，党参18g，川芎、金银花各4.5g，北紫草6g。水煎服。

二 清热药

蒲公英

基　源：为菊科植物蒲公英的干燥全草。

原植物

别名：黄花地丁。多年生草本，有乳汁，具蛛丝状毛。叶基生，莲座状平展，有柄，两侧扩大呈鞘状；叶长圆状倒披针形，先端尖或钝，基部下延成柄状，边缘浅裂或不规则羽状分裂。头状花序顶生，舌状花黄色；总苞淡绿色，钟形，苞片多层，外层短，顶端有角状突起，内层线状披针形，膜质。瘦果有纵棱及多数刺状突起。花期4~5月。果期6~7月。

生境分布

生于山坡草地、沟边等。分布于全国大部分地区。

采收加工

4~10月间挖取全株，晒干。

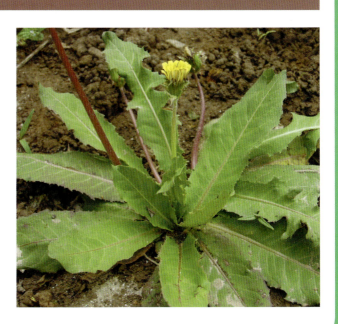

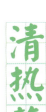

性味功能	味甘、苦,性寒。有清热解毒,利尿散结的功能。
炮 制	拣去杂质,洗去泥土,切段,晒干。原药拣净,抢水洗去泥屑,捞出摊开晾干,切1-1.5mm段片,晒干,筛去灰屑。
主治用法	用于急性乳腺炎,淋巴腺炎,疔毒疮肿,急性结膜炎,感冒发热,急性扁桃体炎,急性支气管炎,肝炎,胆囊炎,尿路感染。用量9~15g,亦可捣汁或入散剂;外用适量,捣敷患处。

现代研究

1.化学成分　本品含蒲公英甾醇、胆碱、蒲公英醇、蒲公英赛醇、β-谷甾醇、有机酸、果糖、蔗糖、菊糖、葡萄糖、葡萄糖苷以及树脂、橡胶和果胶等成分。

2.药理作用　本品具有抗菌、抗真菌、抗肿瘤作用,另外,本品还有抗胃溃疡、利胆、保肝等作用。

应用

1.急性黄疸型肝炎:蒲公英、茵陈、土茯苓、白茅根、田基黄各15g。水煎服。

2.扁桃体炎,化脓性感染:蒲公英30g。水煎服。

3.急性结膜炎、睑缘炎:蒲公英、菊花、夏枯草各50g。水煎,洗眼,熏眼。

海芋

基　源:为天南星科植物海芋的茎及根茎。

原植物

多年生草本。根茎肉质,圆柱状,黑褐色。具残留叶痕成环状节纹,基部生不定芽。叶极大,叶柄下部粗大抱茎;叶片箭状卵形,先端短尖,基部心状箭形,边缘浅波状,花序柄2~3,丛生,圆柱形;佛焰苞管部长圆卵形或卵形,黄绿色,肉穗花序短于佛焰苞;顶端附属器圆锥状,先端钝。浆果红色,卵圆形。花期4~5月。果期6~7月。

生境分布

生于村边、沟边或林下阴湿地。分布于江西、福建、台湾、湖南、广东、广西、四川、贵州、云南等省区。

采收加工

全年可采,去掉外层粗皮,切片,晒干或鲜用。

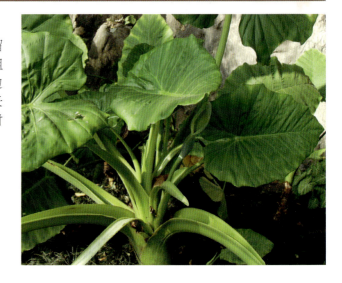

性味功能	味辛,性寒;有大毒。有杀虫,清热解毒,消肿散结,祛风,理气的功能。
炮 制	采集,去外层粗皮,切片,以清水浸漂6~7天,多次换水,取出晒干或鲜用。
主治用法	用于淋巴结核,流行性感冒,肺结核。用量9~30g;外用虫蛇咬伤,疥癣。

现代研究

1.化学成分　本品含维生素B1、B2,山芋碱,烟酸,抗坏血酸,去氢抗坏血酸,胆甾醇,菜油甾醇,豆甾醇,β谷甾醇,岩藻甾醇,胡萝卜素,草酸钙,三半乳糖基二甘油酯,糖脂,磷脂,亚油酸,棕榈酸,亚麻酸,油酸等成分。

2.药理作用　本品具有抗炎作用,临床上组方可用治慢性萎缩性鼻炎、狂犬病或肺结核等疾病。

应用

1.肺结核:鲜海芋500g,加水5kg,久煎浓缩至0.5kg,加糖。每次服10~15ml,每日3次。

2.鼻咽癌咽喉部放射性黏膜炎:鲜海芋120g去皮,以布袋包裹,吊离锅底,文火蒸2小时以上。

魔芋

基　源：为天南星科植物魔芋的块茎。

原植物

多年生草本。块茎扁球形，巨大。叶柄粗壮，具暗紫色斑；掌状复叶，小叶又羽状全裂，小裂片披针形，先端尖，基部楔形，佛焰苞大，广卵形，下部筒状，暗紫色，具绿纹。花单性，先叶出现；肉穗花序圆柱形，黄白色，伸出佛焰苞外，上部为多数细小褐色雄花，附属物膨大呈棒状，暗紫色，高出苞外；浆果球形或扁球形，黄赤色。花期6~8月。

生境分布

生长疏林下、林缘、溪边，或栽培于庭园。分布于我国东南至西南各省区。

采收加工

5~8月挖取块茎，洗净，阴干或鲜用。

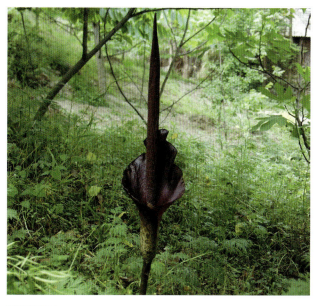

性味功能	味辛,性寒;有毒。有消肿散结，解毒止痛的功能。
炮　制	取原药材，除去杂质，洗净，润透，切厚片，干燥，筛去灰屑。
主治用法	用于脑瘤、鼻咽癌、甲状腺癌、腮腺癌等，对乳腺癌及恶性淋巴瘤也有一定疗效。对放、化疗出现毒副反应，炎症或肿瘤压迫疼痛有缓解作用。用量9~15g，大剂量可用至30g；外用适量，捣烂敷患处。

现代研究

1. 化学成分　本品含葡萄甘露聚糖，甘露聚糖，甘油，枸橼酸，阿魏酸(，桂皮酸)，甲基棕榈酸，二十一碳烯，β-谷甾醇，3，4-二羟基苯甲醛葡萄糖苷，另外，还含有多种氨基酸，粗蛋白及脂类等成分。

2. 药理作用　本品具有抑癌作用、抗炎和抗菌作用、通便作用、降血脂作用和降血糖作用，并可延缓脑神经胶质细胞、心肌细胞和大、中动脉内细胞的老化过程，预防动脉粥样硬化，改善心、脑和血管功能。

应用

1. 脑肿瘤：魔芋30g，苍耳草、贯众各20g，蒲黄、重楼各15g。煎服，每日1剂，连服10~30剂。
2. 宫颈癌：魔芋30g，阿魏10g，芙蓉叶20g，穿心莲12g。煎服，每日1剂，连服30~60剂。

玉簪

基　源：为百合科植物玉簪的全草。

原植物

多年生草本。根状茎粗壮，下生多数须根。叶基生成丛，通常无翅；叶片卵形至心状卵形，先端急尖，基部心形，脉多条平行纵列，明显。花大，白色芳香、花葶超叶，下部具叶状苞片1片；总状花序顶生；花梗基部常有膜质大小苞片各1片，花被管状漏斗形，裂片短于管部，近直立或稍外展。蒴果细长。花期夏秋季。

生境分布

生于阴湿地，多见于人工栽培。南方各省区有少数野生，其他地区均为栽培。

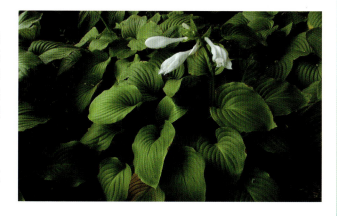

二 清热药

采收加工

全草四季可采，多为鲜用。花多在夏季含苞待放时采取，阴干备用；根秋后采挖为宜，鲜用或晒干备用。

现代研究

1. 化学成分　本品含有甾体皂苷类，黄酮类，生物碱类成分。
2. 药理作用　本品具有镇痛作用和抗炎作用。

性味功能	味甘，性凉。有毒。有热解毒，清咽喉热，凉血止血，止咳，利尿，通经的功能。
炮　制	采收，洗净，鲜用或晾干。
主治用法	根：外用治乳腺炎，中耳炎，颈淋巴结结核，疮痈肿毒，烧烫伤。叶：外用治下肢溃疡。花：用于治咽喉肿痛，小便不利，痛经；外用治烧伤。用量3~6g。鲜品适量捣烂敷患处，或捣烂取汁滴耳中。

应用

1. 烧伤：玉簪花500g，香油2000g，浸泡两个月，取油备用。清洁疮面后，用消毒棉球蘸油涂患处。
2. 颈淋巴结结核：玉簪花根捣烂成泥，贴敷患处。

水仙

基　源：为石蒜科植物水仙的鳞茎。

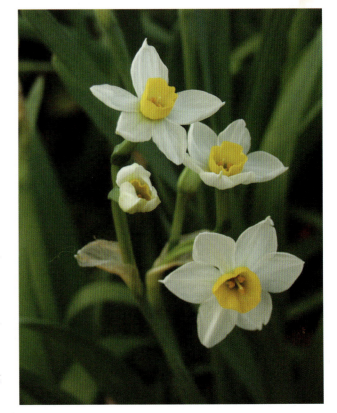

原植物

多年生草本。鳞茎卵圆形，有多数白色须根。叶基生，扁平直立，质厚，带形，先端钝圆，全缘，上面粉绿色。花茎扁平，约与叶等长；佛焰苞膜质，管状；花葶由叶丛中生出，高与叶约等长，扁平，花5~8朵，排成伞形花序，芳香；花被高脚蝶状，下部管状，3棱，顶端6裂，倒卵形，扩展而向外反，白色；副花冠浅杯状，淡黄色，不皱缩。蒴果室背开裂。花期冬季。果期次年4~5月。

生境分布

生于潮湿地方，多栽于花圃中。分布于福建、江苏、广东、贵州、四川等省区。

采收加工

春、秋季采挖，洗净泥沙，用开水烫后，切片晒干或鲜用。

现代研究

1. 化学成分　本品含有伪石蒜碱、石蒜碱、多花水仙碱、漳州水仙碱、雪花莲胺、石蒜胺碱等多种生物碱，尚含淀粉，鳞及蛋白质。
2. 药理作用　本品具有抗病毒作用和抗肿瘤、抗癌作用。

性味功能	味苦、辛，性寒。有毒。有清热解毒，散结消肿的功能。
炮　制	洗去泥沙，开水烫后，切片晒干或鲜用。
主治用法	用于腮腺炎，痈疖疔毒初起红肿热痛，百虫咬伤，鱼骨硬。本品对乳腺炎有较好效果。

应用

水仙对多种肿瘤有效，因毒性大，不宜内服，多作外用，临床可试用于体表性肿瘤，如皮肤癌、骨癌、乳腺癌等，鲜品捣敷或煎水洗局部。

射干

基　源：为鸢尾科植物射干的根茎。

原植物
别名：乌扇、蝴蝶花、老鸦扇。多年生草本。根茎横生，结节状，鲜黄色，生多数须根。茎直立，基部生叶，2列，嵌迭状排列，宽剑形，基部抱茎，全缘。伞房状聚伞花序顶生，叉状分枝；花桔黄色，散生暗红色斑点，花被6，2轮。蒴果倒卵形至长椭圆形，3瓣裂。种子黑色，有光泽。花期7~9月。果期8~10月。

生境分布
生于山坡、草原、及林缘处。分布于全国各地区。

采收加工
5~9月采挖根茎，除去茎叶及细根，晒干或烘干。

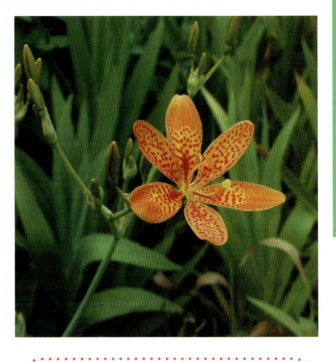

性味功能	味苦，性寒。有清热解毒，消炎，利咽，散血消肿的功能。
炮　制	除去杂质，洗净，润透，切薄片，干燥。
主治用法	用于咽喉肿痛，闭经，乳腺炎，恶性肿瘤等。外用于水田皮炎，跌打损伤等。用量3~9g。外用煎水洗或捣敷患处。

现代研究
1. 化学成分　本品含射干定、鸢尾苷、鸢尾黄酮苷、鸢尾黄酮等成分。

2. 药理作用　本品具有抗病原微生物作用，抗炎作用和解热作用。

应用
1. 风热咳嗽，痰涎壅塞：射干、前胡、杏仁、贝母，水煎服。

2. 咽喉肿痛：射干9g，水煎服。或射干、山豆根各6g，桔梗、金银花、玄参各9g。水煎服。

3. 病毒性咽喉炎：射干6g。水煎服。

4. 水田皮炎：射干，食盐适量，热温擦患部。

马蔺（马蔺子）

基　源：马蔺子为鸢尾科植物马蔺的干燥成熟种子。

原植物
多年生草本。叶基生，成丛，叶条形坚韧，灰绿色，基部带紫色，全缘，花葶从叶丛中抽出，顶端有花1~3，苞片3，叶状，窄矩圆状披针形；花蓝紫色，花被6，匙形，向外弯曲下垂，有黄色条纹，内轮3花被片倒披针形，直立，花被下部联合成筒状；花柱3深裂，花瓣状，顶端2裂。蒴果长椭圆形。

生境分布
生于全国大部分省区。

采收加工
秋天采收果实，晒干，搓出种子，炒熟或以醋拌炒熟。

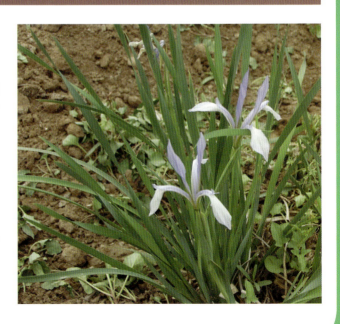

二　清热药

性味功能	有清热利湿，消肿解毒，止血功能。
炮制	去杂质，扎把晒干或鲜用。
主治用法	用于黄胆型肝炎、痢疾、吐血、衄血、血崩、白带、咽炎、痈肿、疝痛。用量5~10g。外用适量捣敷。

现代研究

1. 化学成分　本品含有马蔺子甲、乙、丙素，羽扁豆烯-3-酮，白桦脂醇，β-谷甾醇及植物蜡和脂肪酸类等成分。

2. 药理作用　本品具有抗迟发型超敏反应作用和避孕作用。

应用

1. 急性黄疸型传染性肝炎：马蔺子9g。水煎服。

2. 痢疾：马蔺子、干姜、黄连。水煎服。

3. 骨结核：马蔺子，炒干研粉，每服6g。

4. 淋巴结结核：马蔺子粉2份，凡士林5份，黄搅拌匀成膏，涂患处。

附注：其花、根亦入药。花味咸、酸、苦，性微凉。有清热凉血，利尿消肿的功能。用于吐血、咯血、衄血，咽喉肿痛，小便不利，泌尿系感染；外用于痈疖疮疡，外伤出血。根味甘，性平。有清热解毒的功能。

杜鹃兰（山慈菇）

基　源：山慈菇为兰科植物杜鹃兰的假球茎。

原植物

多年生草本。假球茎卵球形，肉质。1~2片叶顶生，叶披针状长椭圆形，先端略尖，基部楔形，全缘。花茎直立，疏生3叶鞘，抱茎。总状花序疏生10~20朵花，花偏向一侧，紫红色；苞片薄膜质；花被片瓣状，顶端略开展，花下垂，绿色至红紫色；萼片及花瓣线状倒披针形，先端锐尖，唇瓣肥厚，基部稍膨大，先端3裂。蒴果长2~2.5cm，下垂。花期6~8月。

生境分布

生于山沟阴湿处。分布于黄河流域至西南、华南等省区。

采收加工

5~6月挖取假球茎，除去茎叶、须根，洗净，晒干。

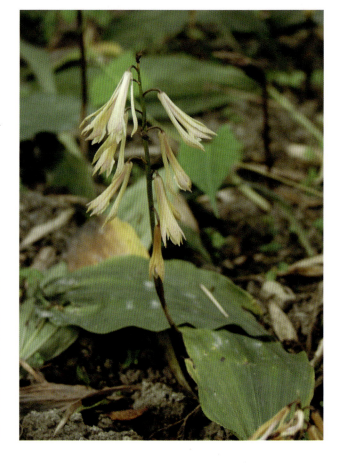

性味功能	味甘、微辛，性寒；有小毒。有消肿，散结，化痰，解毒的功能。
炮制	除去地上部分及泥沙，分开大小置沸水锅中蒸煮至透心，干燥，用时捣碎
主治用法	用于痈疽疔肿，瘰疬，喉痹肿痛，蛇虫叮咬，狂犬伤。用量3~6g，水煎服。

现代研究

1. 化学成分　本品含有菲类、苷类和简单芳香化合物及其苷类，糖类等。

2. 药理作用　本品具有抗肿瘤、抗血管生成活性、和降压、抗菌作用和毒蕈碱M3受体阻断作用，且有对酪氨酸酶的激活作用，能明显促进小鼠外周血细胞回升及增强骨髓造血功能。

应用

1. 毒蛇咬伤，痈肿疔毒，疖肿：山慈菇9g。醋研捣烂敷患处。

2. 食道癌：山慈菇、夏枯草、急性子、半枝莲、莪术。水煎服。

清热凉血药

兖州卷柏

基　源：为卷柏科植物兖州卷柏的干燥全草。

原植物

高约40cm。主茎禾秆色，叶阔卵形、上部呈复叶状分枝，扁平，营养叶二形，背腹各二列，腹叶卵形，锐尖头，具齿，指向枝顶，背叶（侧叶）卵状披针形，内缘略有齿，外缘全缘，斜展向枝的两侧。孢子囊穗通常生于中部以上分枝的顶端，四棱形；孢子叶卵形，锐尖，有齿。孢子二形。

生境分布

生于山坡路旁或疏林下岩石边。分布于陕西、浙江、江西、福建、湖南、湖北及华南西南地区。

采收加工

四季可采，洗净，晒干。

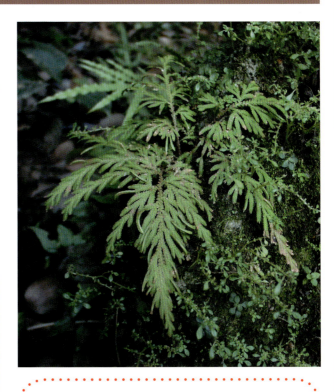

性味功能	味微淡、涩，性平。有清热凉血、利水消肿、清肝利胆、化痰定喘、止血的功能。
主治用法	用于急性黄疸型肝炎、肝硬化腹水、咳喘、肺炎、小儿惊风、瘰疬疮痈、咳血、崩漏；外用治烫火伤、狂犬咬伤及外伤出血。用量15~60g；外用适量，研末撒敷或调敷患处。

应用

1. 急性黄疸型肝炎，胆囊炎，肺病咳血：兖州卷柏50g，水煎服。
2. 外伤出血、烫火伤、狂犬咬伤：兖州卷柏研粉敷出血处。

江南星蕨

基　源：为水龙骨科植物江南星蕨的带根全草。

原植物

别名：凤尾金星、旋鸡尾、七星剑、大叶金星、斩蛇剑。多年生附生草本，高50~70cm。根茎横生，疏被鳞片；鳞片阔卵形，淡棕色，脱落。叶近生，柄长3~15cm；叶片狭线状披针形至阔线状披针形，两端狭尖，全缘，近革质，淡绿色，脉不明显。孢子囊群大，淡黄色，排列成一行或为不整齐的两行，较近中肋，无盖，不具盾形鳞片。

生境分布

生于阴湿的石上、树上或屋瓦缝隙处。分布于江苏、

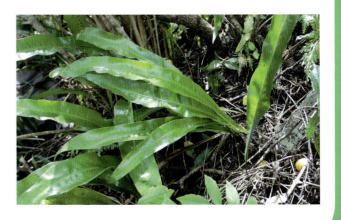

安徽、浙江、江西、福建、台湾、湖北、湖南、广东、广西、陕西、四川、贵州、云南等省区。

采收加工

全年可采，除去泥土，洗净，晒干。

性味功能	味苦，性凉。有清热凉血，通淋，解毒的功能。
主治用法	用于病毒性肝炎，咳嗽，泌尿道感染，热淋，崩带，吐血，衄血，热痢，痔血，肺痈，痨咳，疮肿。用量15~25g。

现代研究

1. 化学成分　本品全草含紫堇块茎碱、木兰花碱、黄连碱。

2. 药理作用　经对大鼠股动脉、肱动脉、颈动脉横切断止血试验表明，耧斗菜止血效果很好。

> **应用**
> 1. 肺痈：鲜江南星蕨、鲜苇茎各60g，水煎服。
> 2. 痔血：江南星蕨60g，铁线蕨30g，猪大肠，煮服。
> 3. 热痢口渴：鲜江南星蕨60g，水煎代茶饮。
> 4. 肺结核咳血：鲜江南星蕨60g，冰糖水煎服。

耧斗菜

基　源：为毛茛科植物耧斗菜的全草。

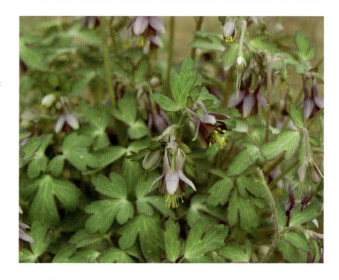

原植物

别名：血见愁、漏斗菜。多年生草本。根圆柱形。茎高15~50cm，上部分枝，被短柔毛和腺毛。基生叶为二回三出羽状复叶；小叶楔状倒卵形，3裂，裂片常具2~3圆齿，下面疏生短柔毛或几无毛；叶柄长达18cm；茎生叶较小。花序具3~7花；萼片5，黄绿色，卵形，外面被柔毛；花瓣5，黄绿色，瓣片顶端近截形；雄蕊伸出；退化雄蕊膜质；子房密生腺毛。

生境分布

生于山地路边，疏林下或河边湿草地。分布于东北、山西、河北、内蒙古。

采收加工

6~7月间采收全草，晒干。

性味功能	微苦、辛，性凉。有调经止血，清热解毒的功能。
主治用法	用于月经不调，功能性子宫出血，痢疾，腹痛。

> **应用**
> 1. 月经不调，功能性子宫出血：耧斗菜6g。水煎服。
> 2. 痢疾，腹痛：鲜耧斗菜15g。熬膏，开水冲服。

莲子草

基　源：为苋科植物莲子草的全草。

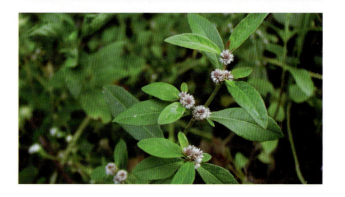

原植物

别名：虾钳菜、节节花、水牛膝、鲎脚菜。一年生草本。单叶对生，条状披针形或倒卵状矩圆形，先端钝尖，基部渐狭，全缘或具锯齿；无柄。头状花序1~4个腋生，球形或矩圆形，无总梗；花被片白色，宿存；雄蕊3，花丝基部联合成杯状，退化雄蕊三角状钻形，全缘；子房1室。胞果倒心形，边缘具翅，包于花被内。花期6~8月。

生境分布

生于旷野、田边等潮湿地带。分布于全国大部分省区。

采收加工

夏秋季采收全草，洗净，鲜用或晒干用。

现代研究

1. 化学成分　本品含黄酮苷、三萜皂苷、有机酸、酚性成分、香豆素、糖、脂肪、蛋白质等。

2. 药理作用　暂无。

性味功能	味甘、淡，性凉。有清热凉血，利水消肿，拔毒止痒的功能。
主治用法	用于疾痢，鼻衄，咯血，便血，尿道炎，咽炎，乳腺炎，小便不利；外用于肿毒，湿疹，皮炎，体癣，毒蛇咬伤。用量15~30g。

应用

1. 疾痢：鲜莲子草30g。水煎服。
2. 肺结核咯血：鲜莲子草60g。水煎，冲冰糖服。
3. 毒蛇咬伤：鲜莲子草120g。捣烂取汁外敷伤口。或水煎浓汁洗敷患处。
4. 湿疹，皮炎，体癣：鲜莲子草120g。捣烂取汁洗敷患处。

牡丹（丹皮）

基　源：丹皮为芍药科植物牡丹的干燥根皮。

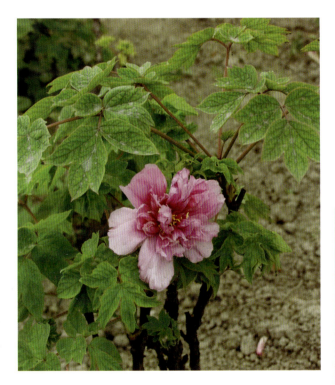

原植物

灌木。2回3出复叶；顶生小叶宽卵形，3裂至中部；花单生枝顶，花瓣5，常为重瓣，玫瑰色、红紫色、粉红色至白色，雄蕊多数。杯状，紫红色；心皮5，密生柔毛，革质花盘全包住心皮。果，长圆形，密生黄褐色硬毛。花期5~6月。

生境分布

生于向阳坡及土壤肥沃处。大量栽培于山东、安徽、陕西、甘肃、四川、贵州、湖北、湖南等省区。

采收加工

秋季采挖根部，除去细根，剥取根皮，晒干。

现代研究

1. 化学成分　本品含牡丹酚、牡丹酚苷、芍药苷、羟基芍药苷、、挥发油、苯甲酸等。根及叶均含没食子酸。茎枝中含黄酮苷。

2. 药理作用　牡丹皮有抗炎作用；有镇痛、镇静和解热等作用，还有降压、抗动脉硬化、护肝、利尿、降血糖、免疫调节及抗肿瘤等作用。

性味功能	味苦、辛，性微寒。有清热凉血，活血散瘀，通经止痛的功能。
炮　　制	迅速洗净，润后切薄片，晒干。
主治用法	用于温毒发斑，吐血衄血，夜热早凉，无汗骨蒸，经闭痛经，痈肿疮毒，跌扑伤痛。用量6~12g。

应用

1. 慢性肝炎：丹皮、山栀子各6g，柴胡、白芍、白术、茯苓各9g，当归12g，生姜1片。水煎服。
2. 高血压：丹皮6g，野菊花、佩兰各6g，银花藤、鸡血藤各18g，石决明30g。水煎服。
3. 妇女虚热：丹皮、栀子、川芎各6g，当归、白芍各9g，熟地12g。水煎服。
4. 虚劳发热：牡丹皮、地骨皮、知母各9g，赤芍6g。水煎服。

川芍药（赤芍）

基　源：赤芍为芍药科植物川芍药的根。

原植物

别名：川赤芍、赤芍、条赤芍。多年生草本。根圆柱形，单一或有分枝。茎直立，圆柱形，稍带紫色，有纵棱。叶互生，2回三出复叶；小叶常2回深裂，小裂片条状披针形或披针形，先端尖，沿脉疏生短毛。花2~4朵顶生或腋生，萼片5，绿色；花瓣6~9，紫红色或粉红色，宽倒卵形，先端凹陷，蓇葖果2~5，密生黄色毛。花期6~7月。果期7~9月。

生境分布

生于山坡林缘或草坡中。分布于山西南部、陕西、甘肃、青海东部、四川西部等地区。

采收加工

春、秋季挖根，晒至半干，捆成小把，晒干。或刮去粗皮再晒干。

现代研究

1. 化学成分　本品含芍药苷、芍药内酯苷、氧化芍药苷、苯甲酸、挥发油、脂肪油、粘液质等。

2. 药理作用　本品赤芍能扩张冠状动脉、抗心肌缺血，增加心肌耐缺氧能力；有镇痛、抗惊厥作用，还能保护肝损伤。另外还有抗菌、抗肿瘤的作用。

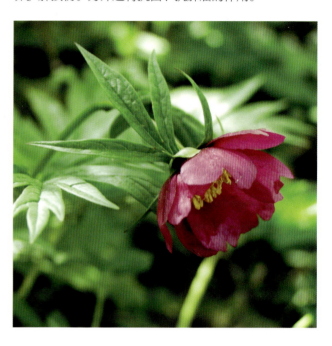

性味功能	味苦，性微寒。有活血散瘀，清热凉血的功能。
炮　制	赤芍药：拣去杂质，分开大小条，用水洗泡约七、八成透，捞出，晒晾，润至内外湿度均匀，切片，晒干。炒赤芍药：取赤芍药片置锅内炒至微有焦点为度，取出凉透。
主治用法	用于胸胁疼痛，腹痛，痛经，经闭，热入营血，吐血，衄血，目赤，痈肿，跌打损伤等症。用量4.5~9g。不宜与藜芦同用。孕妇慎用。

应用

1. 月经不调，痛经，经闭：赤芍、当归、熟地黄、香附各9g，川芎3g。水煎服。
2. 痢疾腹痛：赤芍、黄芩各9g，甘草6g。水煎服。
3. 冠心病，急性脑血栓形成：赤芍9g。水煎服。

木芙蓉（芙蓉叶）

基　源：芙蓉叶为锦葵科植物木芙蓉的叶。

原植物

落叶灌木。叶互生，宽卵圆形，基部心形，边缘有钝锯齿，5-7掌状分裂，先端渐尖，被疏星状毛。花单生叶腋或簇生枝端；花萼5裂；花瓣5或重瓣，初时白色或淡红色，后变为玫瑰红色。蒴果扁球形，被毛，果瓣5。种子肾形，被长毛。花期8~10月。果期9~11月。

生境分布

生于山坡、水边等地。分布于长江以南各省区。

采收加工

夏、秋季采收完整带细枝青叶，扎成约小把，晒干。

现代研究

1. 化学成分　本品花含黄酮苷和花色苷。

2. 药理作用　本品有抗菌和杀虫作用。

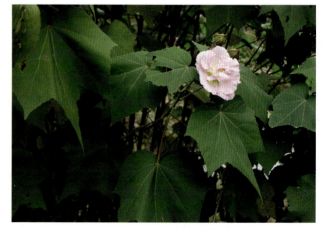

性味功能	味微辛，性平。有清热解毒，凉血止血，消肿止痛的功能。
炮　制	取原药材，除去杂质及梗，筛去灰屑。
主治用法	用于肺热咳嗽，吐血，崩漏，痈肿，疮毒，淋巴结炎，阑尾炎；用量9~30g。外用于痈疖脓肿，毒蛇咬伤，跌打损伤，腮腺炎，烧烫伤。

应用

1. 疔疮痈肿，乳腺炎：鲜木芙蓉叶，捣烂外敷患处。

2. 流行性腮腺炎：木芙蓉叶，研细粉，鸡蛋清调匀，涂于油纸上，贴于患处。

3. 烫伤、外伤出血：木芙蓉叶粉末加凡士林调成软膏，外敷。

4. 局部化脓性感染，痈疽肿毒：木芙蓉鲜叶、花适量，煎水洗，并敷患处。

附注：根及花与叶有同等功效。

木槿（木槿花）

基　源：木槿花为锦葵科植物木槿的花。

原植物

落叶灌木。叶互生，菱状卵形，3裂，先端渐尖，基部宽楔形，边缘有不规则粗锯齿，三出脉，两面疏被星状毛。花单生于叶腋；花萼钟形，萼片5，外被星状毛；花冠钟形，花瓣5或重瓣，淡紫色、白色或红色，蒴果长圆形或长卵形，密被星状绒毛，顶端有短喙。种子多数，黑色，外被白色长柔毛。花期7~10月。果期9~12月。

生境分布

我国南部省区有野生，各地有栽培。

采收加工

夏秋季待花初开时采摘，摊开晒干。

现代研究

1. 化学成分　本品花含胡萝卜素类色素：叶黄素-5,6-环氧化物、隐黄质、菊黄素、花药黄质。木槿根皮含鞣质、粘液质。

2. 药理作用　本品的花对致病大肠杆菌及痢疾杆菌均无明显的抑菌作用。其花粉有致敏作用。

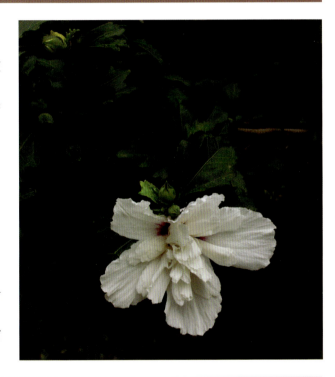

性味功能	味甘、苦，性凉。有清热利湿，凉血的功能。
炮　制	木槿皮：除去杂质，洗净。润软，切丝，干燥。
主治用法	用于痢疾，腹泻，痔疮出血，白带；用量3~9g。外用于疖肿。鲜品捣烂敷患处。

应用

1. 肺热咳嗽吐血：木槿花9g，水煎服。

2. 跌打扭伤，蛇咬伤：木槿花，研末，酒、醋、浓茶调涂患处。

3. 吐血、下血、赤白痢疾：木槿花10朵，冰糖水炖服。

4. 细菌性痢疾：木槿花15g，研末，米汤冲服。

附注：木槿皮、果实也供药用。皮味甘，性寒。有清热利湿，杀虫止痒的功能。果实味甘，性平。有清肺化痰，解毒止痛的功能。

二　清热药

虎耳草

基　源：为虎耳草科植物虎耳草的全草。

原植物

多年生常绿草本。全体被毛。匍匐枝丝状，赤紫色，蔓延地面，枝端可长出幼苗。单叶，基部丛生；具长柄，柄上密生长柔毛；叶片圆形至肾形，肉质，边缘多作浅裂状，具疏生尖锐牙齿，下面紫赤色，无毛，密生小球形的细点。花白色，花萼赤红；花瓣5，3瓣小，卵形，下面2瓣较大，形似虎耳。蒴果卵圆形。花期6~7月。

生境分布

生于阴湿处的石缝间或岩石上。分布于东北、华东及河北、陕西、河南、湖南、台湾、广西、广东以及西南地区。

采收加工

夏季采收，鲜用或晒干。

性味功能	味辛、微苦，有小毒。有清热解毒，凉血消肿的功能。
炮　制	去杂质，切段备用。
主治用法	用于小儿发热，风疹湿疹，咳嗽气喘；外用于丹毒，中耳炎，耳廓溃烂，疖肿，湿疹。用量9~15g。

现代研究

1. 化学成分　本品叶中含岩白菜素、槲皮苷、没食子酸、原儿茶酸、琥珀酸和甲基延胡索酸。茎含儿茶酚。根含挥发油。

2. 药理作用　本品有强心和利尿作用。

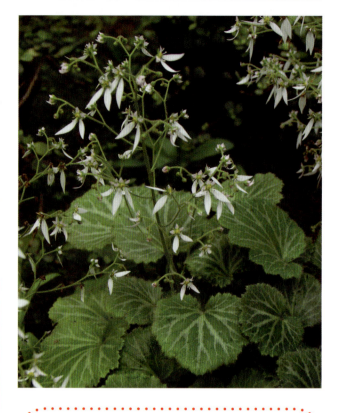

应用

1. 中耳炎：鲜虎耳草，洗净捣烂取汁（或加冰片粉少许）滴耳，每日1~2次。
2. 耳廓溃烂：鲜虎耳草适量，捣烂调茶油涂患处；或加冰片0.3g，枯矾1.5g，共捣烂敷患处。

茅莓（茅莓根）

基　源：茅莓根为蔷薇科植物茅莓的干燥根。

原植物

别名：红梅消、虎梅刺、红琐梅。落叶小灌木。有短毛和有倒生皮刺。叶互生，复叶，小叶通常3，偶见5，上面深绿色，白色毛，小叶宽菱形至宽倒卵形；托叶针状。聚伞花序合成伞房状；花小，花瓣紫红色或粉红色。聚合果球形，成熟时红色。花期5~6月，果期7~8月。

生境分布

生于山坡、路旁、荒地灌丛和草丛中。分布于河北、山西、陕西、四川以及中南和华东各省。

采收加工

秋冬季挖根，晒干或鲜用。

现代研究

1. 化学成分　本品叶含鞣质。果实含赤霉素及其他赤霉素。此外，还含有果糖、葡萄糖、维生素C、鞣质、β-胡萝卜素和α-生育酚。

2. 药理作用　本品有止血和抗血栓作用。

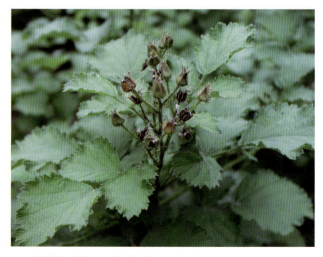

性味功能	味甘、酸,性平。有清热凉血,散结止痛,利尿,消肿,杀虫的功能。
炮 制	取原药材,除去杂质,洗净,润透,切厚片,干燥,筛去碎屑。
主治用法	用于肠炎,肝脾肿大,跌打肿痛,痈肿,风湿痹痛,泌尿系统感染等。用量30~60g。

应用

1. 泌尿系结石:茅莓鲜根120g,洗净切片,加米酒120g,水适量,煮1小时,去渣取汁,2次分服,每日1剂。服至排出结石或症状消失为止。

2. 过敏性皮炎:茅莓根煎汤,加入明矾适量,外洗患处,每日1次。

余甘子

基 源:为大戟科植物余甘子的果实。

原植物

别名:柚柑、滇橄榄。落叶灌木。单叶互生,密集为二列,形似羽状复叶;先端钝,基部圆或偏斜,全缘。花单性,雌雄同株,花小,黄色,3~6朵呈团伞花序,簇生叶腋,每花簇有1朵雌花和数朵雄花。蒴果球形或扁圆形,淡黄色或紫红色,6棱,干后裂成6片。种子6,褐色,稍3棱形。花期4~5月。果期9~11月。

生境分布

生于林下、灌丛中或山坡阳处。分布于福建、台湾、广东、广西、四川、贵州、云南等省、自治区。

采收加工

秋季果实成熟时采收,除去杂质,晒干。

现代研究

1. 化学成分 余甘子果实含大量维生素C,又含鞣质。果皮含没食子酸和油柑酸、没食子酚。种子油含亚麻酸、亚油酸、油酸、肉豆蔻酸等。

2. 药理作用 干燥果实的提取物对葡萄球菌、伤寒杆菌等有抑菌作用;对家兔有一定的降血脂作用。

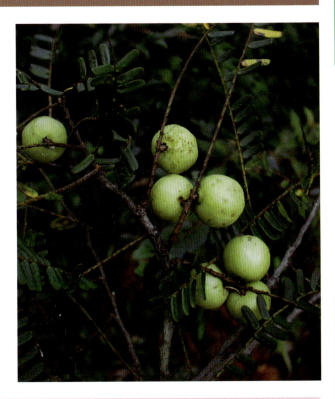

性味功能	味甘、酸、涩,性凉。有清热凉血,消食健胃,生津止咳的功能。
主治用法	用于高血压,消化不良,咳嗽,喉痛,口干,烦渴,牙痛,维生素C缺乏症。用量3~9g。多入丸散服。

应用

1. 喉热,咽喉炎:鲜余甘子,含嚼。

2. 高血压,高血脂:余甘子,水煎服。

3. 糖尿病:余甘子,嚼服。

4. 感冒发热、咳嗽、口干烦渴:鲜余甘子30枚,水煎服。

附注:其根、叶亦供药用。味辛,性平。根用于高血压,胃痛,肠炎,淋巴结结核。叶用于水肿,皮肤湿疹,用量9~18g。

二 清热药

茄（茄根）

基　源：茄根为茄科植物茄的根。

原植物
草本。小枝紫色，被星状绒毛，有皮刺。叶互生，卵形至长圆状卵形，顶端钝，基部歪斜，边缘波状或裂，具星状柔毛。能孕花单生，被密毛，花后下垂，不孕花蝎尾状与能孕花并出；花萼钟状，有小皮刺，顶端5裂；花冠辐状，紫兰色，被星状毛。浆果大，圆形或圆柱形，紫色或白色，萼宿存。花期6~8月，果期7~10月。

生境分布
全国各地区有栽培。

采收加工
9~10月，植株枯萎时，挖取根部，晒干。

性味功能	味甘、淡，性平。有清热利湿，驱风止咳，收敛止血的功能。
主治用法	用于风湿性关节炎，老年慢性气管炎，小儿麻痹症，水肿，久嗽，久痢，白带，遗精，尿血，便血等症。用量9~18g。水煎服。

应用
1. 关节炎：茄根150g，酒水炖服。
2. 冻伤：茄根适量，水煎洗敷患处。
3. 慢性气管炎：茄根，制成糖浆。

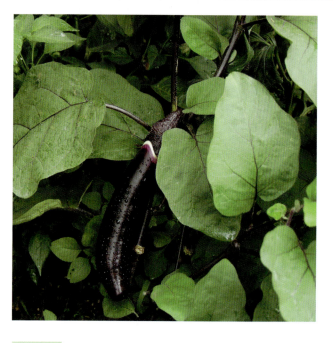

现代研究
1. 化学成分　含胡芦巴碱、水苏碱、胆碱、龙葵碱等多种生物碱。种子中龙葵碱的含量最高，为1.2 ~ 1.5%。果皮含色素茄色苷、紫苏苷等，另外，茄子中还含有苹果酸和少量枸橼酸。

2. 药理作用　果、叶（新鲜或干燥后之粉末）口服或注射其提取物，能降低兔与人的血胆甾醇水平，并有利尿作用。

紫草

基　源：紫草为紫草科植物紫草的根。

原植物
别名：硬紫草、大紫草、红紫草。多年生草本。根长条状，肥厚暗红紫色。叶互生，长圆状披针形，有糙伏毛。总状聚伞花序顶生；苞片叶状，花萼短筒状，5裂；花冠白色，筒状，5裂，喉部有5个小鳞片，基部毛状。小坚果，生于增大宿存花萼中，淡褐色，平滑有光泽。种子4枚。花期5~6月。果期7~8月。

生境分布
生于草丛、路边及山坡。分布于东北、华北、中南及河南、陕西、江苏、安徽、江西、贵州等省区。

采收加工
4~5月或9~10月挖根，晒干或烘干（忌水洗）。

现代研究
1. 化学成分　根含乙酰紫草醌、异丁酰紫草醌、β、β-二甲基丙烯紫草醌、3，4-二甲基戊烯-3-酰基紫草醌。

2. 药理作用　暂无

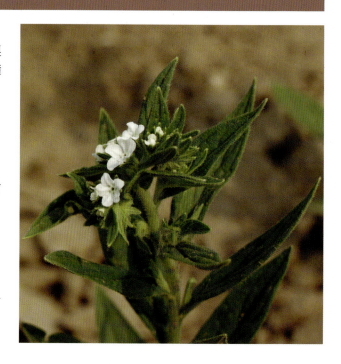

性味功能	味甘、咸，性寒。有凉血，活血，清热，解毒透疹的功能。
炮　制	除去杂质，洗净，润透，切薄片，干燥。
主治用法	用于麻疹不透，急、慢性肝炎，便秘，吐血，衄血，血小板减少性紫癜，尿血，血痢，烧烫伤，下肢溃疡，冻伤，痈肿，湿疹。用量4.5~9g。外用适量。

> **应用**
> 1. 热毒发疹：紫草、生地、丹皮、赤芍。水煎服。
> 2. 烧、烫伤：紫草用麻油慢火煎30分钟，取油外擦。
> 3. 角膜炎，中耳炎，皮肤湿疹：紫草。调油外敷。
> 4. 过敏性紫癜：紫草9g。水煎服。

地黄

基　源：为玄参科植物地黄的块根。

原植物
别名：蜜蜜罐、野生地。多年生草本，密生灰白色长柔毛及腺毛。根肥厚肉质，圆柱形或纺锤形；叶倒卵状披针形，边缘有钝齿。1~3丛生总状花序；花冠宽筒状，外暗紫色，内带黄色，有紫纹，先端5浅裂，稍二唇状。蒴果球形或卵圆形，宿存花萼。花期4~5月。果期5~6月。

生境分布
生于荒坡、田梗等处。河南、山东、陕西、河北等省有栽培。

采收加工
9~11月采挖根部，鲜用或加工成生地、熟地。

现代研究
1. 化学成分　地黄中含多种苷类，其中主含环烯酰萜及其苷类。
2. 药理作用　煎剂、浸剂或醇浸膏给家兔灌胃或注射有降低血糖作用；本品对某些致病性真菌有一定抑制作用。

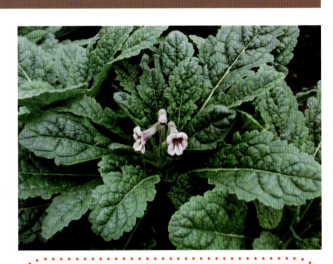

> **应用**
> 1. 舌绛、口渴、便秘、失眠：生地、麦冬各24g，玄参30g。水煎服。
> 2. 吐血、衄血：生地、茅根、芦根。水煎服。
> 3. 糖尿病：生地、天冬、枸杞子。水煎服。

性味功能	味甘、苦，性寒。有清热，滋阴，凉血，生津的功能。
炮　制	干地黄：用水稍泡，洗净泥砂杂质，捞出焖润，切片晒干或烘干。生地黄炭：取洗净的干地黄，置煅锅内装八成满，上面覆盖一锅，两锅接缝处用黄泥封固，上压重物，用文武火煅至贴在盖锅底上的白纸显焦黄色为度，挡住火门，待凉后，取出；或将干地黄置锅内直接炒炭亦可。 鲜地黄：用水洗净泥土，除去杂质，切段。 熟地黄：取净生地黄，照酒炖法炖至酒吸尽，取出，晾晒至外皮黏液稍干时，切厚片或块，干燥，即得。每100kg生地黄、用黄酒30~50kg；取净生地黄，照蒸法蒸至黑润，取出，晒至约八成干时，切厚片或块，干燥，即得。
主治用法	用于热病热盛，烦躁口渴，发斑发疹，吐血，衄血，尿血，咽喉肿痛。用量12~30g。生地：用于热病烦躁，发斑发疹，阴虚低热，消渴，吐血，衄血，尿血，崩漏。用量9~15g。熟地：用于阴虚血少，头昏耳鸣，腰膝酸软，消渴，遗精，经闭，崩漏。用量9~15g。水煎服或入丸服。

玄参

基　源：为玄参科植物玄参的根。

原植物
别名：元参、浙玄参。多年生草本，根肥大，圆锥形或纺锤形，下部常分叉，灰黄色干时内部变黑，茎四棱形，带暗紫色，有柔毛。叶对生，或互生，卵形或卵状披针形，边缘有细锯齿。聚伞花序圆锥状顶生，花序轴及花梗有腺毛；花冠暗紫色，管部斜壶状，先端5裂。蒴果卵球形，有喙。花期7~8月。果期8~9月。

生境分布
生于山坡林下或草丛中。分布于陕西、江苏、安徽、浙江、江西、福建、湖北、湖南、广东、四川等省区。

采收加工
10~11月间采挖根部，晒至半干且内部变黑，剪去芦头及须根，堆放3~4天（发汗）后，再晒干或烘干。

性味功能	味苦、咸，性寒。有凉血滋阴泻火、润燥的功能。
炮制	除去残留根茎及杂质，洗净，润透，切薄片，干燥；或微泡，蒸透，稍晾，切薄片，干燥。
主治用法	用于阴虚火旺，热病烦毒，潮热，目赤，发斑，淋巴结结核，肠燥便秘。用量9~15g。不宜与藜芦同用。

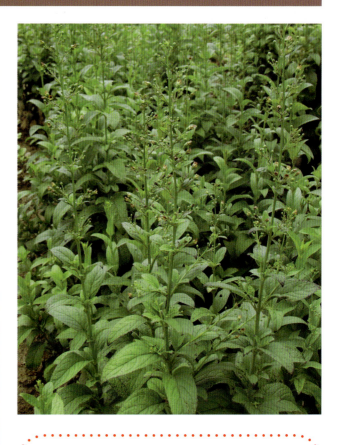

现代研究
1. 化学成分　含生物碱、糖类、甾醇、氨基酸、脂肪酸、微量挥发油、胡萝卜素等。

2. 药理作用　水浸剂、乙醇水浸液及煎剂，对麻醉犬、猫、兔有显著的降压作用；流浸膏对正常家兔皮下注射（5克/公斤），可使血糖略有降低。

应用
1. 慢性咽炎、扁桃体炎：玄参12g，生地18g，沙参、玉竹各9g，四叶参30g。水煎服。

2. 颈淋巴结核、淋巴结炎：玄参、浙贝各30g，牡蛎120g(先煎)，水煎服。

3. 血栓闭塞性脉管炎：玄参、金银花各9g，当归6g，甘草30g。水煎服。

阴行草

基　源：为玄参科植物阴行草的干燥全草。

原植物
一年生草本，密被锈色短柔毛，干时变为黑色。茎直立，上部多分枝，小枝常对生。茎中、下部叶对生，上部渐互生；二回羽状全裂，裂片约3对，条形或条状披针形，全缘。花对生于茎上部，总状花序，花梗短；花萼膜质，5齿，齿长为萼的1/4-1/3；花冠二唇形，上唇红紫色，唇兜状，全缘；下唇黄色，3裂，被柔毛；雄蕊4，2强；子房上位。蒴果长椭圆形，先端尖，包于宿存萼内。种子多数，黑色。花期7~9月，果期8~10月。

生境分布
生于山坡，草地，分布于全国大部分省区。

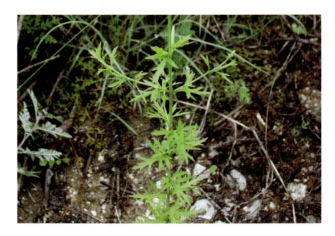

实用中草药

彩色图鉴

（中册）

编著：李葆莉

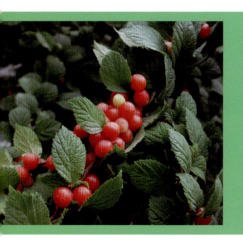
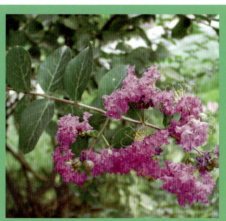
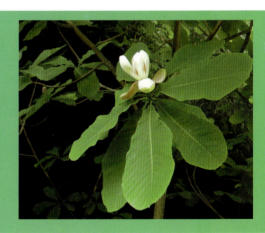

中医古籍出版社

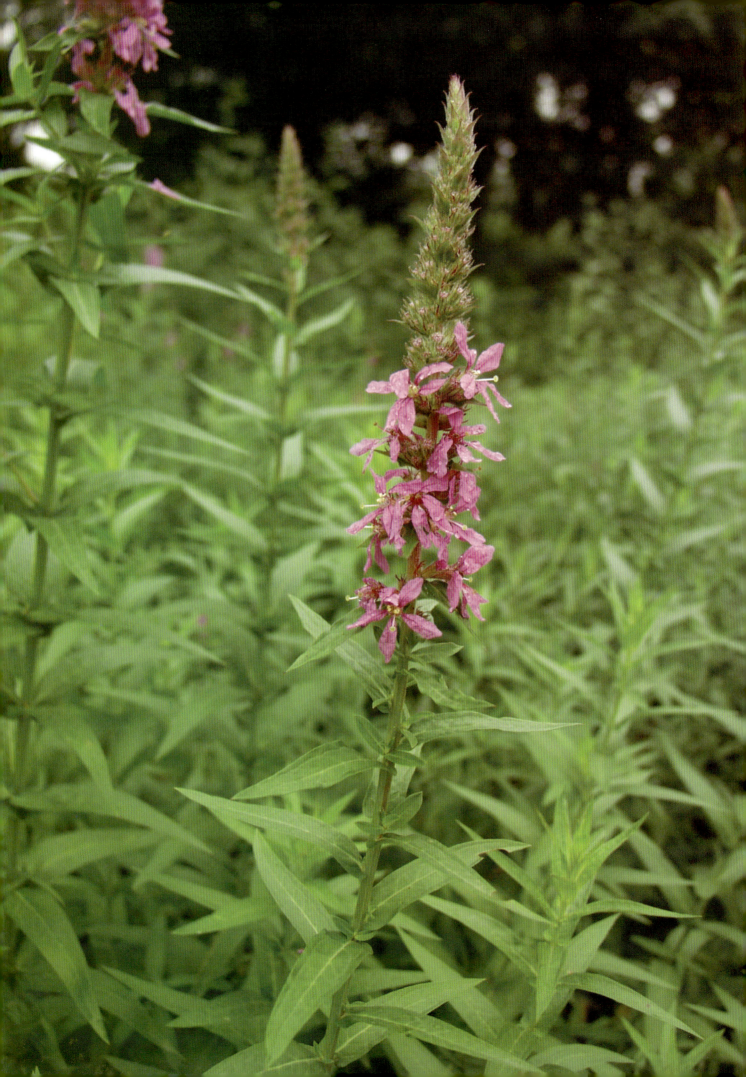

采收加工

8~9月割取地上部分，晒干。

性味功能	味苦，性寒。有清热利湿，活血祛瘀，凉血止血，通经，敛疮消肿的功能。
炮　　制	去净杂质，切段，晒干或鲜用。
主治用法	用于黄疸，小便赤短，水肿，外伤出血，便血，尿血，痛经，产后瘀血，脚癣等。用量5~15g；外用适量。

现代研究

1. 化学成分　阴行草含 10- 对香豆酰桃叶珊瑚苷，8- 异马钱素和阿克苷。全草含挥发油类。

2. 药理作用　该品能明显降低醋酸棉酚引起的大鼠 SGPT 升高；对胆汁分泌有一定的抑制作用。

应用

1. 便血、尿血：阴行草研末茶水调，空腹服。
2. 痢疾：鲜阴行草 100g，乌梅七粒，水煎服。
3. 跌打损伤，瘀血作痛：阴行草研末，泡酒服。

一点红

基　源：为菊科植物一点红的干燥全草。

原植物

别名：红背叶、叶下红、羊蹄草。一年生直立草本，无毛或被疏毛。叶稍肉质，茎下部叶卵形，琴状分裂，边缘具钝齿；茎上部叶较小，基部耳状，抱茎，全缘或有细齿，上面绿色，下面常为紫红色。头状花序具长梗，组成疏散的伞房花序，花枝常2歧分裂；全为管状两性花，花冠紫红色，5齿裂。瘦果狭矩圆柱形，有棱，具白色柔软的冠毛。花期7~11月，果期9~12月。

生境分布

生于山坡草地、村旁、路边。分布于长江以南各省区。

采收加工

夏、秋季采收全草，晒干或鲜用。

现代研究

1. 化学成分　地上部分含生物碱、黄酮类成分和三萜类成分等。

2. 药理作用　临床上用于治疗治赤白痢证及远年便血、肾盂肾炎、无名肿毒等。

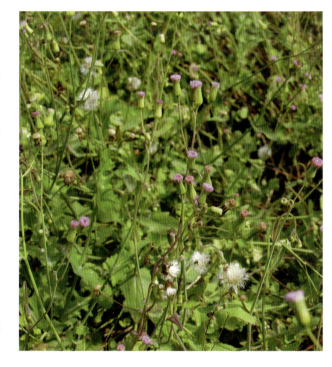

性味功能	味苦，性凉。有清热解毒，散瘀消肿，活血，利尿的功能。
主治用法	用于感冒，咽喉肿痛，口腔溃疡，肺炎，急性肠炎，泌尿系统感染等症。用量15~25g，水煎服。

应用

1. 断乳：一点红 50g，麦芽 15g。水煎服。
2. 咽喉炎：鲜一点红、积雪草、马鞭草、旱莲草各 9g，食盐少许共捣烂绞汁，含漱。
3. 水肿：一点红、灯心草各 50g。水煎服。
4. 泌尿系感染：一点红、狗肝菜各 50g，车前草 25g。水煎服。

鸭跖草

基　源：为鸭跖草科植物鸭跖草的干燥地上部分。

原植物

葡匐一年生草本。节上生根，单叶互生，卵状披针形，叶鞘膜质，白色。佛焰苞有柄，心状卵形，边缘对合折叠，基部不相连，被毛；花蓝色，具长爪，萼片，薄膜质；花瓣3，分离。蒴果2室；花、果期6~10月。

生境分布

生于路旁，田埂，山坡阴湿处。分布于大部分地区。

采收加工

夏、秋二季采收，晒干。

现代研究

1. 化学成分　全草含左旋-黑麦草内酯、无羁萜、β-谷甾醇、对-羟基桂皮酸、胡萝卜苷和D-甘露醇及正三十烷醇。地上部分含生物碱：1-甲氧羰基-β-咔啉、哈尔满及去甲哈尔满。花瓣含花色苷、鸭跖黄酮苷、丙二酸等。

2. 药理作用　本植物茎叶的水浸剂或煎剂能兴奋子宫、收缩血管，并能缩短凝血时间。

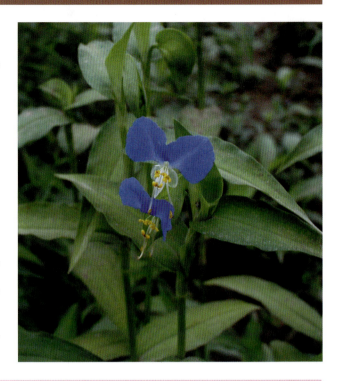

性味功能	味甘、淡，性微寒。有清热解毒，利水消肿的功能。
炮　　制	除去杂质，洗净，切段，晒干。
主治用法	用于风热感冒，高热不退，咽喉肿痛，肾炎水肿，痈肿疔毒及毒蛇咬伤。用量15~30g，鲜品60~90g；外用适量。

应用

1. 流感：鸭跖草30g，紫苏、马兰根、竹叶、麦冬各9g，豆豉15g，水煎服。
2. 上呼吸道感染，支气管炎，：鸭跖草、蒲公英、桑叶各30g，水煎服。
3. 急性咽炎，扁桃体炎：鲜鸭跖草30g，水煎服；或捣烂，取汁，含咽。
4. 四肢水肿：鸭跖草15g，赤小豆60g，水煎服。
5. 四肢水肿：鸭跖草板蓝根各30g，贯众、黄芩各15g，射干9g，水煎服。

清虚热药

银柴胡

基　源：为石竹科植物银柴胡的干燥根。

原植物

多年生草本。株高20~40cm，密被腺毛或柔毛。茎多数，丛生，由基部明显多次二歧分枝，节膨大。叶无柄，披针形，长0.5~3cm，宽1.5~4mm，先端急尖，基部圆形。二歧聚伞花序顶生，具多花。苞片叶状。花梗细，长6~16mm，有柔毛。花瓣5，白色。蒴果广椭圆形，较萼短一半，6瓣裂，具1~2种子。种子黑褐色。花期6~7月。

生境分布

生于干燥草原及山坡悬崖石缝中。分布于甘肃、陕西、内蒙古等地。

采收加工

春、夏间植株萌发或秋后茎叶枯萎时采挖，晒干。

现代研究

1. 化学成分　本品含甾体类、黄酮类、挥发性成分等。其中含菠菜甾醇、7-豆甾烯醇、银柴胡环肽Ⅱ、豆甾醇、α-菠菜甾醇-葡萄糖苷、7-豆甾烯醇葡萄糖苷等。

2. 药理作用　本品有解热作用；还能降低主动脉类脂质的含量，有抗动脉粥样硬化作用。

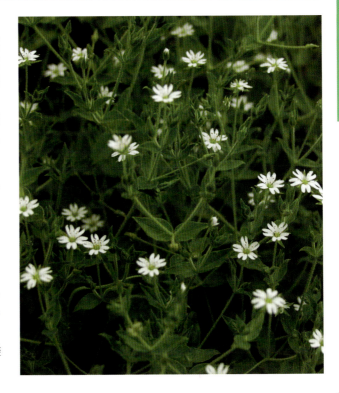

性味功能	味甘，性微寒。有清虚热，凉血，除疳热的功能。
炮　制	银柴胡：拣去杂质，去声，用水洗净，稍浸泡捞出，润透，切片，晒干。鳖血银柴胡：取银柴胡片，置大盆内，淋入用温水少许稀释的鳖血，拌匀，闷润，置锅内用文火微炒，取出，放凉。
主治用法	用于阴虚发热，疳积发热，骨蒸劳热，慢性腹泻，小儿疳积。用量3~9g。

应用

1. 骨蒸盗汗，痨热：银柴胡、胡黄连、地骨皮、知母各9g，鳖甲15g（先煎），青蒿、秦艽各6g，甘草3g。水煎服。

2. 疳热：银柴胡、栀子、黄芩、连翘。水煎服。

3. 阴虚潮热：银柴胡、秦艽、地骨皮、青蒿、知母各9g，生地12g。水煎服。

腊肠树

基　源：为云实科植物腊肠树的果实。根、叶、花及种子也供药用。

原植物

落叶乔木。双数羽状复叶，小叶3~4对对生，薄革质，宽卵形、卵形或长圆形，先端短渐尖，基部楔形，全缘。总状花序长达30cm，疏散下垂，花与叶同时开放；无苞片；萼片5，长卵形，开放时反折；花瓣5，黄色，倒卵形，有明显的脉。荚果圆柱形，黑褐色，不开裂，具槽纹3条。种子多数，为横隔膜所分开。花期6~8月。果期10月。

生境分布

生于山地，丘陵地或河岸。台湾、福建、广东、海南、云南等省区有栽培。

采收加工

秋季果实成熟时采摘，晒干。根、树皮，全年可采取，晒干，叶花夏季采收。

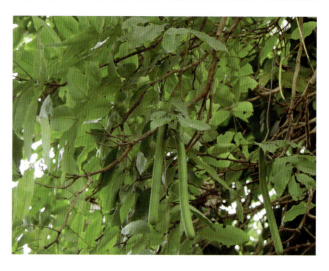

现代研究

1.化学成分　本品果皮含黄酮、蒽醌、生物碱、甾醇、三萜，半干的种子油含大量游离脂肪酸、蜡及烃类。果肉含芦荟大黄素苷、精氨酸、亮氨酸、谷氨酸等多种氨基酸。荚果含番泻苷。

2.药理作用　本品果实或果肉有泻下和镇静作用；离体鼠小肠及兔十二脂肠有兴奋作用。。果肉及种子有抗菌作用。

主治用法

根用于腹泻，便秘，痢疾，热病高烧，心痛。叶用于皮肤病，轮癣，风温病，中风。花用于便秘，果实用于骨蒸痨热，胃脘病，便秘，胃酸过多，食欲不振等。外用于风湿性疼痛，毒蛇咬伤，胸部闭塞，风痛。种子用于催吐。

应用

胃脘痛：取腊肠果制成煎剂，每10ml含鲜果约50g，为1次量，每日服3次，7天为1疗程。

白薇

基　源：为萝科植物白薇的根及根茎。

原植物

别名：直立白薇、老鸹瓢根、白马尾。多年生草本，有香气，具白色乳汁。根茎短，下端色，不分枝，密生灰白色短毛。叶对生，卵形或卵状长圆形，全缘，被白色绒毛。花多数，在茎顶叶腋密集成伞形聚伞花序，花暗紫色。果单生，角状长椭圆形。种子多数，卵圆形，有狭翅，种毛白色。花期5~7月。果期8~10月。

生境分布

生于荒坡草丛或林缘。分布于吉林、辽宁、河北、山东、河南、陕西、山西及长江以南。

采收加工

春、秋季采挖根部，除去地上部分，洗净泥土，晒干。

现代研究

1. 化学成分　白薇根中含直立白薇苷、白前苷，还

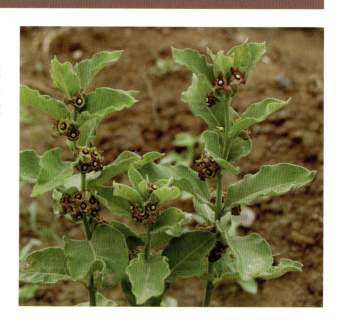

含有白前苷元和直立白薇新苷；蔓生白薇根中含有蔓生白薇苷、蔓生白薇新苷和白前苷。

2.药理作用　白薇水提物有一定的退热作用；对肺炎球菌也有一定的抑制作用；另外还具有抗炎和强心的作用。

性味功能	味苦、咸，性寒。有清热凉血，利尿，解毒的功能。
炮　制	除去杂质，洗净，润透，切段、干燥。
主治用法	用于温邪伤营发热，阴虚发热，骨蒸劳热，产后血虚发热，热淋，血淋，痈疽肿毒。用量4.5~9g。

应用

1. 产后体虚发热，热淋：白薇、党参各9g，当归15g，甘草6g。水煎服。
2. 温病后期有潮热，骨蒸劳热，阴虚低热：白薇、生地、青蒿。水煎服。
3. 体虚低烧，夜眠出汗：白薇、地骨皮各12g。水煎服。
4. 尿道感染：白薇15g，车前草50g。水煎服。
5. 火眼：白薇50g。水煎服。

黄花蒿（青蒿）

基　源：青蒿为菊科植物黄花蒿的干燥地上部分。

原植物

别名：臭蒿、臭青蒿、草蒿。一年生草本。具浓烈挥发性香气。茎直立，具纵沟棱，无毛，多分枝。下部叶花时常枯萎；中部叶卵形，2~3回羽状全裂，呈栉齿状，小裂片线形，先端锐尖，全缘或具1~2锯齿，密布腺点；上部叶小，常1~2回羽状全裂。头状花序，球形，极多数密集成扩展而呈金字塔形的圆锥状。花管状，黄色。花、果期8~10月。

生境分布

生于旷野、山坡、路边、河岸。分布于全国各地。

采收加工

秋季花盛开时采割，除去老茎，阴干。

现代研究

1.化学成分　本品含挥发油，油中成分有蛔蒿酮、异蛔蒿酮、τ-樟脑，1.8-桉叶素、丁香油荛和倍半萜醇等。

2.药理作用　本品有抗疟、抗菌、抗寄生虫和解热作用。其所含的黄花蒿素可减慢心率，抑制心肌收缩力，降低冠脉流量。

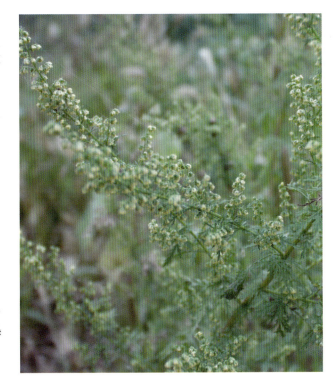

性味功能	味苦，性寒。有清热凉血，解暑，除蒸，截疟的功能。
炮　制	除去杂质，喷淋清水，稍润，切段，晒干。
主治用法	用于暑邪发热，痢疾，骨蒸劳热，疟疾寒热，湿热黄疸。用量4.5~9g。

应用

1. 血虚发热、潮热盗汗，骨蒸劳热：青蒿、地骨皮各9g，白薇3g，秦艽6g。水煎服。
2. 紫斑：青蒿、升麻、鳖甲、当归、生地。水煎服。
3. 鼻出血：鲜青蒿，捣烂取汁加冷开水冲服。
4. 疟疾，寒热往来：黄花蒿、知母、生地黄各9g，牡丹皮6g。水煎服。

四　祛风湿药

3 泻下药

实用中草药彩色图鉴

　　泻下药是指能引起腹泻，润滑大肠，促进排便的药物。根据其作用特点及适应症不同，可分为攻下药、润下药及峻下逐水药。

　　临床上主要用于大便秘结，胃肠积滞，实热内结及水肿停饮等里实证，还可用于疮痈肿毒及瘀血证。

　　现代药理作用　证明，泻下药主要通过不同的作用机理刺激肠道黏膜是蠕动增加而致泻，大多具有利胆、抗菌、抗炎、抗肿瘤及增强机体免疫功能等作用。

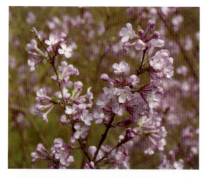

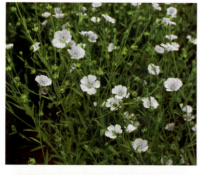

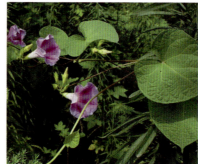

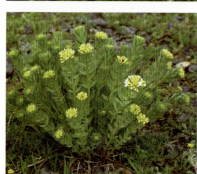

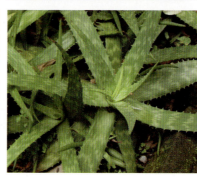

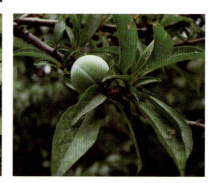

攻下药

华北大黄（祁黄）

基源：祁黄为蓼科植物华北大黄的干燥根茎及根。

原植物

别名：山大黄、河北大黄、峪黄。多年生草本。根肥大。基生叶宽卵形，质厚，先端钝圆，基部心形，边缘波状。茎生叶先端圆钝，基部心形，全缘或波状。托叶鞘膜质，红棕色。圆锥花序顶生或腋生。苞片肉质，内有白色小花3~5朵；花被6深裂。瘦果三棱形，具翅，顶端略下凹，基部近心形。花期7~8月，果期8~9月。

生境分布

生于林下、阴坡或沟谷石缝中。分布于华北、东北等省自治区。

采收加工

秋末落叶枯萎或次春发芽前采挖，去细根，切断，晒干。

性味功能	味苦，性寒。有泻热通便，行瘀破滞的功能。
炮 制	取原药材，除去杂质，洗净，润透，切厚片，干燥，筛去碎屑。
主治用法	用于大便秘热，经闭腹痛，湿热黄疸；外用口疮糜烂，痈肿疔毒，烫火伤。用量9~15g，鲜品15~30g。外用适量，研末调敷患处。

现代研究

1. 化学成分　本品根主要含含蒽醌类化合物，如游离的大黄素、大黄素甲醚、大黄酚等。
2. 药理作用　本品能促进排便；促进胆汁分泌；促进胰液分泌；抗肝损伤；抗胃、十二指肠溃疡；抗真菌、抗病毒。其煎剂可使小鼠凝血时间显着缩短。

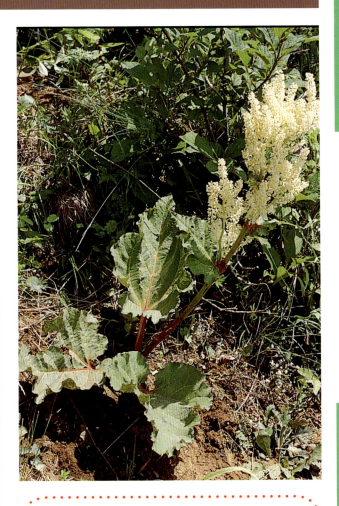

应用

1. 口疮糜烂：祁黄、枯矾各3g，共研末，擦患处。
2. 烫火伤：祁黄，研末，敷患处。
3. 经闭腹痛，产后瘀血腹痛：祁黄6g，当归、红花各3g，黄酒适量，水煎服。
4. 创伤瘀血肿痛：大黄6g，杏仁3g，以黄酒煎煮，饮服。

四　祛风湿药

药用大黄（大黄）

基　源：大黄为蓼科植物药用大黄的根茎及根。

原植物

别名：南大黄。多年生草本，根状茎粗壮。基生叶近圆形，掌状5浅裂，裂片呈大齿形或宽三角形，基部心形；托叶鞘筒状，膜质。花序大，圆锥状；花较大，黄白色；花蕾椭圆形。果枝开展，果翅边缘不透明，瘦果有3棱。沿棱生翅，红色。

生境分布

生于山地林缘或草坡上，有栽培。分布于陕西南部、河南西部、湖北西部、贵州、四川、云南西北部等省区。

采收加工

秋末茎叶枯萎时或春季芽未萌发时采挖，刮外皮，切片或块，绳穿成串，晾干或晒干。

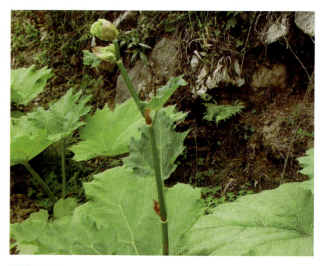

性味功能	味苦，性寒。有泻火通便，破积滞，行瘀血的功能；外用有清火解毒，消肿的功能。
炮　制	除去杂质，洗净，润透，切厚片或块，晾干。
主治用法	用于实热便秘，谵语发狂，瘀血闭经，产后瘀阻，黄疸，水肿，热淋，食积痞满腹痛，泻痢里急后重，目赤牙龈肿痛，口舌生疮，用量3~12g。外用于跌打损伤，痈肿疮毒，烫伤。

现代研究

1.化学成分　本品主要成分有蒽醌、大黄素、大黄酸、芦荟大黄等蒽类衍生物及苷类。

2.药理作用　本品具有泻下、抗菌、抗病毒、保肝利胆、止血活血等作用。

应用

1.热积便秘：大黄12g(后下)，厚朴6g，枳实9g。水煎服。

2.湿热黄疸，急性黄疸传染性肝炎：大黄、栀子、茵陈、厚朴、枳实等。水煎服。

掌叶大黄（大黄）

基　源：大黄为蓼科植物掌叶大黄的根及根茎。

原植物

多年生高大草本。根状茎及根肥大，黄褐色。基生叶宽卵形或圆形，掌状半裂，每1裂片有时再羽状裂或有粗齿，基部稍心形；茎生叶较小，互生；托叶鞘状，膜质，密生短柔毛。圆锥花序大型，顶生，花小，数朵成簇，紫红色或带红紫色。瘦果有3棱，棱上生翅。花期6-7月。果期7-8月。

生境分布

生于山地林缘或草地，有栽培。分布于陕西、甘肃、青海、四川、云南西北部，西藏东部。

采收加工

秋末冬初挖取地下部分，切片晒干或烘干。

现代研究

1.化学成分　本品根及根茎主要含含蒽醌类化合物，如游离的大黄素、大黄素甲醚、大黄酚等。

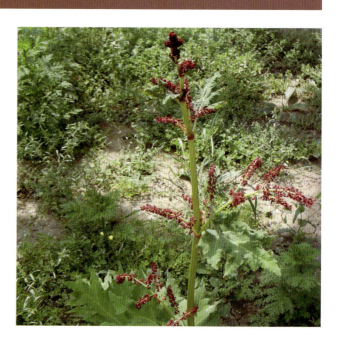

2.药理作用　本品能促进肠蠕动、抑制肠内水分吸收、促进排便；促进胆汁分泌；促进胰液分泌；抗肝损伤；抗胃、十二指肠溃疡；抗真菌、抗病毒；抗炎；止血；降血脂；抗肿瘤；利尿；降低血中尿素氮和肌酐等。

性味功能	味苦，性寒。有泻火通便，破积滞，行瘀血的功能。
炮　制	除去杂质，洗净，润透，切厚片或块，晾干。
主治用法	用于实热便秘，谵语发狂，食积痞满腹痛，泻痢里急后重，头痛，目赤，牙龈肿痛，口舌生疮，吐血，衄血，瘀血经闭，产后瘀阻，黄疸，水肿，热淋，跌打损伤，痈肿疮毒，水火烫伤。用量3~12g。

应用

1.大便秘结：大黄6g，牵牛子1.5g，研细末，水煎服。

2.打扑伤痕，淤血：大黄末，姜汁调涂。

3.晚期血吸虫病出血患者：大黄炭、白芍炭各1.5g，加葡萄糖粉，研细末，冲水服。

4.烫火灼伤：大黄研末，蜜调涂敷患处。

芦荟

基　源：为百合科植物芦荟的鲜叶。

原植物

别名：斑纹芦荟。多年生肉质常绿草本，有短茎。叶莲座状，肥厚，多汁，叶片披针形，基部较宽，先端长渐尖，粉绿色，具白色斑纹，边缘疏生三角形齿状刺，刺黄色。花葶单一或分枝，有少数苞片；总状花序顶生，下垂，花被管状，花黄色或具红色斑点。蒴果三角形，室背开裂。花期7~8月。

生境分布

喜生于湿热地区，多栽培于温室中。

采收加工

随采随鲜用；或自基部切断叶，收集流出的汁，干燥。

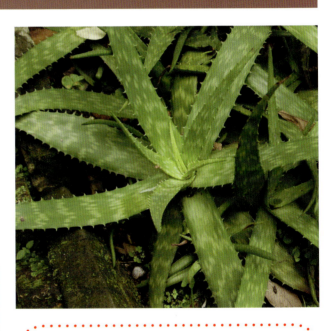

性味功能	味苦，性寒。有清肝热、通便的功能。
炮　制	净制：拣去杂质，斫成小块。炒制：取芦荟块用微火炒至焦黑色。
主治用法	用于头晕，头痛，耳鸣，烦燥，便秘，小儿惊痫。用量3~15g。外用于龋齿，疔痈肿毒，烧烫伤。

现代研究

1.化学成分　本品含有芦荟大黄素、芦荟大黄素苷、大黄酚、大黄酚葡萄糖苷、蒽酚等蒽类以及葡萄糖、甘露糖、阿拉伯糖等糖类物质。

2.药理作用　本品有泻下、抗菌、抗肿瘤作用；对实验性肝损伤的保护作用；能治疗创伤。

应用

1.习惯性便秘、热积便秘：芦荟21g，朱砂15g，研细末，酒少许为丸，每服3.6g。

2.小儿疳积：芦荟、白芍、独脚金、蓄、甘草、厚朴、山楂、布渣叶。水煎服。

3.肝火旺，头痛，耳鸣，易怒，大便秘结：芦荟、大黄、青黛各15g，龙胆草、黄柏、黄芩、栀子各30g，木香6g，制丸，姜汤送服。

4.胆道结石合并感染：芦荟、龙胆草。水煎服。

四 祛风湿药

润下药

大麻（火麻仁）

基　源：火麻仁为大麻科植物大麻的干燥成熟果实。

原植物

一年生草本，高1~3m。茎灰绿色，具纵沟，密生柔毛。掌状复叶互生或下部叶对生；裂片3~9，披针形，先端渐尖，基部渐窄；边缘具锯齿；上面被粗毛；下面密生白色毡毛；叶柄细长，被糙毛。花单性，雌雄异株。雄花序疏生圆锥花序。雌花序短，腋生，球形或穗状。瘦果扁卵形，为宿存的黄褐色苞片所包，种子1，果皮坚脆，具细网纹，灰色。花期5~7月，果期8~10月。

生境分布

生长于排水良好的砂质土壤。全国各地均有栽培。

采收加工

秋季果实成熟时采收，除去杂质，晒干。

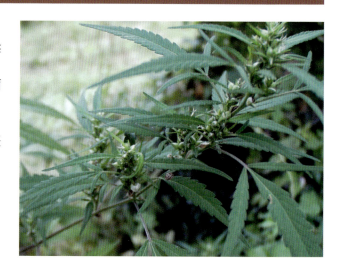

性味功能	味甘，性平。有润燥，滑肠，通便，补虚的功能。
主治用法	用于血虚津亏，肠燥便秘，大便秘结等。用量9~15g。

应用

1. 习惯性便秘：火麻仁。捣烂煮糊，加冰糖，搅匀食。
2. 疖肿：火麻仁，捣烂外敷患处。
3. 胃热所致口腔炎：火麻仁、金银花、甘草各9g。水煎服。
4. 产后血虚便秘：火麻仁、当归、柏子仁各9g，生地12g。水煎服。

欧李（郁李仁）

基　源：郁李仁为蔷薇科植物欧李的干燥成熟种子。

原植物

落叶小灌木。分枝多，嫩枝被短柔毛。叶长圆状倒卵形至长圆状披针形，先端急尖，基部楔形，边缘具细锯齿，两面无毛，网脉较浅；叶柄极短。花1~2朵，与叶同时开放；花梗被稀柔毛。萼筒钟状，无毛或微具毛；萼片三角形，先端急尖，花后反折。花瓣淡红色。子房长圆形，花柱无毛。核果，近球形，鲜红色外面无沟。花期5月，果期7~8月。

生境分布

生于荒山坡或沙丘边上。分布于我国大部分地区。

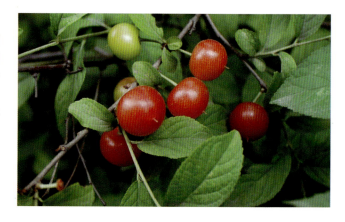

采收加工

夏、秋二季采收成熟果实，除去果肉及核壳，取出种子，干燥。

性味功能	味辛、苦、甘。性平。有润燥滑肠，下气，利尿的功能。
炮　制	筛去泥屑，淘净，拣净杂质和碎壳，晒干，用时捣碎。
主治用法	用于津枯肠燥，食积气滞，腹胀、便秘，水肿，脚气，小便不利等症。用量3~9g。

现代研究

1.化学成分　本品含苦杏仁苷（amygdalin）、脂肪油、皂苷等。

2.药理作用　同郁李。

应用

1.高血压：郁李仁，制成酊剂。

2.肿满小便不利：郁李仁、槟榔、茯苓、白术各30g，甘遂15g，为末。每服6g，姜枣汤下。

3.大便秘结：郁李仁、火麻仁、柏子仁各12g，桃仁9g。水煎服。

4.脚气水肿：郁李仁、薏苡仁、赤茯苓、滑石。水煎服。

郁李（郁李仁）

基　源：郁李仁为蔷薇科植物郁李的种子。

原植物

别名：小李仁、麦李。落叶灌木。叶互生，长卵形或卵圆形，先端渐尖，叶片中部以上最宽，基部圆形，边缘有锐重锯齿。花2-3朵簇生，花梗长5~10cm。花瓣5，浅红色或近白色，花柱被柔毛。核果近球形，深红色，光滑无沟；核圆形或近圆形，黄白色。种子上端尖，下端钝圆，种皮红棕色。花期4~5月。果期5~6月。

生境分布

生于向阳山坡、路旁或小灌木丛中。分布于华北、华东、中南等省区。

采收加工

秋季采摘成熟果实，蒸后，碾碎果核，取出种子，晒干。

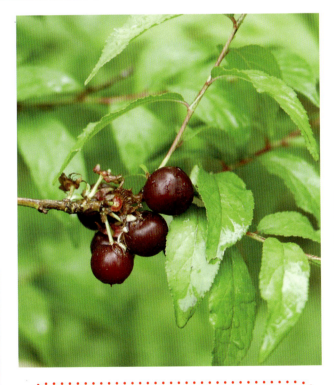

性味功能	味辛、苦、甘，性平。有缓泻，利尿，消肿的功能。
炮　制	筛去泥屑，淘净，拣净杂质和碎壳，晒干，用时捣碎。
主治用法	用于大便秘结，水肿，小便不利，四肢浮肿，脚气等症。用量3~9g。孕妇慎服。

现代研究

1.化学成分　本品含苦杏仁苷、脂肪油58.3~74.2%、挥发性有机酸、粗蛋白质、纤维素、淀粉、油酸。又含皂苷及植物甾醇、维生素B1。

2.药理作用　本品有缓泻作用。郁李仁水煎剂能显著缩短燥结型便秘模型小鼠的排便时间，并增加排便次数。此外，还有降压、抗炎、镇痛作用。临床上常用于肠燥便秘，水肿腹满，脚气浮肿。

应用

1.高血压：郁李仁，制成酊剂。

2.肿满小便不利：郁李仁、槟榔、茯苓、白术各30g，甘遂15g，为末。每服6g，姜枣汤下。

3.大便秘结：郁李仁、火麻仁、柏子仁各12g，桃仁9g。水煎服。

4.脚气水肿：郁李仁、薏苡仁、赤茯苓、滑石。水煎服。

李（李仁）

基　源：李仁为蔷薇科植物李的种仁。根、叶、果实也供药用。

原植物

落叶灌木。叶互生，近顶端有2~3腺体；叶长圆状倒卵形或椭圆状倒卵形，先端渐尖或短尖，基部楔形，边缘有重锯齿。花先叶开放，3花簇生；萼筒无毛萼片5，卵形，边缘有细齿；花瓣5，白色。核果卵球形，顶端尖，基部凹陷，有深沟，绿色、黄色或淡红色，有光泽，外被蜡粉，核有皱纹。种子1，扁长椭圆形。花期3~4月。果期5~7月。

生境分布

生于山坡、路旁、疏林，为栽培果树。除内蒙古、新疆、西藏外，全国各省区多有栽培。

采收加工

夏季采收果实，取种子，晒干。根全年可采，剥皮，晒干。叶夏秋间采，晒干。

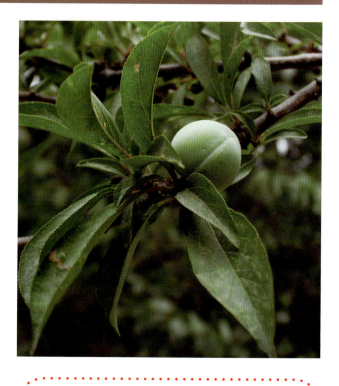

性味功能	味甘，苦，性平。有散瘀，利水，滑肠的功能。
炮　制	除去杂质，生用捣碎或炒研。
主治用法	用于跌打损伤，瘀血，痰饮，咳嗽，水气肿满，大便秘结，虫蝎蜇伤。用量9~12g。外用适量。

现代研究

1. 化学成分　本品果实含赤霉素。还含胡萝卜类色素，如β-胡萝卜素、隐黄质、叶黄素、堇黄质及新黄质，并含维生素A。

2. 药理作用　　暂无。

应用

蝎、蜂蜇伤：李仁捣烂外敷。

附注：根味苦，性寒。有清热止渴，镇痛解毒，利湿的功能。用于淋痛，痢疾，牙痛，丹毒，消渴。用量9~15g。叶味甘，酸，性平。用于小儿壮热，惊痫，水肿，金疮。用量6~9g。果实味苦，酸，性微温。有清肝祛热，生津利水的功能。用于虚劳骨蒸，消渴，腹水。用量15~30g。

亚麻（亚麻子）

基　源：亚麻子为亚麻科植物亚麻的成熟种子。

原植物

别名：野胡麻、胡麻仁、大胡麻。一年生草本。茎直立，基部稍木质。互生，线形或线状披针形，先端锐尖，基部渐窄，全缘。花单生于枝顶及上部叶腋；萼片5；花瓣5，蓝色或白色；雄蕊5。蒴果球形，稍扁，淡褐色，5瓣裂。种子扁平卵圆形，黄褐色，有光泽，一端钝圆，另端尖而略偏斜。花期6~7月。果期7~9月。

生境分布

全国各地有栽培。主要分布于东北、华北及内蒙古、山东、湖北、陕西、四川、云南。

采收加工

秋季果实成熟时采收种子，除去杂质，晒干。

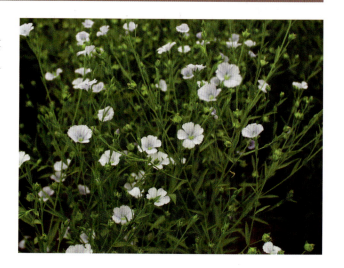

性味功能	味甘,性平。有润燥,通便,养血,祛风的功能。
炮制	除去杂质,生用捣碎或炒研。
主治用法	用于皮肤干燥瘙痒,麻风,眩晕,便秘,疮疡湿疹,毛发枯萎脱落等。用量 4.5~9g。

现代研究

1. 化学成分　本品含脂肪油 30~48%,蛋白质 18~33%,粘质 5~12%,糖 12~26%,有机酸及维生素。此外,尚有少量的氰苷即亚麻苦苷。

2. 药理作用　本品所含的亚麻苦甘对小肠的分泌、运动功能有调节作用。亚麻油有轻泻作用,能用来预防高脂血症或动脉粥样硬化。临床上选方可用于过敏性皮炎,脂溢性脱发,咳嗽气喘等。

应用

1. 溢脂性脱发:亚麻子、鲜柳枝各 50g。水煎洗。
2. 老人皮肤干燥,起鳞屑:亚麻子、当归各 6g,紫草 3g。研末,制蜜丸,开水送服。
3. 过敏性皮炎,皮肤瘙痒:亚麻子、白鲜皮、地骨皮各 3g。制蜜丸。开水送服。
4. 肠燥便结:亚麻子 9g,火麻仁 15g,郁李仁 12g。水煎服。

四

祛风湿药

峻下逐水药

商陆

基　源：为商陆科植物商陆的干燥根。

原植物

多年生草本，肉质，根粗壮。圆锥形。单叶互生，椭圆形或长卵状椭圆形，先端急尖，基部狭楔形，全缘，总状花序顶生或与叶对生，直立；苞片线形，膜质；花白色、淡黄绿色或带粉红色；花药淡红色。肉质浆果扁球形，紫黑色。种子肾形，黑褐色。花期4~7月。果期7~10月。

生境分布

生于山沟边、林下、林缘、路边。分布于全国大部分地区。

采收加工

秋季至次春采挖，切成片，晒干或阴干。

性味功能	味苦，性寒，有毒。有逐水，解毒，利尿，消肿消炎的功能。
炮　制	商陆：洗净，稍浸泡，润透，切片，晒干；醋商陆：取净商陆片，置锅内加米醋煮之，至醋吸尽，再炒至微干。
主治用法	用于水肿胀满，尿少，便秘；外用于痈肿疮毒。用量3~9g。孕妇忌服。

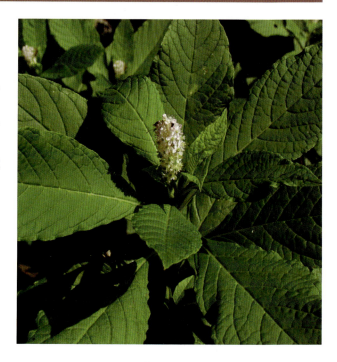

现代研究

1.化学成分　本品含有商陆碱、淀粉，尚含商陆酸，商陆皂苷甲、乙、丙、丁、戊、己三萜皂苷类和多量硝酸钾及甾体混合物。

2.药理作用　本品具有祛痰、镇咳、平喘作用，抗菌及抗病毒作用和利尿作用。

应用

1.慢性肾炎水种：商陆、泽泻、杜仲各3g。水煎服。

2.腹水：商陆6g，冬瓜皮、赤小豆各30g，泽泻12g，茯苓24g。水煎服。

3.水肿腹胀实症，大小便不利：商陆、红大戟各3g，槟榔4.5g，茯苓12g，泽泻9g，水煎服。

4.痈肿疮毒：鲜商陆加食盐，同捣敷患处。

芫花

基　源：为瑞香科植物芫花的花蕾。

原植物

别名：南芫花、闷头花。落叶灌木。枝条稍带紫褐色，幼时有绢状柔毛。叶对生，偶为互生，椭圆形至长椭圆形，稍革质，全缘，先端尖，叶柄短，密布短柔毛。花先叶开放，淡紫色，3~7簇生于顶端叶腋。核果革质，白色。花期3~4月。

生境分布

生于路旁，山坡，或栽培于庭园。分布于河北、陕西、河南、山东、安徽、福建、浙江、江苏、湖北、湖南、四川等省区。

采收加工

春季4月当花未开放前采摘花蕾，拣去杂质，晒干或烘干，炮制后用。

性味功能	味辛、苦，性温，有毒。有泻下逐水，祛痰解毒的功能。
炮 制	芫花：拣净杂质，筛去泥土；醋芫花：取净芫花，加醋拌匀，润透，置锅内用文火炒至醋吸尽，呈微黄色，取出，晾干。
主治用法	用于痰饮癖积，喘咳，水肿，胁痛、心腹症结胀痛、痈肿、肺癌结块。用量1.5~3g，水煎或入丸、散。

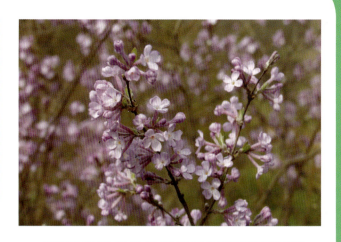

现代研究

1. 化学成分　本品含有二萜原酸酯类化合物：芫花酯甲，芫花酯乙，芫花酯丙等；黄酮类化合物：芫花素3'-羟基芫花素，即木犀草素-7-甲醇，芫根苷；挥发油：大量脂肪酸、棕榈酸、油酸和亚油酸等成分。

2. 药理作用　本品具有利尿作用，镇咳、祛痰作用，抗惊厥作用、抗菌作用、抗生育作用和抗白血病作用。

应用

1. 肝硬化腹水，肾炎水肿：醋炒芫花。水煎服。或配白蜜煎服。
2. 冻疮：芫花、甘草。水煎，外洗。

河朔荛花（黄芫花叶）

基　源：黄芫花叶为瑞香科植物河朔荛花的干燥叶和幼嫩枝梢。

原植物

落叶小灌木，枝细长，老枝棕紫色，嫩枝绿色。枝皮折断时可见绵状纤维。单叶对生，叶柄短。披针形，光滑无毛，灰绿色，全缘，先端尖，基部楔形或渐尖。顶生伞形花序，常数个集合成圆锥花序。花被筒状，黄色，先端4裂，外被白色毛；雄蕊8，两轮着生于花被管内；子房下位，椭圆形，柱头短，圆形。核果卵圆形。花期6~8月，果期7~9月。

生境分布

生于干旱阳坡、草地、路边灌丛中。分布于内蒙古、河北、山西、陕西、甘肃等省区。

采收加工

6~8月间花蕾期，收集叶和幼嫩枝梢，晒干。

性味功能	有小毒。有泻下逐水的功能。
炮 制	去杂质，阴干或烘干。
主治用法	用于水肿胀满，痰饮咳喘，急慢性肝炎，精神分裂症，癫痫。并用于人工引产。用量1.5~3g，内服，发热、体弱、溃疡病患者及孕妇忌用。不宜与甘草用。

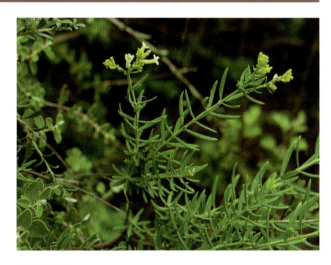

现代研究

1. 化学成分　本品含有芫花酯甲，木犀草素及狼毒原毒素；尚含黄酮类化合物：5,7-二羟基-3'-甲氧基黄酮-4'-O-D-葡萄糖苷，5,7,4'-三羟基黄酮-3'-O-β-D-葡萄糖苷，4'-四羟基黄酮-6-C-β-D-葡萄糖苷等，另有三十一烷，三十烷醇，廿八烷醇，29-羟基-三十烷醇等成分。

2. 药理作用　本品具有抗心律失常，抗早孕作用，并有促癌作用。

应用

1. 妄想型精神分裂症，神经官能症：黄芫花研粉，3~4.5g，饭前服。
2. 急、慢性传染性肝炎：黄芫花水浸膏片，内服。

巴豆

基　源：为大戟科植物巴豆的干燥成熟果实。

原植物

别名：猛子仁、巴仁。小乔木。叶卵形至矩圆状卵形，顶端渐尖，掌状3出脉，被稀疏星状毛，基部两侧各有1无柄腺体。总状花序顶生；花小，单性，雌雄同株；萼片5；雄蕊多数；雌花无花瓣，子房3室，密被星状毛。蒴果矩圆状，有3棱，种子长卵形，淡褐色。花期3~6月。果期6~9月。

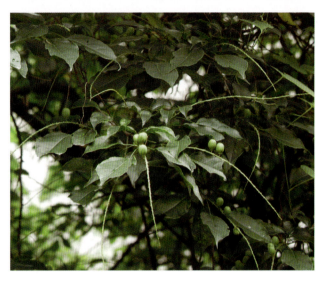

生境分布

生于山谷、林缘、溪旁或密林中，常栽培。分布于浙江、江苏、福建、台湾、湖南、湖北、广东、广西、云南、贵州、四川等省区。

采收加工

秋季果实成熟时采收，堆置2~3天，摊开，干燥。

性味功能	味辛，性热，有大毒。有泻下祛积，逐水消肿的功能。
炮　制	晒干后，除去果壳，收集种子，晒干。巴豆仁：拣净杂质，用粘稠的米汤或面汤浸拌，置日光下曝晒或烘裂，搓去皮，簸取净仁；巴豆霜：取净巴豆仁，碾碎，用多层吸油纸包裹，加热微炕，压榨去油，每隔2天取出复研和换纸1次，如上法压榨六、七次至油尽为度，取出，碾细，过筛。
主治用法	用于寒积停滞，胸腹胀痛，腹水肿胀，喉痹。外用于疮毒、顽癣。巴豆种子有大毒。内服务必去油用（巴豆霜）。用量巴豆霜0.15~0.3g各入丸、散剂。

现代研究

1.化学成分　本品含有巴豆油；为巴豆油酸，巴豆酸等组成的甘油酯，巴豆醇－12，13－二酯，巴豆醇三酯，巴豆醇酯，尚含巴豆毒素以及巴豆苷、生物碱、β-谷甾醇、氨基酸和酶等成分。

2.药理作用　本品具有泻下作用、抗病原微生物和抗肿瘤作用。

应用

1.恶疮疥癣：巴豆，碾轧成细泥状，去油，涂敷患处。

2.神经性皮炎：巴豆50g，去壳，雄黄3g，磨碎用纱布包裹，擦患处。

3.腹水膨胀，二便不通，实症水肿：巴豆90枚，杏仁60枚，去皮心炙黄，捣烂为丸，每服1丸。

泽漆

基　源：为大戟科植物泽漆的全草。

原植物

别名：猫眼草、五凤草、五朵云。一年或二年生草本，肉质，富含乳汁，光滑无毛。茎分枝多而倾斜，下部淡紫红色，上部淡绿色。叶互生，无柄，倒卵形或匙形，先端钝圆或微凹，基部广楔形或突然狭窄而成短柄状，边缘在中部以上有细锯齿。多歧聚伞花序顶生，有5伞梗，每伞梗再生3小伞梗，每小伞梗又分为2叉；杯状花序钟形，黄绿色，总苞顶端4浅裂，裂间有4腺体；子房3室，花柱3。蒴果无毛。种子卵形，表面有凸起的网纹。

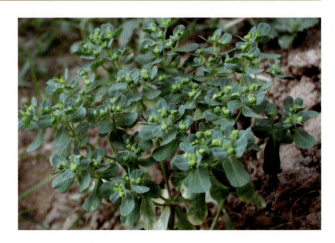

生境分布

生于路旁、田野、沟边等处。分布于宁夏、山东、江苏、江西、福建、河南、湖南、四川、贵州等省区。

采收加工

春、夏采集全草，晒干，切成段状。

性味功能	味辛、苦，性凉，有毒。有逐水消肿，散结，杀虫的功能。
炮　制	除去杂质和残根，抢水洗净，稍润，切段，干燥。
主治用法	用于水肿，肝硬化腹水，细菌性痢疾等；外用于淋巴结结核，结核性瘘管，神经性皮炎。用量3~9g；外用适量。

现代研究

1. 化学成分　本品含有槲皮素-5，3-二-D-半乳糖苷、、泽漆醇、葡萄糖、果糖、麦芽糖等成分。

2. 药理作用　本品具有镇咳和祛痰作用、抗痛作用，且能抗结核杆菌，并具有降低毛细血管通透性作用。

> **应用**
>
> 1. 流行性腮腺炎：泽漆15g，水煎服。
> 2. 细菌性痢疾：泽漆9g，水煎服。
> 3. 无黄疸型传染性肝炎：泽漆，水煮成膏，饭后服。
> 4. 淋巴结结核、无名肿毒：泽漆全草，熬膏，涂敷患处。

甘遂

基　源：为大戟科植物甘遂的根。

原植物

别名：猫儿眼、胜于花。多年生草本，全体含乳汁。根部分呈连珠状或棒状，棕褐色。叶互生，狭披针形，先端钝，基部阔楔形，全缘。杯状聚伞花序成聚伞式排列，5~9枚簇生于茎端，基部苞片轮生叶状，从茎上部叶腋抽出1花枝，先端再生出1~2回聚伞式3分枝，萼状总苞先端4裂，腺体4枚，新月形；花单性，雄花仅有雄蕊1，雌花位于花序中央，雌蕊1。蒴果圆形。花期6~9月。

生境分布

生于山荒。分布于河北、陕西、山西、甘肃等省区。

采收加工

春季或秋末，采挖根部，除去外皮，晒干。

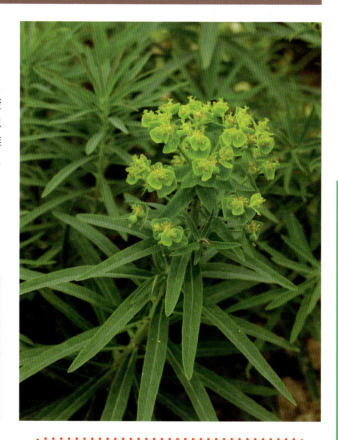

性味功能	味苦、甘，性寒；有毒。有泻水饮，破积聚，通二便的功能。
炮　制	醋甘遂：取净甘遂，用醋拌匀，炒至微干，晾凉。
主治用法	用于水肿满，留饮，结胸，癫痫，噎膈，症瘕，积聚，二便不通等症。甘遂有大毒。加工及使用应慎重。

现代研究

1. 化学成分　本品含三萜类化合物：大戟酮、大戟二烯醇、α-大戟醇等，尚含有甘遂萜酯A、B棕榈酸、柠檬酸、草酸、鞣质、树脂、葡萄糖、蔗糖、淀粉及维生素B1等成分。

2. 药理作用　本品具有泻下作用，利尿作用和镇痛作用，并具有引产作用。

> **应用**
>
> 1. 腹水胀满，二便不通：甘遂1g，牵牛子4.5g，红枣5个。水煎服。
> 2. 胸腔积水：甘遂、红大戟各1g。研细粉，大枣10枚煎汤送服。

四 祛风湿药

山乌桕

基　源：大戟科植物山乌桕的根皮、树皮及叶入药。

原植物

落叶乔木。叶互生，纸质，长椭圆形，基部宽楔形，全缘。叶柄顶端有1~2腺体。穗状花序顶生；花单性，雌雄同株，大部分为雄花，花萼杯状，无花瓣及花盘。花序近基部有雌花。萼片3，三角形。蒴果近球形，黑色，有3棱。花期5~6月。果期7~8月。

生境分布

生于山坡疏林中，河谷或杂木林中。分布于浙江、江西、福建、湖南、广东、海南、广西、贵州等省区。

采收加工

根皮或树皮全年可采，晒干。叶夏秋季采，晒干或鲜用。

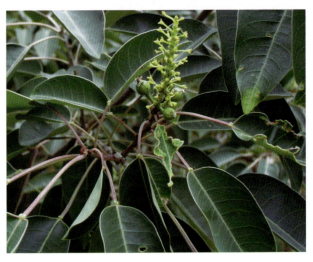

性味功能	味苦，性寒，有小毒。有泻下逐水，散瘀消肿的功能。叶有散瘀消肿，祛风止痒的功能。
炮　制	洗净，晒干或鲜用。
主治用法	根皮、树皮用于肾炎水肿，肝硬化腹水，大小便不利，痔疮，皮肤湿疹。叶外用于乳痈，跌打肿痛，湿疹，过敏性皮炎，带状疱疹，毒蛇咬伤。孕妇及体虚者忌服。用量，根皮、树皮3~9g。叶外用适量。鲜叶捣烂敷患处或煎水洗。

现代研究

1. 化学成分　本品叶含蒲公英赛醇，β-谷甾醇和并没食子酸等成分。

2. 药理作用　本品具有抗菌活性。

应用

1. 大便秘结：山乌桕根50g，水煎服。

2. 痔疮，皮肤湿痒：山乌桕根、金银花等各适量，水煎洗患处。

3. 毒蛇咬伤：山乌桕根9~15g，水煎冲酒服，并用鲜叶捣烂敷伤口周围。

牵牛（牵牛子）

基　源：牵牛子为旋花科植物牵牛的种子。

原植物

一年生缠绕草本。茎左旋，被倒生短毛。叶互生，阔卵形，3裂，基部心形，中裂片较长，长卵形，侧裂片底部阔圆，先端长尖，基部心形不收缩。花1~3朵腋生，花萼5深裂，先端尾状长尖，基部有长毛；花冠漏斗状，紫色、淡红色、淡蓝色或蓝紫色，上部色深，下部色浅或为白色，早晨开放，中午花冠收拢。蒴果球形，为宿存花萼所包被。种子卵状三棱形，黑色或淡黄白色，平滑。花期6~9月。果期7~10月。

生境分布

生于灌丛、墙边或栽培。分布于东北、华北及河南、山东、江苏、浙江、台湾、广东、广西、贵州、四川等省、自治区。

采收加工

秋季果实成熟、未开裂时采收，割下地上部分，晒干后打下种子，除去杂质，将黑、白二色丑分开后晒干。

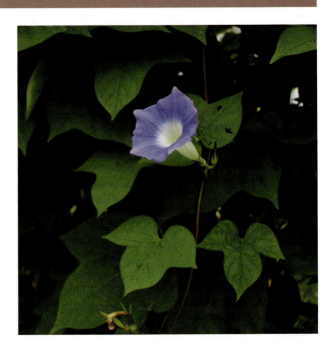

性味功能	味苦，性寒；有小毒。有泻水，下气，驱虫的功能。
炮　制	炒牵牛子：将净牵牛子置锅内加热，炒至微鼓起，取出放凉。
主治用法	用于水肿，喘满，痰饮，脚气，虫积，大便秘结。用量3~6g。水煎服。胃弱气虚及孕妇忌用。不宜与巴豆同用。

现代研究

1. 化学成分　本品含牵牛子苷，牵牛子酸，巴豆酸，裂叶牵牛子酸，α-甲基丁酸及戊酸等；生物碱：裸麦角碱，野麦碱，狼尾草麦角碱等。又含脂肪油及其他糖类。

2. 药理作用　本品具有泻下作用，利尿作用和驱虫作用。

应用

1. 肝硬化腹水：牵牛子（研末）24g，大黄15g，明粉12g，枳实9g，水煎服。

2. 肾性水肿：牵牛子、甘遂、芫花、大戟、大黄、青皮、陈皮、木香、槟榔。水煎服。

月腺大戟（狼毒）

基　源：狼毒为大戟科植物月腺大戟的根。

原植物

多年生草本。根肥厚肉质，有黄色乳汁。叶生，无柄，茎下部叶小，长圆状披针形，先端钝、基楔形，全缘。总花序腋生或顶生，基部具卵状披针形的叶状苞片5，每伞梗再二叉状分枝，分枝处有三角卵形苞片2，分枝先端具2片较小苞片及1杯状聚伞花序；杯状总苞具5裂片，先端浅裂，腺体4，半月形，小花梗与花丝有节。雌花1，雌蕊1，伸出总苞下垂；花柱3，2裂。蒴果无毛。花期4~6月，果期5~7月。

生境分布

生于山坡、草地或林下。分布于河南、山东、陕西、江苏、安徽、浙江、湖北、湖南、四川、福建等省区。

采收加工

春、秋季采挖，洗净，切片，晒干。

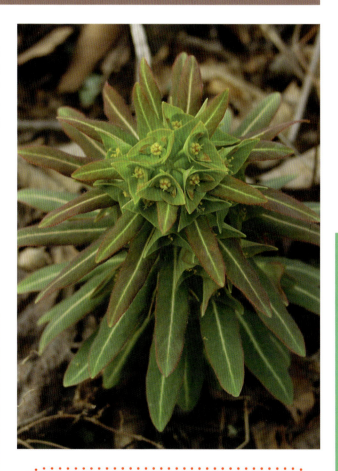

性味功能	味苦、辛，性平，有毒。有散结、杀虫的功能。
炮　制	洗净，切片晒干。
主治用法	用于水肿腹胀，食、虫积，心腹疼痛，慢性气管炎，咳嗽，气喘，淋巴结、结核，疥癣，痔瘘。用量1.5~2.4g。

现代研究

1. 化学成分　本品含狼毒甲素、狼毒乙素、24-次甲基-环木菠萝烷醇、γ-大戟甾醇、菜油甾醇、豆甾醇等成分。

2. 药理作用　本品具有抗肿瘤作用，抑菌作用和杀虫、抗惊厥作用，并能提高机体免疫力。

应用

1. 牛皮癣、神经性皮炎、慢性湿疹：狼毒切碎，水煎煮，至浓缩至一定浓度，冷后涂布敷患处。

2. 结核病：狼毒、大枣3:4制成狼毒枣，服枣10粒。

3. 慢性气管炎：狼毒0.5g。水煎服。

4 祛风湿药

祛风湿药是指能祛除风湿，解除痹痛，以治疗风湿痹症为主要作用的药物。根据其药性和功效的不同，可分为祛风湿寒药、祛风湿热药、祛风湿强筋骨药。

临床上主要用于风湿痹痛证之肢体疼痛，关节不利、肿大，筋脉拘挛，腰膝酸软等症。

现代药理作用　证明，祛风湿药具有抗炎、镇痛及镇静等作用。广泛用于治疗风湿性关节炎、类风湿性关节炎、坐骨神经痛、肩周炎、骨质增生及半身不遂等。

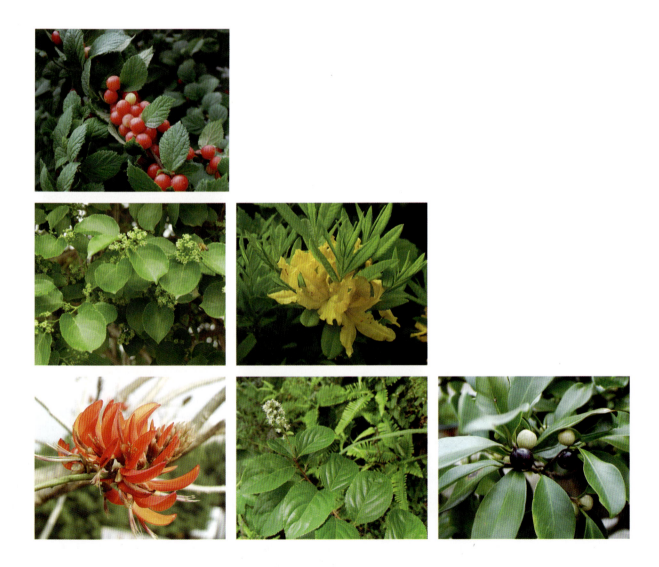

祛风寒湿药

灯笼草（伸筋草）

基　源：伸筋草为石松科植物灯笼草的干燥全草。

原植物

主茎直立（基部有次生匍匐茎），高30~100cm，上部多分枝，小枝细弱，有时顶端呈弯钩形。叶密生，螺旋状排列，线状钻形，顶端芒刺状，全缘，通常向上弯曲。孢子囊穗小，单生于小枝顶端，无柄，长圆形或圆柱形，成熟时下指；孢子叶覆瓦状排列，阔卵圆形，顶端急狭，长渐尖头，边缘流苏状，顶端芒刺状。孢子囊近圆形。孢子钝三角形至三角状圆形，有不规则的拟网状饰纹。

生境分布

生于海拔150-1100米的湿润酸性土壤中。分布于我国长江以南各省区。

采收加工

夏、秋二季茎叶繁茂时连根拔起，晒干。

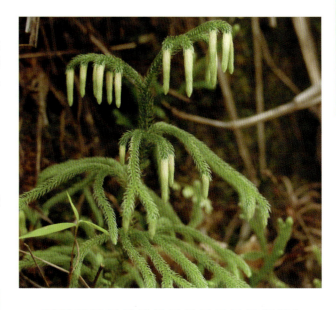

性味功能	味苦，辛，性温。有散风祛寒，除湿消肿，舒筋活络的功能。
主治用法	用于风寒湿痹、关节酸痛，皮肤麻木，四肢软弱，水肿，跌打损伤。用量9~12g。外用适量捣敷患处。

现代研究

1. 化学成分　本品根含有机酸、氨基酸、黄酮苷、酚类及糖类。叶含绿原酸。果实含丰富的胡萝卜素。此外，尚含无定形的苷、鞣质、还原糖等。

2. 药理作用　本品有抗癌及抗微生物作用。

应用

1. 风痹筋骨痛：伸筋草9g，水煎服。

2. 关节酸痛：伸筋草、大血藤各9g，虎杖根、水煎服。

3. 带状疱疹：伸筋草研粉，麻油调成糊状，涂患处。

4. 手足麻痹：伸筋草、丝瓜、大活血，水、酒各半，煎服。患处。

油松（松花粉，油松节）

基　源：松花粉为松科植物油松的干燥花粉；油松节为油松的瘤状节或分枝节。

原植物

常绿乔木。叶二针一束，粗硬。叶鞘褐色，宿存。球果卵球形，开裂，在树上宿存数年不落。种鳞的鳞盾肥厚，扁菱形或菱状多角形，横脊明显，鳞脐凸起。种子卵形或长卵形。花期4-5月，球果次年9-10月成熟。

生境分布

生于山地。分布于全国大部分省区。

采收加工

松花粉：春季花开时，采摘花穗，晒干，收集花粉。

油松节：全年均可采收，以冬季为多，锯取后晒干。

现代研究

1. 化学成分　本品含有纤维素、木质素、树脂及少量挥发油，挥发油主要成分为α-和β-蒎烯及樟烯、二戊烯等。另含熊果酸、异海松酸。

2. 药理作用　本品有镇痛、抗炎作用；其提取的酸性多糖有抗肿瘤作用；其提取的多糖类物质、热水提取物和酸性提取物都具有免疫活性。

性味功能	味甘，性温。松花粉有燥湿，收敛止血的功能。松节有祛风湿，止痛的功能。
炮 制	劈成薄片或小块。
主治用法	松花粉用于湿疹，黄水疮，皮肤糜烂，脓水淋漓，外伤出血；尿布性皮炎。3~6g，外用适量。油松节用于关节疼痛，屈伸不利。用量9~15g。

应用

1. 风湿骨痛：松节、当归、鸡骨草各12g，半枫荷30g，熟地15g。水煎服。

2. 胃及十二指溃疡：松花粉3.3g，冲服。

3. 外伤出血：松花粉，外敷伤口。

4. 婴儿湿疹：松花粉、炉甘石粉各3g，熟鸡蛋黄三个，油调成膏，涂敷患处。

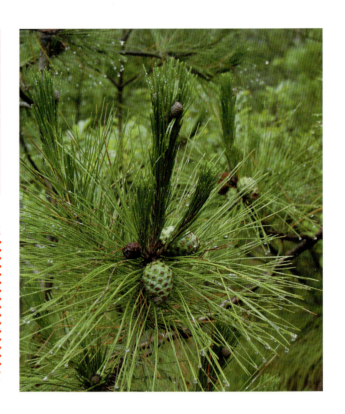

金钱松（土荆皮）

基　源：土荆皮为松科植物金钱松的根皮或近根树皮。

原植物

高大落叶乔木。茎干直立，枝轮生，平展；叶在长枝上螺旋状散生，在短枝上15~30片簇生，呈辐射状。叶线形，先端尖，基部渐狭。花单性，雌雄同株；雄花柔荑状，下垂，黄色；雌球花单生短枝顶端，苞鳞大于珠鳞。球果卵圆形，种翅稍厚。花期4~5月。果期10~11月。

生境分布

喜生于向阳处。分布于江苏、浙江、福建、安徽、江西、湖南及湖北、广东等省区。

采收加工

多于5月剥取根皮或近根树皮，晒干。

性味功能	味辛，性温，有毒。有祛湿止痒的功能。
主治用法	外用于手脚癣，神经性皮炎，湿疹，癞痢头。外用适量。浸醋或酒涂擦或研末调敷。

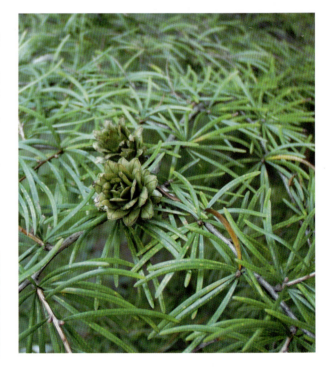

应用

1. 头癣：土荆皮30g，地榆末12g，烧酒浸七天，蘸酒搽患处。

2. 阴囊湿疹：土荆皮6g，浸白酒1~2天，外搽患处。

3. 神经性皮炎，湿疹：土荆皮研粉，以醋调敷患处。

4. 癣疥、皮肤真菌：土荆皮酒浸或水煎，洗敷患处。

山胡椒

基　源：樟科植物山胡椒的根、树皮、叶及果实入药。

原植物

灌木或小乔木。叶互生，近革质，宽椭圆形或狭卵形，全缘，被灰白色柔毛。伞形花序腋生，每总苞内有3~8花；雄花梗密被白色柔毛；花被片6，黄色，椭圆形；雌花花被片6，黄色。果实近球形，黑褐色。花期3~4月，果期7~8月。

生境分布

生于山坡，林缘或路边。分布于山西、陕西、甘肃、河南、四川及华东、中南等省区。

采收加工

根、树皮全年均可采，切片晒干。叶夏季采。果实秋季采摘，晒干。

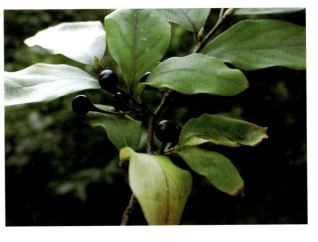

现代研究

1.化学成分　本品果实含挥发油，油中成分为罗勒烯、α-及β蒎烯、樟烯、龙脑等成分。种子中含脂肪酸，如癸酸、月桂酸、硬脂酸、棕榈酸等。

2.药理作用　本品有抗病原微生物作用，体外试验山胡椒挥发油对常见的14种革兰阳性和阴性细菌均有不同程度的抗菌作用。

性味功能	根味辛，性温。有祛风活络，利湿消肿的功能。树皮味苦，性寒。有清热收敛的功能。叶味辛，性平。有清热解毒，收敛止血的功能。果实味辛，性热。有温中健胃，祛风的功能。
主治用法	根用于风湿痹痛，劳伤失力，感冒，扁桃腺炎，咽炎，浮肿。树皮用于烫伤。叶用于疮疖，外伤出血。果实用于胃痛，气喘。用量，根30~60g。树皮、叶外用适量。果实30~60g。

应用

1. 烫伤：山胡椒树皮研粉或煅存性研粉，调敷患处。

2. 外伤出血：山胡椒叶研粉，麻油调敷。

3. 中风：山胡椒果实、黄荆子，共研碎，开水冲服。

金粟兰

基　源：为金粟兰科植物金粟兰的干燥全株。

原植物

别名：珠兰、鱼子兰。半直立或稍披散灌木，高30~100cm。茎节膨大。单叶对生；叶柄基部多少合生；托叶细小；叶倒卵状椭圆形，先端短尖，基部宽楔形，边缘有钝齿，齿尖有一腺体。穗状花序顶生，少有腋生，数条排成圆锥花序，小花黄绿色，极香；雌雄花成对生于苞腋内，苞片近三角状；无花被；雄蕊3，肉质，黄色；子房下位。核果。花期7~8月。

生境分布

多为栽培。分布于福建、广东、四川、云南等省区。

采收加工

夏季采收全株，晒干。

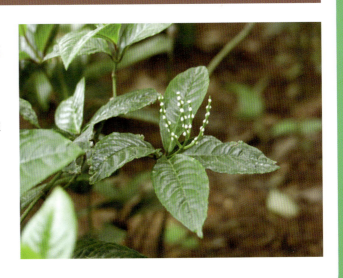

四

祛风湿药

性味功能	味辛、甘、微涩，性温。有祛风除湿，接筋骨，止痛止血的功能。
主治用法	用于感冒，风湿关节疼痛，跌打损伤，刀伤出血。用量15~30g。

现代研究

1. 化学成分　本品花含顺式茉莉酮酸甲酯、顺式-β-罗勒烯、β-蒎烯等。根中含有金粟兰内酯A、C，异莪术呋喃二烯和银线草呋喃醇。

2. 药理作用　暂无。

应用

1. 风湿疼痛，跌打损伤：金粟兰100g，泡酒服。

2. 癫痫：金粟兰50g，水煎服。

3. 刀伤出血：鲜金粟兰适量，捣烂敷伤口处；或干品研末撒敷伤口处。

绵毛马兜铃（寻骨风）

基　源：寻骨风为马兜铃科植物绵毛马兜铃的干燥全草。

原植物

别名：巡骨风、白毛藤。多年生攀援状半灌木，全株密被白色绵毛。叶互生，卵状心形或卵圆形，先端短尖或钝圆，基部心形，全缘。花腋生，花下部具叶状苞片，花被管弯曲呈烟斗状，内侧黄色，喉部紫色。蒴果椭圆形，室间6开裂，黑褐色。种子多数，扁平。花期5~7月，果期9~10月。

生境分布

生于山地、路旁、田边及山坡向阳草丛中。分布于陕西、山西、河南、山东及长江以南各省区。

采收加工

夏、秋或五月开花前采收，晒干，扎成小把。

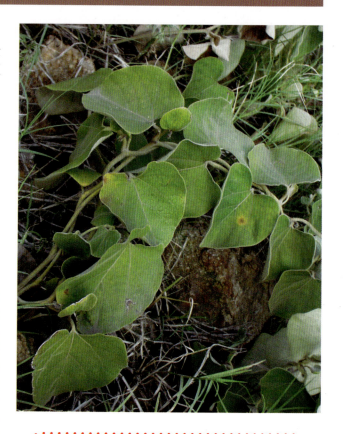

性味功能	味苦，性平。有祛风，活络，止痛的功能。
炮　制	除去杂质，洗净、切段、干燥。
主治用法	用于风湿痹痛，关节酸痛。用量9~15g，水煎服或浸酒。

现代研究

1. 化学成分　本品根茎含有尿囊素、马兜铃内酯和绵毛马兜铃内酯等。茎叶含马兜铃酸A和D、β-谷甾醇、挥发油等。

2. 药理作用　本品有抗肿瘤作用，其所含的挥发油及总生物碱对大鼠蛋清性关节炎有明显的预防作用。

应用

1. 风湿性、类风湿性关节炎：寻骨风15g，水煎服。

2. 骨痛：寻骨风9g，水煎服或嚼服。

3. 钩蚴皮炎：寻骨风50g，水煎洗患处。

3. 疟疾：寻骨风，放饭上蒸出汁，发疟前二小时服。

地枫皮

基　源：为八角科植物地枫皮的树皮或枝皮。

原植物

别名：钻地枫、风榔、矮丁香。常绿灌木，高1~3m；全株具芳香气味。树皮灰棕色。叶3~5聚生枝顶或节上；叶厚革质，有光泽，倒披针形至长椭圆形，先端短渐尖，基部楔形，全缘，无毛；密布褐色油点。花红色或紫红色，腋生或近顶生；花被片15~20，宽卵形，下凹，肉质；雄蕊多数；心皮12~13枚。聚合果由9~11果组成，果顶端喙细尖，常内弯。种子扁卵形，黄色，光亮。花期4~5月，果期8~9月。

生境分布

生于石灰岩山的石缝中或疏林下。分布于广西西南部及南部。

采收加工

春、秋二季剥取树皮或枝皮，晒干。

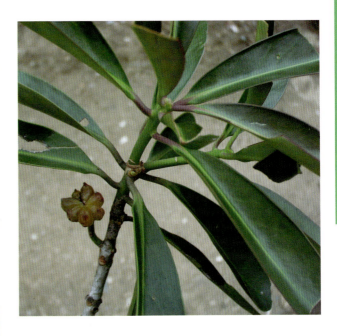

性味功能	味涩、微辛，性温；有小毒。有祛风除湿、行气止痛的功能。
炮　制	除去杂质，洗净，打碎，晒干。
主治用法	用于风湿性关节痛、腰肌劳损等症。用量6~9g。

现代研究

1. 化学成分　本品含挥发油，油中成分有：α-和β-蒎烯、樟烯、1,8-桉叶素、芳樟、樟脑等。
2. 药理作用　暂无。

应用

1. 小儿急性脓胸：地枫皮复方，加热外敷患处。
2. 蜈蚣咬伤：地枫皮，研粉酒调外涂患处。
3. 风湿性关节痛、腰肌劳损：地枫皮9g。水煎服。

牛扁

基　源：为毛茛科植物牛扁的干燥根。

原植物

别名：曲芍、扁桃叶根、翻叶莲。多年生草本，有直根。茎有反曲的短柔毛。基生叶1~5片，和下部茎生叶有长柄；叶圆肾形，两面有短伏毛，三全裂，中央裂片菱形，在中部3裂，二回裂片有窄卵形小裂片。总状花序，密生反曲的短柔毛；萼片5，花瓣状，黄色，花瓣2，有长爪；雄蕊多数；心皮3，离生。果长约8mm。花期8~9月，果期9~10月。

生境分布

生于山地林中或林边草地。分布于河北、山西、陕西、山西、甘肃等省。

采收加工

春、秋采挖根，洗净晒干。

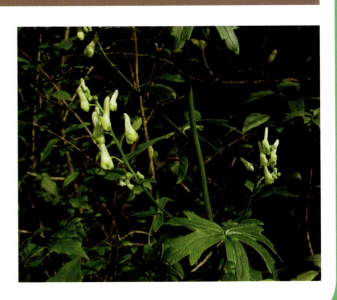

四　祛风湿药

性味功能	味苦,性温。有毒。有祛风止痛,止咳、平喘、化痰的功能。
主治用法	用于慢性支气管炎,腰脚痛,关节肿痛;外用于疥癣,淋巴结结核。用量3~6g。外用适量。

现代研究

1.化学成分　本品根含刺乌头碱、毛茛叶乌头碱、牛扁碱、北方乌头碱、北方乌头定碱、牛扁宁碱、牛扁定碱等。

2.药理作用　暂无。

应用

1.风湿性关节炎、类风湿关节炎,腰腿痛:牛扁,研末,白酒浸2日,擦涂患处。

2.疥癣:牛扁适量,水煎,洗敷患处。

3.慢性支气管炎:牛扁6g,炙甘草4g。水煎服。

伏毛铁棒锤（雪上一枝蒿）

基　源:雪上一枝蒿为毛茛科植物伏毛铁棒锤的块根。

原植物

别名:短柄乌头、铁棒锤、三转半。多年生草本。块根成对,棕色,长圆柱形至长圆锥形。茎直立,下部无毛,上部密被短柔毛。叶互生,茎下部叶果期枯萎,茎生叶密生于中部以上,叶3深裂,裂片再二至三回羽状深裂,小裂片线形,无毛。总状花序顶生;花序轴密生反曲短柔毛,花蓝紫色,盔瓣船形,侧瓣宽倒卵形,下片斜长圆形,被短柔毛;蜜叶2,无毛,有长爪。果长圆形,长约1.5cm,无毛。花期8~9月,果期9~10月。

生境分布

生于高山草丛中。分布于甘肃、四川西南、云南西北、青海等省地区。

采收加工

秋末冬初采挖块根,晒干。

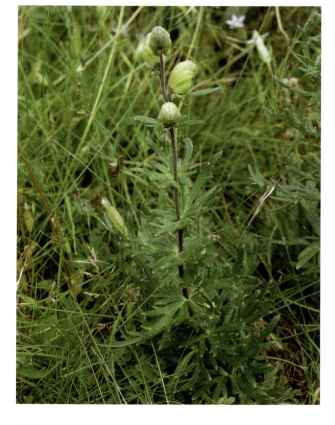

性味功能	味苦、辛,性温,有大毒。有祛风、镇痛的功能。
炮　制	用清水浸漂7日,每日换水2次,待中心软透后切片,置蒸笼中蒸2~3小时,取出晒干,再用熟猪油拌炒后入药,或用湿纸包裹煨透,去纸,浸入童便中一昼夜,取出漂净晒干。
主治用法	用于风湿疼痛,跌扑损伤。用量25~50mg。本品有剧毒,应在医师指导下服用。

现代研究

1.化学成分　本品块根含乌头碱,3-乙酰乌头碱、欧乌头碱、伏毛铁棒锤碱、新乌宁碱、伏毛铁棒锤精等。

2.药理作用　本品镇痛、抗炎、局部麻醉和解热作用;有致心律失常作用。

应用

1.跌扑损伤,风湿关节炎:雪上一枝蒿,浸酒,外擦。

2.腰肌劳损,坐骨神经痛:雪上一枝蒿,注射液,局部或穴位注射。

乌头（附子，草乌）

基　源：附子为毛茛科植物乌头子根；草乌为其干燥母根。

原植物

块根 2 个连生。叶互生，革质，卵圆形，掌状三裂几达基部，两侧裂片再 2 裂，中央裂片菱状楔形，上部再 3 浅裂，边缘有粗齿或缺刻。总状花序窄长；花青紫色，盔瓣盔形，侧瓣近圆形；雄蕊多数；心皮 3~5，离生。果长圆形。花期 6~7 月，果期 7~8 月。

生境分布

生于山地、丘陵地、林缘。分布于辽宁、河南、山东、江苏、安徽、浙江、江西、广西、四川等地区。

采收加工

附子：采挖后，除去母根。草乌：除去子根，晒干。

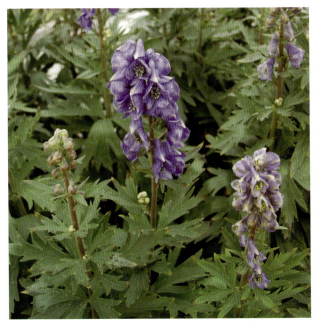

性味功能	附子：味辛，性大热。有回阳救逆，补火助阳，温中止痛，逐风寒湿邪的功能。草乌：味辛，性温。有大毒。有祛风除湿，温经止痛，麻醉的功能。
炮　制	取净乌头，大小分开，用水浸泡至内无干心，取出，加水煮沸 4~6 h（或蒸 6~8 h），至取大个及实心者切开内无白心、口尝微有麻舌感时，取出，晾至六成干或闷润后切厚片，干燥。
主治用法	附子用于亡阳虚脱，肢冷脉微，阳痿，宫冷，阴寒水肿，寒湿痹痛。草乌用于风寒痹痛，关节疼痛，心腹冷痛，麻醉止痛。本品有毒，需炮制后用，用量 1.5~4.5g。

现代研究

1. 化学成分　乌头含有多种生物碱，如次乌头碱、新乌头碱、乌头碱、川乌碱甲、塔拉胺等。

2. 药理作用　本品有镇痛、抗炎、镇静、解热、局麻作用。还有强心和降压作用。

应用

1. 风湿性关节炎、类风湿关节炎，腰腿痛：制草乌 6g，制川乌、制何首乌各 15g，追地风、千年健各 9g，白酒浸 2 日，内服。
2. 大骨节病：生草乌，水煮 3 小时，取出晒干，研粉，制成 10% 酒剂。

铁棒锤

基　源：为毛茛科植物铁棒锤的干燥块根。

原植物

别名：八百棒、铁牛七、雪上一枝蒿。多年生草本。块根倒圆锥形。叶宽卵形，3 全裂，裂片细裂，末回裂片条形。总状花序长密生伸展的黄色短柔毛；萼片 5，花瓣状，淡黄绿色，稀紫色，外面有短毛，上萼片浅盔状或船状镰刀形；花瓣 2，藏于灰萼下，呈钩状弯曲；雄蕊多数；心皮 5。果有毛，种子多数。花期 8~9 月，果期 9~10 月。

生境分布

生于高山山坡草丛或林边。分布于陕西、甘肃、青海、河南、四川及云南等地。

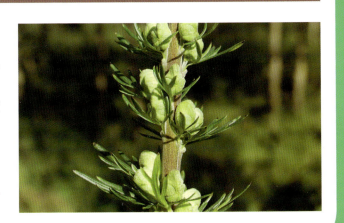

四　祛风湿药

采收加工

秋季采挖块根，去须根及泥沙，晒干。

性味功能	味苦、辛，性温。有大毒。有祛风除湿，散瘀止血，消肿拔毒的功能。
炮　制	用清水浸漂7日，每日换水2次，待中心软透后切片，置蒸笼中蒸2~3小时，取出晒干，再用熟猪油拌炒后入药，或用湿纸包裹煨透，去纸，浸入童便中一昼夜，取出漂净晒干。
主治用法	用于风湿关节疼痛，腰脚痛，跌打损伤；淋巴结核，痈疮肿毒。用量0.06~0.15g。研粉凉开水送服；外用适量，研粉敷或磨汁或煎水洗患处。

现代研究

1. 化学成分　本品块根含雪乌碱、次乌头碱、3-乙酰乌头碱、乌头碱等。

2. 药理作用　本品镇痛、抗炎、局部麻醉和解热作用；有致心律失常作用。

应用

1. 风湿性、类风湿关节炎，腰腿痛：铁棒锤0.06g，白酒浸2日，内服。
2. 跌打损伤：铁棒锤适量，研粉，浸酒，擦洗患处。
3. 痈疮肿毒：铁棒锤适量。研粉，敷贴患处。
4. 淋巴结核：铁棒锤适量。水煎，擦洗患处。

威灵仙

基　源：为毛茛科植物威灵仙的根及根茎。

原植物

别名：老虎须。攀援藤本。根丛生，细长圆柱形。根茎圆柱形，淡黄色，皮部脱落呈纤维状。叶对生，1回羽状复叶；小叶5，狭卵形或三角状卵形，先端尖，基部宽楔形，全缘，主脉3条。圆锥花序顶生或腋生，总苞片线形，密生细毛，萼片4或5，花瓣状，白色或绿白色，外生白色毛；雄蕊多数；子房及花柱上密生白毛。瘦果扁狭卵形，有短毛，花柱宿存，延长成白色羽毛状。花期5~6月。果期6~7月。

生境分布

生于山坡林边或灌丛中。分布于全国大部分省区。

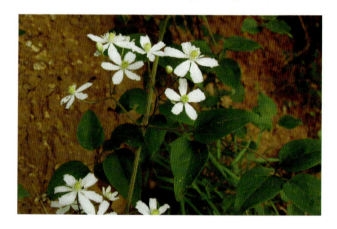

采收加工

秋季采挖根及根茎，晒干或切段晒干。

性味功能	味辛、咸，性温。有祛风湿，通经络，止痛的功能。
炮　制	威灵仙：拣净杂质，除去残茎，用水浸泡，捞出润透，切段，晒干。酒灵仙：取威灵仙段，用黄酒拌匀闷透，置锅内用文火微炒干，取出放凉。
主治用法	用于风湿痹痛，关节不利，四肢麻木，跌打损伤，骨哽咽喉，扁桃体炎，黄疸型性肝炎，丝虫病；外用于牙痛，角膜溃烂。用量6~10g；外用适量。

现代研究

1. 化学成分　本品主要含威灵仙苷、威灵仙新苷、白头翁素等，又含以常春藤皂苷元和齐墩果酸为苷元的多种皂苷等。

2. 药理作用　本品具有镇痛、利胆、抗菌、对抗组织胺的兴奋及抗利尿作用。还有引产作用，能松弛平滑肌，对鱼骨刺有软化作用，并使局部肌肉松弛，促使骨刺脱落。

应用

1. 腮腺炎：鲜威灵仙，捣烂，米醋浸3日，涂敷患处。
2. 急性黄疸型传染性肝炎：威灵仙9g研粉，鸡蛋1个，麻油煎后服。
3. 关节炎：威灵仙，切碎，入白酒炖服。
4. 扁桃体炎：鲜威灵仙，水煎当茶饮。

铁线莲

基　源： 为毛茛科植物铁线莲的干燥根及全株。

原植物

别名：山木通、铜脚灵仙、威灵仙、金包银。木质藤本，疏被短毛。茎褐色或红褐色，有条纹。叶对生，为二回三出至羽状复叶，最终小叶有短柄；叶卵形至卵状披针形，全缘或具1~2裂片，下面疏生短毛；小脉明显。花单生腋生；花梗长，中部以下有一对苞片，苞片无柄，卵形；花被6，白色，平展；雄蕊多数；心皮多数，离生。瘦果。花期8~9月。

生境分布

生于丘陵、山坡及灌丛中。分布于江苏、浙江、湖南、湖北、广西、广东等省。

采收加工

秋、冬季采收茎藤，扎成小把，晒干。

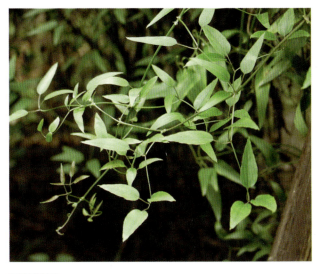

性味功能	味辛，性温。有利尿，理气通便，活血止痛的功能。
炮　制	同"威灵仙"。
主治用法	用于小便不利，腹胀，便闭；外用于关节肿痛，虫蛇咬伤。用量9~15g。外用适量，鲜叶加酒或食盐捣烂外敷患处。

现代研究

1. 化学成分　本品根含常春藤皂苷元。
2. 药理作用　同"威灵仙"。

应用

1. 小便不利：铁线莲、通草各9g。水煎服。
2. 关节肿痛：鲜铁线莲叶，加酒或食盐捣烂外敷患处。
3. 虫蛇咬伤：铁线莲，研细末，外敷伤处。

绣球藤（川木通）

基　源： 川木通为毛茛科植物绣球藤的干燥茎藤。

原植物

别名：白木通、三角枫、山铁线莲。多年生木质藤本。茎圆柱形，有纵条纹，小枝有短柔毛；老时外皮脱落。三出复叶，数叶与花簇生或对生；小叶卵形、宽卵形至椭圆形，边缘有缺刻状锯齿，顶端3浅裂，两面疏生短柔毛。花1~6朵与叶簇生；萼片4，开展，白色或外面带淡红色，长圆状倒卵形，外面疏生短柔毛，内面无毛。瘦果扁，卵形或卵圆形，无毛。花期4~6月，果期7~10月。

生境分布

生于林边、灌丛、沟旁。分布于陕西、宁夏、甘肃、江西、安徽、福建、湖北、湖南、广西、四川、贵州、云南等省区。

采收加工

春秋两季采收茎藤，除去粗皮，晒干或趁鲜切片晒干。

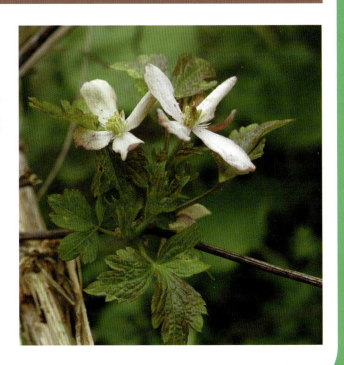

四　祛风湿药

性味功能	味淡、苦，性寒。有清热利尿、通经下乳的功能。
炮　　制	未切片者，略泡、润透，切薄片，晒干。
主治用法	用于水肿、淋病、小便不通、关节痹痛，经闭乳少。用量3~6g。

现代研究

1.化学成分　本品叶含以齐墩果酸为苷元的绣球藤皂苷A、B。还含无羁萜，β-香树脂醇，β-谷甾醇，β-谷甾醇-β-D-葡萄糖苷等。

2.药理作用　本品主要有利尿作用，在增加尿量的同时，钾、钠、氯的排出也有显著增加。

应用

1.水肿，脚气：川木通6g，猪苓、泽泻、桑白皮各9g。水煎服。
2.心火旺，心烦失眠，口舌生疮：川木通、生地、淡竹叶各3g，甘草梢6g，水煎服。
3.尿道炎，膀胱炎：川木通6g，车前子、赤茯苓、蓄各9g。水煎服。

还亮草

基　源：为毛茛科植物还亮草的全草。

原植物

别名：飞燕草、鱼灯苏。一年生草本。茎少毛或被白色丝状柔毛，基部带紫色，上部常双叉分枝。叶三角窄卵状或菱状卵形，一至三回羽状分裂，一回裂片斜卵形，中央小叶先端长渐尖，二回裂片窄卵形或披针形，仅浅裂或不分裂。总状花序，2~15花，花序轴有反曲的微柔毛；花淡紫红色，左右对称；小苞片生花梗中部或基部，条形；花萼5片，椭圆形；跖细长柱状；花瓣2，瓣片不等裂；退化雄蕊2，无毛，瓣片斧形，2深裂；雄蕊多数；心皮3，离生，子房被毛。果长10~16mm，顶端花钩曲状。

生境分布

生于丘陵、低山草地或林中。分布于江苏、江西、河南、广西、广东及四川等省区。

采收加工

夏、秋季采收全草，晒干。

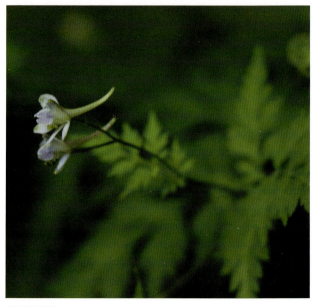

性味功能	味辛，性温。有毒。有祛风通络的功能。
炮　　制	洗净，切段，鲜用或晒干。
主治用法	用于中风半身不遂，风湿筋骨疼痛。外用于痈疮。用量3~6g。外用鲜草适量捣烂敷患处。

现代研究

1.化学成分　本品含洋翠雀碱，洋翠雀康宁，洋翠雀枯生碱，翠雀胺等生物碱；花含洋槐苷等黄酮苷；谷甾醇，豆甾醇，等甾酮类，又含固定油，类脂等成分。

2.药理作用　本品具有解痉作用和杀虫作用，并有肌肉毒性作用。

应用

1.积食胀满，潮热：还亮草6g，麦芽12g。水煎，冲红糖服。
2.痈疮癣癞：鲜还亮草捣汁涂患处或水煎洗。

风龙（青风藤）

基　源：青风藤为防己科植物风龙的干燥茎。

原植物
别名：青藤、大风藤、青防己、黑防己。多年生缠绕藤本。根块状。茎圆柱状，灰褐色，内面黄褐色，有放射状髓部，有纵纹。叶互生，厚纸质或革质，心状圆形至阔卵形，先端尖，基部稍心形，有时近截平或微圆，全缘或至3~7角状浅裂，裂片尖或钝圆，嫩叶被绒毛。花序圆锥状，单性，雌雄异株，花瓣6，淡绿色。核果扁球形，熟时蓝黑色，种子半月形。花期6~8月。果期9~11月。

生境分布
生于山地灌木丛中。分布于河南、陕西、江西、湖北、湖南和四川等省。

采收加工
春夏季收取藤茎，切段，晒干。

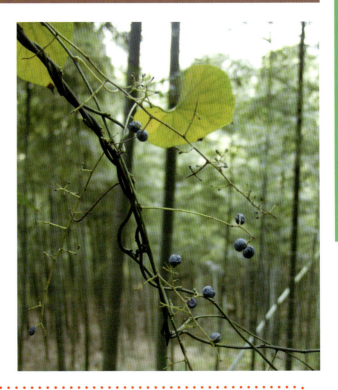

性味功能	味苦、辛，性温。有祛风湿，通经络的功能。
主治用法	用于风湿关节痛，关节肿痛，肌肤麻木，搔痒。

应用
1. 急性风湿性关节炎，关节红肿：青风藤15g，汉防己9g。水煎服。
2. 跌打瘀肿：青风藤9g，水煎服；或水煎，外敷。
3. 骨节风气痛：青风藤适量，水煎，常洗痛处。
4. 皮肤搔痒：青风藤适量，水煎，外敷患处。

土荆芥

基　源：为藜科植物土荆芥的全草。

原植物
别名：臭草、红泽兰。一年或多年生直立草本。茎有棱。单叶互生，长圆状披针形，边缘有不规则钝齿或呈波浪形，上部的叶较小，线形或线状披针形，全缘，先端钝；有腺点，有特异香气。花小，穗状花序，3~5朵花簇生于苞腋内；花束为腋生及顶生；萼片5，花被5裂。胞果藏于萼内。种子细小，红棕色。花期夏、秋季。

生境分布
生于村旁、旷地、路旁，亦有栽培。分布于福建、广东、广西及西南各地。

采收加工
8~9月采收全草，摊放通风处或捆束悬挂阴干，避日晒雨淋。

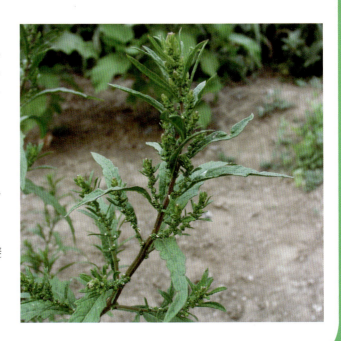

四　祛风湿药

性味功能	味辛、苦,性微温。有祛风,杀虫,通经,止痛的功能。
炮　　制	除去杂质及根,切细。
主治用法	用于风湿痹痛,钩虫,蛔虫,痛经,经闭,湿疹,蛇虫咬伤。用量3~9g,水煎服。

现代研究

1.化学成分　本品含挥发油(土荆芥油),油中主成分为驱蛔素、对聚伞花素、α-蒎烯、l-松香芹酮、双松香芹酮及黄樟醚等,及其他帖类物质如土荆芥酮等,尚含饱和烃三萜皂苷:藜属皂苷B;黄酮化合物土荆芥苷和草酸、枸橼酸及无机盐等成分。

2.药理作用　本品具有驱虫作用和抑菌作用。

应用

1.钩虫病:鲜土荆芥制成土荆芥油,成人每次服0.8~1.2ml,儿童每岁0.05ml。

2.蛔虫病:土荆芥,研成细末,早晨空腹服0.6~2g,连服2天。

白花丹

基　源:为蓝雪科植物白花丹的根,其叶也入药。

原植物

别名:千里及、白皂药。亚灌木。叶互生,纸质,矩圆状卵形至卵形,先端短尖或渐尖,基部渐窄,全缘或微波状,叶柄基部抱茎。穗状花序顶生;花萼管状,具5棱,被长腺毛,有粘性;花冠高脚碟状,白色或略带蓝色,花冠管纤弱,裂片5;雄蕊5,与花冠分离。蒴果膜质,盖裂。花期6~8月。

生境分布

生于水边或村边湿地。分布于我国南部各省区。

采收加工

秋季采集,根晒,鲜叶仅供外用。

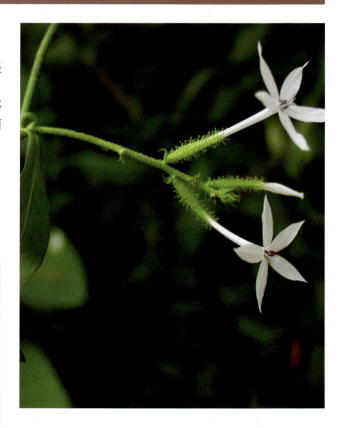

性味功能	味苦、辛、微甘,性温。有毒。有祛风止痛、散瘀消肿功能。
炮　　制	切段晒干或鲜用。
主治用法	根用于风湿骨痛,跌打肿痛,胃痛,肝脾肿大。叶外用于跌打肿痛,扭挫伤,体癣。用量根9~15g(久煎3~4小时以上),孕妇忌服;叶外用适量,捣烂敷患处,一般外敷不宜超过30分钟,局部有灼热感即除去。

现代研究

1.化学成分　本品含有白花丹素,3-氯白花丹素,毛鱼藤酮,异白花丹酮和3,6'-双白花丹素,羽扇豆醇,α-和β-香树脂醇,蒲公英甾醇,尚含谷甾醇、β-谷甾醇、香草酸及白花丹酸等成分。

2.药理作用　本品具有抗菌、抑制杆菌作用,并具有降压作用和兴奋中枢神经系统作用。

应用

1.小儿胎毒:白花丹叶焙干研末,调茶油涂患处。

2.跌打损伤:白花丹叶适量,捣烂调黄酒加热,揉擦患处。

3.牛皮癣:白花丹全草适量,水煎,熏洗患处。

刺山柑（老鼠瓜）

基　源：老鼠瓜为白花菜科植物刺山柑的果皮、花芽、果、叶。

原植物

别名：野西瓜、勾刺槌果藤、抗旱草藤本状半灌木。枝条平卧，呈辐射状，小枝淡绿色，幼时有柔毛，后无毛。单叶互生，托叶成倒勾状；叶纸质，椭圆形或近圆形，先端具针尖，基部圆形，全缘。花单生于叶腋，白色；萼片卵形，无毛；花瓣白色、粉红色或紫红色，倒卵形；雄蕊多数，较花被长。浆果椭圆形，光滑，种子多数。花期5~6月。

生境分布

生于干沙地、戈壁及低山的阳坡。分布于甘肃、新疆的戈壁、沙漠地区。

采收加工

秋季果将成熟时采收果、叶，挖根剥下根皮，鲜用。

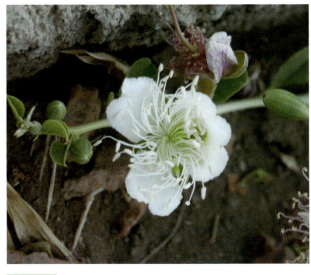

性味功能	味辛、苦，性温。有毒。有祛风除湿，散寒的功能。
炮　制	醋浸花蕾，密藏于玻璃瓶中，并贮于暗处。
主治用法	用于急、慢性风湿性关节炎，布氏杆菌病。叶用于痛风病。

现代研究

1. 化学成分　本品具有挥发油、芥子油苷类、生物碱、萜类、黄酮类等，如芸香苷、癸酸、阿魏酸和芥子酸，C18不饱和脂肪酸等多种成分。

2. 药理作用　本品具有保肝、抗炎、抗病毒、抗氧化、免疫调节、降血糖、降血脂等多种生物活性和抗坏血病的作用。

应用

1. 急、慢性风湿性关节炎：鲜老鼠瓜根皮4份，鲜老鼠瓜叶4份（或果1份），捣成糊状（不成糊状可加热白酒适量），用纱布包裹敷患处，15~30分钟后取下。

2. 痛风：鲜老鼠瓜叶，捣烂外敷患处。

3. 坏血病：老鼠瓜花芽，腌制，服用。

毛樱桃（郁李仁）

基　源：郁李仁为蔷薇科植物毛樱桃的干燥成熟种子。

原植物

幼枝密生黄色绒毛，花单生或两个并生，花梗极短，花冠白色或粉红色。花筒管状；萼片直立或开展，子房密被短柔毛或不具毛。花期5月，果期7~8月。

生境分布

生于丘陵地区的向阳石质山坡、干旱草原及荒漠草原。分布于东北、华北、西北、西南和西藏等地区。

采收加工

秋季果熟时采收，除去果肉，破核壳，取出种子，晒干。

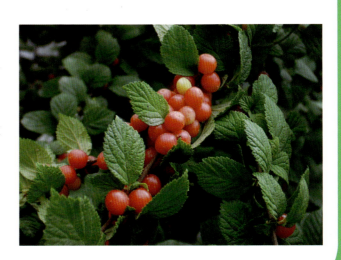

四　祛风湿药

性味功能	味甘，性温。有益气、祛风湿的功能。
主治用法	用于瘫痪、四肢不利，风湿腰腿痛，冻疮等。用量3~9g。孕妇慎服。

现代研究

1.化学成分　本品含有胡萝卜素、烟酸，氨基酸粗纤维、粗脂肪、总蛋白质、果胶、灰分、单宁、淀粉、总糖、总酸、维生素、矿物质及微量元素等成分。

2.药理作用　本品具有抗氧化作用。

应用

1. 蛇咬伤：郁李仁适量，捣烂敷患处。
2. 冻疮：郁李仁适量，浸酒，捣烂敷患处。
3. 脚气水肿：郁李仁、薏苡仁、赤茯苓、滑石。水煎服。
4. 四肢麻木，风湿腰腿痛：郁李仁，浸酒服。

木瓜

基　源：为蔷薇科植物木瓜的果实。

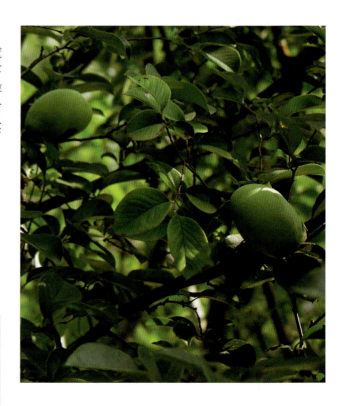

原植物

别名：光皮木瓜。小乔木。小枝无刺；叶卵圆形或长圆形；基部楔形，边缘有尖锐锯齿，齿尖有腺齿，下面沿主脉微有绒毛；叶柄密生柔毛。花单生于叶腋，萼筒钟状，无毛；萼片三角状披针形，先端渐尖，边缘有腺齿，内面密生褐色绒毛，反折。花瓣淡粉红色。果实长椭圆形，暗紫色，木质，干后果皮不皱。花期4月，果期9~10月。

生境分布

广泛栽培。分布于河南、陕西、山东、安徽、江苏、浙江、福建、湖北、江西、广东、贵州和四川等省区。

采收加工

夏、秋二季果实绿黄色时采摘，纵剖成二或四瓣，置沸水中烫后晒干。

性味功能	味酸、涩，性温。有舒筋活络，和胃化湿的功能。
炮　制	清水洗净，稍浸泡，闷润至透，置蒸笼内蒸熟，切片，日晒夜露，以由红转紫黑色；炒木瓜：用文火炒至微焦。
主治用法	用于风湿痹痛，脚气肿痛，菌痢，吐泻，腓肠肌痉挛等症。用量6~9g。

现代研究

1.化学成分　本品含苹果酸、酒石酸、枸橼酸和皂苷，还含齐墩果酸等成分。

2.药理作用　本品具有保肝作用、抗菌作用和抑制癌症作用。

应用

1. 细菌性痢疾：木瓜15g，水煎，加红糖适量顿服。
2. 急性肠胃炎，腓肠肌痉挛：木瓜，吴茱萸，茴香，甘草，生姜，苏梗。水煎服。
3. 贫血，血虚所致肌肉抽搐：木瓜、当归、白芍。水煎服。
4. 风湿性关节炎：木瓜，苍草，老鹳草各9g，水煎服。

沙冬青

基　源：为蝶形花科植物沙冬青的茎、叶。

原植物

别名：蒙古黄花木、冬青。常绿小灌木，高达2m。树皮幼时淡黄褐色，后变灰色，小枝密被贴覆的灰白色柔毛。三出复叶互生，有短柄；托叶极小，与短叶柄合生抱茎；小叶无柄，小叶1~3，长椭圆形或菱状椭圆形，先端急尖或圆形，全缘，基部楔形。短总状花序顶生，花8~10，黄色；萼钟形，疏被柔毛；花冠蝶形；雄蕊分离；子房条形。荚果扁，长方扁柱状。种子4，肾形。花期4~5月。

生境分布

生于沙丘、河边或山坡开阔处。分布于内蒙古、甘肃及宁夏等省区。

采收加工

随用随采，鲜用。

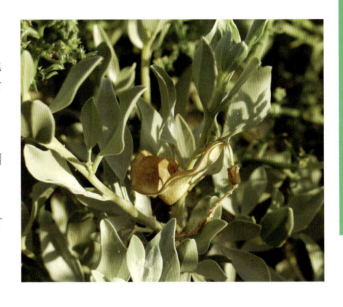

性味功能	味辛、苦，性温；有毒。有祛风除湿，活血散瘀的功能。
炮　制	洗净，鲜用或晒干。
主治用法	用于冻伤，慢性风湿性关节痛。

现代研究

1. 化学成分　本品含有生物碱：右旋3α-羟基羽扇豆碱，还含白藜芦醇，鹰爪豆碱，右旋羽扇豆碱，黄花木碱，黄花木胺，大豆素，刺芒柄花素，芒柄花甙等成分。

2. 药理作用　本品具有镇痛作用和抗癌作用。

应用

1. 冻伤：沙冬青鲜茎叶、茄根，煎洗患处，并熬5小时成浓缩膏涂敷患处。

2. 慢性风湿性关节痛：沙冬青鲜枝叶、侧柏叶各500g，沙红柳、麻黄各1000g，小白蒿1500g。煎水熏洗患处。

紫藤

基　源：为蝶形花科植物紫藤的根、茎皮、花及种子。

原植物

缠绕落叶藤木。单数羽状复叶互生，有长柄，托叶线状披针形，早落。叶轴被疏柔毛；小叶3~6对，小叶柄极短，被密柔毛，小叶卵形或卵状披针形，先端渐尖，基部圆形或宽楔形，全缘被柔毛，总状花序生于枝顶，下垂，花密集；花萼钟形，密被毛，5裂齿；花冠大，蝶形，蓝色或深紫色，旗瓣大，外反，内面近基部有2个胼胝体状附属物，翼瓣基部有耳，龙骨瓣镰状；荚果扁，宽线形，密生黄色绒毛。花期3~4月。果期5~6月。

生境分布

生于向阳山坡疏林边，溪谷旁或栽培于庭园中。分布于辽宁、陕西、甘肃及华北和长江以南各省区。

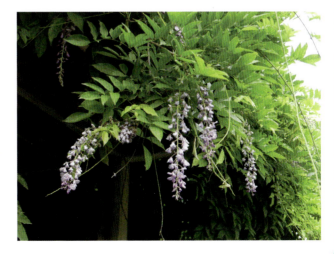

四 祛风湿药

采收加工

夏、秋季采，分别晒干。

性味功能	甘、苦，性温。有小毒。根有祛风通络的功能。茎皮有和胃、驱虫、止吐泻的功能。花及种子有止痛、杀虫的功能。
炮　制	采收茎或茎皮，晒干。
主治用法	根用于内湿痹痛，水肿，利小便。茎皮用于腹痛，腹泻，呕吐，蛲虫病；花及种子外用于防腐，恶疮，外用捣烂外敷或煎水洗。种子用于蛲虫病。用量根15g，茎皮3g。外用适量。

现代研究

1.化学成分　本品含有紫藤苷及树脂；叶含木犀草素7-葡萄糖鼠李糖苷、木犀草素7-鼠李糖葡萄糖苷、芹菜素7-鼠李糖葡萄糖苷，又含廿七烷和22, 23-二氮豆甾醇等。

2.药理作用　本品具有镇痛作用，但有毒，可引起呕吐、腹泻乃至虚脱。

应用

1.风湿痹痛：紫藤根15g，锦鸡儿根15g，水煎服。

2.痛风：紫藤根15g，与其他痛风药同煎服。

3.关节炎：紫藤根、枸骨根、菠葜根各50g（均鲜品），水煎米酒兑服。

4.食物中毒，腹痛，吐泻，蛲虫病：紫藤种子3g（炒熟），鱼腥草12g，醉鱼草21g。水煎服。

瑞香

基　源：为瑞香科植物瑞香的根、树皮、叶及花。

原植物

别名：雪冻花、雪花皮、对雪开、雪地开花。常绿灌木，高2m左右。树皮纤维强韧，小枝略带褐紫色。叶互生，质厚，长椭圆形或倒披针形，先端钝，基部楔形，全缘，上面深绿色，有光泽，下面淡绿色，光滑无毛。多花密集枝顶成圆头状，白色或淡红色，芳香，无总梗，基部有数枚小苞片；花被细长管状，先端4裂，外面带红紫色，内面白色；雄蕊8；子房上位。浆果状核果红色，有宿存小苞片。花期冬末春初。

生境分布

生于山野、溪旁的阴湿处，多栽培。分布于浙江、江西、湖南、四川、贵州等省。

采收加工

全年可采，晒干或鲜用。

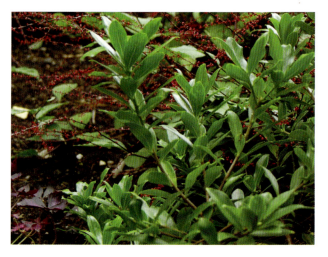

性味功能	味辛、甘，性温。有祛风除湿，活血止痛的功能。
炮　制	去杂质，晒干或鲜用。
主治用法	用于风湿性关节炎，坐骨神经痛，咽炎，牙痛，乳腺癌初起，跌打损伤，毒蛇咬伤。用量6-12g。

现代研究

1.化学成分　本品含有挥发油，瑞香素，木犀草素，芹菜素，瑞香苷，瑞香素-8-葡萄糖苷。芫花灵，1,2-二氢瑞香毒素等成分。

2.药理作用　本品具有镇痛作用，并能降低血液凝固性。

应用

1.毒蛇咬伤：瑞香根，用烧酒磨成浓汁，涂伤口周围及肿胀部分，干后再涂。

2.风湿病：瑞香茎叶，煎水洗。

3.坐骨神经痛：瑞香花0.4g，研粉装入胶囊，每次2粒。

八角枫

基源：为八角枫科植物八角枫的细根。

原植物

落叶灌木或小乔木。茎灰绿色，"之"字形曲折。叶互生，绿色或带红色；叶形变异较大，卵形或椭圆形，先端长渐尖或短渐尖，基部不对称，全缘或2~7掌裂，幼叶具毛茸，老叶仅叶背脉腋有簇毛。聚伞花序腋生，花序轴及苞片被毛，花两性，白色，萼钟状，被疏毛，6~8裂，裂片三角状短齿形，口部有纤毛；花瓣与萼片同数，线形，顶端钝圆，内外均有细毛，外卷；核果卵圆形，熟时黑色，花萼宿存。花期6~7月，果期10月。

生境分布

生于山谷，溪边或丘陵中。分布于陕西、甘肃、河南及长江以南各省区。

采收加工

全年可采，以9~10月份为好，挖出后，除去泥沙，晒干。切忌水洗。

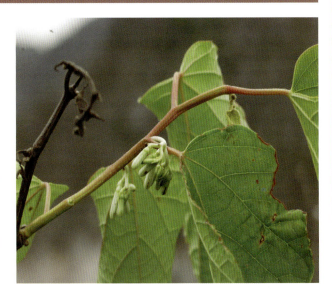

性味功能	味辛，性微温，有小毒。有祛风除湿，舒筋活络，散瘀止痛的功能。
炮制	根：除去泥沙，斩取侧根和须状根，晒干即可；叶及花：晒干备用或鲜用。
主治用法	用于风湿痹痛，麻木瘫痪，跌打损伤。用量3~9g。

现代研究

1. 化学成分　本品含有喜树次碱和消旋毒黎碱，其中含有β-香树脂醇己酸酯，三十烷醇，β-谷甾醇等成分。
2. 药理作用　本品具有肌肉松弛及镇痛作用和避孕作用，并能降血压。

应用

1. 风湿性关节痛：八角枫侧根30g，白酒1kg，浸7天，每日早晚各服15g。
2. 跌打损伤：八角枫1.5g，牛膝30g，混和醋炒，水煎服。

南蛇藤

基源：为卫予科植物南蛇藤的藤茎、根、叶。

原植物

叶互生，近圆形至广倒卵形，先端尖，基部楔形，边缘有钝锯齿，下面叶脉隆起。短聚伞花序腋生，花淡黄绿色，雌雄异株，花萼裂片5；花瓣5，卵状长椭圆形；雄花雄蕊5，花药2室，纵裂；子房上位，柱头3裂。蒴果球形，种子卵形至椭圆形。花期4~5月，果期9~10月。

生境分布

生于丘陵、山沟及山坡的灌木丛中。分布于东北、华北、华东及湖北、湖南、四川、贵州、云南、西北等省区。

采收加工

根及茎全年可采，叶夏季采，晒干或鲜用。

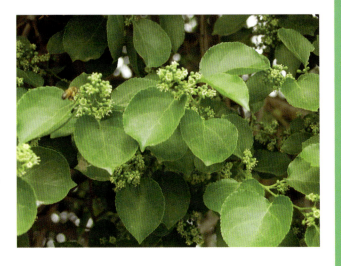

四　祛风湿药

性味功能	根、茎味辛，性温。根、茎有祛风除湿，活血行脉，消肿解毒的功能。叶味苦，性平。有解毒散瘀的功能。
炮　制	用水洗净，捞出润透，切片，晒干。
主治用法	根、茎用于筋骨疼痛，四肢麻木，小儿惊风，痢疾，跌打损伤，痧气呕吐腹痛，痈疽肿毒。叶用于湿疹，痈疖，蛇咬。用量茎：10~15g。根：25~50g。叶：外用适量。

现代研究

1. 化学成分　本品根含有南蛇藤醇，卫矛醇等，叶含脂肪油等。

2. 药理作用　本品具有抑菌镇静及安定、降压作用，且有解痉和降温效力。

应用

1. 风湿性关节炎：南蛇藤根50g，酒水各半炖服。

2. 蛇咬伤：鲜南蛇藤叶，捣烂绞汁冲酒服，渣敷伤处。

3. 带状疱疹：南蛇藤根15g，研末，醋调搽敷。

4. 痢疾：南蛇藤茎25g。水煎服。

香椿

基　源：为楝科植物香椿的根皮、叶、嫩枝及果实。

原植物

乔木。双数羽状复叶，互生，有特殊香气；小叶5~11对，对生；纸质，长圆形或披针状长圆形，先端长渐尖，基部偏斜不对称，一边圆形，另一边楔形，边缘有疏细锯齿或近全缘，圆锥花序顶生或腋生，常下垂，花两性；萼片短小；花瓣5，白色或绿白色。果序下垂，蒴果狭椭圆形，5瓣开裂。种子椭圆形，一边有膜质长翅。花期6~7月。果期8~9月。

生境分布

生于村边、路旁、宅院等，多为栽培。分布于华北、华东、中南及西南等省区。

采收加工

根皮全年均可采剥，洗净，晒干。嫩枝、叶夏、秋季采，晒干。果实秋、冬季采摘，晒干。

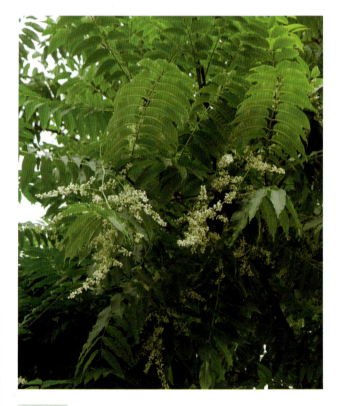

性味功能	味苦、涩，性温。有祛风利湿，止血止痛的功能。
炮　制	采收，洗净，晒干。
主治用法	根皮用于痢疾，肠炎，泌尿感染，便血，白带，血崩，风湿腰腿痛。嫩枝及叶用于痢疾。果实用于胃及十二指肠溃疡，慢性胃炎。

现代研究

1. 化学成分　本品含有多酚类成分。

2. 药理作用　本品具有镇痛和抗氧化作用。

应用

1. 急性细菌性痢疾：香椿15g，水煎服。

2. 唇上生疔：鲜香椿叶捣烂，和酒饮服。

3. 小儿头生白秃，发不生出：香椿、楸叶、桃叶，捣烂取汁敷患处。

刺楸（川桐皮）

基　源：川桐皮为五加科植物刺楸的树皮。

原植物

落叶乔木，枝干有粗大硬刺。单叶在长枝上互生，短枝上簇生，叶片直径7~20cm，或更大，掌状5~7裂，裂片三角状卵圆形至椭圆卵形，先端渐尖或长尖，边缘有细锯齿，无毛或下面基部脉腋有簇毛，叶柄长30~60cm。伞形花序聚生为顶生圆锥花序；花白色或淡黄绿色，花萼5齿；花瓣5；雄蕊5，花丝长于花瓣1倍以上；子房下位，2室，花柱2，合生成柱状，顶端分离。果球形，成熟时蓝黑色，直径约5mm。花期7~8月，果期9~10月。

生境分布

生于山谷、溪旁、林缘或疏林中。分布于东北、华北、华中、华南和西南。

采收加工

全年可采，多在初夏。剥取树皮，洗净，晒干。

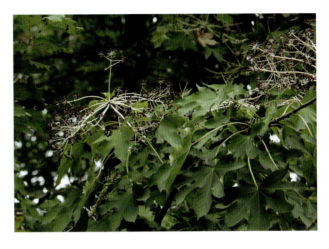

性味功能	有小毒。有祛风，除湿，通络，止痛，杀虫的功能。
炮　制	用水洗净，去刺，润透，切丝，晒干。
主治用法	用于风湿痹痛、腰膝酸痛；外治皮肤湿疹、疥癣。用量9~15g，外用适量。

现代研究

1.化学成分　本品含鞣质，多炔化合物，脂肪油等，尚含黄酮苷、香豆精苷、少量生物碱、挥发油、三萜皂苷、树脂、淀粉等成分。

2.药理作用　本品具有抗炎、抗菌、抗类风湿和镇痛作用，并有抗癌作用。

> **应用**
> 1.风湿痹痛、腰膝酸痛：川桐皮9g。水煎服。
> 2.皮肤湿疹、疥癣：川桐皮适量，水煎洗患处。

四　祛风湿药

重齿当归（独活）

基　源：独活为伞形科重齿当归的干燥根。

原植物

别名：重齿毛当归、香独活、山大活。多年生草本。根茎圆柱形，棕褐色，有香气。叶二回三出羽状全裂，基部膨大成兜状半抱茎的膜质叶鞘，边缘有尖锯齿或重锯齿，顶生小裂片3深裂，基部沿叶轴下延成翅。复伞形花序顶生或侧生，密被短糙毛；花白色，无萼齿，花瓣顶端内凹。果实椭圆形，背棱线形，隆起。花期8~9月，果期9~10月。

生境分布

生于阴湿山坡，林下草丛中或稀疏灌丛中。分布于安徽、浙江、江西、湖北、四川等地。

采收加工

秋末采挖，烘至半干，堆置2~3天，再烘至全干。

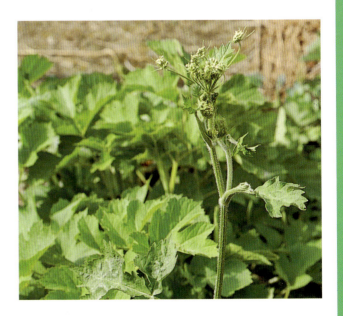

性味功能	味辛、苦,性微温。有祛风除湿,散寒止痛的功能。
炮　制	去除枯萎茎、叶、晾干,柴火熏至五成干,扎成小捆,再炕至全干。
主治用法	用于风寒湿痹,手足挛痛,腰膝酸痛等。用量3~9g。

现代研究

1. 化学成分　本品含有苦士香豆精类化合物：二氢山芹醇及其已酸酯,毛当归醇,当归醇D、G、、B等,还含γ-氨基丁酸及挥发油：佛术烯,百里香酚,α-柏木烯等成分。

2. 药理作用　本品具有抗菌、镇痛、镇静和抗炎作用,并有解痉作用,且对血小板聚集有抑制作用,可抗血栓。

应用

1. 风湿关节痛等：独活、防风、秦艽、杜仲、桑寄生。水煎服。
2. 头痛、头晕：独活、羌活、藁本、蔓荆子。水煎服。
3. 慢性气管炎,咳喘：独活9g,加红糖,水煎服。
4. 痈疽：独活、细辛、黄芩、当归、川芎、大黄、赤芍各50g,加猪蹄煮,取汤液,涂洗患处。

路边青（大青）

基　源：大青为马鞭草科植物路边青的根和叶。

原植物

别名：大青、山靛、野靛青。灌木或小乔木。叶对生,纸质,椭圆形或长圆形,先端渐尖或急尖,基部圆形或宽楔形,全缘,下面常有腺点。伞房状聚伞花序,花小,有桔香味；萼杯状,外被黄褐色短绒毛,顶端5裂；花冠白色,外面疏生细毛和腺点,花冠管细长,5裂。果实球形或倒卵形,蓝紫色,为红色的宿萼所托。花果期6月至次年2月。

生境分布

生于平原、丘陵、山地林下或溪谷旁。分布于华东、中南及贵州、云南等省区。

采收加工

全年可采,根切片晒干；叶洗净阴干或鲜用。

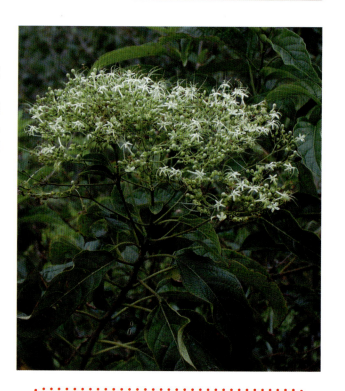

性味功能	味苦,性寒。有清热利湿,消炎,镇痛,凉血的功能。
炮　制	切段,晒干备用。
主治用法	用于感冒高烧,流脑,乙脑,偏头痛,高血压,肠炎痢疾,风湿性关节炎,外用于痈疖丹毒、毒虫咬伤,肿痛等。用量15~30g。

现代研究

1. 化学成分　本品含有胡萝卜素、鞣质,并含芳香苦味质、挥发油：为丁香油酚,水杨梅苷,尚含黄酮类和脂肪油等成分。

2. 药理作用　本品有较强的抑菌作用。

应用

1. 风湿性关节炎：大青根50g,酒水各半炖服。
2. 蛇、虫咬伤,蜂螫伤：鲜大青叶,捣烂绞汁外敷患处。
3. 阴囊痛、睾丸脓肿：鲜大青根50g,马鞭草、土牛膝、大蓟根各15g,酒水各半炖服。
4. 腮腺炎,疮疡：鲜大青叶,捣烂敷患处。

大叶醉鱼草

基 源：为醉鱼草科植物大叶醉鱼草的根皮及枝叶。

原植物

别名：紫花醉鱼草、大蒙花、酒药花。灌木。枝长而扩散，四棱形，具短柔毛。单叶对生，披针形，具短柄，先端长渐尖，基部楔形，边缘具密齿，上面暗绿色，下面密被白色绒毛。花淡紫色，总状圆锥花序直立或稍下垂；花萼具柔毛，4裂；花冠管细而直，外面疏生星状绒毛及鳞片，喉部为橙黄色；雄蕊4；子房2室。蒴果长圆形，先端尖，无毛或稍有鳞毛。种子多数，两端有长尖翅。花期夏秋季。

生境分布

生于山沟，路边，岩石山脚或山坡灌木丛中。分布于陕西、甘肃、江苏、浙江、湖北、湖南、四川、贵州、云南等省。

采收加工

春、秋采收根皮，夏秋季采枝叶，晒干。

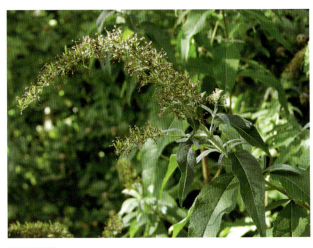

现代研究

1. 化学成分　本品含有齐墩果酸，α-菠甾醇葡萄糖苷，1-二十六烷醇、二十九烷、β-谷甾醇、胡萝卜苷等成分。

2. 药理作用　本品具有抗炎、抗细胞毒作用。

性味功能	味辛、微苦，性温。有毒。有驱风散寒，活血止痛的功能。
主治用法	用于风湿关节痛，跌打损伤，骨折；外用于脚癣。用量1.5~3g，外用适量煎水洗、捣烂敷或研末敷患处。

应用

1. 跌打肿痛，骨折：大叶醉鱼草3g，酒水各半煎服，并用鲜叶适量，捣烂敷患处。

2. 脚癣：大叶醉鱼草，水煎洗脚；并研粉，调敷患处。

四　祛风湿药

虎刺

基 源：为茜草科植物虎刺的干燥全株。

原植物

小灌木。枝常二叉分枝，棕灰色，被短柔毛，刺一对，着生于叶腋上，黄绿色或棕灰色。叶对生，革质有短柄，叶片卵形或宽椭圆形，一对较大而邻接一对叶较小，基部圆形，全缘或微波状，上面深绿色，有光泽，下面黄绿色，有时被疏毛。花1或2朵近枝端腋生，白色有短梗；花4数；萼片倒卵形，宿存；花冠筒状漏斗形，喉部有长柔毛；核果近球形，红色，有4个坚硬的分核。花期4~5月，果期11~12月。

生境分布

生于山坡、河边和溪谷两旁的灌丛中。分布浙江、江西、福建、广东、广西、湖南和云南等地。

采收加工

全年各季均可采集。全株洗净，切碎，晒干。

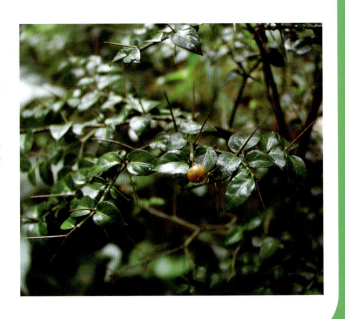

性味功能	味苦,性平。有祛风利湿,止咳,活血止痛的功能。
炮　制	洗净,切碎,晒干。
主治用法	用于痛风,风湿痹痛,腰痛,荨麻疹,痰饮咳嗽,肺痈,水肿,肝脾肿大,经闭,跌打损伤。用量9~15g。

现代研究

1.化学成分　本品含有多种蒽醌类成分:虎刺素、虎刺醇、虎刺尼定、羟基虎刺素、去甲基虎刺素、去甲基羟基虎刺素、苄基紫黄茜素、茜素-1-甲醚、5-羟基茜素-1-甲醚等。

2.药理作用　暂无

应用

1.急性肝炎:鲜虎刺根30g,阴行草9g,车前草15g,冰糖适量,水煎服。

2.肝脾肿大:虎刺根、甘蔗根各30g,水煎服。

3.肺脓疡:虎刺根60g,翻白草30g,冰糖适量,水煎服。

六耳铃

基　源:为菊科植物六耳铃的全草或叶。

原植物

别名:走马风、六耳苓、水马胎。多年生直立草本;茎被长柔毛,下部叶卵形,琴状羽裂而有粗齿,基部下延成具翅的叶柄;上部叶渐小,无柄,头状花序多数,密生长柔毛和腺毛;总苞片半球状,总苞片4~5层,顶端尖,带紫色,密生长柔毛;两性花的花冠筒状,裂片三角形,有微毛。瘦果小,矩圆形,具10棱,疏微毛;冠毛白色。花期春末至秋。

生境分布

生于草地、路旁阴湿处。分布于福建、台湾、广东、江西、广西、四川、贵州、云南等地。

采收加工

全年可采收全草。

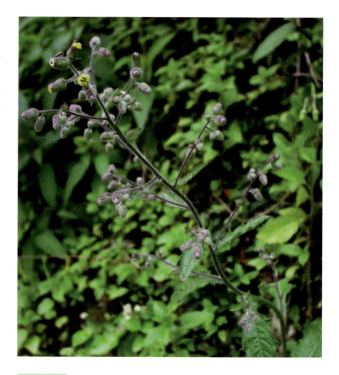

性味功能	味辛、苦,性温。有祛风除湿,通经活强的功能。
炮　制	割取地上部分,晒干。
主治用法	用于妇女头风痛,风湿骨痛,头痛,跌打肿痛,湿疹,毒蛇咬伤。用量15~30g,外用捣烂外敷患处。

现代研究

1.化学成分　本品含有原儿茶酸、香叶木素、芹菜素、4-羟基-3,5-二甲氧基苯甲酸、东莨菪素等成分。

2.药理作用　本品具有抑菌和镇痛作用。

应用

1.跌打肿痛:六耳铃、泽兰、土加皮、鹰不扑各适量,共捣烂,用酒炒热后,敷患处。

2.风湿骨痛:六耳铃、大风艾、大力王各适量,共捣烂,用酒炒热后,敷患处;或水煎,熏洗患处。

祛风湿热药

黄兰（黄缅桂）

基源：黄缅桂为木兰科植物黄兰的根、果。

原植物

乔木，被淡黄色，柔毛。叶互生，薄革质，披针状卵形或披针状长椭圆形，先端长渐尖或近尾状，基部楔形，全缘。花单生于叶腋，橙黄色，极香；花被片15~20，披针形；穗状聚合果；果倒卵状长圆形，外有白色斑点；种子2~4，有红色假种皮，具皱纹。

生境分布

生于气候温暖的地区，常栽培于村边、庭园中。分布于云南南部和西南部，长江以南各省区均有栽培。

采收加工

根全年可采收，切片晒干。果实夏、秋采收，去皮晒干研粉备用。

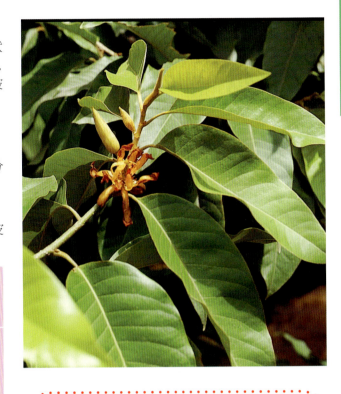

性味功能	根、果：味苦，性凉。根有祛风除湿、利咽喉的功能。果有健胃止痛的功能。
主治用法	根用于风湿骨痛等症。果用于胃痛，消化不良。用量，根：15~30g，泡酒服；果：研粉冲开水服，每用1~2g。

现代研究

1. 化学成分　本品根含小白菊内酯。树皮含黄心树宁碱、鹅掌楸碱、木兰花碱等，又含β-谷甾醇。

2. 药理作用　本品所含黄心树宁碱对葡萄球菌、沙门氏菌属、分支杆菌以及枯草杆菌皆有显著的抑菌作用。

应用

1. 风湿骨痛：黄兰根15~50g。泡酒服。
2. 骨刺卡喉：黄缅桂，切成薄片，每含1~2片，徐徐咽下药液，半小时后更换。
3. 胃痛、消化不良：黄兰果研粉，开水冲服。

广防已（防已）

基源：防已为马兜铃科植物广防已的根。

原植物

别名：防已马兜铃。木质藤本；块根条状，具木栓层，断面粉白色；枝密被褐色长柔毛。叶薄革质或纸质，长圆形或卵状长圆形，全缘。花单生或3~4朵排成总状花序，生于老茎近基部；密被棕色长柔毛。花被管中部弯曲，弯曲处至檐部较下部短而狭，紫红色，外面密被褐色草毛，蒴果圆柱形6棱。花期3~5月，果期7~9月。

生境分布

生于山坡灌丛或疏林中。分布于广东、广西等省区。

采收加工

秋季采挖，刮去栓皮，切段，粗根纵剖2~4瓣，晒干。

性味功能	味苦、辛，性寒。有祛风止痛，清热利水的功能。
炮制	原药材用水洗净，捞出润透，切片，晒干。
主治用法	用于湿热身痛，风湿痹痛，下肢水肿，小便不利。用量4.5~9g。

现代研究

1.化学成分　本品含马兜铃酸，木兰花碱，尿囊素，马兜铃内酰胺，β-谷甾醇等。

2.药理作用　本品有镇痛、抗炎、抗菌、抗过敏、抗心律失常、抗肿瘤、降血糖等作用。

应用

1.高血压：防己，制成片剂，口服。

2.遗尿，小便涩：防己、葵子、防风。水煎服。

3.风湿性关节炎急性发作：防己、黄芪各12g，白术6g，生姜3片，大枣4枚。水煎服。

4.心力衰竭所致水肿和喘息：防己、党参各12g，桂枝6g，生石膏18g，水煎服。

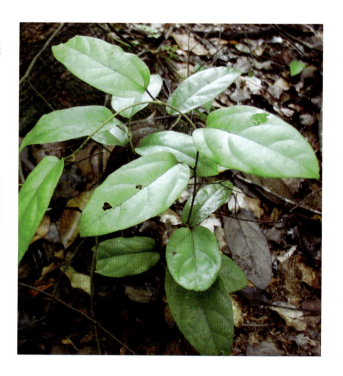

衡州乌药

基　源：为防己科植物衡州乌药的根及茎。

原植物

常绿灌木。树皮灰绿色，光滑无毛。叶互生，近革质，椭圆状长圆形或长圆状披针形，先端渐尖，基部狭楔形，全缘，干时边缘呈微波状，基出脉3。聚伞状圆锥花序生于叶腋，少单生；雌雄异株；雄花萼片6；花瓣6，宽倒三角形，先端2深裂，有时裂片再2浅裂雄蕊6；雌花的萼片、花瓣与雄花相似。核果扁球形。花期5~6月，果期7~8月。

生境分布

生于山地，林中或林缘。分布于江西、湖南、贵州、四川、云南、广东、广西、海南、福建、台湾等省区。

采收加工

春、冬季采收，晒干。

性味功能	味苦，性微寒。有祛瘀消肿，祛风止痛，消食止泻的功能。
主治用法	用于风湿腰腿痛，跌打损伤，脚气，高血压，头痛，疝气，腹痛，腹泻，胸膈痞胀，小便不利，驱虫等。用量6~15g。外用适量。

现代研究

1.化学成分　本品叶含衡州乌药定、衡州乌药灵和木兰花碱等。根和木质含衡州乌药弗林、衡州乌药胺。树皮和木质含乌药碱、木防己碱、樟叶木防己碱等。

2.药理作用　本品有有箭毒样作用和降压作用；有镇痛、抗炎、抗菌、抗过敏等作用。

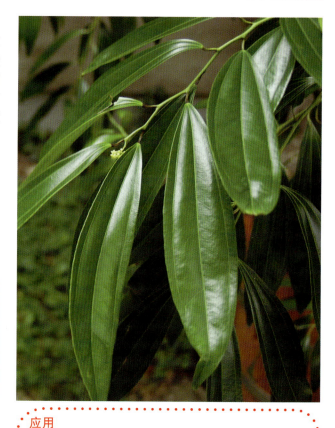

应用

1.风湿腰腿痛，胸膈痞胀，胸腹痛：衡州乌药根9~15g，水煎服。

2.疝气肿痛、跌打损伤：衡州乌药根9g，水煎服。

3.腹泻、腹痛：衡州乌药茎叶15g，水煎服。

千金藤

基　源：为防己科植物千金藤的根及藤茎。

原植物

别名：金线钓乌龟、野桃草。多年生缠绕藤本。茎下部木质化，小枝圆柱形，有细纵条纹。叶互生，叶柄盾状着生，有细条纹；叶宽卵形或卵形，先端钝，基部近截形或圆形，上面深绿色，有光泽，下面粉白色。雌雄异株，花多数，排成复伞花序，腋生；花小，淡绿色；雄花萼片6~8，卵形或倒卵形；花瓣3~5，卵形；雌花萼片与花瓣同数，均为3~5，无退化雄蕊。核果球形，成熟时红色。花期5~6月。果期8~9月。

生境分布

生于山坡溪旁，路旁林缘或草丛中。分布于长江以南各省区。

采收加工

春、秋季采收，洗净切片，晒干。

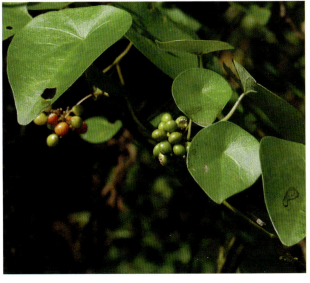

性味功能	味苦、辛，性寒。有祛风活络，清热解毒，利湿的功能。
主治用法	用于风湿性关节炎，偏瘫，痢疾，湿热淋浊，咽痛喉痹，疮疖，毒蛇咬伤等。用量9~15g。水煎服。外用适量，捣烂外敷。研末涂患处。

现代研究

1. 化学成分　本品茎、根含千金藤碱、表千金藤碱和原千金藤碱等。叶含氧代千金藤默星碱、16-氧代原间千金藤碱、千金藤比斯碱。果实含一种新生物碱原千金藤那布任碱。

2. 药理作用　本品所含的季胺型生物碱轮环藤酚碱有松弛横纹肌的作用，还有致痉作用和降压作用。

应用

1. 痢疾：千金藤根15g，水煎服。
2. 脚气肿胀：千金藤根、三白草根、五加皮各15g，水煎服。
3. 湿热淋浊：千金藤鲜根30g。水煎服。

榕树（榕须）

基　源：榕须为桑科植物榕树的气生根，叶也供药用。

原植物

常绿乔木。树干或枝生生根，下垂。叶互生，革质，卵状椭圆形或倒卵形，先端钝尖或短尖，基部楔形或圆形，全缘或微波状，基出脉3，上面不明显。花序托单生或成对生于叶腋，卵球形，乳白色，成熟时黄色或淡红色，无梗，苞片，宿存。雄花、瘿花和雌花同生于一花序托中；花序托成熟时黄褐色，并带褐斑点。瘦果卵形。花期5月。果期9月。

生境分布

生于村边或山林中。分布于浙江、江西、福建、台湾、广东、海南、广西、贵州、云南等省区。

采收加工

全年均可采，晒干。

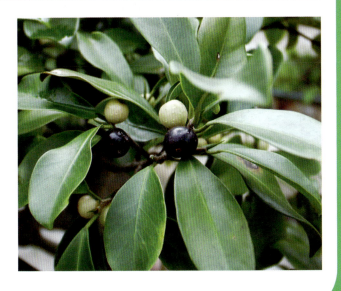

性味功能	味微苦，性平。有祛风除湿，调气通络的功能。
主治用法	榕须用于风湿性关节痛，疝气，胃痛，扁桃腺炎，跌打损伤，久痢等。叶用于牙痛，乳痈，烫伤，流行性感冒，急性肠炎，疟疾，百日咳。用量15~30g。

现代研究

1. 化学成分　叶含三萜皂苷、黄酮苷、酸性树脂、鞣质。

2. 药理作用　本品主要有抗菌作用，用于治疗慢性气管炎和急性菌痢及肠炎。

应用

1. 扁桃腺炎：鲜榕须180g，黑醋1碗，煎液，含漱。

2. 细菌性痢疾：鲜榕树叶500g，水煎服。

3. 慢性气管炎：鲜榕树叶72g，陈皮18g，水煎浓缩，制成糖浆。

红蓼（水红花子）

基　源：水红花子为蓼科植物红蓼的干燥成熟果实。

原植物

别名：蓼子实。一年生草本。单叶互生，宽椭圆形或卵形，先端长尖，基部近圆形或心形，全缘或浅波状。总状花序顶生或腋生，单一或数个花序集成圆锥状，花淡红色或白色。瘦果近圆形，扁平，黑棕色，有光泽。花期7~8月。果期8~10月。

生境分布

生于田间、村边或水边。多栽培。分布于全国各地。

采收加工

10~11月间果实，揉搓宿存的苞片，晒干。

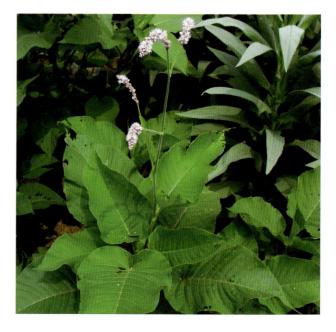

性味功能	味咸，性微寒。有散血消肿，化痞散结，清热止痛，健脾利湿的功能。
炮　制	取原药材，去除杂质及灰屑。炒制：取净水红花子置锅内，用文火加热，炒至爆裂，有香气逸出为度，取出，放凉。
主治用法	用于瘰疬块，肝脾肿大，食积不消，胃脘胀痛，颈淋巴结核。用量15~30g。

现代研究

1. 化学成分　本品地上部分含槲皮苷和3，3'，5，6，7，8-六甲氧基-4'，5'-亚甲二氧基黄酮以及洋地黄黄酮等。叶含荭草素，荭草苷A、B及牡荆素等。

2. 药理作用　本品有抗肿瘤、抑菌和利尿等作用。

应用

1. 痞块腹胀：水红花子30g。水煎服。

2. 慢性肝炎，肝硬化腹水：水红花子15g，大腹皮12g，黑丑9g。水煎服。

3. 风湿疼痛：水红花子30g。水煎服。

4. 瘰疬：水红花子6g，一半微炒，一半生用，同研末，酒调服。

附注：荭草为其地上部分。味辛，性温；有小毒。有祛风利湿，活血止痛的功能。用于风湿性关节炎，用量15-30g。

垂柳

基　源：杨柳科植物垂柳的枝、叶、树皮。

原植物

落叶乔木。叶互生，线状披针形，先端长渐尖，基部楔形，具细锯齿。花单性，雌雄异株；雄花序有短梗；苞片外面有毛，边缘有睫毛，雄蕊 2；雌花序基部有 3~4 小叶，轴有毛，苞片披针形，外面有毛，腺体 1。蒴果 2 瓣裂，黄褐色。花期 3~4 月，果期 4~5 月。

生境分布

生于水边湿地，分布于长江流域与黄河流域，其他各地均栽培。

采收加工

柳枝，柳叶夏季采；树皮，根皮和须根全年可采。

性味功能	味苦，性寒。有清热解毒，祛风利湿的功能。
主治用法	叶用于慢性气管炎，尿道炎，膀胱炎，膀胱结石，高血压；外用治关节肿痛，痈疽肿毒，皮肤瘙痒，灭蛆等。根及树枝用于风湿骨痛，黄疸，淋浊，乳痈；外用烧烫伤。须根用于风湿拘挛，筋骨疼痛，湿热带下及牙龈肿痛。树皮用于黄水疮。

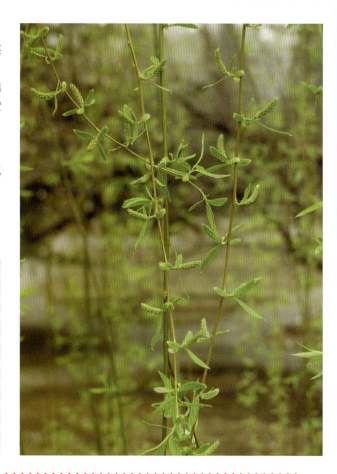

应用

1. 老年慢性气管炎：鲜垂柳叶、鲜栗叶、鲜侧柏叶各 60g，水煎服。
2. 黄水湿疮：树皮烧存性研末，麻油调涂。

西南鬼灯檠（岩陀）

基　源：岩陀为虎耳草科植物西南鬼灯檠的根茎。

原植物

多年生草本，根茎粗大呈块状，折断面白色。茎略带紫红色。奇数羽状复叶，互生；基生叶较大，1~4 片；小叶 5~9 片；侧生小叶对生或 3~4 小叶轮生，小叶倒卵形或倒披针形，先端急尖，基部楔形，边缘有锯齿，脉上有疏粗毛。圆锥花序大形，顶生，花小，花梗密生白色短毛；花萼 5，白色，花后变紫红色；无花瓣；蒴果。花期 6~8 月，果期 9~10 月。

生境分布

生于海拔 2100~3200m，阴坡草丛处、灌木林下阴湿处和溪谷边。分布于湖北、四川、贵州、云南等省。

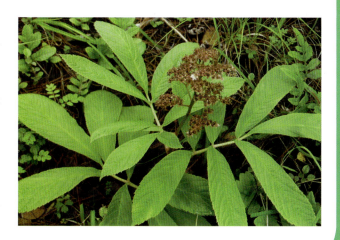

四　祛风湿药

采收加工

秋冬季采挖，除去粗皮及须根，晒干或切片晒干。

性味功能	有解热、祛风、收敛等功能。
炮　制	除去杂质，洗净，润透，切薄片，晒干。
主治用法	用感冒头痛、风湿骨痛、肠炎、菌痢及外伤出血。用量9~15g；外用适量，研末敷患处。

应用

1. 外伤出血：岩陀适量，研粉撒敷伤口处。
2. 阴囊湿疹：岩陀，水煎洗患处。
3. 月经不调：岩陀、益母草各15g，煨水服。
4. 劳伤疼痛：岩陀、紫金连各15g，大血藤4.5g，小血藤、矮陀陀各100g，浸酒，早晚服。

刺桐（海桐皮）

基　源：海桐皮为蝶形花科植物刺桐的干燥树皮或根皮。

原植物

高大乔木。枝上有叶痕及皮刺。复叶互生，密集枝端，基部有一对膨大密槽；小叶3，菱状肾形，顶端尖，基部圆，稍偏斜，基出脉3条。总状花序顶生，密生黄色星状柔毛；花萼佛焰苞状，萼齿3~5；花冠蝶形鲜红色，旗瓣倒卵状披针形，翼瓣与龙骨瓣近等长。荚果串珠状，木质，肥厚，长达30cm。种子圆肾形，红褐色。花期3~9月，果期4~10月。

生境分布

生于山地、村旁、山坡林中，也有栽培。分布于浙江、福建、湖南、湖北、广东、广西、贵州及云南等省区。

采收加工

全年可砍枝或挖根，剥下树皮或根皮后晒干。

性味功能	有祛风湿，通经络，止痒的功能。
主治用法	用于风湿痹痛，腰膝疼痛。外用于疥癣，湿疹。用量6~12g；外用适量。

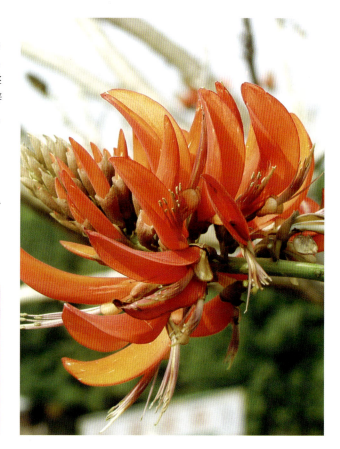

应用

1. 跌打肿痛，风湿性腰腿痛：海桐皮9g，酒浸二周，外揉患处研粉。
2. 小儿疳积、蛔虫病：海桐皮3g，冲服。
3. 中恶霍乱：海桐皮，煮汁服。
4. 产后关节风痛：海桐皮9g，五加皮、钻地风适量，水煎服。

苦皮藤

基源：为卫矛科植物苦皮藤的根、根皮和茎皮。

原植物

藤状灌木根皮淡褐色至黄褐色，具纵皱纹。小枝常4~6锐棱，红褐色，发亮，密生细小皮孔。单叶互生，革质，矩圆状宽卵形或近圆形，先端短尖；基部圆形或近截形，边缘有锯齿。聚伞状圆锥花序顶生，雌雄异株；花梗粗壮有棱；花小，多而密生，绿白色或黄绿色，5数；雄花萼片三角状卵形，花瓣边缘锯齿。蒴果，近球形，黄色3瓣裂；种子每室2粒，被红色假种皮。花期4~6月，果期8~10月。

生境分布

生于山坡灌丛中。分布于陕西、甘肃、河南、山东、安徽、江苏、浙江、江西、湖北、湖南、云南等省区。

采收加工

全年可采，洗净，剥取根皮或茎皮，晒干。

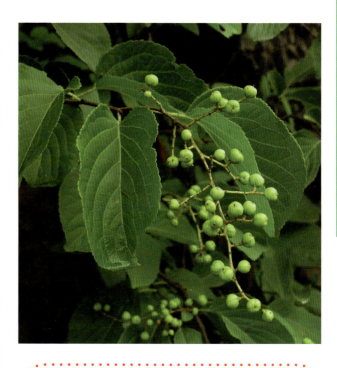

性味功能	味辛、苦，性凉。有小毒。有清热解毒，消肿，杀虫，透疹，调经，舒筋活络的功能。
主治用法	根用于风湿痛。根皮或茎皮用于黄水疮，头癣秃疮，头虱，骨折肿痛，跌打损伤。用量25~50g。外用适量。

应用

1. 经闭：苦皮藤50g、大过路黄根50g。煨水服，用酒为引。
2. 秃疮：苦皮藤、盘龙七、黄柏各适量。共研细末，菜油调敷。
3. 黄水疮：苦皮藤研粉，菜油调敷患处。

现代研究

1. 化学成分　本品含苦木西藏 I、J、K、T。
2. 药理作用　本品有抗菌、降压和减慢心率作用。

雷公藤

基源：为卫矛科植物雷公藤的根；叶、花及果实也入药。

原植物

落叶蔓性灌木，长达3m。根内皮橙黄色。小枝棕红色，有4~6棱，密被瘤状皮孔及锈色短毛。单叶互生，椭圆形或宽卵形，先端短尖，基部近圆形或阔楔形，边缘具细锯齿，上面光滑，下面淡绿色，主、侧脉在上面均稍凸出，脉上疏生锈褐色柔毛。聚伞圆锥花序顶生或腋生，被锈毛；花白绿色，杂性，5数；子房三角形，柱头6浅裂。蒴果具3片膜质翅，翅上有脉5条斜生。种子1，细柱状，黑色。花期夏季。

生境分布

生于山地林缘阴湿处。分布于长江流域以南各地及西南地区。

采收加工

根秋季采，叶夏季采，花、果夏秋采收，晒干。

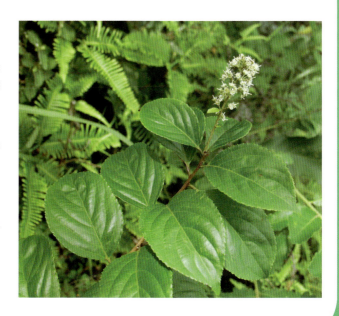

四　祛风湿药

性味功能	味苦、辛、性凉。有大毒。有祛风，解毒，杀虫功能。
主治用法	外用于风湿性关节炎，皮肤发痒，杀蛆虫，孑孓，灭钉螺，毒鼠。不可内服。

现代研究

1. 化学成分　本品根含雷公藤定碱、雷公藤扔碱、雷公藤晋碱、雷公藤春碱和雷公藤增碱等生物碱。

2. 药理作用　本品有免疫调节作用、抗肿瘤作用和改善微循环作用。还具有抗炎的作用、杀菌作用以及解热镇痛作用等。

应用

1. 头癣：雷公藤根皮研粉，调凡士林，涂患处。

2. 灭钉螺：雷公藤根皮，拌粘土、草木灰、烟草粉，撒入钉螺区。

附注：本品因有剧毒，内服必须在医师指导下进行，而且根皮必须除去，木质部用文火煎煮2小时以上方可。外用适量，捣烂敷患处，或捣汁搽患处，敷药时间不可超过半小时，否则起泡。

匙叶黄杨（黄杨木）

基　源：黄杨木为黄杨科植物匙叶黄杨的根、叶。

原植物

别名：雀舌黄杨、细叶黄杨、锦熟黄杨。灌木或小乔木，幼枝有棱，无毛；叶对生，革质，披针形至宽披针形，先端钝头或急尖头，基部宽楔形，无毛，边缘稍反卷，软骨质。花序腋生，每花序顶生一雌花，其余为雄花；花序基部有覆瓦状排列的干膜质的苞片；无花瓣；雄花萼片4；雌花萼片6，蒴果近球形，室间开裂，果瓣顶部有2角。

生境分布

生于湖北、湖南、江西、浙江、福建、四川、贵州、广西等省。

采收加工

全年可采，晒干。

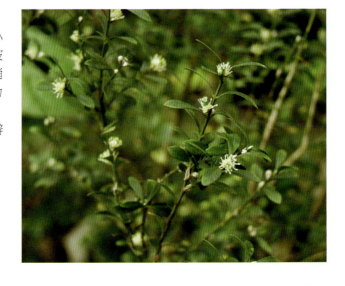

性味功能	味苦、辛，性平。有祛风除湿，行气活血止痛的功能。
主治用法	用于风湿关节痛，痢疾，胃痛，疝痛，腹胀，牙痛，跌打损伤，疮痈肿毒。用量9~12g，水煎服或泡酒服；外用适量，捣烂敷患处或干草研粉调服。

应用

1. 风湿关节痛，筋骨痛：黄杨根15g，煎酒服。

2. 跌打损伤：黄杨木50g，水龙骨15g，嫩竹叶、厚朴各9g。水煎，早晚空腹服。

3. 牙痛：黄杨木适量。研粉，水调嗽口，并敷痛牙处。

4. 目赤肿痛：黄杨根50g。水煎，冲蜂蜜，早晚空腹。

蓖麻（蓖麻子）

基　源：蓖麻子为大戟科植物蓖麻的干燥成熟种子。

原植物

一年生草本。茎直立，中空。叶盾形；掌状5~11裂，裂片缘具齿。花单性，雌雄同株，无花瓣；聚伞圆锥花序，顶生或与叶对生。雄花的萼3~5裂；雌花萼5裂。蒴果长圆形或近球形，稍扁，有灰白色、黑棕色或黄棕色交错的大理石样纹理，平滑，有光泽。种皮硬脆，较薄。种仁白色。花期7~8月，果期9~10月。

生境分布

全国各地均有栽培。

采收加工

秋季采摘成熟果实，晒干，除去果壳，收集种子。

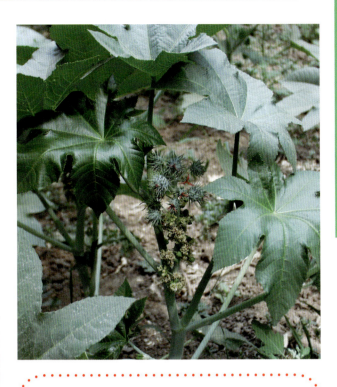

性味功能	味甘、辛，性平。有毒。有消肿，排脓，拔毒，润肠通便的功能。
炮　制	种子：除去杂质。用时去壳，捣碎。
主治用法	外用于疮疖，肿毒。种仁油内服用于大便秘结。外用适量。

现代研究

1. 化学成分　蓖麻根含反-2-癸烯-4，6，8-三炔酸甲酯、1-十三碳烯-3，5，7，9，11-五炔和β-谷甾醇等。叶含山奈酚-3-芸香糖苷、芸香苷和槲皮素等。种子含脂肪油40~50%，油饼含蓖麻碱、蓖麻毒蛋白及脂肪酶。

2. 药理作用　叶的水浸液对正常及抑制状态的离体心脏，均能使心收缩力增加。叶、茎煎剂使犬血压下降、大鼠后肢血管扩张。种子所含的蛋白有抗肿瘤和细胞凝集等作用。

应用

1. 面神经麻痹：蓖麻子，捣烂外敷。
2. 疮疡化脓未溃、淋巴结核：蓖麻子，捣烂成膏状，外敷。
3. 烫伤，烧伤：蓖麻子、蛤粉等份，研膏，油调涂敷患处。
4. 胃下垂，子宫脱垂：蓖麻子适量，捣烂，做成饼状，贴敷头顶百会穴。

四　祛风湿药

文冠果（文冠木）

基　源：文冠木为无患子科植物文冠果的枝条木部。

原植物

落叶小乔木。单数羽状复叶互生，小叶9~19，膜质，狭椭圆形至披针形，边缘有尖锐锯齿。花先叶或同时开放，圆锥花序，杂性；花瓣5，白色，基部红色或黄色，内面有紫红色斑点；花盘5裂，裂片背面有角状橙色附属体。蒴果，壳硬，绿色，背裂成3瓣，果皮厚，木栓质。种子圆形，暗褐色，坚硬，光滑。花期4~5月。果期7~8月。

生境分布

生于山坡、河谷、黄土地或干旱丘陵地。分布于东北、华北、西北及山东等省区。

采收加工

春季结合森林抚育砍取枝条，去皮晒干或切碎鲜用。

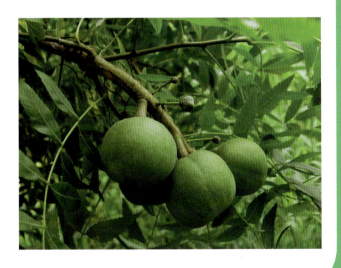

性味功能	味甘，微苦，性凉。有清热燥湿，祛瘀止痛，敛干黄水的功能。
炮　制	剥去外皮，取木材晒干；或取鲜枝、叶切碎，熬膏用。
主治用法	用于风湿性关节炎，风湿内热，皮肤风湿，疥癣，痈肿，瘀血紫斑等。水煎服或膏服。用量9~15g。

现代研究

1. 化学成分　本品含有2α，3β-二氢杨梅树皮素，2α，3β-二氢槲皮素，杨梅树皮素，消旋白鲛素，槲皮素，尚含棕榈酸，油酸，亚油酸。甾醇类α-菠菜甾醇等成分。

2. 药理作用　本品具有杀菌止血，降低胆固醇，抗癌作用。

应用

1. 风湿性关节炎：文冠木3g。水煎服，或熬膏敷患处。

2. 小儿夜尿症：文冠木，水煎服。文冠5粒，去皮生吃。

乌榄

基源：为橄榄科植物乌榄的干燥根和叶。

原植物

别名：木威子、黑榄。常绿大乔木。树皮灰白色。单数羽状复叶，小叶15~11片，矩圆形或卵状椭圆形，先端锐尖，基部偏斜，全缘，上面网脉明显，下面平滑。花白色。圆锥花序顶生或腋生，花萼杯状，3~5裂；花瓣3~5，长约为萼片3倍；雄蕊6。核果卵形或椭圆形，两端钝，成熟时紫黑色。花期夏季。

生境分布

生于低海拔山地林中。分布于我国南部地区。

采收加工

全年可采收根部，切片晒干。秋季采收叶晒干。

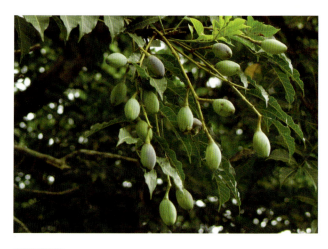

性味功能	根味淡，性平。有舒筋活络，祛风除湿的功能。叶微苦、微涩，性凉。有清热解毒，消肿止痛的功能。
炮　制	采摘，去杂质，晒干。
主治用法	根用于风湿腰腿痛，手足麻木；用量15~30g。叶用于感冒，上呼吸道炎，肺炎，多发性疔肿；用量9~18g。

现代研究

1. 化学成分　本品含有挥发油，主要有：1-甲基-2-(1-甲乙基)苯、D-柠檬烯、α-侧柏烯、α-蒎烯、己酸、己醛、石竹烯、氧化石竹烯、1-戊醇、1-己醇、β-水芹烯、古巴烯、α-蛇麻烯、2-戊基-呋喃、壬醛、杜松烯和(-)-斯帕苏烯醇等成分。

2. 药理作用　本品具有降压作用、抗氧化、抗衰老作用。

应用

1. 上呼吸道炎，肺炎，多发性疔肿：乌榄叶切碎，水煎浓缩成浸膏，再制成片剂，口服。

2. 风湿腰腿痛：乌榄根15g。水煎服；并研末，油调涂敷腰腿痛处。

常春藤

基源：为五加科植物常春藤的茎、叶。

原植物

常绿攀援灌木，有气生根；嫩枝有锈色鳞片。单叶互生，革质，二型，营养枝上叶为三角状卵形或三角状长圆形，花枝上叶椭圆状卵形至椭圆状披针形，先端渐尖，基部楔形。伞形花序 1~7 顶生；总状排列或伞房状排列成圆锥花序，有花 5~40 朵，淡黄白色或淡绿白色，芳香；萼密生棕色鳞片；花数 5。果实球形，红色或黄色。花期 9~11 月，果期次年 3~5 月。

生境分布

分布生境攀援于林缘、林下、岩石和房屋壁上；有栽培。分布华中、华南、西南及甘肃和陕西等省区。

采收加工

全年可采，切段晒干或鲜用。

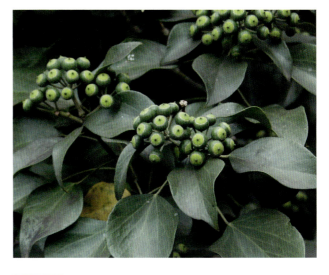

性味功能	味苦、辛，性凉。有祛风利湿，活血消肿，平肝，解毒的功能。
炮 制	茎叶干用，切段晒干；鲜用时可随采随用。
主治用法	用于风湿性关节炎，肝炎，头晕，腰痛，跌打损伤，急性结膜炎，肾炎水肿，闭经。外用于痈肿疮毒，荨麻疹，湿疹，外伤出血，骨折。用量 9~15g。

现代研究

1. 化学成分　本品含鞣质、树脂，常春藤苷、肌醇、胡萝卜素、糖类等成分。

2. 药理作用　本品具有镇静作用，且对真菌生长有抑制作用。

> **应用**
> 1. 肝炎：常春藤、败酱草，煎水服。
> 2. 皮肤瘙痒：常春藤 500g。水煎洗。
> 3. 急性结膜炎：常春藤 15~30g，水煎服。
>
> 附注：果实（常春藤子）亦供药用。味甘，性温。用于腰腿痿软。

秦艽

基源：为龙胆科植物秦艽的根。

原植物

别名：大叶龙胆。多年生草本。主根粗长，扭曲；有多数纤维状残存叶基。基生叶丛生披针形，全缘，茎生叶 3~4 对，对生。茎近顶部叶小，不包被头状花序。花聚生枝顶呈头状或轮伞腋生；花萼管状，一侧裂开，稍呈佛焰苞状，萼齿 4~5 浅裂；花冠管状，深蓝紫色，先端 5 裂，裂片间有 5 片短小褶片。花期 7~9 月，果期 8~10 月。

生境分布

生于溪旁、山坡草地或灌丛中。分布于东北及、河北、山东、山西、宁夏、青海等省区。

采收加工

春、秋二季采挖，以秋季为好。除去茎叶，晒至柔软时，堆积，至根内变肉红色时，晒干，或直接晒干。

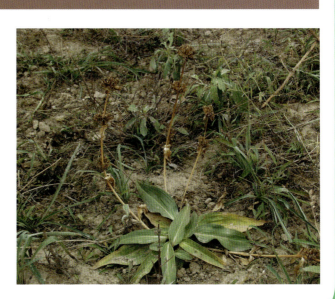

四

祛风湿药

性味功能	味苦、辛，性平。有祛风湿，退虚热，舒筋止痛的功能。
炮 制	堆置发汗至表面呈红黄色或灰黄色时，摊开晒干，或不经发汗直接晒干。
主治用法	用于风湿性关节痛，结核病潮热，小儿疳积，黄疸，小便不利等症。用量5~10g。

现代研究

1.化学成分　本品含秦艽碱甲即是龙胆碱，秦艽碱乙即是龙胆次碱，秦艽碱丙，龙胆苦苷，当药苦苷，尚含褐煤酸，栎瘿酸，α-香树脂醇，β-谷甾醇，β-谷甾醇-β-D-葡萄糖苷等成分。

2.药理作用　本品具有抗炎、抗过敏性休克和抗组胺作用，并可升高血糖，降低血压，也可使心率减慢，有镇痛作用。

应用

1.关节风湿痛：秦艽9g，水煎服。

2.阴虚火旺，低热不退：秦艽、知母、地骨皮、青蒿各9g。水煎服。

3.黄疸：秦艽25g。水煎服。

络石藤

基源： 为夹竹桃科植物络石藤的茎。

原植物

别名：爬墙虎、石龙藤、感冒藤。常绿木质藤本，具乳汁。茎褐色，多分枝，嫩枝被柔毛。叶对生，卵状披针形或椭圆形，先端短尖或钝圆，基部宽楔形或圆形，全缘，被细柔毛。聚伞花序腋生或顶生；花白色，高脚碟状；花冠反卷，5裂，右向旋转排列，有柔毛。果长圆形，近于水平展开。种子线形而扁，褐色，顶端具种毛。花期4~5月，果熟期10月。

生境分布

生于山野、荒地，攀缘附生于其它植物上。分布于全国大部分省区。

采收加工

秋季落叶前，采收茎叶，晒干。

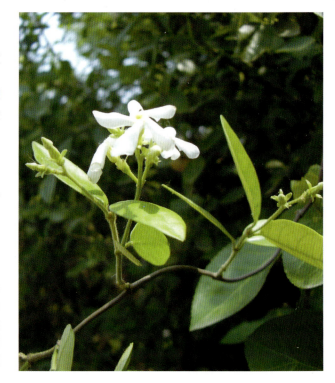

性味功能	味苦，性平。有祛风通络，凉血消肿的功能。
主治用法	用于风湿性关节痛，腰膝酸疼，扁桃体肿大，痈肿。用量5~10g。

应用

1.风湿关节痛、肌肉痛、四肢拘挛：络石藤、千年健、桑寄生、独活，酒浸或水煎服。

2.扁桃体炎、咽喉炎：络石藤15g，射干、紫菀各9g，木通6g，赤茯苓12g，桔梗4g。水煎服。

3.关节炎：络石藤、五加皮、牛膝各9g。水煎服，白酒引。

杠柳（香加皮）

基源： 香加皮为萝科植物杠柳的根皮。

原植物
别名：香加皮、北五加皮、羊奶藤。落叶蔓生灌木，有乳汁。叶对生，革质，披针形，先端渐尖，基部楔形，全缘。聚伞花序腋生，花冠黄绿色，5深裂，裂片内部有一白色毡毛，内面紫红色。果对生，细长圆柱形，先端长渐尖，弯曲，沿内侧纵裂。种子多数，长圆形，黑褐色，先端丛生白色长毛。花期5~6月。果期7~9月。

生境分布
生于山坡，沟边及平原砂质地。分布于东北、华北及陕西、甘肃、宁夏、河南、山东、江苏、江西、贵州、四川等省区。

采收加工
春、秋二季采挖根部，剥下根皮，除去木心，晾干。

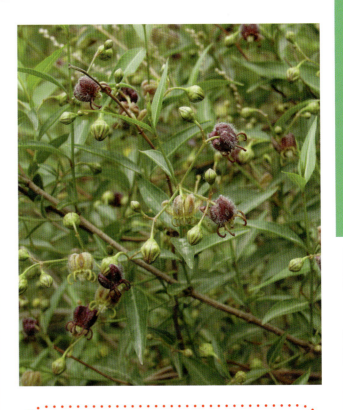

性味功能	味辛、苦，性温。有祛风湿，壮筋骨，利小便的功能。
炮 制	洗净泥土，趁鲜用木棒敲打，剥取根皮，阴干或晒干，切段备用。
主治用法	用于风湿筋骨疼痛，腰膝酸软，用量3~6g。本品有毒，服用不可过量。

现代研究
1. 化学成分　本品含十余种苷类化合物，有强心苷杠柳毒苷、皂苷杠柳苷、香树酯醇乙酸酯、β—香树酯醇乙酸酯、4-甲氧基水杨醛、β-谷甾醇及其葡萄糖苷等成分。

2. 药理作用　本品具有中枢兴奋作用，利尿作用，且有强心作用和杀虫作用。

应用
1. 慢性风湿性关节炎、尿少：香五加、黄芪、当归、川芎、牛膝、续断、海桐皮、千年健。浸酒，饮酒。

2. 水肿，小便不利：香五加12g，茯苓15g，大腹皮9g，生姜皮、陈皮各6g。水煎服。

3. 风湿性关节炎，关节拘挛疼痛：香五加，穿山龙，白鲜皮各15g，用白酒泡24小时，每天服20ml。

西南风铃草

基源： 为桔梗科植物西南风铃草的干燥根。

原植物
别名：蓝花石参、岩蓝花、小石参。多年生直立草本。茎常带红紫色，多分枝，有开展的淡黄色糙毛。单叶互生，菱状卵形、长卵形至披针形，先端渐尖，基部楔形，边缘疏具小牙齿或浅波状钝齿，两面有短糙毛。花1~2朵生于枝端下垂；萼筒密生长糙毛，萼齿5；花冠钟状，蓝紫色，5裂至中部，裂片三角状卵形；雄蕊5；子房下位。蒴果长宽4~6mm。花期8~10月。

生境分布
生于山坡和疏林中。分布于四川、贵州、云南、西藏等省区。

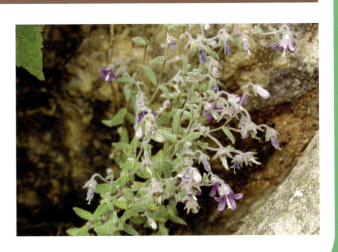

采收加工

夏、秋采挖根部，晒干或鲜用。

性味功能	味甘，性温。有祛风，利湿，止血的功能。
主治用法	用于风湿性关节炎，破伤风，肺结核咯血。用量15~30g。

应用

1. 虚劳咳血：西南风铃草25g，炖肉服。
2. 风湿关节炎：西南风铃草，水煎服。

白马骨（六月雪）

基 源：六月雪为茜草科植物白马骨的全株。

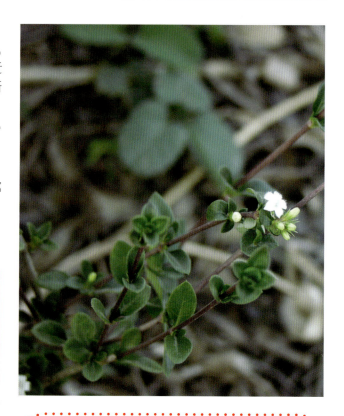

原植物

别名：白马骨、满天星、路边姜。常绿小灌木，多分枝。枝粗壮，灰白色或青灰色。叶对生或丛生于短枝上，近革质，倒卵形，椭圆形或倒披针形，先端短尖，基部渐窄而成一短柄，全缘，叶片下面被灰白色柔毛。花白色，无柄，数朵簇生枝顶或叶腋；雄蕊5，花丝白色。核果球形。花期8月。

生境分布

生于林边、灌丛、草坡。分布于我国东南部或中部各省区。

采收加工

全年可采，洗净鲜用或切段晒干。

性味功能	味淡，微辛，性凉。有疏风解表，清热利湿，舒筋活络的功能。
炮　制	洗净，切段，鲜用或晒干。
主治用法	用于感冒，咳嗽，牙痛，急性扁桃体炎，咽喉炎，急、慢性肝炎等。用量15~30g。

现代研究

1. 化学成分　本品含有酚性化合物、有机酸、甾醇及三萜，尚含熊果酸及β-谷甾醇，皂苷等。
2. 药理作用　本品对关节炎有显著性抑制性作用。对甲醛性关节炎亦一定抑制作用，并对葡萄球菌有抑制作用。

应用

1. 感冒：六月雪、凤尾草、筋骨草各30g，水煎服。
2. 流行性感冒：六月雪、千里光、土牛膝、白茅根各15g，留兰香3g。水煎服。
3. 急性黄疸型传染性肝炎：六月雪30g，山栀根30g，紫金牛15g。水煎服。

豨莶（豨莶草）

基　源：豨莶草为菊科植物豨莶的干燥全草。

原植物

别名：东方豨莶草、肥猪菜。一年生草本。茎上部复二歧状分枝。密生短柔毛。叶对生，三角状卵形或卵状披针形，两面被毛，下面有腺点，边缘有不规则的锯齿，顶端渐尖，基部浅裂，并下延成翅柄。头状花序，被紫褐色头状有柄腺毛；舌状花黄色；管状花两性。瘦果稍膨胀而常弯曲，无冠毛。花期5~7月，果期7~9月。

生境分布

生于山坡，路边，林缘。分布于秦岭和长江流域以南。

采收加工

开花前割取地上部分，晒干。

性味功能	味苦，性寒。有祛风除湿，清热解毒，降压的功能。
炮　制	豨莶：除去杂质，洗净，稍润，切段，干燥。酒豨莶：取净豨莶段，照酒蒸法蒸透。
主治用法	用于急性黄疸型肝炎、疟疾、高血压、中暑、急性胃肠炎、风湿性关节痛、腰膝无力、四肢麻木、神经衰弱、疮疖肿毒等证。用量9~12g。外用适量。

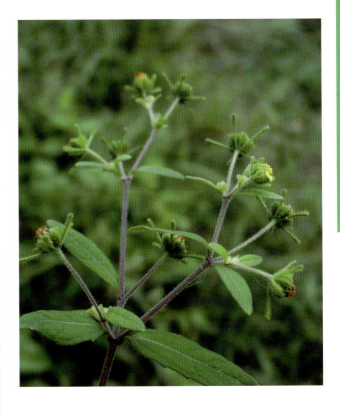

现代研究

1.化学成分　本品含有含萜和苷类，如豨莶糖苷、豨莶精醇、异豨莶精醇、豆甾醇、豨莶萜内酯、豨莶萜醛内酯等。

2.药理作用　本品具有抗炎作用，降压及舒张血管作用，抗病原微生物作用，且对细胞免疫和体液免疫均有明显的抑制作用。

> **应用**
>
> 1.高血压：豨莶草、臭牡丹各30g。水煎服。或豨莶草、龙葵、玉米须，水煎服。
>
> 2.急性胃肠炎：豨莶草30g，龙芽草、凤尾草各15g。水煎服。
>
> 3.风湿性关节痛：豨莶草、忍冬藤各30g，络石藤、鸡血藤、土牛膝各15g。水煎服。
>
> 4.疟疾：莶草30g。水煎服。

菝葜

基　源：为菝葜科植物菝葜的根茎。

原植物

落叶攀援状灌木。根茎横走，粗大，坚硬，木质，膨大部分呈不规则的菱角状，疏生须根，棕色。茎有疏刺。叶互生，片革质，有光泽，干后红褐色或古铜色，宽卵形或椭圆形，先端短尖或圆形，基部近圆形或心形，全缘，光滑，下面微白。伞形花序腋生于小枝上；花单性，雌雄异株，绿黄色，花6数。浆果球形，红色，种子1~3粒。花期4~5月。果期6~8月。

生境分布

生于山坡林下、灌丛中。分布于我国南方大部分省区。

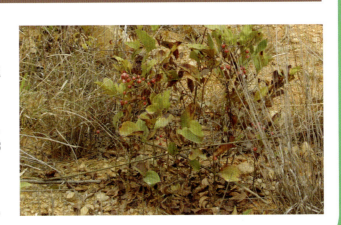

四　祛风湿药

采收加工

全年可采挖根茎,晒干;或用盐水浸泡后蒸熟,晒干。

性味功能	味甘、酸,性平。有发汗祛风,除湿利尿,益肝肾,强筋骨,解毒消肿的功能。
炮制	将原药用清水浸洗,润透,切成薄片,晒干。
主治用法	用于胃肠炎,风湿性关节痛,跌打损伤,痢疾,糖尿病,癌症,蜂窝组织炎,急性淋巴结炎等症。用量15~30g。

现代研究

1. 化学成分　本品含菝葜皂苷 A、B、C,另含生物碱、酚类、氨基酸、糖类等。

2. 药理作用　本品具有利尿,解毒作用和抗锥虫作用。

应用

1. 糖尿病:菝葜120g,猪胰脏,水煎服。或菝葜叶,水煎代茶饮。

2. 关节痛:菝葜120g,加猪蹄100g,共煎服。

3. 高血压:菝葜、龙葵各15g,玉米须15g。水煎服。

4. 乳糜尿:菝葜、荠菜各30g,水煎服。

光叶菝葜（土茯苓）

基　源：土茯苓为菝葜科植物光叶菝葜的干燥根茎。

原植物

别名:羊舌藤、千尾根、山遗粮。常绿攀援状灌木。根状茎短粗,不规则块状,具明显节结,暗褐色,坚硬。茎与枝光滑无刺。叶互生,具鞘和卷须,叶片薄革质,狭椭园状披针形至狭卵状披针形,先端渐尖,基部园形或楔形,全缘,下面常绿色,有时带苍白色。花单性,雌雄异株,绿白色,六棱状球形,10余朵组成伞形花序腋生;花序托膨大,具多枚宿存小苞片;花数6。浆果球形,紫黑色,具粉霜。花期7~8月,果期9~10月。

生境分布

生于林中、灌丛中。分布于长江流域及以南各省区。

采收加工

秋、冬采挖根茎,晒干,或趁鲜切片晒干。

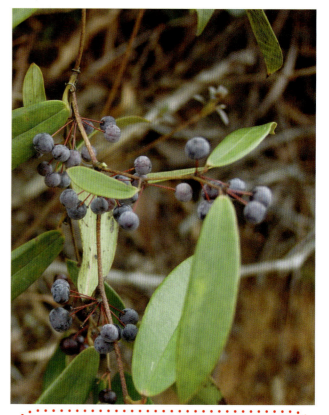

性味功能	有清热解毒,除湿,利关节的功能。
炮制	用水浸漂,泡透,捞出切片,干燥。
主治用法	用于风湿性关节炎,消化不良,腹泻,肾炎,膀胱炎,钩端螺旋体病,梅毒,热淋,湿热疮毒。用量10~60g。

现代研究

1. 化学成分　本品含有含皂：薯菝皂苷元苷、鞣质、树脂生物碱、挥发油、己糖、鞣质、植物甾醇及亚油酸、油酸等,另含落新妇苷、异黄杞苷、琥珀酸、胡萝卜苷等成分。

2. 药理作用　本品具有抗肿瘤作用和对棉酚的解毒作用。

应用

1. 小儿疳积:土茯苓、野棉花根等量,研末,冲服。

2. 梅毒:土茯苓、苍耳子、甘草、金银花、白藓皮各15g,水煎服。

3. 牛皮癣:鲜土茯苓60g。水煎服。

4. 黄疸性肝炎:土茯苓、金樱子根各60g,半边莲15g。水煎服。

穿龙薯蓣（穿山龙）

基　源：穿山龙为薯蓣科植物穿龙薯蓣的干燥根茎。

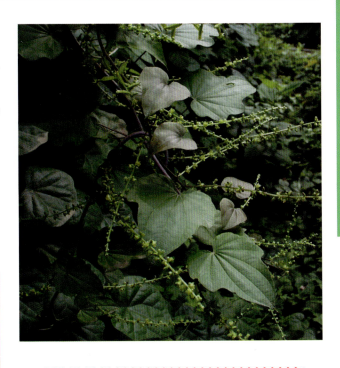

原植物

多年生缠绕草本。根茎肉质圆柱状，横走，具分枝，外表成薄片状剥落。茎圆柱形，具沟纹。叶具长柄；叶片广卵形或卵心形，掌状3~7浅裂，叶脉隆起，密布细毛，叶基心形。雌雄异株；雄花序穗状，生于叶腋；雄花具短柄，雄蕊6；雌花序下垂，单生于叶腋；花小，黄绿色；花被片6，椭圆形。蒴果，倒卵形至长圆形，具3翅；种子的顶端具长方形翅。花期7~8月，果期8~9月。

生境分布

生于林边或灌木丛中。分布于全国大部分地区。

采收加工

秋季采挖根茎，除去地上部分、须根和晒干。

性味功能	味甘、苦，性温。有活血舒筋，祛风止痛，止咳，祛痰的功能。
炮　制	采集，去杂质，晒干。
主治用法	用于腰腿疼痛，筋骨麻木，跌打损伤，闪腰岔气，咳嗽喘息。用量9~15g，水煎服。

现代研究

1. 化学成分　本品含有薯蓣皂苷，纤细薯蓣皂苷，穗菝葜甾苷，25-D-螺甾-3，5-二烯及对羟基苄基酒石酸等成分。

2. 药理作用　本品具有镇咳、祛痰平喘、作用，并有降低血胆甾醇及血压作用。

应用

1. 风湿痹痛、筋骨麻木：穿山龙9g，水煎服。

2. 风湿性关节炎：穿山龙60g，浸酒一周，饮服。

3. 慢性支气管炎：穿山龙、黄芩、川贝母各等量，制成片剂。

4. 疟疾：穿山龙9g，青蛙七、野棉花各6g，水煎服。

祛风湿强筋骨药

金毛狗脊（狗脊）

基　源：狗脊为蚌壳蕨科植物金毛狗脊的根茎。

原植物

别名：金毛狗、金毛狮子、猴毛头。多年生大型蕨类植物。根茎粗壮，顶端同叶柄基部密生金黄色长柔毛，有光泽。叶片大，三回羽状分裂；末回裂片线形略呈镰刀形。叶革质或厚纸质。孢子囊群生于下部小脉顶端，囊群盖坚硬，棕褐色，横长圆形，两瓣状，成熟时张开如蚌壳。

生境分布

生于沟边及林下阴处。分布于南方大部分省区。

采收加工

全年可采挖根茎，切片晒干，为生狗脊。或蒸后，晒至六七成干时，再切片晒干，为熟狗脊。

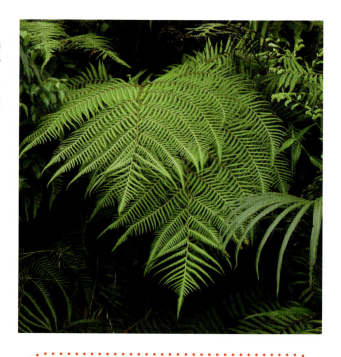

性味功能	味苦、甘，性温。有补肝肾，强腰膝，除风湿的功能。
炮　制	取砂子置锅内炒至轻松，加入拣净的狗脊，用武火炒至鼓起并显深黄色，取出，筛除砂子，风晾后，撞去或刮净黄绒毛。
主治用法	用于风寒湿痹，腰背强痛，足膝无力，小便失禁，白带过多。用量4.5~9g。肾虚有热，小便不利或短涩黄赤，口苦舌干者忌服。

现代研究

1. 化学成分　本品根茎含淀粉30%左右。并含鞣质类。

2. 药理作用　本品的金黄色茸毛对外伤性出血有明显的止血效果，其作用较明胶海绵迅速。

应用

1. 外伤出血，创口不愈溃疡：狗脊，研末，撒敷患处。

2. 风寒骨痛，腰肌劳损，半身不遂：狗脊15g，水煎服。或浸酒服。

3. 风湿性关节炎：狗脊15g，石楠藤9g，酒水各半煎服。

4. 腰腿痛：狗脊、何首乌、茜草、牛膝、杜仲、五加皮各9g，水煎服。

中华槲蕨（骨碎补）

基　源：骨碎补为槲蕨科植物中华槲蕨的根茎。

原植物

多年生附生草本。根状茎粗壮，肉质，被棕黄色鳞片。叶二型，营养叶稀少，矩圆状披针形，羽状深裂，急尖，无毛，上面被毛；孢子叶有长柄，有窄翅，羽状深裂几达中轴，边缘锯齿状，两面多被疏短毛，叶脉联结成网状。孢子囊群在中脉两侧各排列1行，非两行。

生境分布

附生于岩壁或树上。分布于陕西、山西、宁夏、甘肃、青海及西南地区等省、自治区。

采收加工

全年可采根茎，除去叶片及泥沙，晒干或蒸熟后晒干，或再用火燎毛茸。

性味功能	味苦，性温。有补肾、壮骨、祛风湿、活血止痛的功能。
主治用法	用于肾虚腰痛，风湿性关节炎，跌打损伤，阑尾炎；外用于斑秃，鸡眼。用量3~10g。

应用

1. 跌打损伤：骨碎补15g，红花、赤芍、土鳖虫各9g。水煎服
2. 关节脱位，骨折：骨碎补、榔榆根皮，捣烂，加面粉调成糊状，复位后，敷患处。
3. 鸡眼：骨碎补，研末，浸酒精3日，温水泡软患处，去厚皮，再涂药酒。
4. 腰肌劳损，肾虚腰痛：骨碎补15g，盐炒。水煎服。

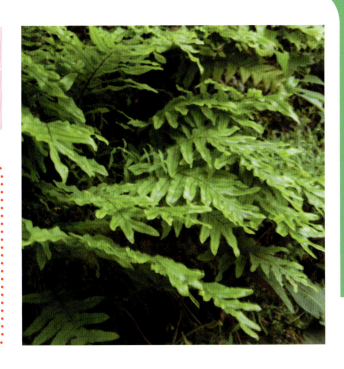

苏铁

基　源：为苏铁科植物苏铁的根、叶、花及种子。

原植物

灌木或乔木。羽状复叶多数，丛生于茎顶，倒卵状狭披针形，基部两侧有齿状刺；羽状裂片条形，质坚硬，疏生柔毛或无毛。雌雄异株，雄球花圆柱形，密生黄褐色或灰黄色长绒毛；雌花序为半球状的头状体，密生淡黄色或淡灰黄色绒毛。种子倒卵圆形或卵圆形，稍扁，熟时朱红色。花期6~7月，种子10月成熟。

生境分布

分布于福建、台湾、广东，全国各地普遍栽培。

采收加工

根、叶四季可采，夏季采花，冬季采种子，晒干。

性味功能	味甘淡，性平，有小毒。根有祛风活络，补肾的功能。叶有理气活血的功能。花有活血化瘀的功能。种子有消炎止血的功能。
主治用法	根用于肺结核咳血，肾虚，牙痛，腰痛风湿关节麻木，跌打损伤。叶用于肝胃气痛，经闭，难产，咳嗽，吐血，跌打损伤，刀伤等。花用于吐血，咳血，遗精，带下等。种子用于痰多咳嗽，痢疾等。用量根及种子9~15g。叶及花30~60g。

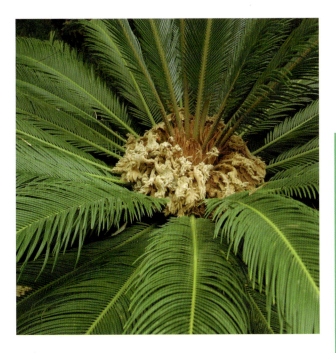

应用

1. 宫颈癌：苏铁叶120g，红枣12枚，水煎服。
2. 妇女经闭：叶晒干烧存性研末，每次取6g，用红酒送下，日服一次。

四　祛风湿药

掌楸

基　源：为木兰科植物鹅掌楸的根和树皮。

原植物

别名：马褂木。大乔木。叶互生，马褂状，先端平截或微凹，基部浅心形，边缘2裂片，裂片先端尖。花单生于枝顶，杯状；花被片9，外3片萼片状；绿色。内6片花瓣状，直立，黄色。聚合果黄褐色，卵状长圆锥形，由具翅的小坚果组成，小坚果含种子1~2粒。花期5月。果期9~10月。

生境分布

生于山林或阴坡水沟边；或栽培观赏。分布于安徽、浙江、江西、湖北、四川等地。

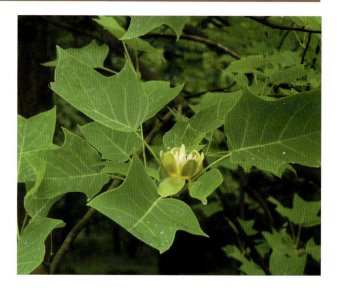

采收加工

秋季采收根，晒干。夏、秋季采剥树皮。晒干。

性味功能	味辛、性温。有祛风除湿、强壮筋骨、止咳的功能。
主治用法	根用于风湿关节炎；皮用于因水湿风寒所引起的咳嗽，气急，口渴，四肢微浮。用量25~50g。

现代研究

1. 化学成分　本品叶含土里比诺内酯及表土里比诺内酯。树皮含大牻儿内酯、广木香内酯、鹅掌楸内酯等。木部含鹅掌楸碱、海罂粟碱、白兰花碱等。
2. 药理作用　暂无。

> **应用**
>
> 1. 风寒咳嗽：鹅掌楸树皮50g，芫荽15~20g，老姜三片，甘草10g，水煎，冲红糖，早、晚饭前服。
> 2. 痿症（肌肉萎缩）：鹅掌楸根、大血藤各50g，茜草根10g，豇豆、木通各15g，红花25g。泡酒服。
> 3. 风湿关节痛：鹅掌楸根、刺桐各50g。煨水服。

鹿蹄草

基　源：为鹿蹄草科植物鹿蹄草的干燥全草。

原植物

别名：鹿含草、鹿衔草、破血丹。多年生草本。4~7叶基部丛生，薄革质，卵状圆形至圆形，先端圆，基部圆形至宽楔形。花葶由叶丛中抽出，总状花序有花9~13朵；花萼5深裂，先端尖；花冠广钟状，花瓣5。蒴果扁球形，具5棱，胞背开裂，种子多数。花期4~6月，果期6~9月。

生境分布

生于山谷林下或阴湿处。分布于全国大部分省区。

采收加工

4~6月挖取全株，晒至半干时堆积，使叶片变成紫红色，再晒干。

性味功能	味甘、苦，性温。有补虚、益肾、祛风除湿、止血的功能。
主治用法	用于肺虚咳嗽，劳伤吐血，风湿关节痛，崩漏，白带，外伤出血，痈肿疮毒，蛇咬伤。用量9~15g。外用适量，煎水洗、捣烂或研末敷患处。

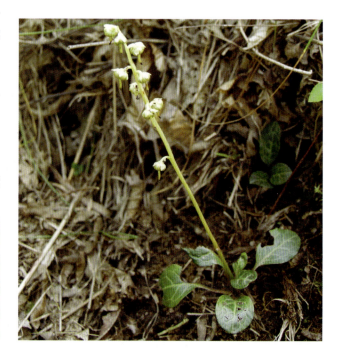

现代研究

1. 化学成分　含 N-苯基-2-萘胺，伞形梅笠草素，高熊果酚甙，没食子酸，原儿茶酸，鹿蹄草素，槲皮素，没食子鞣质，肾叶鹿蹄草甙，6-O-没食子酰高熊果酚甙，金丝桃甙，没食子酰金丝桃甙。

2. 药理作用　对心血管的作用，鹿蹄草浸剂对衰弱的蛙心有增加心肌收缩力，抗心律不齐的作用，但对正常离体蛙心作用不显着；抗菌作用，鹿衔草水煎剂对金黄色葡萄球菌、溶血性链球菌、肺炎球菌、脑膜炎球菌、福氏痢疾杆菌、伤寒杆菌及绿脓杆菌等有抑制作用，鹿蹄草素对金黄色葡萄球菌、伤寒杆菌、绿脓杆菌、变形杆菌、宋内氏痢疾杆菌及大肠杆菌也均有抑制作用；抗孕作用，雌性小鼠每日服鹿衔草煎剂共10天，第5天起与雄鼠合笼共1月，抑制生育达100%。服药10-30天，可抑制发情期，引起子宫与卵巢萎缩；免疫促进作用，鹿衔草50%水煎液能提高活性 E—玫瑰花结形成，1:20时的玫瑰花结形成率为34.5±1.48%，正常对照的花结形成率为21.8±2.15%。鹿衔草水煎液还能促进淋巴细胞转化，1:20时的转化率达65.0±0.5%，而生理盐水对照组的转化率为1.0±0.5%，PHA对照组（50个血凝单位）的转化率为76.0±1.0%。

应用

1. 毒蛇咬伤，痈肿疮毒：鲜鹿蹄草30g，水煎洗患处，并捣烂敷患处。

2. 外伤出血：鲜鹿蹄草。捣烂敷患处。

3. 慢性风湿关节炎，类风湿性关节炎：鹿蹄草、白术各12g，泽泻9g。水煎服。

4. 肺结核咯血：鹿蹄草、白芨各200g。水煎服。

石楠（石楠叶）

基源：石楠叶为蔷薇科植物石楠的叶。

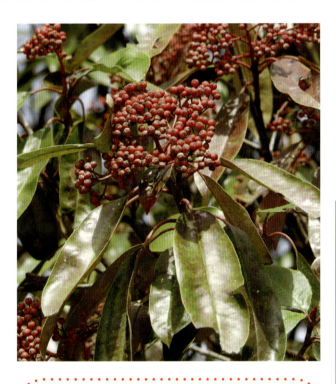

原植物

常绿灌木或小乔木。树皮灰褐色，多分枝，无毛。叶互生，叶柄长2~4cm；叶革质，长椭圆形、长倒卵形或倒卵状椭圆形，先端急尖或渐尖，基部阔楔形或近圆形，边缘有带腺点的锯齿，上面深绿色，有光泽，下面常有白粉。圆锥状伞房花序顶生，花萼钟状，萼片5，三角形，宿存；花瓣5，广卵圆形，白色。梨果近球形，熟时红色，顶端有宿存花萼。花期4~5月。果期9~10月。

生境分布

生于山谷、河边、林缘及杂木林中，有栽培。分布陕西及长江以南各省区。

采收加工

夏秋采摘叶，晒干。

性味功能	味辛，苦，性平，有小毒。有祛风通络，益肾，止痛的功能。
炮　制	切制　取原药材，除去杂质，洗净，润透，切小段，干燥
主治用法	用于风湿痹症，腰背酸痛，肾虚脚弱，偏头痛，阳痿，滑精，宫冷不孕，月经不调等症。用量4.5~9g。

现代研究

1. 化学成分　本品叶含氢氰酸、野樱皮苷（prunasin）、熊果酸、皂苷、挥发油。

2. 药理作用　暂无。

应用

1. 腰背酸痛，脚弱无力：石楠叶、白术、黄芪、鹿茸、肉桂、枸杞子、牛膝、木瓜、防风、天麻，制成丸剂，内服。

2. 头风头痛：石楠叶、白芷、川芎，水煎服。

3. 风疹瘙痒：石楠叶15g，水煎服。

四　祛风湿药

四川寄生

基源：为桑寄生科植物四川寄生的带叶茎枝作桑寄生入药。

原植物

别名：桑寄生、毛叶寄生。常绿寄生小灌木嫩枝被褐色或红褐色叠生星状毛，小枝黑色或灰褐色。单叶对生或近对生，革质，全缘，卵形、长卵形或椭圆形，顶端钝圆，基部楔形，成长叶上面无毛，下面被茸毛。总状花序腋生，2~3朵花，密集成伞状，密被茸毛；花红色，花冠具冠筒，冠筒顶部分裂成4裂片。果长圆形，黄绿色，具颗粒状体和疏毛，干后赤褐色。花期6~8月。

生境分布

寄生于桑树等多种植物上。分布于四川、云南、贵州、福建、广西、广东、湖南省、江西等省。

采收加工

夏季砍下枝条，晒干或沸水捞过后，再晒干。

性味功能	味苦，性平。有祛风湿，补肝肾，强筋骨，降血压，安胎下乳的功能。
主治用法	用于风湿痹痛，腰膝酸软，高血压，胎动不安，产后乳少等症。用量9~15g。

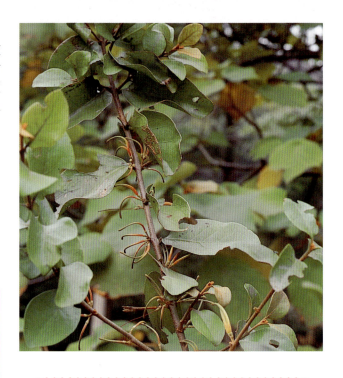

应用

1. 高血压：四川寄生9g。水煎服。
2. 尿少，水肿：四川寄生9g。水煎服。
3. 风湿关节疼痛，腰膝酸软：四川寄生、独活、续断、当归各9g。水煎服

现代研究

1. 化学成分　本品含有槲皮素，槲皮素 3-O-β-D-半乳糖苷，异槲皮苷，槲皮苷，芦丁，没食子酸，阿魏酸，β-谷甾醇，胡萝卜苷等。
2. 药理作用　本品具有祛风湿、安胎、降压等作用。

丝棉木

基源：为卫矛科植物丝棉木的根，茎皮及枝叶。

原植物

落叶灌木或小乔木。小枝灰绿色，疏被柔毛，折断后有白丝，幼枝具4棱。叶对生，革质，宽卵形、长圆状椭圆形或近圆形，边缘有细锯齿。聚伞花序腋生，1~2次分枝，花两性，淡绿色，萼片4；花瓣4，椭圆形；花盘肥大与子房连合。蒴果倒圆锥形，粉红色。种子淡黄色，有红色假种皮，上端有小圆口，稍露出种子。花期5~6月。果期7~9月。

生境分布

生于山坡林缘，路旁或灌木丛中。分布于辽宁、河北、河南、陕西、甘肃、山西、山东、安徽、江苏、浙江、江西、福建、湖北、湖南、四川等省区。

采收加工

茎皮春季采，切段晒干。枝叶夏秋季采，鲜用。

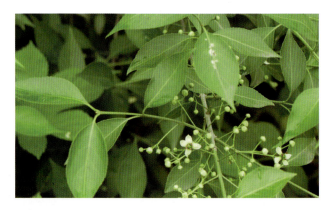

现代研究

1. 化学成分　本品含雷公藤内酯A、B，没食子酸，齐墩果酸，丝木棉酸，橡胶及卫矛醇。
2. 药理作用　本品具有抗风湿，镇痛作用。

性味功能	味微苦，涩，性寒。有消炎，祛风湿，活血，止痛，补肾的功能。枝叶有解毒的功能。
炮制	洗净，切片，晒干。
主治用法	根、茎皮用于血栓闭塞性脉管炎，风湿性关节炎，腰膝痛，外用于痔疮。用量9~30g。

应用

1. 血栓闭塞性脉管炎：丝棉木根或茎皮30~120g，土牛膝15~30g，鲜品加倍，每日1剂。
2. 风湿性关节炎：丝棉木根、虎杖各30g，五加皮15g，白酒750~1000ml，冬天浸7天，夏天浸3~5天。每次服30~50ml。
3. 漆疮：枝叶，煎水熏洗。

牻牛儿苗（老鹳草）

基源：老鹳草为牻牛儿苗科植物牻牛儿苗的干燥地上部分。

原植物

别名：长嘴老鹳草。一年生匍匐草本，全体有白色柔毛。叶对生；托叶三角状披针形，长渐尖，基部稍抱茎。叶二回羽状深裂或全裂，裂片线形，先端尖，基部下延，全缘或1~3粗齿。伞形花序腋生；每花序有花2~5；萼片5，先端突尖有芒，边缘膜质；花瓣5，蓝紫色，网脉明显。蒴果长椭圆形，顶端有长喙，成熟时5个果瓣与中轴分离，喙部呈螺旋状卷曲。花期4~5月。果期5~7月。

生境分布

生于草坡或沟边。分布于全国大部分地区。

采收加工

夏、秋两季果实近成熟时采割，捆成把晒干。

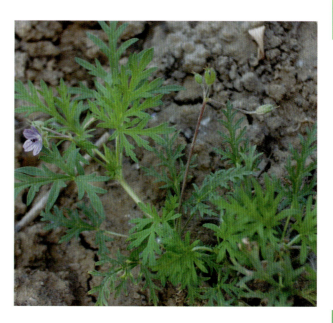

性味功能	味苦、辛，性平。有祛风湿，通经络，止泻痢，活血的功能。
炮制	拣去杂质，除去残根，用水洗净，捞出，切段，晒干。
主治用法	用于风湿痹痛，痈肿疮毒，跌打损伤，泄泻痢疾。

现代研究

1. 化学成分　本品含挥发油，油中主要成分为牻牛儿醇，又含槲皮素及其他色素。
2. 药理作用　本品具有抗菌作用和抗病毒作用。

应用

1. 痢疾，肠炎：老鹳草60g。水煎服。
2. 风湿性关节炎：老鹳草30g，水煎服。
3. 风湿痹痛，拘挛麻木，跌打损伤：老鹳草120g。浸白酒一周，饮服。
4. 泡疹性角膜炎：老鹳草，水煎，洗眼。

刺五加

基源：为五加科植物刺五加的根及根状茎。

原植物

灌木；密生直而细长针状刺。掌状复叶互生，小叶5，稀3，纸质，椭圆状倒卵形或长圆形，先端渐尖，基部阔楔形；边缘有锐利重锯齿。伞形花序单个顶生或2~6个组成稀疏圆锥花序，花多数；总花梗长5~7cm，无毛；花紫黄色；花瓣5，卵形；雄蕊5；子房5室，花柱全部合生成柱状。果实球形或卵球形，5棱，黑色。花期6~7月。果期8~10月。

生境分布

生于森林或灌丛中。分布东北及河北和山西等省。

采收加工

春、秋二季刨取根部，晒干。

四 祛风湿药

性味功能	味辛,微苦,性温。有益气健脾,补肾安神的功能。
炮　　制	取原药材,除去杂质,洗净,润透,切薄片,干燥。
主治用法	用于脾肾阳虚,腰膝酸软,体虚乏力,失眠,多梦,食欲不振。跌打损伤,水肿。用量9~15g。

现代研究

1.化学成分　本品含有刺五加苷A、B、B1、C、D、E和多种醣类、氨基酸、脂肪酸、维生素A、B1、B2及多量的胡萝卜素,另含有芝麻脂素、甾醇、香豆精、黄酮、木栓酮、非芳香性不饱和有机酸、及多种微量矿物质等。

2.药理作用　本品具有抗疲劳作用,抗癌作用,抗衰老作用,抗菌消炎作用和免疫增强作用。

应用

1.腰痛:刺五加、杜仲(炒)。研末,酒糊丸,温酒送服。

2.骨节皮肤肿湿疼痛:五加皮、远志各200g,以酒糊丸,温酒送服。

3.神经衰弱、失眠、心悸、健忘、乏力:刺五加20g。水煎服。

4.高血压、高血脂:刺五加适量。水煎服。

白勒(三加皮)

基　源:三加皮为五加科植物白勒的根皮。

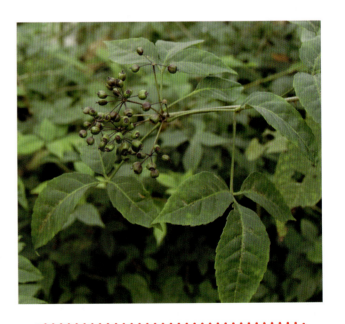

原植物

别名:刺五加、刺三加。攀援灌木,枝铺散,小钩刺。叶互生,3小叶组成掌状复叶,长卵形或长椭圆形,先端尖,基部楔形或圆钝形,边缘有锯齿。伞形花序圆锥花序组成顶生,黄绿色,总花梗长2~7cm;花5数。果扁球形,黑色。花期8~11月,果期9~12月。

生境分布

生于灌木丛中、林缘,亦有栽培。分布于陕西、山西及长江以南各省区。

采收加工

四季可采,剥皮,晒干。

性味功能	味苦、辛,性凉。有清热解毒,祛风利湿,舒筋活血的功能。
炮　　制	采集,洗净,晒干。
主治用法	用于感冒高热,咳痰带血,风湿性关节炎,黄疸,跌打损伤,疔肿疮疡等。用量30~60g,水煎服。

现代研究

1.化学成分　本品含异贝壳杉烯酸、β-谷甾醇、紫丁香苷、异秦皮定苷、棕榈酸、亚油酸、维生素B1等成分。

2.药理作用　本品具有抗疲劳作用,抗癌作用,抗衰老作用,抗菌消炎作用和免疫增强作用。

应用

1.黄疸:三加皮200g,鲜白萝卜100g,冰糖15g。水煎服。

2.跌打损伤,风湿骨痛:三加皮、半枫荷、黑老虎、异形南五味藤、大血藤各15g,炖猪骨服。

3.风湿性关节炎:三加皮15g,苍术、秦艽、茜草各9g,老鹳草12g,水煎服或泡酒服。

鹅掌藤（七叶莲）

基　源：七叶莲为五加科鹅掌藤的茎叶。

原植物

别名：鹅掌柴、汉桃叶、七叶藤。常绿蔓性灌木，全株有香气。茎圆柱形，绿色，有细纵纹。掌状复叶，互生，总叶柄长7~9cm，基部扩大，托叶在叶柄基部与叶柄合生；小叶7，长椭圆形，先端钝，基部钝圆，全缘，花小，绿白色，伞形花序集成总状花序状，顶生；花萼常5~6；花瓣5~6，分离，卵形。核果球形，橙黄色。花期4~5月。果期6~7月。

生境分布

生于沟谷常绿阔叶林中。分布于江西、福建、台湾、广东、广西等省区。

采收加工

全年均可采集，洗净，晒干或切段晒干，或鲜用。

性味功能	味苦、甘，性温。有止痛散瘀，消肿的功能。
主治用法	茎：用于跌打损伤，风湿关节痛，胃及十二指肠溃疡。叶外用于外伤出血。孕妇忌服。用量6~18g。水煎服。外用适量，鲜叶捣烂敷患处。

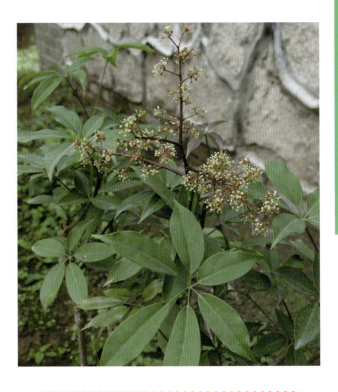

现代研究

1. 化学成分　本品含有挥发油，也含羽扇醇、桦木酸、齐墩果酸、3-乙酰齐墩果酸等三萜化合物。

2. 药理作用　本品具有镇静、镇痛、抗炎作用，并有催眠作用。

应用

1. 跌打损伤：七叶莲、酒糟各适量。共捣烂，用芭蕉叶包好煨暖，敷患处。
2. 外伤出血：七叶莲适量。捣烂敷患处。
3. 风湿关节痛：七叶莲、红龙船花叶、大风艾各适量。共捣烂，用酒炒热后敷患处，用布包扎。

隔山牛皮消（白首乌）

基　源：白首乌为萝科植物隔山消的干燥块根。

原植物

别名：隔山牛皮消。草质藤本；茎被单列毛。根肉质，纺锤形，土黄色。叶对生，薄纸质，广卵形，顶端短渐尖，基部耳垂状心形，两面被微柔毛。近伞房状聚伞花序半球形，花序梗被单列毛；花萼被短柔毛；花冠淡黄色，辐状，裂片不反折；副花冠裂片近四方形，内无附属物，明显短于合蕊柱。果单生，刺刀状，种子卵形，顶端具白绢质的种毛。

生境分布

生于山坡、石缝、林下。分布于吉林、辽宁、河北、江苏、湖北、湖南、甘肃、四川等省。

采收加工

立秋后采挖，切去两端，剖开或切片，晒干。

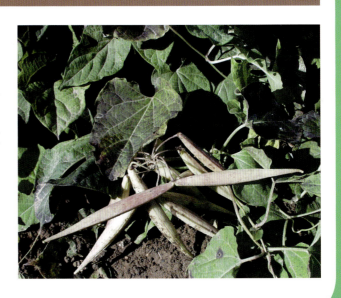

四 祛风湿药

性味功能	味微苦、甘，性平。有解毒，消痈，润肠通便的功能。
炮　　制	采收，洗净，切片，晒干。
主治用法	用于久病虚弱，贫血，须发早白，痔疮，肠出血，瘰疬疮痈，风疹瘙痒，肠燥便秘。用量6~12g。

现代研究

1.化学成分　本品含有隔山消苷 C3N、C1N、C2N、C3G、C1G、C2G[1]、D1N、K1.N、M1N、F1N、W1N、G1G 等成分。

2.药理作用　本品具有双向免疫调节作用，抗肿瘤作用和抗衰老作用，还有促进毛发生长、降血脂、抑制心肌收缩、调节氧代谢等作用。

应用

1.毒蛇咬伤，疔疮：鲜白首乌。捣烂敷患处。

2.肝肾阴虚的头昏眼花，失眠健忘，血虚发白：白首乌、熟地黄各15g。水煎服。

3.瘰疬：鲜白首乌。捣烂敷患处。

千年健

基　源：为天南星科植物千年健的干燥根茎。

原植物

多年生草本。根茎匍匐，长圆柱形，肉质。鳞叶线状披针形，向上渐狭；叶互生，具长柄，叶柄长15~30cm，肉质，上部圆柱形，有浅槽，下部膨大，呈翼状，基部扩大呈叶鞘；叶片近纸质，箭状心形或卵状心形，先端长渐尖，基部近心形，侧脉平展，向上斜升，干后呈有规则的皱缩。花序1~3，生于鳞叶之腋，短于叶柄；佛焰苞长圆形或椭圆形，开花前卷成纺锤形，先端尖；肉穗花序具短柄或无柄，花单性同株；雄花生在花序上部，雌花在下部，紧密连接；无花被；浆果。花期5~6月；果期8~10月。

生境分布

生于溪边或密林下阴湿地。分布于广西、云南等省区。

采收加工

春、秋二季采挖根茎，除去叶、苗，洗净泥土，折成段，晒干或刮去外皮后晒干。

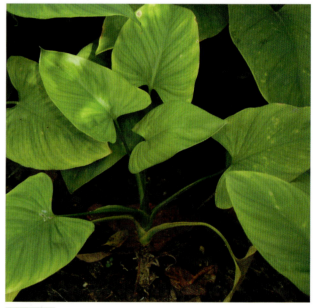

性味功能	味苦、辛，性温。有祛风湿、壮筋骨、活血止痛的功能。
炮　　制	拣净杂质，用水稍浸，捞出润透，切片晒干。
主治用法	用于风寒湿痹、肢节冷痛、筋骨无力；外用于痈疽疮肿。用量4.5~9g。

现代研究

1.化学成分　本品含挥发油：α-蒎烯，β-蒎烯、柠檬烯，芳樟醇 α-松油醇，橙花醇，香叶醇，丁香油酚，香叶醛，β-松油醇，异龙脑，松油烯-4-醇，文藿香醇等成分。

2.药理作用　本品具有抑菌作用。

应用

1.风寒筋骨疼痛，拘挛麻木：千年健、地风各30g，老鹳草90g，共研细粉，每服3g。

2.痈疽疮肿：千年健适量，研末调敷。

3.胃痛：千年健，酒磨服。

5 化湿药

　　化湿药是指气味芳香，性偏温燥，以化湿运脾为主作用的药物。
　　临床上主要用于湿浊内阻，脾为湿困，运化失常所致的脘腹痞满、呕吐泛酸、大便溏薄，食少体倦、舌苔薄白等证。
　　现代药理作用　证明，化湿药大多能刺激嗅觉，味觉及胃黏膜，从而促进胃液分泌，兴奋肠管蠕动，使胃肠推进运动加快，以增强食欲，促进消化，排除肠道积气的作用。

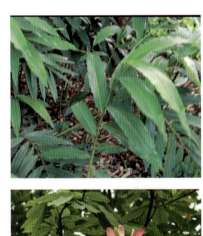
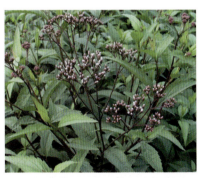
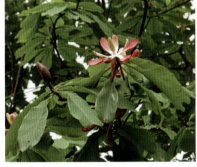
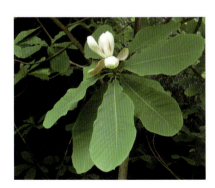
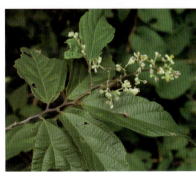
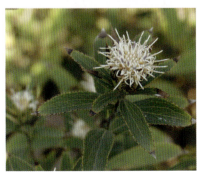

厚朴（厚朴，厚朴花）

基　源：厚朴为木兰科植物厚朴的树皮、根皮及枝皮。

原植物

别名：川朴。乔木。单叶互生；革质，倒卵形或倒卵状椭圆形，先端圆，有短尖，基部楔形。花与叶同时开放，花大，杯状，白色，芳香；花被片9~12，或更多，厚肉质，外轮3片，淡绿色，内两轮乳白色，倒卵状匙形。聚合果长椭圆状卵形，外皮鲜红色，内皮黑色。花期5~6月。果期8~9月。

生境分布

生于温暖、湿润的山坡。全国大部分地区有栽培。

采收加工

厚朴：5~6月剥取树皮，堆放"发汗"后晒干。厚朴花：春末夏初花蕾未开摘下，稍蒸后，晒干或烘干。

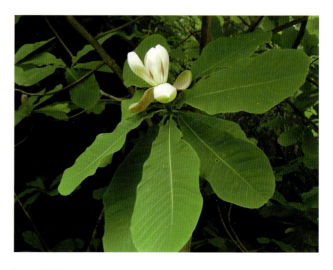

性味功能	味苦、辛，性温。厚朴有温中燥湿，下气散满，消积，破滞的功能。
炮　制	厚朴：刮去粗皮，洗净，润透，切丝，晒干。姜厚朴取生姜切片煎汤，加净厚朴，煮透，待汤吸尽，取出，及时切片，晾干。
主治用法	厚朴用于胸腹胀满，反胃呕吐，食积不消，肠梗阻，痢疾，喘咳痰多等症。厚朴花用于胸脘痞闷胀满，纳谷不香等症。用量3~9g。

现代研究

1. 化学成分　本品树皮含厚朴酚、异厚朴酚、四氢厚朴酚等挥发油，还含有木兰箭毒碱。

2. 药理作用　本品煎剂对多种细菌有抑制作用，对皮肤真菌也有一定的抑制活性；其醇提取物在体外对结核杆菌也有一定的抑制作用。

> **应用**
>
> 1. 阿米巴痢疾：厚朴6g。水煎服。
> 2. 腹满痛大便闭者：厚朴、大黄、枳实。水煎服。
> 3. 虫积腹痛：厚朴、槟榔各6g，乌梅2个。水煎服。

破布叶（布渣叶）

基　源：来源布渣叶为椴树科植物破布叶的叶。

原植物

灌木或小乔木。树皮灰黑色。单叶互生；叶柄粗壮；托叶线状披针形，长为叶柄之半。叶片卵状矩圆形或卵形，纸质或薄革质，先端短渐尖，常破裂，基部渐窄，末端钝圆，边缘有不明显小锯齿，幼叶下面被星状柔毛，夏秋枝顶及上端叶腋抽出圆锥花序，由多个具3花的小聚伞花序所组成，被灰黄色短毛及星状柔毛；萼片长圆形；花瓣5，淡黄色。核果近球形，无毛。

生境分布

生于原野、山坡、林缘及灌丛中。分布于广西、广东和云南等省区。

采收加工

夏、秋采叶，晒干。

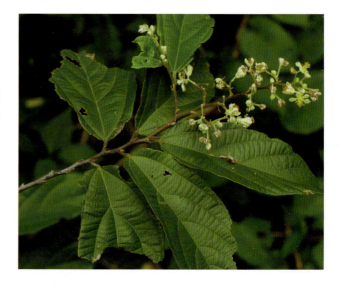

性味功能	味淡、微酸，性平。有清暑，消食，化痰的功能。
主治用法	用于感冒，中暑，食滞，消化不良，腹泻，黄疸等症。用量15~50g。

现代研究

1. 化学成分　叶主要含有黄酮类，三萜类和烃类与脂肪酸类的挥发油。茎和树皮中含有生物碱成分。

2. 药理作用　本品水提物有较好的解热作用和抗急性炎症的作用。其正丁醇提取物有明显的降酶退黄的功效。

应用

1. 小儿食欲不振，食滞腹痛：布渣叶、山楂、麦芽各 9g，水煎服。

2. 小儿秋季腹泻：布渣叶、淮山药、云苓各 12g，白术 6g，炒番石榴叶 9g，车前草 15g。热重加黄芩 6g；腹痛肠鸣加藿香 6g。水煎服。

3. 消化不良，腹泻：布渣叶、番石榴叶、辣蓼各 18g。

白背叶

基　源：为大戟科植物白背叶的根、叶。

原植物

灌木或乔木。单叶互生，近革质，长圆状卵形，先端渐尖，全缘或 3 浅裂，灰白色，被星状毛，具 2 腺体。花单性，雌雄异株，雄花穗状花序顶生，被灰白色星状毛；雌花穗状花序顶生或侧生；花萼 3~6 裂，外密被柔毛，无花瓣。蒴果近球形，密生羽毛状软刺及星状毛。花期 5~6 月。果期 7~9 月。

生境分布

生于山坡、灌丛。分布于我国南方大部分省区。

采收加工

根全年可采挖，切片晒干。叶夏秋采集，晒干或鲜用。

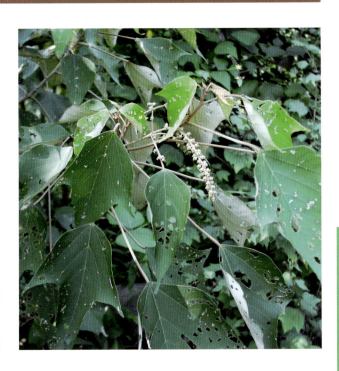

性味功能	味微苦，涩，性平，根有小毒。有清热平肝，健脾化湿，收敛固脱的功能。叶有清热利湿，消炎解毒，止血止痛的功能。
主治用法	根用于急慢性肝炎，肝脾肿大，胃痛，消化不良，风湿关节痛，目赤。叶外用于中耳炎，疖肿，湿疹，跌打损伤，外伤出血。用量 15~30g。

现代研究

1. 化学成分　本品根含酚类、氨基酸、鞣质、糖类。果实中含有脂肪油。

2. 药理作用　本品煎剂或浸剂均能抑制钉螺活动，还能治疗慢性肝炎，对降低转氨酶和缩小肝脾有一定作用。

应用

1. 急、慢性肝炎：白背叶鲜根 50g，水煎服。

2. 妊娠水肿：白背叶根、相思豆全草（除去种子）、大风艾。水煎服。

3. 化脓性中耳炎：白背叶，水煎，先用白醋洗耳，拭干，滴入药液擦涂。

五　化湿药

藿香

基　源：为唇形科植物藿香的干燥全草。

原植物

别名：土藿香、川藿香、鲜藿香。多年生草本。茎直立，四棱形，上部分枝。叶卵形至披针状卵形，缘具粗齿，被微毛。轮伞花序组成顶生穗状花序；花萼管状钟形。花冠淡紫蓝色，二唇形。雄蕊4，伸出花冠；花柱先端具相等的2裂。小坚果，卵状长圆形，褐色。花期6~9月，果期9~11月。

生境分布

生于草坡或路旁林中，分布于全国各地，广泛栽培。

采收加工

5~8月枝叶茂盛时或花初开时割取地上部分，阴干。

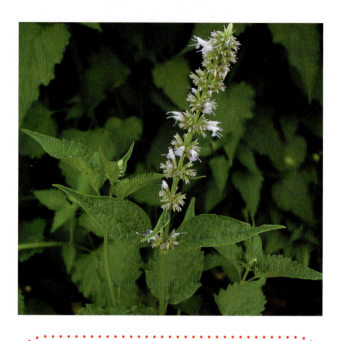

性味功能	味辛，性微温。有祛暑解表，理气开胃的功能。
炮　制	藿香：拣去杂质，除去残根及老茎，先摘下叶，茎用水润透，切段晒干，然后与叶和匀。藿梗：取老茎，水润透，切片晒干。
主治用法	用于暑湿感冒，胸闷，腹痛吐泻，食欲不佳。用量6~12g。

现代研究

1. 化学成分　本品含以甲基胡椒酚为主的挥发油，还含有微量的鞣质和苦味质。

2. 药理作用　本品煎剂对许兰氏毛癣菌等多种致病性真菌有抑制作用，其乙醚浸出液及醇浸出液亦能抑制多种致病性真菌。水煎剂对钩端螺旋体也有抑制作用。

应用

1. 夏季感冒有头痛、腹痛、呕吐、腹泻：藿香、半夏、厚朴、白芷。水煎服。

2. 急性胃炎：藿香、厚朴、陈皮各6g，清半夏、苍术各9g，甘草3g。水煎服。

3. 中暑发热，呕恶：藿香、连翘、制半夏各6g，陈皮3g。水煎服。

4. 脾虚，呕吐腹泻：藿香、葛根、党参、白术各9g，木香3g。水煎服。

茅苍术（苍术）

基　源：苍术为菊科植物茅苍术的根茎。

原植物

别名：南苍术。多年生草本。根茎横生，结节状圆柱形。叶互生，革质，披针形，先端渐尖，基部渐狭，边缘有锯齿；下部叶不裂或3裂。头状花序顶生，下有羽裂叶状总苞一轮，总苞圆柱形，苞片6~8层，卵形至披针形；两性花有多数羽状长冠毛，花冠白色，长管状。瘦果长圆形，有白毛。花期8~10月。果期9~10月。

生境分布

生于山坡灌丛、草丛中。分布于河南、山东、安徽、江苏、浙江、江西、湖北、四川等省。

采收加工

春、秋二季采挖，晒干，撞去须根。

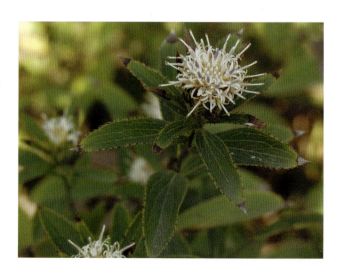

性味功能	味辛、苦，性温。有健脾燥湿，祛风，散寒的功能。
主治用法	用于湿阻脾胃，消化不良，寒湿吐泻，胃腹胀痛，水肿，风寒湿痹，湿痰留饮，夜盲症等。用量3~9g。

现代研究

1.化学成分　本品根主要含有茅术醇和β-桉叶醇混合的挥发油成分。其根茎中尚含苍术酮、苍术素、苍术素醇等成分。

2.药理作用　本品丙酮提取物有较强的抗缺氧能力，还有保肝、降血糖和镇静作用。

应用

1.消化不良，脘腹胀满、食欲不振、舌苔厚腻：苍术、厚朴各4.5g，陈皮、甘草各3g。水煎服。

2.夏季水泻，湿热较重：苍术、银花、茯苓。水煎服。

3.风湿：苍术、麻黄、桂枝、薏苡仁，水煎服。

4.夜盲症：苍术120g，木贼60g，研末混和，饭时随蔬菜调6g同服。

佩兰

基源：为菊科植物佩兰的全草。

原植物

别名：杭佩兰。多年生草本，茎带紫红色。叶对生，中部叶有短柄；叶3全裂或深裂，中裂片长椭圆形或长椭圆状披针形，上部叶常不分裂或全部不分裂，先端渐尖，两面光滑无毛及腺点。头状花序顶生，排成复伞房花序，花白色或带微红色，全为管状花。

生境分布

生于路旁灌丛中或溪边。分布于陕西、山东及长江以南大部地区。

采收加工

夏秋季采收，割取地上部分，除净泥土，阴干或晒干。

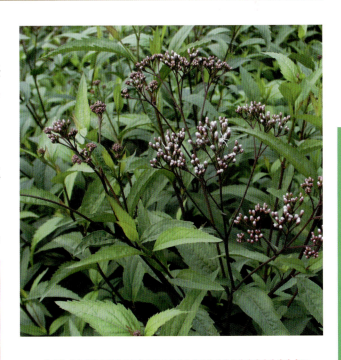

性味功能	味辛，性平。有发表去湿，醒脾，清暑，和中化浊的功能。
炮制	拣去杂质，去除残根，用水洗净，稍润后捞出，切段，晒干。
主治用法	用于伤暑头痛，无汗发热，胸闷腹满，口中甜腻，食欲不振，口臭，急性胃肠炎等症。用量4.5~9g。

现代研究

1.化学成分　全草含挥发油，如对-聚伞花素、乙酸橙花醇酯。茎含延胡索酸、琥珀酸、甘露醇。叶含香豆精，延胡索等。

2.药理作用　本品醇提物有麻醉作用，能抑制呼吸，减慢心率，下降体温，提高血糖浓度及引起糖尿等症状。其挥发油成分对流行性感冒病毒有抑制作用。

应用

1.暑湿胸闷，食减口甜腻：佩兰9g。开水泡服。

2.中暑头痛，无汗发热：佩兰、苍术、藿香各4.5g，荷叶9g。水煎服。

3.急性胃肠炎：佩兰、藿香、苍术、茯苓、三颗针各9g。水煎服。

4.夏季伤暑：佩兰9g，鲜荷叶15g，滑石18g，甘草3g。水煎服。

五 化湿药

草豆蔻

基　源：为姜科植物草豆蔻的果实。

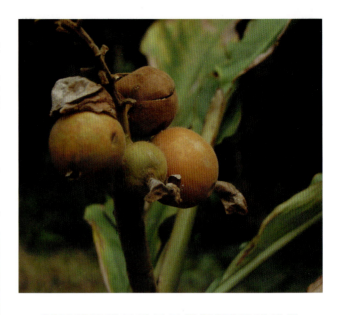

原植物
多年生草本。叶条状披针形，顶端渐尖并有一短尖头，全缘，有缘毛。总状花序顶生，花冠白色，裂片3，唇瓣三角状卵形，先端2浅裂，边缘有缺刻，前部有红色或红黑色条纹，后部有淡紫色斑点；花萼钟状。蒴果圆球形，不裂，有粗毛，金黄色。

生境分布
生于林阴或草丛中。分布于广东、海南、广西等省区。

采收加工
夏、秋季采收果实，晒至7~8成干，剥去果皮，晒干。

性味功能	味辛，性温。有燥湿健脾，温胃止呕的功能。
炮　制	去除杂质，去壳取仁，用时捣碎。
主治用法	用于胃寒腹痛，脘腹胀满，冷痛，嗳气，呕吐，呃逆，食欲不振等症。用量3~6g。

现代研究
1. 化学成分　本品种子含含黄酮类化合物，如槲皮素、山柰酚和山姜素等，还含有二苯基庚烷类化合物及挥发油类成分。

2. 药理作用　本品煎剂对豚鼠离体肠管低浓度兴奋，高浓度及挥发油饱和水溶液则均呈抑制作用。水浸出液对总酸排出量无明显的影响，但使胃蛋白酶活力明显升高。

应用
1. 急性胃炎，胃溃疡：草豆蔻、吴茱萸、延胡索、高良姜、香附各6g，水煎服。

2. 慢性菌痢，慢性结肠炎：煨草豆蔻、煨木香各3g，煨诃子2.4g，条芩、火炭母各9g，水煎服。

3. 不思饮食，呕吐胸闷：草豆蔻400g，甘草200g，生姜一片，水煎服。

4. 不思饮食，呕吐胸闷：草豆蔻400g，甘草200g，生姜一片，水煎服。

白豆蔻

基　源：为姜科植物白豆蔻的干燥成熟果实。

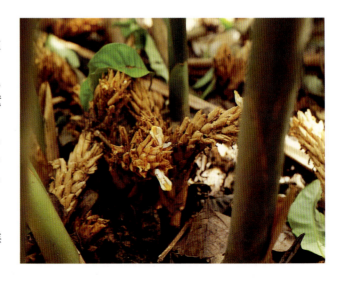

原植物
多年生草本。根茎粗壮，棕红色。叶二列；叶鞘边缘薄纸质，具棕黄色长柔毛；叶舌圆形，被粗长柔毛；叶片狭椭圆形或披针形，先端尾尖，基部楔形，两面无毛。花序2至多个从茎基处抽出，椭圆形或卵形；总苞片宽椭圆形至披针形，膜质或薄纸质，麦杆黄色，被柔毛；花萼管状，先端常膨大，3齿裂，被细柔毛；花冠管裂片3，白色，椭圆形；唇瓣椭圆形，勺状，白色，中肋处稍加厚，黄色，先端钝圆，2浅裂。蒴果黄白色或略带污红色，球形，略呈三棱形，易开裂。花期4~5月，果期7~8月。

生境分布
生于山沟阴湿处。原产于柬埔寨和泰国。我国的海南岛、云南和广西有栽培。

采收加工

7~8月间果实即将黄熟但未开裂时采集果穗，去净残留的花被和果柄后晒干。

性味功能	味辛，性温。有化湿消痞，行气宽中，开胃消食，止呕的功能。
炮　制	拣净杂质，筛去皮屑，打碎，或剥去果壳，取仁打碎用。
主治用法	用于胃痛，腹胀，脘闷噫气，吐逆反胃，消化不良，湿温初起，胸闷不饥，寒湿呕逆，食积不消等症。用量2~5g。后下。

现代研究

1. 化学成分　本品果实含挥发油，其中有d-龙脑、d-樟脑、葎草烯及其环氧化物、1,8-桉叶素、葛缕酮、香桧烯等。

2. 药理作用　本品有抑菌作用和平喘作用。其挥发油对豚鼠实验性结核，能增强小剂量链霉素的作用。

> **应用**
>
> 1. 胃口寒作吐及作痛者：白豆蔻9g。研末，酒送下。
>
> 2. 脾胃气不和，止脾泄泻痢：白豆蔻、枳壳、肉桂、橘皮、诃子、当归、姜、枣，水煎服。
>
> 3. 呕吐哕：白豆蔻、藿香、半夏、陈皮、生姜。水煎服。

砂仁

基　源：为姜科植物砂仁的果实。

原植物

别名：阳春砂、春砂仁。多年生草本。叶二列，狭长椭圆形，先端渐尖，基部渐狭，全缘，下面有微毛。花序从根状茎上生出，穗状花序疏松，花萼管状，白色，3齿裂；花冠3裂，白色，上方裂片兜状；唇瓣，白色，中央部分淡黄色，有红色斑点；唇瓣基部有侧生退化雄蕊2。蒴果球形或长圆形，有不分枝软刺，棕红色。种子多数，芳香。花期3-6月。果期7~9月。

生境分布

生于山沟林下荫湿处。现多有栽培。分布于福建、广东、广西和云南等省、自治区。

采收加工

果实成熟时剪下果穗，微火烘干或上覆以樟叶继续烘干。

现代研究

1. 化学成分　本品主要含挥发油，油中成分有乙酰龙脑酯、樟脑、柠檬烯、α蒎烯、β-蒎烯、月桂烯、α-水芹烯、芳樟醇等。

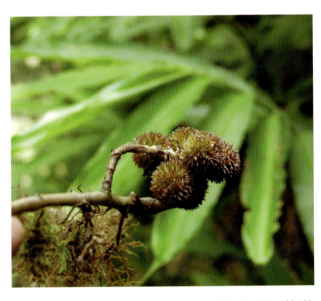

2. 药理作用　本品煎剂对乙酰胆碱和氯化钡引起的大鼠小肠肠管紧张性、强直性收缩有部分抑制作用；能增进肠道运动；能明显抑制血小板聚集；有明显的对抗由胶原和肾上腺素所诱发的小鼠急性死亡的作用。

性味功能	味辛，性温。有行气宽中，健胃消食，温脾止泻，理气安胎的功能。
炮　制	砂仁：除去杂质及果壳，捣碎。 盐砂仁：取净砂仁，用盐水浸泡拌匀，文火炒至微干，取出放凉。
主治用法	用于脘腹胀痛，食欲不振，呕吐。用量1.5~6g。

> **应用**
>
> 1. 消化不良，脾胃虚弱：砂仁、陈皮各4.5g，广木香3g，制半夏、白术各9g，党参12g，甘草3g。水煎服。
>
> 2. 急性肠炎：砂仁、苍术各6g，水煎服。
>
> 3. 胃腹胀痛，食积不化：砂仁4.5g，木香3g，枳实6g，白术9g。水煎服。

五　化湿药

6 利水渗湿药

利水渗湿药是指能利水渗湿，以治疗水湿内停病证为主要作用的药物。

临床上主要用于小便不利、水肿、泄泻、淋证、黄疸、带下、湿温等水湿所致的各种病证。

现代药理作用　表明，利水渗湿药大多具有利尿、抗病原体、利胆、保肝、降压、抗肿瘤等作用，还有降血糖、降血脂及调节免疫功能作用。

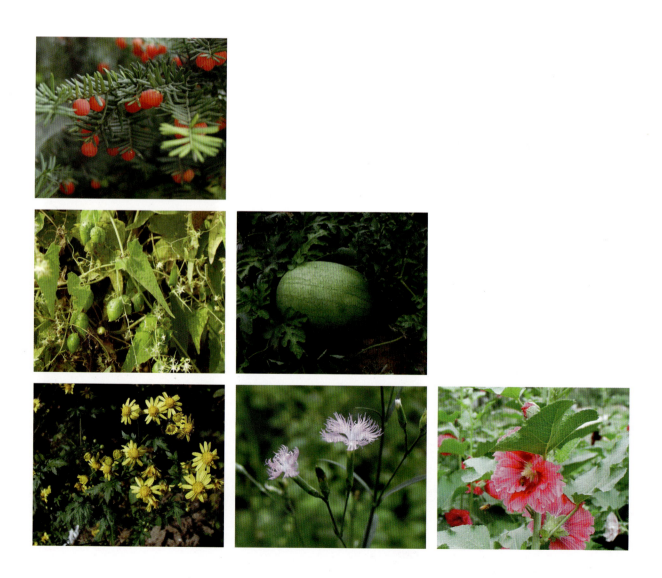

利水消肿药

猪苓

基　源：为多孔菌科真菌猪苓的干燥菌核。

原植物

菌核形状不规则，为凹凸不平瘤状突起的块状球形，稍扁，有的分枝如姜状，棕色或黑色，有油漆光泽，内部白色至淡褐色，半木质化，干燥后坚而不实，较轻，略弹性。子实体在夏秋季且条件适宜时，从菌核体内伸出地面，伞状或伞状半圆形，有柄，无环纹，边缘薄而锐，常内卷；菌管与菌肉皆为白色，管口圆形至多角形。

生境分布

生于凉爽干燥的山坡阔叶林或混交林中，菌核埋生于地下树根旁。全国大部分地区有分布。

采收加工

春、秋二季采挖，除去泥沙，晒干。

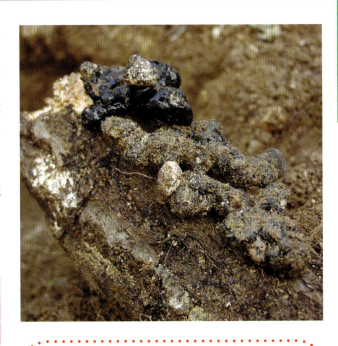

性味功能	味甘，性平。有利水渗湿，抗癌的功能。
炮　制	洗净泥砂，润软切片，晾干。
主治用法	用于水肿，小便不利，泌尿系感染，腹泻，白带，淋浊，肿瘤等。用量6~12g。

应用

1. 肾炎浮肿，小便赤热：猪苓、茯苓、泽泻、滑石各9g，阿胶珠4.5g。水煎服。

2. 急性尿道炎：猪苓、木通、滑石各6g。水煎服。

3. 妊娠水肿，小便不利，微渴引饮：猪苓25g，研末，水冲服。

4. 热淋、尿急、尿频：猪苓、木通各6g，蓄、车前子各9g。水煎服。

现代研究

1. 化学成分　本品含有猪苓葡聚糖Ⅰ和甾类化合物：多孔菌甾酮A、B、C、D、E、F、G等成分。

2. 药理作用　本品具有利尿利用，免疫增强作用，抗肿瘤作用和对中毒性肝炎肝脏的保护作用，并有抗辐射作用。

茯苓

基　源：为多孔菌科真菌茯苓的菌核。

原植物

菌核有特殊臭味，球形或不规则形，大小不等。新鲜时较软，干后坚硬。外为淡灰棕色或深褐色，有瘤状皱缩皮壳；内部由多数菌丝体组成，粉粒状，外层淡粉红色，内部白色；子实体平卧于菌核表面，白色，干燥后，变浅褐色，管孔多角形或不规则形，孔壁薄，孔缘渐变为齿状。

生境分布

生于向阳、温暖的山坡，多寄生于松属植物较老的根部。全国大部分省区有培育。

采收加工

于7~9月采挖，洗净，擦干，"发汗"5~8天，反复数次，至变褐色，阴干切片或切块。

现代研究

1. 化学成分　本品含β-茯苓聚糖和三萜类化合物：乙酰茯苓酸、茯苓酸、3β-羟基羊毛甾三烯酸，此外，尚含树胶、甲壳质、蛋白质、脂肪、甾醇、卵磷脂、葡萄糖、

六　利水渗湿药

223

腺嘌呤、组氨酸、胆碱、β-茯苓聚糖分解酶、脂肪酶、蛋白酶等。

2.药理作用　本品具有利尿作用，提高体液免疫功能，抑制毛细血管的通透性并能降低血糖。

性味功能	味甘、淡，性平。有利水渗湿，健脾宁心的功能。
炮　制	茯苓：用水浸泡，洗净，捞出，闷透后，切片，晒干；朱茯苓：取茯苓块以清水喷淋，稍闷润，加朱砂细粉撒布均匀，反复翻动，使其外表粘满朱砂粉末，然后晾干。
主治用法	用于水肿，尿少，痰饮眩悸，脾虚食少，便溏泄泻，心宁不安，惊悸失眠。用量9~15g。水煎服或入丸散。

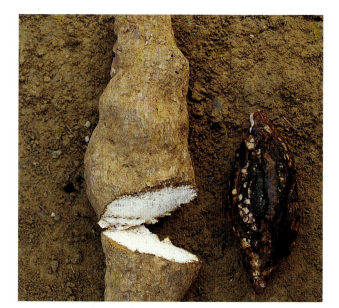

应用

1. 脾胃虚弱，食少便溏，肢软无力：茯苓、党参、炒白术各9g，灸甘草3g，研末吞服。
2. 水肿，小便不利：茯苓、猪苓、泽泻、白术各9g，水煎服。
3. 脾虚咳嗽多痰：茯苓9g，陈皮4.5g，姜半夏9g，甘草3g，水煎服。

红豆杉

基　源：为红豆杉科植物红豆杉的全株。

原植物

常绿乔木。树皮红褐色，条裂，小枝互生。叶螺旋状着生，基部排成二列，无柄，线形，常微弯，先端渐尖或稍急尖，基部微圆形，边缘向下微弯，下面沿中脉两侧有2条宽灰绿色或黄绿色气孔带，绿色边窄，中脉带上有密生均匀微小乳头点。雌雄异株，球花单生于叶腋；雌球花的胚珠单生于花轴上部侧生短轴顶端，基部有圆盘状假种皮。种子扁卵圆形，生于红色肉质、杯状假种皮中，先端稍有2脊，种脐卵圆形。

生境分布

生于山地、沟谷疏林中。分布于全国大部分地区。

采收加工

春、夏、秋季采集，晒干。

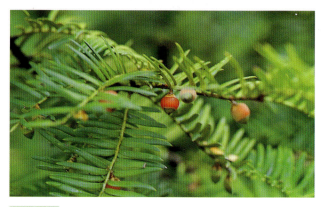

现代研究

1. 化学成分　本品含有紫杉醇等。
2. 药理作用　本品具有抗肿瘤作用。

性味功能	味苦、辛，性微寒。有抗菌，抗癌，利尿消肿，驱虫的功能。
主治用法	种子用于食积，蛔虫病；其所含的紫杉醇对黑色素瘤和卵巢癌有较好的疗效。对胃癌、白血病、肺癌也有一定作用。用量种子9~18g。炒热，水煎服。紫杉醇静脉滴注。

应用

恶性黑色素瘤：紫杉醇275mg，加1%葡萄糖150ml，静脉滴注，2周1次，共2次；或加卡铂100mg，再加10%葡萄糖150ml，静滴，每日1次，连用5日。

粉防己（防己）

基　源：防己为防己科植物粉防己的块根。

原植物

别名：石蟾蜍、汉防已、金丝吊鳖。多年生缠绕藤本。根圆柱形，外皮具横行纹理。茎柔弱，有扭曲的细长纵条纹。叶互生，叶柄盾状着生，叶片薄纸质，三角宽卵形，先端钝，具细小突尖，基部截形，上面绿色，下面灰绿色至粉白色，两面均被短柔毛，面较密，全缘，掌状脉5条。雌雄异株，雄花聚集成头状聚伞花序，呈总状排列；雌花成缩短的聚伞花序，核果球形，熟时红色。花期5~6月，果期7~9月。

生境分布

生于山坡、草丛及灌木林。分布于南方大部分省区。

采收加工

秋季采挖，洗净，除去粗皮，晒至半干，切段，个大者再纵切，干燥。

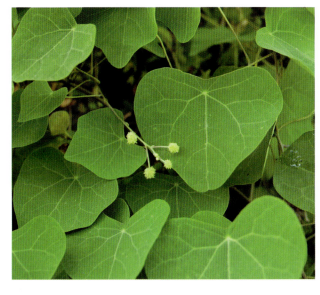

性味功能	味苦、辛，性寒。有利水消肿、祛风止痛的功能。
炮　制	除去粗皮，晒至半干，切段或纵剖，干燥，炒防己。取防己片，置锅内用文火加热，炒至微焦表面微黄色，取出放凉。
主治用法	用于水肿、小便不利、风湿痹痛、下肢湿热。用量4.5~9g。

现代研究

1. 化学成分　本品含多种异喹啉生物碱，主要有粉防己碱、防己诺林碱、轮环藤酚碱、二甲基粉防己碱以及小檗胺等。

2. 药理作用　本品具有抗炎、抗过敏作用，解热、利尿及抗过敏休克作用，抗癌作用，对血小板粘附和血栓形成也有抑制作用，并具肌肉松弛作用。

> **应用**
>
> 1. 四肢浮肿，脚气：粉防己、黄芪各12g，白术9g，甘草梢4.5等。水煎服。
> 2. 关节痛，麻木：防己、威灵仙12g，蚕砂9g，鸡血藤15g。水煎服。

枫香树（路路通）

基　源：路路通为金缕梅科植物枫香树的干燥成熟果序。

原植物

落叶乔木。叶互生，掌状3裂，先端渐尖，基部心形，边缘有锯齿。花单性，雌雄同株；雄花为黄花序，无花被，雄蕊多数；雌花为球形头状花序，花序梗细长，萼齿5，钻形；无花瓣。蒴果，长椭圆形，下半部藏于花序轴内，顶孔开裂。花期3~4月，果期9~10月。

生境分布

生于平原及丘陵山区。分布于全国大部分省区。

采收加工

10~12月采摘果序，除去杂质、晒干。

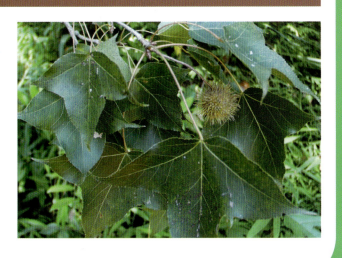

六　利水渗湿药

性味功能	味微苦，性平。有通络，利水的功能。
炮制	洗净，去粗皮，晒干。
主治用法	用于关节疼痛，水肿胀痛，小便不利，经闭。用量3~9g。

现代研究

1. 化学成分　本品含 β-谷甾醇与水晶兰苷等成分。
2. 药理作用　本品具有抑制血栓形成的作用。

应用

1. 荨麻疹、风疹：路路通、生地、当归、赤芍、蝉蜕、白鲜皮各9g，川芎3g。水煎服。
2. 过敏性鼻炎：路路通12g，苍耳子、防风、辛夷、白芷各9g。水煎服。
3. 风湿、类风湿性关节炎：路路通、独活、羌活、豆豉姜、鸡血藤、石楠藤、当归。水煎服。
4. 跌打损伤：路路通、赤芍、丹参、泽兰、苏木。水煎服；并外洗敷患处。

盒子草

基源：为葫芦科植物盒子草的全草、种子。

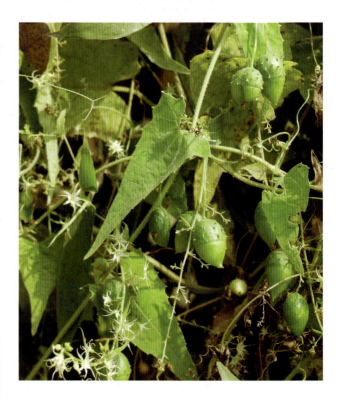

原植物

别名：黄丝藤、葫匾篓棵子、水荔枝。一年生攀援草本。茎细，有短柔毛，卷须细长，腋生。单叶互生，窄三角戟形或三角心形，先端渐尖，基部心形，边缘有极疏浅锯齿，有时基部3~5浅裂。花单性，雌雄同株；圆锥花序腋生，大部为雄花，花梗细；花萼5，深裂，萼片披针形，有毛；花冠裂片三角披针形，先端尾状。果实绿色，下垂，卵状，外有疣状突起，盖裂。种子2，灰色。花期9~10月。

生境分布

生于山坡草丛或路旁，水边，攀援在他物上。分布于东北及山东、江苏、江西、台湾及广东等省。

采收加工

待果实成熟后，采收全草，晒干。

性味功能	味苦，性寒。有利尿消肿，清热解毒的功能。
炮制	去杂质，晒干。
主治用法	用于肾炎水肿，湿疹，疮疡肿毒。用量9~15g。外用水熏洗患处或捣烂外敷。

现代研究

1. 化学成分　本品含脂肪油，碳水化合物，灰分，粗纤维，含合子草苷 A、B、C、D、E、F、G、H。
2. 药理作用　暂无。

应用

1. 急性肾炎：盒子草，制成注射液，肌肉注射。
2. 湿疹：鲜盒子草适量，水煎，熏洗患处。
3. 疮疡肿毒：鲜盒子草适量，捣烂外敷患处。

冬瓜（冬瓜皮，冬瓜子）

基 源：冬瓜皮为葫芦科植物冬瓜的干燥外层果皮；冬瓜子为其种子。

原植物

一年生攀援草本。密生黄褐色刺毛，卷须2~3分叉。叶互生，5~7掌状浅裂达中部，五角状宽卵形或肾状，先端尖，基部心形，边缘有细锯齿，两面有粗硬毛。花雌雄同株，腋生；花萼管状，5裂，反曲，边缘有齿；花冠黄色，长卵形，白色或黄白色，扁平，花期5~6月。果期7~9月。

生境分布

全国各地均有栽培。

采收加工

冬瓜皮：削取果皮，晒干。冬瓜子：成熟种子，晒干。

性味功能	冬瓜皮：味甘，性凉。有清热利尿，消肿的功能。冬瓜子有清热化痰，消痈排脓，利湿的功能。
炮制	收集削下的外果皮，晒干。
主治用法	冬瓜皮：用于水肿胀痛，小便不利，暑热口渴，小便短赤、淋痛。冬瓜子：用于痰热咳嗽，肺脓疡，咳吐脓血，淋浊，白带。

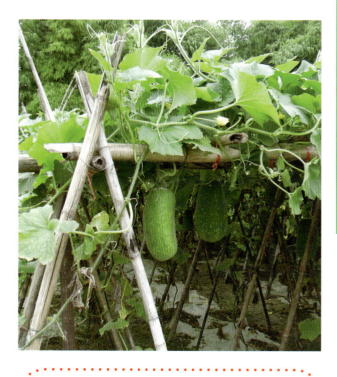

现代研究

1. 化学成分　本品含挥发性成分：E-2-已烯醛，正已烯醛，又含三萜类化合物：已酸异多花独尾草烯醇酯，粘霉烯醇，胆甾醇衍生物，另含维生素B1、B2、C，烟酸，有机酸，淀粉，以及钠、钾、钙、铁、锰、锌等无机元素。

2. 药理作用　本品具有利尿作用。

应用

1. 痰热咳嗽：冬瓜仁、杏仁各9g，前胡、川贝各6g。水煎服。
2. 小便不利：冬瓜皮、赤小豆、生苡仁，水煎服。
3. 急性肾炎水肿：冬瓜皮、鲜茅根各30g。水煎服。
4. 肺脓疡：冬瓜子、芦根、薏苡仁各30g，金银花15g，桔梗9g。水煎服。

西瓜（西瓜翠）

基 源：西瓜翠为葫芦科植物西瓜的外层果皮。

原植物

一年生蔓生草本。幼枝有白色长柔毛，卷须分叉。叶互生，广卵形或三角状卵形，羽状分裂、3深裂或3全裂，裂片又作羽状浅裂或深裂，先端圆钝，两面均有短柔毛。花单性，雌雄同株；花萼5深裂，被长毛；花冠合生成漏斗状，淡黄色，5深裂；雄花有雄蕊3，药室S形折曲；雌花较小，子房下位，密被白色柔毛。瓠果大型，球状或椭圆状，果皮光滑，绿色、深绿色、绿白色等，多具深浅不等的相间条纹，果瓤深红色、淡红色、黄色或玉白色，肉质，多浆汁。种子扁平光滑，卵形，黑色、白色，稍有光泽。花期4~7月，果期7~8月。

生境分布

全国各地均有栽培。

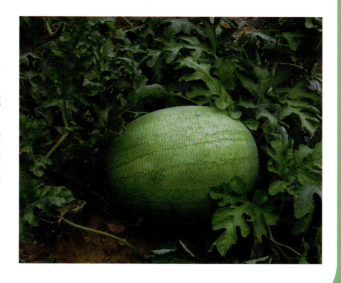

六　利水渗湿药

采收加工

夏、秋将食后的西瓜皮用刀削外层的青色果皮，收集，洗净，晒干。

性味功能	味甘、淡，性微寒。有清热解暑，止渴，利尿的功能。
炮　制	削去内层柔软部分，洗净，晒干。
主治用法	用于暑热烦渴，小便不利，水肿，黄疸，口舌生疮。用量12~30g。

现代研究

1.化学成分　本品含总糖，蛋白质，氮，鞣质，还含氨基酸：天冬氨酸、苏氨酸、丝氨酸、谷氨酸、赖氨酸等。

2.药理作用　本品具有利尿作用。

应用

1.肾炎、水肿：西瓜翠30g，鲜白茅根60g。水煎服。

2.暑热尿赤：西瓜翠30g，水煎服。

3.黄疸水肿：西瓜翠、鲜荷叶、银花。水煎服。

赤小豆

基　源：为蝶形花科植物赤小豆的干燥成熟种子。

原植物

一年生草本。三出羽状复叶，披针形，先端渐尖，基部圆形或近截形。总状花序腋生或顶生，有2~3朵花。花冠黄色。荚果细圆柱形，种子6~10粒，长圆形而稍扁，紫红色，无光泽，种脐凹陷成纵沟。花期6~7月，果期8~9月。

生境分布

全国各地栽培。主要分布于吉林、北京、河北、陕西、安徽、江苏、浙江、江西、广东、四川、云南等省区。

采收加工

秋季果实成熟时，打下种子，除去杂质，再晒干。

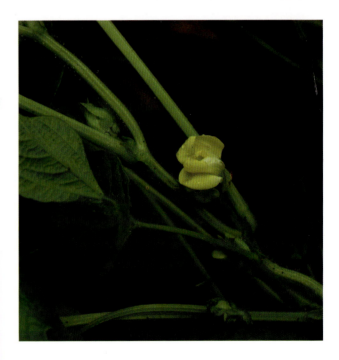

性味功能	味甘、酸，性平。有利水消肿，解毒排脓的功能。
主治用法	用于水肿胀满，脚气浮肿，黄疸尿赤，风湿热痹，痈肿疮毒，肠痈腹痛。用量9~30g。

现代研究

1.化学成分　本品含糖类，三萜皂苷。含蛋白质，脂肪，碳水化物，粗纤维灰分，钙，磷，铁，硫胺素，核黄素，烟酸等成分。

2.药理作用　本品具有利尿作用和抑菌作用。

应用

1.水肿胀满，脚气浮肿：赤小豆、薏苡仁、防己、甘草各15g，水煎服。

2.湿热黄疸，发热，无汗：赤小豆、连翘各15g，麻黄9g，水煎服。

3.肝硬化腹水：赤小豆、鲤鱼，同煮食。

4.流行性腮腺炎：赤小豆，捣烂研粉与鸡蛋清调敷患处。

宝兴马兜铃（淮通）

基　源：淮通为马兜铃科植物宝兴马兜铃的根和茎。

原植物

别名：淮木通、青木香。攀援状半灌木，长3~4m，幼枝和芽密被黄色茸毛，老时被柔毛。单叶互生，叶卵状心形，先端锐尖至短渐尖，上面疏生短柔毛，下面毛较密。花单生叶腋，花梗长2~4cm，近中部具1卵形苞片；花被筒弯曲，密生黄柔毛，顶端3裂，裂片带紫色雄蕊6；子房6室。蒴果圆柱形，有6翅状棱，沿背缝线较宽，黑褐色，成熟时6瓣裂。花期6~8月，果期7~9月。

生境分布

生于峡谷林下阴湿处。分布于湖北、四川、贵州、云南等省区。

采收加工

春秋季采挖根，切片，晒干。

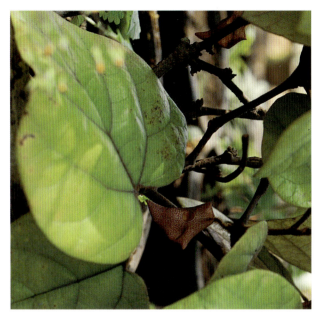

性味功能	味苦，性寒。有清热利湿，行水下乳，排脓止痛的功能。
主治用法	用于小便不利，水肿，尿路感染，阴道滴虫，风湿关节痛，湿疹，荨麻疹，痈肿疮疡。用量6~9g。孕妇忌服。

应用

1. 风湿关节痛：淮通适量。研细粉，酒浸五日，擦涂痛处。
2. 疮疖肿毒：淮通适量。水煎洗敷患处；或鲜根捣汁涂敷患处。
3. 湿疹，荨麻疹：淮通适量。研末，撒敷患处。
4. 阴道滴虫：淮通适量，水煎洗阴道。

六 利水渗湿药

感应草

基　源：为酢浆草科植物感应草的干燥全草。

原植物

别名：罗伞草、降落伞。多年生草本，高5~20cm；茎单一，生稀疏短毛。双数羽状复叶，多数聚生于茎顶端，叶轴被毛；小叶8~14对，矩圆形或矩圆状倒卵形，稍偏斜，无毛。聚伞花序排成伞形花序状，顶生；苞片小；萼片5；花瓣5，黄色；雄蕊10。蒴果椭圆状倒卵形，短于宿存萼，开裂后果瓣与中轴分离。

生境分布

生于疏林或灌木丛中。分布于台湾、广西、贵州、云南等省区。

采收加工

夏秋季采收全草，晒干。

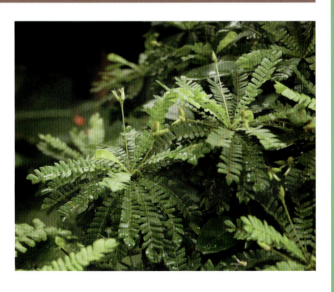

229

性味功能	味甘、微苦，性平。有消积，利水的功能。
炮　　制	洗净，晒干。
主治用法	用于小儿疳积，水肿。用量 9~15g。

现代研究

1. 化学成分　本品含羞草碱苷、番红花酸，另含黄酮苷、酚类、氨基酸、有机酸等。

2. 药理作用　本品具有止咳及微弱的祛痰作用；有明显的抗乙酰胆碱作用，也有明显抑菌作用。

应用

1. 小儿疳积：鲜感应草9g。洗净与肝尖或瘦肉蒸熟后，食肉喝汤。

2. 水肿：感应草15g。水煎服，或与猪骨炖服。

通脱木（通草）

基　源：通草为五加科植物通脱木的干燥茎髓。

原植物

别名：大通草、通花五加。灌木或小乔木。茎髓大，纸质。叶大，集生于茎顶，近圆形，掌状 5~11 裂，再分裂为 2~3 小裂片，先端渐尖，基部心形，边缘具疏锯齿，有星状毛。圆锥花序大型，由多数球状聚伞花序集成，密生白色星状绒毛，花黄白色。核果状浆果，球形，紫黑色。花期 10~12 月，果期次年 1~2 月。

生境分布

生于山坡向阳处。分布于我国黄河以南各省区。

采收加工

秋季采收树杆，趁鲜用取出茎髓，晒干。

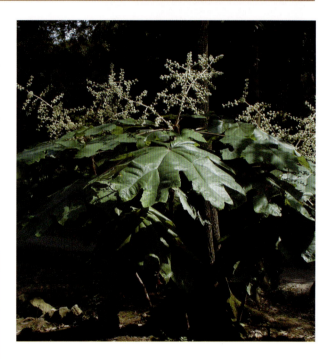

性味功能	味甘、淡，性寒。有清热利水，通气下乳的功能。
炮　　制	通脱木：拣去杂质，切片；朱通脱木：取通草片，置盆内喷水少许，微润，加朱砂细粉，撒布均匀，并随时翻动，至外面挂匀朱砂为度，取出，晾干。
主治用法	用于小便不利，尿路感染，乳汁不下，水肿等。用量3~6g。水煎服。

现代研究

1. 化学成分　本品含灰分、脂肪、蛋白质、粗纤维、戊聚糖。尚含糖醛酸等成分。

2. 药理作用　本品具有利尿作用。

应用

1. 尿赤，小便不利：通草、滑石、生地、淡竹叶。

2. 乳汁不通：通草6g，炙山甲、王不留行各9g。

3. 水肿，淋浊：通草、茯苓皮、滑石、泽泻、白术。

4. 肾炎水肿：通草、木猪苓各等份。研末，米汤调服。

附注：通脱木根也作药用。味淡，性寒。有行气，利水，消食，下乳的功能。用于水肿，淋病，食积饱胀，乳汁不通。用量 6~9g。

旱芹

基源：为伞形科植物旱芹的全草。

原植物

别名：药芹、香芹。一年或二年生草本。全株具浓烈香气。茎圆柱形，上部分枝，具纵棱和节。基生叶丛生，奇数羽状复叶，1~2回羽状全裂，常三浅裂或深裂，小裂片近菱形，边缘有圆锯齿或锯齿。茎生叶楔形，三全裂。复伞形花序多数，顶生或侧生，无总苞和小总苞片；伞幅7~16，花小，绿白色，萼齿不明显；花瓣5，白色，先端内卷。双悬果近圆形至椭圆形，分果具5条锐棱，每棱槽内有油管1条，合生面平坦，有油管2条，每分果有种子1粒。花期4月，果期6月。

生境分布

喜生于向阳的沙壤土中。我国各地普遍栽培。

采收加工

春、夏、秋三季均可采挖。洗净鲜用。

性味功能	味甘、微辛，性凉。有降压利尿，凉血止血的功能。
炮制	洗净，多为鲜用。
主治用法	用于头晕脑胀，高血压病，小便热涩不利，尿血，崩中带下。用量30~60g。

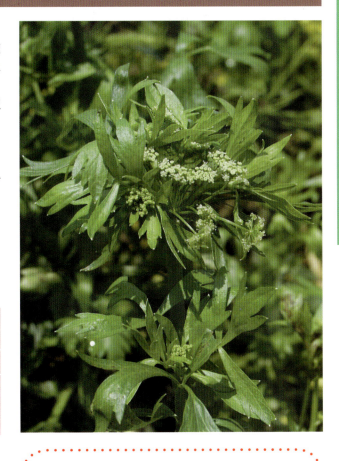

现代研究

1. 化学成分　本品含芹菜苷、药芹二糖苷A、反式洋芫荽子底酸、佛手柑内酯、挥发油、有机酸、甘醇酸、胡萝卜素、维生素C、糖类等，挥发油中有α-芹子烯以及丁基苯酞苯酞衍生物成分，又含有毒的多炔类化合物。

2. 药理作用　本品具有降压作用，镇静、安定、抗惊厥作用，并有抗贫血效力，抗菌作用和利尿作用。

> **应用**
>
> 1. 高血压：鲜旱芹适量，洗净榨汁。
> 2. 妇女月经不调，崩中带下，或小便出血：鲜旱芹50g，茜草6g，六月雪12g。水煎服。

娃儿藤（三十六荡）

基源：三十六荡为萝科植物娃儿藤的根及根状茎。

原植物

多年生藤本，全株被锈黄色柔毛。根细长，叶对生，卵形，先端急尖，基部浅心形，全缘。聚伞花序伞房状，腋生；花小，淡黄色或黄绿色；花萼裂片5，卵形，有缘毛；花冠辐状，裂片5，花药顶端有圆形薄膜片，内弯向柱头；柱头盘状五角形，顶端扁平。果双生，卵状窄披针形。花期4~8月，果期8~12月。

生境分布

生于山地灌木丛中及山谷或向阳疏密杂树林中。分布于台湾、湖南、广东、广西、云南等省区。

采收加工

夏季开花前或秋季采。挖取根部，晒干。

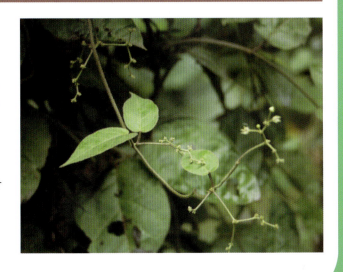

六　利水渗湿药

性味功能	味辛，性温；有小毒。有祛风除湿、散瘀止痛、止咳定喘、解蛇毒的功能。
炮 制	洗净切段晒干或鲜用。
主治用法	用于风湿筋骨痛、咳嗽、哮喘、跌扑肿痛、毒蛇咬伤等症。用量3~9g。外用适量，鲜根捣烂敷患处。孕妇及体弱者忌用。

现代研究

1.化学成分　本品含有娃儿藤碱、异娃儿藤碱、娃儿藤宁碱等成分。

2.药理作用　本品具有抗癌和抗白血病作用。

应用

1.慢性气管炎：三十六荡提取总碱，葫芦茶浸膏，加白糖6g及0.1%尼泊金。口服。

2.眼镜蛇咬伤：鲜三十六荡全草适量，捣烂，调酒，由上向下擦敷患处(留出伤口不擦)。

猪殃殃

基源：为茜草科植物猪殃殃的全草。

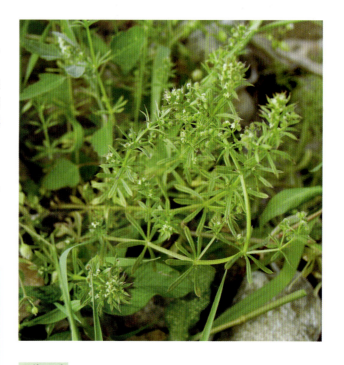

原植物

蔓生或攀援状草本，茎细弱，多分枝，四棱形，棱上、叶缘及叶下中脉有倒生小刺毛。叶6~8片轮生，无柄；叶革质，条状倒披针形，先端有凸尖头，聚伞花序腋生或顶生，单生或2~3朵簇生；花小，黄绿色；萼筒全部与子房愈合，萼齿4，有钩毛；花冠辐状，花冠筒短，4深裂，裂片长圆形。花期4~5月。果期6~8月。

生境分布

生于路边、荒野、田埂边及草地上。分布于东北、中南、西南等省区。

采收加工

5~8月采收，除净泥沙，晒干或鲜用。

性味功能	味辛、苦、性微寒。有清热解毒，利尿消肿，活血通络的功能。
炮 制	洗净，晒干。
主治用法	用于水肿，尿路感染，痢疾，感冒，牙龈出血，急、慢性阑尾炎，痛经，崩漏，淋浊，尿血，跌打损伤，肠痈，中耳炎等。外用鲜草适量，捣敷患处。

现代研究

1.化学成分　本品含有糖类、多糖、苷类、有机酸、内酯、香豆素、甾醇、三萜、生物碱等成分。

2.药理作用　本品具有利尿作用和抗肿瘤作用。

应用

1.白血病：猪殃殃60g，狗舌草30g。水煎服。

2.恶淋巴瘤：猪殃殃90g，龙葵120g，白花蛇舌草250g。水煎服，每日1剂，每剂3次煎服。

3.阴茎癌：猪殃殃100~150g，洗净切碎，水煎浓汤外洗癌灶部位，日洗3~4次。

泽泻

基　源：为泽泻科植物泽泻的块茎。

原植物
别名：水泽、如意菜、水白菜。多年生草本。块茎球形，褐色，密生多数须根。叶基生；叶柄长，基部膨大呈鞘状，叶卵状椭圆形，先端短尖，基部心形或圆形，全缘。花5~7集成大型轮生状圆锥花序；外轮花被片，萼片状，内轮花被片花瓣状，白色。瘦果扁平，花柱宿存。花期6~8月。果期7~9月。

生境分布
生于沼泽地、潮湿地。多栽培。分布于全国各地区。

采收加工
冬季茎叶枯萎时采挖，用火烘，干后撞去粗皮。浸泡、润软后切片，晒干。

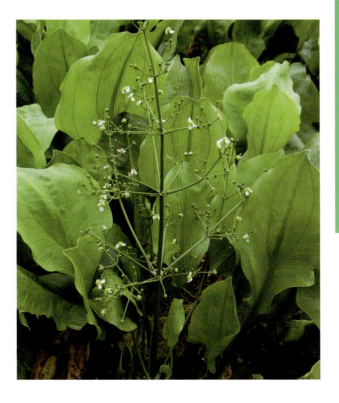

性味功能	味甘，性寒。有利尿，渗湿，清热的功能。
炮　制	1.除去茎叶及须根，洗净，用微火烘干，再撞去须根及粗皮。 2.麸制：取麸皮，撒入锅内，待起烟时，加入泽泻片，拌炒至黄色，取出，筛去麸皮，放凉。 3.盐麸制：取泽泻片，用盐匀润湿，晒干，再加入蜜制麸皮，按麸炒制法炮制，水适量。 4.酒制：在100度热锅中加泽泻片，翻炒数次，用酒喷匀，炒干，取出放冷即可。 5.盐泽泻：取泽泻片，用盐水喷洒拌匀，稍闷润，置锅内用文火微炒至表面略现黄色取出，晾干。
主治用法	用于小便不利，水肿胀满，泄泻尿少，痰饮眩晕，热淋涩痛，呕吐，尿血，脚气，高脂血症等。用量6~9g。

现代研究
1. 化学成分　本品含挥发油、生物碱、苷类、天门冬氨酸、植物甾醇、脂肪酸、胆碱及泽泻醇等。

2. 药理作用　本品具有利尿作用，降血脂作用，抗脂肪肝作用。其它还有轻微降血糖作用，对心肌有轻度抑制作用，抑制结核菌生长和抗凝血作用。

应用
1.肾炎水肿，脚气水肿：泽泻6g，茯苓12g，猪苓、白术各9g。水煎服。

2.水肿，小便不利：泽泻、白术各12g，车前子9g，茯苓皮15g，西瓜皮24g。水煎服。

3.湿热黄疸，面目身黄：泽泻、茵陈各50g，滑石9g，水煎服。

六 利水渗湿药

薏苡（薏苡仁）

基　源：薏苡仁为禾本科植物薏苡的种仁。

原植物

别名：药玉米。一年或多年生草本。秆直立，节间中空，基部节上生根。叶互生，排成2纵列；叶长披针形，先端渐尖，基部阔心形，叶鞘抱茎，边缘粗糙。总状花序由上部叶鞘内成束腋生；小穗单性；雌雄同株；雄小穗于花序上部覆瓦状排列；雌小穗生于花序下部，包于念珠状总苞中。果实椭圆形或长椭圆形，总苞坚硬，内有1颖果。花期7~8月。果期9~10月。

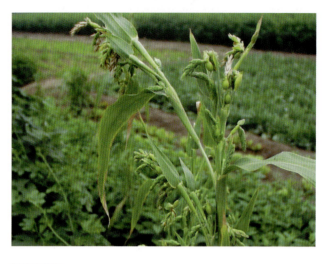

生境分布

生于河边、山谷阴湿处。全国大部分地区有栽培。

采收加工

秋季采收，打下果实，晒干，收集种仁。

性味功能	味甘、淡，性微寒。有健脾利湿，清热排脓的功能。
炮　制	炒薏苡仁：置锅内用文火炒至微黄色，取出，放凉即可。或用麸皮同炒。
主治用法	用于脾虚泄泻，水肿，脚气，湿痹拘挛，关节疼痛，小便不利，肺痿，肠痈，白带；还用于胃癌，子宫颈癌，绒毛膜上皮癌。用量10~30g。孕妇忌服。

现代研究

1. 化学成分　　本品含蛋白质、脂肪、糖类、少量VB1、氨基酸、薏苡素、薏苡酯等三萜化合物。

2. 药理作用　　本品具有抗肿瘤作用，提高免疫作用和降血糖、血钙、血压作用，并能抑制胰蛋白酶，也有诱发排卵作用。

应用

1. 慢性肾炎水肿：薏苡仁、鱼腥草。水煎服。
2. 肺痈：薏苡仁，冬瓜仁，苇茎，桃仁，水煎服。
3. 风湿性肌炎、多发性神经炎：白茅根、络石藤、苙草。
4. 皮肤扁平疣：白茅根50g，水煎服。

牛筋草

基　源：为禾木科植物牛筋草的干燥全草。

原植物

别名：蟋蟀草、路边草、鸭脚草。一年生草本。茎秆丛生，通常斜升。叶条形，扁平，疏生疣状柔毛，中脉突起；叶鞘压扁状，边缘近膜质，鞘口有毛。穗状花序纤细，淡绿色，数个呈指状排列于秆顶端，小穗密集于穗轴的一侧成两行排列，有小花3~6朵。颖果长椭圆形或近三角形。种子卵形，具波状皱纹。花、果期6~10月。

生境分布

生于荒地。广泛分布于全国各省区。

采收加工

夏、秋采收，洗净晒干。

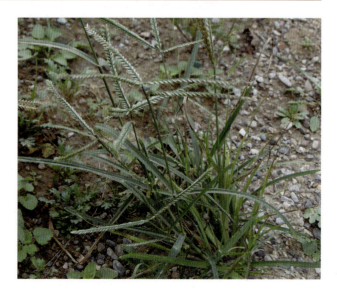

性味功能	味甘，性平。有清热解毒，祛风利湿，散瘀止血的功能。
炮制	洗净，鲜用或晒干。
主治用法	用于伤暑发热，痢疾，小儿消化不良，黄疸型肝炎，睾丸炎，淋病，小便不利，风湿性关节炎，跌打损伤等症。并用于预防流行性乙型脑炎和脑脊髓膜炎。用量50~100g，水煎服。

现代研究

1.化学成分　本品含异荭草素，木犀草素-7-O-芸香糖苷，三色堇黄酮苷及3-O-β-D-吡喃葡萄糖基-β-谷甾醇等成分。

2.药理作用　本品具有利尿作用和祛痰作用，并在临床组方可治腹泻。

应用

1.疝气：鲜牛筋草100g，桂圆肉七枚，炖服。

2.传染性肝炎：鲜牛筋草100g，绿豆50g。水煎饮。

3.流行性乙型脑炎：牛筋草50g，板兰根15g。水煎服。

4.预防乙脑：鲜牛筋草50g，食盐少许，水煎代茶饮。

大麦（麦芽）

基　源：麦芽为禾木科植物大麦的发芽颖果。

原植物

一年生或二年生草本。叶鞘无毛，先端两侧具弯曲钩状的叶耳；叶舌膜质；叶片扁平，长披针形，上面粗糙，下面较平滑。穗状花序长3~8cm，每节生3枚结实小穗；颖线形，顶端延伸成芒；外稃无毛，芒粗糙；颖果成熟后与稃体粘着不易脱粒，顶端具毛。花期3~4月，果期4~5月。

生境分布

全国各地均有栽培。

采收加工

将大麦浸泡4~6小时，装缸或箩内盖好，每天洒水保持湿润，至芽长6~9mm时取出晒干。

性味功能	味甘，性温。有健脾开胃，行气消食，回乳的功能。
炮制	采收，晒干。
主治用法	用于食积不消，脘腹胀满，食欲不振，腹泻，乳汁郁积，乳房胀痛等症。用量9~15g；回乳炒用60g。

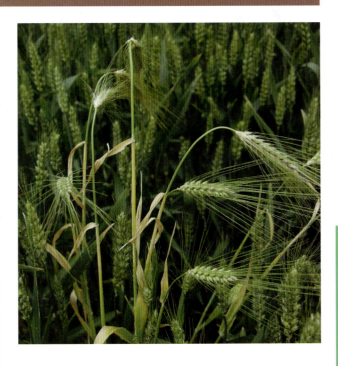

现代研究

1.化学成分　本品含有碳水化合物，蛋白质、钙、磷，并含少量B族维生素和尿囊素等。

2.药理作用　本品具有促进化脓性创伤及顽固性溃疡愈合的作用。

应用

1.消化不良：麦芽、谷芽、神曲各6g，山楂4.5g，莱菔子、白术、连翘各3g，陈皮2.4g。水煎服。

2.退乳：麦芽120g，微火灼黄，水煎服。

3.食肉过多，腹痛胀满，大便稀烂：麦芽，炒黄，代茶饮。

4.小儿疳积，食欲不振：麦芽，生用，研末，冲水服。

六　利水渗湿药

利水通淋药

海金沙

基　源：为海金沙科植物海金沙的干燥成熟孢子。

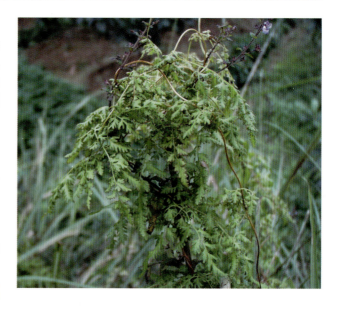

原植物

多年生草本。茎细弱。1~2回羽状复叶，纸质，被柔毛；能育羽片卵状三角形，小叶卵状披针形，边缘有锯齿。不育羽片尖三角形，小叶阔线形或基部分裂成不规则的小片。孢子囊生于能育羽片背面，在二回小叶的齿及裂片顶端成穗状排列，孢子囊盖鳞片状，卵形，孢子囊卵形。孢子成熟期8~9月。

生境分布

生于山坡草丛中，攀援他物生长。分布于长江以南各地及陕西、甘肃南部。

采收加工

8~9月孢子成熟时，割取植株，置筐内，于避风处暴晒，干时叶背之孢子脱落，再用细筛筛去残叶，晒干。

性味功能	味甘、淡，性寒。有清利湿热，通淋止痛的功能。
炮　制	净制簸净杂质。
主治用法	用于热淋、砂淋、石淋、血淋、尿道涩痛。用量6~15g。

现代研究

1. 化学成分　本品含脂肪油。另含一种水溶性成分海金沙素。
2. 药理作用　本品主要为保肝利胆作用。

应用

1. 膀胱湿热，小便短赤：海金沙15g。水煎服。
2. 砂淋、血淋，尿道涩痛：海金沙、滑石、甘草、麦冬各9g。水煎服。
3. 泌尿系结石：海金沙15g，冬葵子、王不留行、牛膝、泽泻、陈皮、石韦各9g，枳壳6g，车前子12g。水煎服。

石韦

基　源：为水龙骨科植物石韦的干燥地上部分。

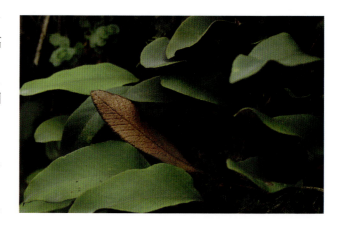

原植物

别名：石兰、石剑、小石韦。多年生草本，高10~30cm。根状茎细长，密生棕色鳞片。叶远生，二型，革质；能育叶与不育叶同型，披针形或长圆状披针形，有渐尖头，上面有凹点，少有星状毛，下面密生褐色星状毛，侧脉明显。孢子囊群在侧脉间整齐而紧密排列，无囊群盖。

生境分布

生于岩石或树干上。分布于华东、中南、西南各地区。

采收加工

全年均可采收，除去根茎及须根，洗净，晒干或阴干。

性味功能	味苦、甘,性微寒。有利尿通淋,清肺止咳,止血的功能。
炮制	除去杂质,洗净,切段,晒干,筛去细屑。
主治用法	用于小便不利,血淋,尿血,尿路结石,肾炎浮肿,肺热咳嗽,崩漏等。用量6~12g。

现代研究

1. 化学成分　本品含绵马三萜、皂苷、蒽醌、黄酮、β-谷甾醇等。

2. 药理作用　暂无。

应用

1. 热淋：石韦、车前子、滑石各12g。水煎服。

2. 肾结石血尿：石韦、冬葵子各30g,旱莲草、滑石各18g,当归、白芍、紫珠草、白术、瞿麦各12g,炙甘草4.5g,水煎服。

3. 白细胞减少：石韦30g,红枣15g,水煎服。

4. 热证吐血：石韦50g,水煎服。

木通马兜铃(关木通)

基源：关木通为马兜铃科植物木通马兜铃的干燥藤茎。

原植物

别名：木通、东北木通、东北马兜铃。缠绕藤本。茎粗壮,栓皮发达,有纵皱纹。叶互生,圆心形,先端稍钝或尖,基部心形,嫩叶密生白色短柔毛。花单生于腋生小枝上；花被筒向上渐膨大,外面淡绿色,有紫色条纹,内面有紫色圈及斑点,先端3裂,黄绿色。蒴果淡黄绿色,后变褐色,六面圆筒形,6瓣裂。种子心状三角形,光滑无毛。花期5月。果期8~9月。

生境分布

生于山坡,林下或林缘。分布于东北及山西、陕西等省。

采收加工

9月至次年3月采收,割取藤茎,刮去栓皮,晒干。

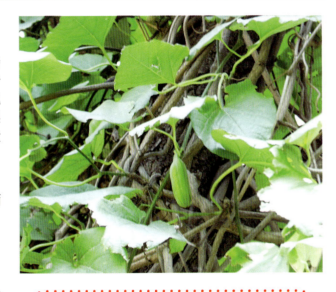

性味功能	味苦,性寒。有清心火,利小便,通经下乳的功能。
主治用法	用于口舌生疮,热淋涩痛,心烦尿赤,水肿,经闭,乳少,风湿痹痛。用量3~9g。孕妇忌服。

应用

1. 口舌生疮、咽灼喉痛、心情烦燥：关木通、淡竹叶各12g,生地18g,甘草梢6g。水煎服。

2. 急性尿道炎：关木通、车前子、蓄、茯苓各9g。水煎服。

3. 脚气、肾炎水肿：关木通、苏叶、茯苓、槟榔、桑白皮、猪苓、研末,加生姜、葱白,水煎服。

附注：关木通含有毒成分马兜铃酸,在西方国家禁用。

六 利水渗湿药

女萎

基　源：为毛茛科植物女萎的干燥茎藤或全株。

原植物

别名：小木通、白木通、粗糠柴。多年生攀援藤本，茎长达10m，有纵棱近方形，紫色，密被白色细毛。叶对生，为三出复叶，小叶卵形，不明显3浅裂或不分裂，边缘有粗锯齿；上面近无毛，下面疏生短柔毛；叶柄长1.5~6cm。聚伞花序排成圆锥状，腋生；花白色，萼片4，外面密生短柔毛；无花瓣；雄蕊多数，无毛。瘦果窄卵形，长约2mm，有短柄，羽状花柱长约1.2cm。花期8月。

生境分布

生于村头，地旁，丘陵，山坡、林边、灌丛中。分布于江苏、安徽、浙江、福建、台湾、湖南、江西、云南等省（自治区）。

采收加工

秋季采收茎藤，扎成小把，晒干。

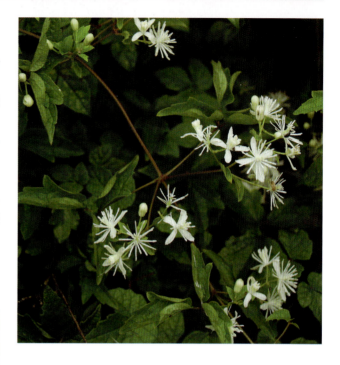

性味功能	味辛，性温。有小毒。有消炎消肿，利尿通乳的功能。
主治用法	用于肠炎，痢疾，甲状腺肿大，风湿关节痛，尿路感染，乳汁不下，筋骨疼痛，泻痢脱肛。用量9~15g。

应用

1. 乳汁不下：女萎15g，通草6g，沙参9g。炖猪脚服。
2. 久痢脱肛：女萎，烧烟熏患处。
3. 筋骨疼痛：女萎、蔓性千斤拔各15g，路边荆9g，老钩藤6g。水煎服。

粗齿铁线莲（川木通）

基　源：川木通为毛茛科植物粗齿铁线莲的干燥茎藤。

原植物

小枝密生白色短柔毛，老时外皮剥落。叶为一回羽状复叶，有5小叶，有时茎端为三出叶，小叶片卵形或椭圆形，不明显三裂，边缘有粗大锯齿状牙齿，上面疏生短柔毛，下面密生白色短柔毛或较疏。腋生聚伞花序或顶生圆锥状花序，萼片白色，两面有短柔毛；瘦果扁卵圆形，有柔毛，宿存花柱长达3cm。

生境分布

生于山地林边、路边灌丛中、水沟旁。分布于河南、安徽、浙江、湖北、湖南、陕西、甘肃等省。

采收加工

春秋两季采收茎藤，除去粗皮，晒干或趁鲜切片晒干。

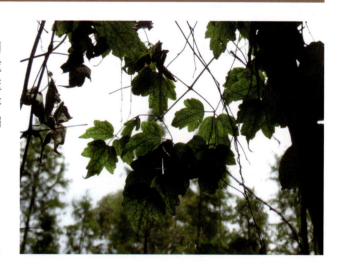

性味功能	味淡、苦，性寒。有清热利尿、通经下乳的功能。
主治用法	用于水肿、淋病、小便不通、关节痹痛、经闭乳少。用量3~6g。

应用

1. 水肿，脚气：川木通6g，猪苓、泽泻、桑白皮各9g。水煎服。
2. 心火旺，心烦失眠，口舌生疮：川木通、生地、淡竹叶各3g，甘草梢6g，水煎服。
3. 尿道炎，膀胱炎：川木通6g，车前子、赤茯苓、蓄各9g。水煎服。

榆树（榆白皮）

基　源：榆白皮为榆科植物榆树的树皮或根皮的韧皮部。

原植物

落叶乔木，高达20m。单叶互生；叶柄长1~8mm，有毛；托叶披针形，有毛。叶倒卵形、椭圆状卵形或椭圆状披针形，长2~8cm，宽2~2.5cm，先端尖，基部圆形或楔形，边缘具单锯齿。花先叶开放，簇生；花萼4~5裂；雄蕊4~5；子房扁平，花柱2。翅果倒卵形或近圆形，光滑，先端有缺口。种子位于中央，与缺口相接。花期3~4月，果期4~6月。

生境分布

生于河边、路边。分布于东北至西北，华南至西南各地区，多为栽培。

采收加工

春季剥皮，除去粗皮，晒干或鲜用。

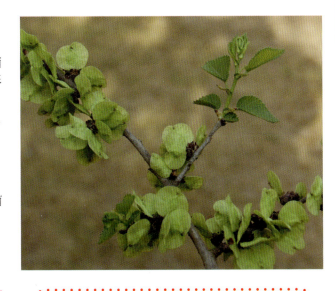

性味功能	味甘，性平。有利水，通淋，消肿的功能。
主治用法	用于小便不通，淋浊，水肿，痈疽发背，丹毒，疥癣等症。用量9~15g；外用适量，煎汤洗或捣末外敷。

应用

1. 血淋、尿淋、小便不通：榆白皮6g，研末，水煎服。
2. 丹毒，淋巴结核，疥癣：榆白皮60g，研末，调鸡蛋清敷患处。或鲜榆白皮，捣烂外敷。
3. 小儿秃疮：榆白皮研末，加醋外敷患处。

附注：果实有安神，健脾，清湿热，杀虫的功能。用于神经衰弱，失眠，体虚浮肿，白带，小儿疳热等症。

地肤（地肤子）

基　源：地肤子为藜科植物地肤的干燥成熟果实。

原植物

别名：扫帚子、扫帚草、扫帚苗。一年生草本。茎直立，多分枝，幼时具白色柔毛，后变光滑，秋天常变为红紫色。叶互生，稠密，无柄，叶狭圆形或长圆状披针形，长2~5cm，宽3~7mm，全缘，无毛或有白色短柔毛；茎上部叶较小，无柄。穗状圆锥花序，花小，黄绿色，无梗，1朵或数朵生于叶腋。胞果扁球形，包于宿存花被内。种子卵形，黑褐色，有光泽。花期6~9月，果期7~10月。

生境分布

生于山野荒地、田野、路旁或庭院栽培，分布几遍全国。

采收加工

秋季果实成熟时采收果实，晒干，除去杂质。

六　利水渗湿药

性味功能	味辛、苦，性寒。有清热利湿，祛风止痒的功能。
主治用法	用于小便不利，风疹，湿疹，皮肤瘙痒。用量9~15g。

现代研究

1.化学成分　本品种子含三萜类及其皂苷。绿色部分含生物碱。

2.药理作用　本品有抗菌作用，其水提物对小鼠单核巨噬细胞系统及迟发型超敏反应有抑制作用。

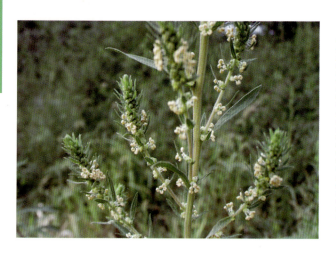

应用

1.皮肤瘙痒，湿疹，风疹：地肤子15g，白鲜皮、苦参、野菊花、赤芍、当归各9g，川萆、生地各12g。水煎服。并水煎洗患处。

2.小便不利，湿热淋症：地肤子、猪苓、蓄各9g，木通6g。水煎服。

3.热淋，水肿：地肤子、猪苓、通草。水煎服。

瞿麦

基源：为石竹科植物瞿麦的地上部分。

原植物

多年生草本。叶线状披针形，先端长渐尖，基部抱茎。花单生或数朵成疏聚伞状。苞片2~3对，边缘宽膜质；花瓣5，淡红色，边缘细裂成流苏状，喉部有须毛，基部具长爪。蒴果狭圆筒形。种子倒卵形。花期7~8月。

生境分布

生于山坡、林下。分布于全国大部分地区。

采收加工

夏、秋二季花果期采割，除去杂质，干燥。

性味功能	味苦，性寒。有利尿通淋，破血通经的功能。
炮　制	拣净杂质，除去残根，洗净，稍润，切段，干燥。
主治用法	用于尿路感染，小便不通，淋沥涩痛，月经闭止，痈肿疮毒。用量9~15g。

现代研究

1.化学成分　瞿麦鲜草含水分较多，还含粗蛋白质、粗纤维、磷酸0.13%。还含维生素A类物质，此外尚含少量生物碱。

2.药理作用　本品煎剂对家兔、麻醉和不麻醉犬都有一定的利尿作用，对肠管有显着的兴奋作用，对麻醉犬有降压作用，还能杀死血吸虫虫体。

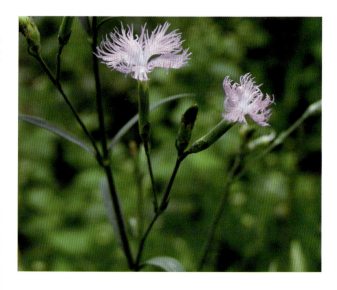

应用

1.急性尿道炎、膀胱炎：瞿麦、赤芍各9g，茅根30g，生地18g，阿胶4.5g(溶化)，地骨皮6g。水煎服。

2.产后泌尿感染而致的血淋：瞿麦、蒲黄。水煎服。

3.便秘：瞿麦、栝蒌仁。水煎服。

4.小便淋沥涩痛，短赤，血淋、砂淋：瞿麦、蓄、栀子、滑石、木通、车前子、炙甘草、大黄等。水煎服。

见习蓼（萹蓄）

基源：萹蓄为蓼科植物见习蓼的干燥地上部分。

原植物

别名：小萹、铁马齿黄。一年草生。茎平卧，自基部分枝，具纵棱，沿棱具小突起。叶狭椭圆形或倒披针形，顶端钝或急尖，基部狭楔形，两面无毛；白色。花3~6朵，簇生于叶腋，遍布于全植株；花被5深裂；花被片长椭圆形，绿色，边缘白色或淡红色；雄蕊5；花柱极短，柱头头状。瘦果宽卵形，具3锐棱或双凸镜状，黑褐色，平滑，有光泽，包于宿存花被内。花期5~8月，果期6~9月。

生境分布

生于田野、路旁、水边及湿地。分布于除西藏外，全国大部分地区。

采收加工

夏季叶茂盛时收取地上部，除去根及杂质，晒干。

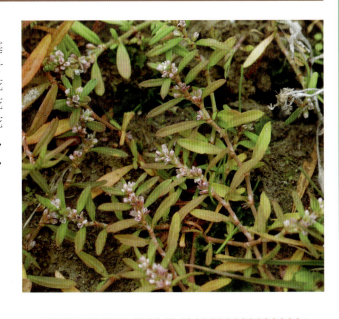

性味功能	味苦，性平。有清热，利尿，杀虫，止痒的功能。
主治用法	用于尿路感染，黄疸，蛔虫腹痛，湿疹，女阴溃疡，阴道滴虫，肾炎等。用量9~15g。外用适量煎洗患处。

应用

1、泌尿系感染：萹蓄15g。水煎服。

2、肾炎，水肿，小便不利：萹蓄、车前草、石苇各9g，甘草4g。水煎服。

3、阴道炎，湿疹，皮肤真菌：萹蓄适量。水煎洗患处。

苘麻（苘麻子）

基源：苘麻子为锦葵科植物苘麻的种子。

原植物

别名：青麻、白麻、磨盘草。一年生草本，全株密生柔毛和星状毛。单叶互生，圆心形，先端渐尖，基部心形，边缘有粗锯齿，两面密生星状柔毛，掌状叶脉3~7条。花单生于叶腋，花瓣5，黄色，有浅棕色脉纹，宽倒卵形，先端平凹。蒴果半球形，磨盘状，密生星状毛，成熟后开裂成分果，每分果顶端有2长芒，种子3，黑色，三角状扁肾形。花期6~9月。果期8~10月。

生境分布

生于山坡、路旁、堤边等处。分布于全国各地区。

采收加工

9~10月果实成熟后采收果实。晒干打下种子，筛除杂质及果皮。

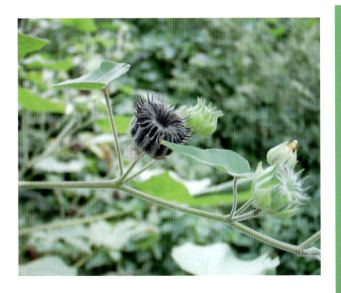

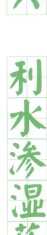

六 利水渗湿药

性味功能	味苦、性平。有清湿热，解毒，退翳的功能。
主治用法	用于赤白痢疾，淋病涩痛，痈肿，目翳，小便涩痛等症。用量3~9g。

应用

1. 赤白痢：苘麻子50g。炒香熟，研末，蜜水调服。
2. 瘰疬：苘麻子6g，研末，夹豆腐干内，水煎服。
3. 麻疹：苘麻子9g。水煎服。

附注：其根作苘麻根入药。味甘、淡、性凉。有清热解毒，祛风除湿。用于中耳炎、耳鸣、耳聋、痢疾、睾丸炎、关节酸痛、化脓性扁桃体炎。用量15~30g，水煎服。

薜荔果

基　源：薜荔果为桑科植物薜荔的聚花果；薜荔藤叶也供药用。

原植物

别名：凉粉藤、糖馒头、冰粉子。常绿攀援灌木，有乳汁。茎灰褐色，多分枝；幼枝有细柔毛，幼时作匍匐状，节上生气生根。不育幼枝的叶小，互生，近于无柄；能育枝的叶革质椭圆形，先端钝，基部圆形或稍心脏形，全缘。隐头花序；花单性，小花多数，着生在肉质花托的内壁上，花托单生于叶腋。花期5~6月。果期10月。

生境分布

生于低海拔丘陵地区，山坡树木间或断墙破壁上。分布于长江以南各省区。

采收加工

花序托成熟后采摘，纵剖成2~4片，除去花序托内细小的瘦果，剪去柄，晒干。

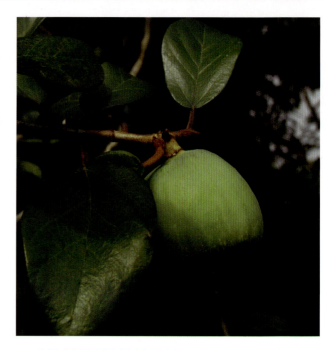

性味功能	味甘，性凉。有壮阳固精，利湿通乳，活血，消肿的功能。
主治用法	用于乳汁不足，乳糜尿，淋浊，遗精，阳痿，月经不调，便血。用量6~15g，水煎服。

现代研究

1. 化学成分　本品种子含王不留行皂苷A、B、C、D以及王不留行黄酮苷、异肥皂草苷。还含植酸钙镁、磷脂、豆甾醇等。
2. 药理作用　本品有抗早孕作用。

应用

1. 产后乳汁不足、乳少：鲜薜荔果60g，猪蹄1只，酒、水各半同煎，服汤食肉，每日1剂。
2. 慢性肾炎水肿：薜荔果120g，水煎1小时去渣，加红米90g，煮饭食，连食7日。
3. 大便秘结：薜荔果9g，虎杖6g，水煎代茶饮。

蜀葵

基　源：锦葵科植物蜀葵的根、叶、花、种子入药。

原植物

二年生草本，有星状毛。茎基部木质化。叶互生，近圆心形，掌状5~7浅裂，基部心形，边缘锯齿，上面粗糙。花单生叶腋，花大，红、紫、白、黄及黑紫色；小苞片基部合生；萼钟形，5齿裂；花单瓣或重瓣，爪有长髯毛；雄蕊多数，花丝成筒状；子房多室。果盘状，熟时自中轴分离。花期7~9月。

生境分布

全国各地广为栽培。

采收加工

春、秋采根，切片晒干；夏季采花，阴干；秋季采种子，晒干。

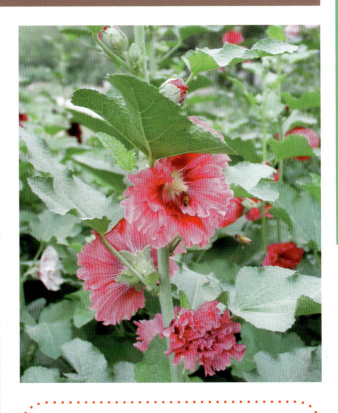

性味功能	味甘，性凉。根有清热解毒，排脓，利尿的功能。种子有利尿通淋的功能。花有通大小便，解毒散结的功能。
主治用法	根用于肠炎，痢疾，尿路感染，小便赤痛，子宫颈炎，白带。种子用于尿路结石，小便。不利。花用于大小便不利，梅核气。外用于痈肿疮疡，烧烫伤。

现代研究

1.化学成分　本品根含大量粘液质，如戊糖、戊聚糖、甲基戊聚糖等。

2.药理作用　本品根可作润滑药，用于粘膜炎症，起保护、延缓刺激的作用。

> **应用**
>
> 1.烫伤，烧伤：鲜蜀葵叶，捣烂外敷患处。
>
> 2.肠炎，痢疾：蜀葵根15g。水煎服。
>
> 3.尿路结石，小便不利，水肿：蜀根子6g。研末，蜂蜜调服。
>
> 4.子宫颈炎：蜀葵根适量，煎水熏洗阴道，并鲜蜀葵叶捣汁涂敷患处。

六 利水渗湿药

野葵（冬葵子）

基　源：冬葵子为锦葵科植物野葵的干燥成熟种子。

原植物

别名:冬葵。一年或多年生草本，被星状柔毛。叶互生，掌状5~7裂，近圆形，基部心形，裂片卵状三角形，边缘有锯齿。花数朵簇生叶腋，淡粉色；萼5齿裂；花瓣5，三角状卵形；雌蕊联合成短柱状。蒴果扁球形，生于宿萼内，由10~11心皮组成，熟后心皮彼此分离并与中轴脱离，形成分果。花期4~5月。果期7月。

生境分布

生于村边、路旁草丛。分布于吉林、辽宁、河北、陕西、甘肃、青海、江西、湖南、四川、贵州、云南等省。

采收加工

夏、秋果实成熟时采收，筛出种子，除去杂质，阴干。

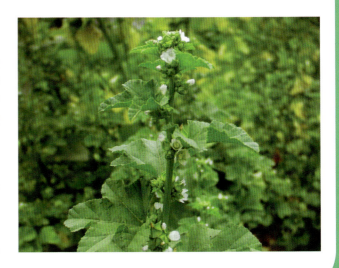

性味功能	味甘、苦，性微寒。有清热，利尿，消肿，滑肠通便，下乳的功能。
主治用法	用于尿路感染，尿闭，水肿，大便不通，乳汁不通。用量3~9g。

应用

1. 血淋，虚劳尿血：冬葵子，水煎服。
2. 盗汗：冬葵子9g，水煎兑白糖服。
3. 大便不通：冬葵子，研末，乳汁冲服。
4. 乳汁不通：冬葵子(炒香)、缩砂仁等分，研末，酒温服。

广东金钱草（广金钱草）

基　源：广金钱草为蝶形花科植物广东金钱草的干燥全草。

原植物

别名：金钱草、落地金钱、铜钱草。半灌木状草本。茎基部木质，枝与叶柄密被黄色短柔毛。叶互生，小叶1~3，中间小叶大，圆形，侧生小叶长圆形，较小，先端微凹，基部浅心形或近平截，全缘，上面无毛，下面密被银白色丝毛，侧脉羽状，平行，约为10对，小托叶钻形。总状花序腋生或顶生，苞片卵状三角形，每个苞片内有花2朵，花小；花萼被粗毛，萼齿披针形；花冠蝶形，紫色。荚果线状长圆形，被短柔毛和钩状毛。花期6~9月，果期7~10月。

生境分布

生于山坡草地或丘陵灌丛中。分布于福建、湖南、广西和广东等省区。

采收加工

夏、秋两季割取地上部分，切段，晒干或鲜用。

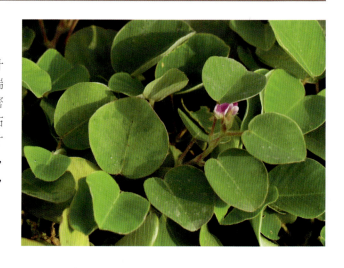

现代研究

1. 化学成分　本品含有生物碱、黄酮苷、酚类、鞣质等成分。
2. 药理作用　本品具有抗炎作用和利尿作用。

性味功能	味甘、淡，性微寒。有清热，利尿，排石功能。
炮　制	除去杂质，切段，晒干。
主治用法	用于泌尿系感染，泌尿系结石，胆石症，急性黄疸型肝炎。用量15~60g。孕妇忌服。

应用

1. 泌尿系感染：广金钱草24g，车前草、金银花、海金沙各15g。水煎服。
2. 黄疸型肝炎，湿热黄疸：广金钱草、茵陈蒿、栀子。各9g水煎服。

青荚叶（小通草）

基　源：小通草为山茱萸科植物青荚叶的干燥茎髓。

原植物

落叶灌木。单叶互生，纸质，椭圆形或卵形，边缘有细锯齿，托叶钻形，早落。单性花、雌雄异株；雄花5~12朵排成密聚伞花序，雄花花瓣3~5，卵形，具雄蕊3~5；雌花具梗，单生或2~3朵簇生于叶上面中脉的中部或近基部，花瓣3~5，三角状卵形；子房下位，3~5室，花柱3~5裂，胚珠单生。浆果状核果黑色，球形，具3~5棱。花期4~5月，果期6~8月。

生境分布

生于山坡林缘。分布于陕西、河南、安徽、浙江、江西、福建、台湾、湖北、湖南、广东、广西、四川、贵州等省区。

采收加工

秋季割取茎，截成段，趁鲜取出髓部，理直，晒干。

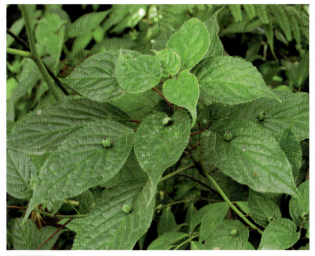

现代研究

1. 化学成分　暂无
2. 药理作用　本品具有强心作用作用，抗炎、抗菌、抗应激、抗氧化作用，还有降血脂作用。

性味功能	味苦微涩、性凉。有清热，利尿，下乳的功能。
炮　　制	去杂质，洗净，晒干。
主治用法	用于小便不利，乳汁不下，尿路感染。用量3~9g。

应用

1. 产后缺乳、乳汁不下：小通草6g，炙山甲、王不留行各9g，猪蹄90g，水炖服。
2. 淋症：小通草、滑石、生地、淡竹叶。水煎服。
3. 伤寒后呕哕：小通草、生芦根、橘皮、粳米。水煎服。

萹蓄

基　源：为蓼科植物萹蓄的干燥地上的部分。

原植物

一年生草本。茎本卧或直立。叶窄椭圆形、长圆状倒卵形，先端钝尖，基部楔形，全缘，两面白色透明，具脉纹，无毛。花生于叶腋，1~5朵簇生。花被5裂，裂片具窄的白色或粉红色边缘。瘦果三棱状卵形，具明显浅纹，果稍伸出宿存花被。花期5-7期，果期8~10月。

生境分布

生于田野，路旁，湿地。分布于全国大部分地区。

采收加工

夏季叶茂盛时采收，除去根及杂质，晒干。

性味功能	味苦，性平。有清热利尿，解毒杀虫，止痒的功能。
炮　　制	净杂质及根，洗净，润软，切段晒干。
主治用法	用于膀胱热淋，小便短赤，淋沥涩痛，皮肤湿疹，阴痒带下，肾炎，黄疸。用量9~15g。孕妇禁服。

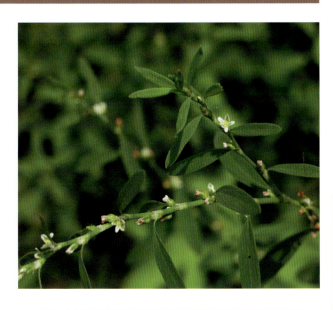

现代研究

1. 化学成分　本品含有黄酮类成分：槲皮素，萹蓄苷，槲皮苷，牡荆素，异牡荆素等；还含香豆精类成分：伞形花内酯，东莨菪素；又含酸性成分：阿魏酸芥子酸，香草酸；以及蛋氨酸，脯氨酸，丝氨酸，苏氨酸，还含葡萄糖，果糖，蔗糖，水溶性多糖等。
2. 药理作用　本品具有利尿作用、抑菌作用，还有驱蛔虫及缓下的作用。

应用

1. 尿道炎，尿道结石，输尿管结石：萹蓄、瞿麦、车前子、山栀子各90g，木通、甘草梢各6g，滑石12g，灯芯草、大黄各3g。水煎服。
2. 乳糜尿：萹蓄18g，木通9g，石苇、海金沙、小蓟各15g，川萆、茅根各30g，六一散24g。水煎服。
3. 蛲虫病：萹蓄30g。水煎服。
4. 妇女外阴部瘙痒：萹蓄适量，煎水外洗患处。

六　利水渗湿药

肾茶

基源： 为唇形科植物肾茶的干燥地上部分。

原植物

别名：肾菜、猫须草。多年生草本。茎四棱，常带淡紫色，被柔毛。单叶对生，菱状卵形或卵形，先端尖，基部楔形，被短柔毛，具腺点，边缘有锯齿。轮伞花序6花，枝顶组成间断的假总状花序；花萼卵形，果时增大，被柔毛及腺体，二唇形；花冠淡紫色或白色，花冠管细长，二唇状5裂，檐部大顶端微缺，下唇直伸。小坚果卵形，有网纹。花期7~8月，果期8~9月。

生境分布

生于林下或草地，多为栽培，分布于广东、广西、海南、云南等省区。

采收加工

全年可采，晒干切碎备用。

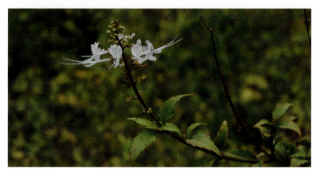

现代研究

1. 化学成分　本品含有酚酸类化合物、黄酮及黄酮苷香豆素二萜类成分和三萜类成分，尚含挥发油。

2. 药理作用　本品具有利尿、抗炎、抗菌和降压作用，并有降糖和抗肿瘤作用。

性味功能	味甘淡、微苦，性凉。有清热去湿，排石利尿的功能。
炮制	去杂质，晒干。
主治用法	用于急、慢性肾炎，膀胱炎，尿路结石，胆结石，咽炎，风湿性关节炎等病。用量50~100g。

应用

1. 尿路感染：肾茶100g，紫茉莉、一点红各50g，水煎服。

2. 肾炎：肾茶、爵床各30g，茅莓根20g。水煎服。

3. 膀胱炎、肾盂肾炎：肾茶、一点红、马齿苋各30g，车前草、蒲公英各15g，水煎服。

4. 胆囊炎：肾茶、紫花地丁、蒲公英各30g，青皮9g，郁金10g，海金沙15g，水煎服。

活血丹

基源： 为唇形科植物活血丹的全草。

原植物

别名：连钱草、金钱草、透骨消、肺风草。多年生匍匐草本。叶对生，肾形、圆心形或，基部心形或近圆形，边缘有粗钝圆齿。轮伞花序腋生，花冠淡红紫色，二唇形，下唇3裂。小坚果长圆形，褐色，细小。花期4~5月，果期5~6月。

生境分布

生于田野、林缘、路边及沟边。分布于除甘肃、新疆、青海外全国大部分地区。

采收加工

夏季植株生长茂盛时，采取全株，晒干鲜用。

现代研究

1. 化学成分　本品茎叶含挥发油，主成分为左旋松樟酮，左旋薄荷酮，α-蒎烯，β-蒎烯，芳樟醇，薄荷醇及α-松油醇等，此外尚含熊果酸，β-谷甾醇棕榈酸，琥珀酸，咖啡酸，阿魏酸，胆碱，维生素C及水苏糖等成分。

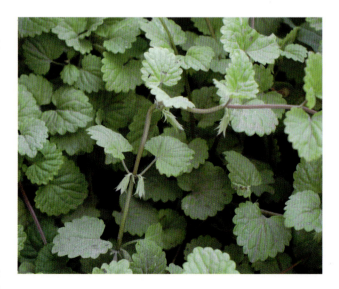

2. 药理作用　本品具有抑菌作用、溶解结石作用并有利尿和利胆作用。

性味功能	味辛、微甘，性寒。有清热解毒，利尿通淋，散瘀消肿的功能。
炮制	全草，晒干或鲜用。
主治用法	用于黄疸型肝炎，腮腺炎，胆囊炎，尿路结石，肝胆结石，疳积，淋症，多发性脓疡，疮疡肿毒，跌打损伤。用量15~60g。

应用

1. 跌打扭伤，骨折：鲜活血丹50g，捣烂敷患处。并取汁调白糖内服。

2. 风湿骨痛：活血丹适量，研末，酒调敷患处。

3. 急性肾炎：活血丹、地、海金沙藤、马兰各30g，水煎服。

4. 肾及膀胱结石：鲜活血丹30g，水煎服。

大车前（车前子）

基源：车前子为车前科植物大车前的种子。

原植物

多年生草本。根状茎粗短，具须根。基生叶直立，宽卵形，顶端圆钝。花葶数条；穗状花序，花密生，苞片有绿色龙骨状突起；花冠裂片卵圆形或卵形。蒴果圆锥形。种子矩圆形，棕色或棕褐色。花期6~9月，果期7~10月。

生境分布

生于沟边、路旁潮湿处。分布于全国大部分省区。

采收加工

4~10月采收全草，晒干或鲜用；车前子于8~9月采收果穗，晒干后搓出种子。

性味功能	味甘，性寒。有清热利尿，清肝明目，止咳化痰的功能。
炮制	除去杂质，洗净，切段，晒干。
主治用法	用于淋病尿闭，暑湿泄泻，目赤肿痛，痰多咳嗽，急性扁桃体炎，皮肤肿毒等。车前子：5~15g。

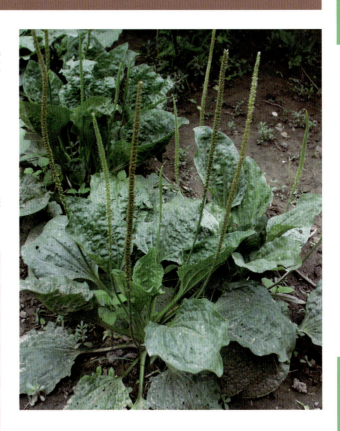

现代研究

1. 化学成分　全草含齐墩果酸，β-谷甾醇，菜油甾醇，豆甾醇，木犀草素，单萜环烯醚萜苷类成分桃叶珊瑚苷，车前醚苷，车叶草苷，山萝花苷，大车前草苷。

叶含延胡索酸，苯甲酸，桂皮酸，丁香酸，木犀草素，黄芩苷，绿原酸，新绿原酸及多糖。

2. 药理作用　本品具有镇咳、平喘、祛痰作用，抗病原微生物作用、抗炎作用、抗氧化作用，尚有抗肿瘤作用。

应用

1. 急慢性肾炎：车前子、淮山药、云苓各12g，怀牛膝、山萸肉、泽泻、附子各9g，熟地24g，肉桂3g，丹皮6g。水煎服。

2. 老年性白内障：车前子、当归、熟地、枸杞子、菟丝子。水煎服。

3. 疱性角膜炎：车前子、黄芩、龙胆草、羌活、菊花。水煎服。

附注：其全草亦供药用，称"车前草"。

六、利水渗湿药

灯心草

基　源：为灯心草科植物灯心草的茎髓。

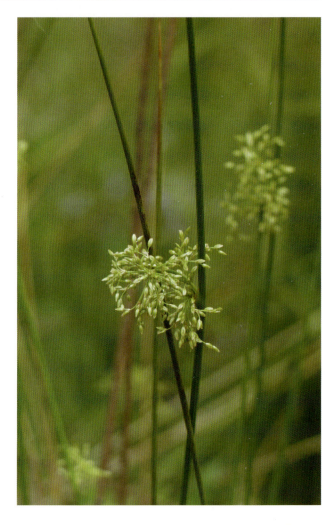

原植物

多年生草本。茎丛生，直立，圆柱状，具纵条纹；髓部白色，下部鞘状叶数枚，红褐色或淡黄色，上部的绿色，有光泽；叶退化呈刺芒状。花序聚伞状，假侧生，多花，密集或疏散；花小，淡绿色，具短柄；花被片6，2轮，边缘膜质；雄蕊3；子房上位。蒴果卵状三棱形或椭圆形，3室，顶端钝或微凹。种子多数，卵状长圆形，褐色。花期5~6月，果期6~7月。

生境分布

生于湿地，沼泽边，溪边，田边等潮湿地带。分布于全国各地。

采收加工

夏、秋季采收地上部，晒干，剥出髓心，捆把。

性味功能	味淡，性平。有清心热，利尿，除烦安神的功能。
炮　制	茎秆，顺茎划开皮部，剥出髓心，捆把晒干。 灯心炭：取灯心草置锅内，上覆一口径略小的锅，贴以白纸，两锅交接处，用盐泥封固，不使泄气，煅至白纸呈焦黄色停火，凉透取出。 朱灯心：取剪好的灯心段，用水喷洒，使微湿润，放瓷罐内，加入朱砂细末，反复摇动至朱砂匀布。
主治用法	用于小便灼热、刺痛，失眠，心烦口渴，口舌生疮，疟疾等症。用量0.9~3g，外用适量。

现代研究

1. 化学成分　本品含多种菲类衍生物：灯心草二酚，6-甲基灯心草二酚，灯心草酚，去氢灯心草二酚，去氢灯心草醛，木犀草素，β-苯乙醇，还含挥发油：芳樟醇，2-十一烷酮，2-十三烷酮，α-及β-紫罗兰酮，又含苯丙氨酸，正缬氨酸等氨基酸葡萄糖，半乳糖，木聚糖等糖类。

2. 药理作用　本品具有利尿作用和止血作用。

应用

1. 小儿因心热而烦燥、夜啼：灯心草，水煎服。

2. 成人因心肾不交而致夜睡不宁或失眠：灯心草，淡竹叶。水煎服。

3. 肾炎水肿：鲜灯心草100g，车前草、地胆草50g，水煎服。

4. 小儿热惊：灯心草6g，车前草9g，水煎服。

粉背薯蓣（粉萆）

基　源：薯蓣科植物粉背薯蓣的干燥茎。

原植物

别名：黄萆、土黄连、黄姜多年生缠绕藤本。根状茎横走，竹节状，断面黄色。茎左旋，单叶互生，三角状心形，全缘，有黄白色硬毛。雌雄异株；雄花序穗状，花轴延长呈圆锥状穗状花序；雌花序为下垂的穗状花序，花全部单生。蒴果有三翅，膜质，叠于果实中轴中部。花期5~7月，果期6~9月。

生境分布

生于山谷及阴坡林下。分布于我国南方大部分省区。

采收加工

秋冬采收根茎，切片，晒干。

性味功能	味苦、甘，性平。有祛风利湿的功能。
炮　制	除去须根，洗净，切片，晒干。
主治用法	用于风寒湿痹，腰膝疼痛，淋浊，阴茎作痛，小便不利，湿热疮毒。用量9~15g。

现代研究

1.化学成分　本品含有薯蓣皂苷，尚含纤细薯蓣苷、薯蓣皂素毒苷A、约诺皂苷、托克皂苷元-1-葡萄糖苷等皂苷。

2.药理作用　本品具有杀昆虫作用，尚有抗真菌作用。

应用

1.乳糜尿：粉萆，复方，口服。

2.慢性前列腺炎，前列腺增长，不育症：粉萆，直肠滴入。

3.银屑病：粉萆，配硼酸软膏，外用敷患处。

六 利水渗湿药

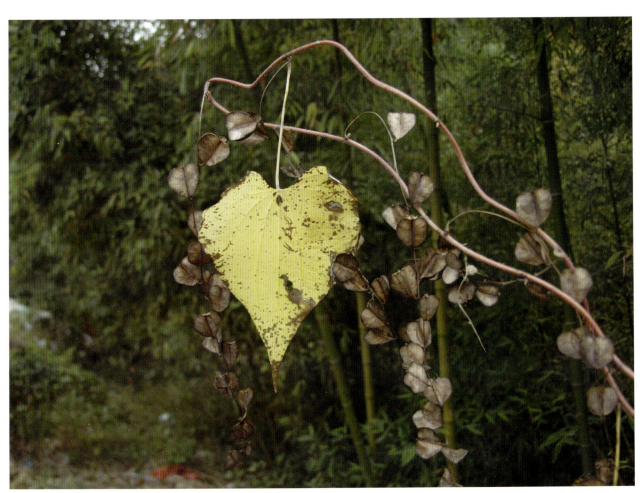

利湿退黄药

井口边草（凤尾草）

基　源：凤尾草为凤尾蕨科植物井口边草的全草。

原植物

别名：鸡爪莲、五指草、百脚草。多年生草本。根状茎密被钻形黑褐色鳞片。叶二型，丛生；生孢子囊的叶片卵形，一回羽状，下部羽片常2~3叉，沿羽片下面边缘着生孢子囊群。孢子囊群线形，囊群盖稍超出叶缘，膜质；不生孢子囊群的羽片或小羽片均较宽。

生境分布

生于半阴湿的石隙、井边和墙根等处。分布于河北、山东、安徽及长江以南各省区。

采收加工

夏、秋两季采全草，洗净晒干。

性味功能	味甘淡、微苦，性凉。有清热利湿，凉血止血，消肿解毒，生肌的功能。
主治用法	用于菌痢，肠炎，黄疸型肝炎，吐血，衄血，便血，白带，淋浊，崩漏，扁桃腺炎，腮腺炎，湿疹，痈疮肿毒。外用于外伤出血，烧烫伤。

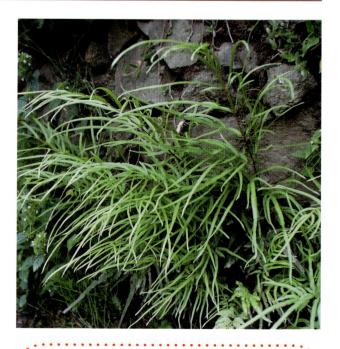

应用

1. 痢疾：凤尾草5份，钱线蕨、海金沙各1份，炒黑，水煎服。

2. 白带：凤尾草、车前草、白鸡冠花各9g，蓄、薏米根、贯众各15g，水煎服。

3. 急性黄疸型传染肝炎：凤尾草、酢浆草、连钱草各30g。水煎服。

现代研究

1. 化学成分　本品根茎含大叶凤尾蕨苷A、B、C、D。全草含2β，6β，16α-三羟基-左旋-贝壳杉烷，蕨素A、B、C、F、S，大叶凤尾蕨苷A、B、C、E等。

2. 药理作用　本品有抗菌、抗癌抗肿瘤作用。

毛茛

基　源：为毛茛科植物毛茛的全草或根。

原植物

多年生草本，全株有白色长毛。根须状，多数。基生叶有长柄，近五角形，基部心形，3深裂，中央裂片宽菱形或倒卵形，3浅裂，边缘疏生锯齿，侧生裂片不等2裂；茎中部叶有短柄；上部叶无柄，3深裂，裂片线状披针形，上端浅裂成数齿。花序有数花或单生；萼片5，淡绿色，船状椭圆形，外生柔毛；花瓣5，黄色，基部有蜜槽。聚合果近球形。花期4~5月。果期7~8月。

生境分布

生于山野、田间、路旁、溪涧、水沟或山坡草地。分布于全国大部分地区。

采收加工

夏、秋采集，洗净，切段，晒干或鲜用。

现代研究

1. 化学成分　全草含原白头翁素及其二聚物白头翁素。

2. 药理作用　本品有抗菌和抗组胺作用。

性味功能	味辛，性温，有毒。有利湿，退黄，消肿，止痛，截疟，杀虫的功能。
主治用法	用于黄疸，肝炎，哮喘，风湿关节痛，恶疮，牙痛。一般仅作外用，适量，外敷穴位。

应用

1. 慢性血吸虫病：毛茛研粉压片，口服。
2. 风湿性关节痛、关节扭伤：毛茛，研碎，捣烂外敷。
3. 淋巴结结核：鲜毛茛捣烂，敷患处。
4. 风火牙痛：鲜毛茛，捣烂放于患牙对侧的耳尖部，10分钟左右取下。

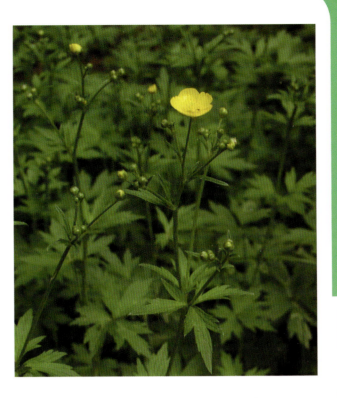

细叶十大功劳（功劳木）

基　源：功劳木为小檗科植物细叶十大功劳的干燥茎。

原植物

常绿灌木。茎多分枝。奇数羽状复叶；小叶5~9，革质，长圆状披针形或狭状披针形，先端长渐尖，基部楔形，边缘各具6~13刺状锐齿。总状花序生自枝顶芽鳞腋间；花瓣6，花黄色。浆果，圆形或长圆形，蓝黑色，有白粉。花期7~8月。

生境分布

生于山坡、灌丛中，也有栽培。分布于江苏、浙江、江西、福建、湖北、湖南、四川、贵州等地。

采收加工

全年均可采收，切块片，干燥。

性味功能	味苦，性凉。有清热解毒，消炎止痢，止血，健胃止泻的功能。
炮　制	取叶洗净，阴干备用。
主治用法	用于湿热泻痢，黄疸，目赤肿痛，胃火牙痛，疮疖，痈肿，黄疸型肝炎。用量9~15g。

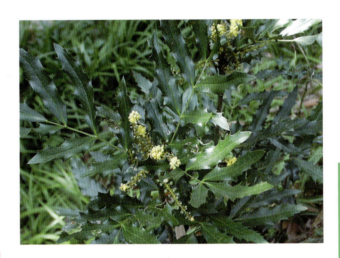

现代研究

1. 化学成分　本品含小檗碱、掌叶防己碱、药根碱、木兰碱。
2. 药理作用　本品有抗菌和降压作用；提取物低浓度时能促进离体肠管的自发运动，高浓度时可导致张力上升、运动抑制。

应用

1. 小儿急性扁桃体炎：十大功劳叶、朱砂根、岗梅、栀子、淡竹叶、木通、射干、甘草各9g，生石膏12g。水煎服。
2. 支气管炎、肺炎：十大功劳根、虎杖、枇杷叶各15g。水煎服。
3. 急性黄疸型传染性肝炎：十大功劳15g，赛葵15g。水煎服。
4. 眼结膜炎：十大功劳叶200g。水煎，高压消毒，滴眼。

虎杖

基源：为蓼科植物虎杖的干燥根茎和根。

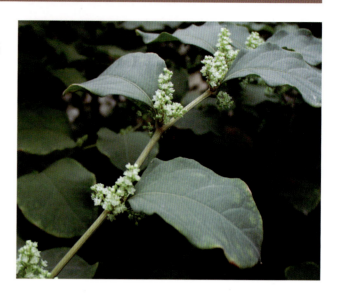

原植物

多年生草本或亚灌木。根粗壮，常横生，黄色。茎有紫红色斑点。叶卵形、卵状椭圆形或近圆形，全缘。叶柄紫红色。花单性，雌雄异株，圆锥花序腋生或顶生。花梗细长，近下部具关节，上部具翅。瘦果倒卵形，3棱，红棕色，具光泽，包于翅状宿存花被内。花期7~9月。果期8~10月。

生境分布

生于湿润山坡、溪谷、路旁、灌丛。分布于河北、河南及长江以南各省区。

采收加工

秋季地上部枯萎时采挖，除去须根、洗净、趁鲜切段晒干。

现代研究

1. 化学成分　虎杖根和根茎含游离蒽醌及蒽醌苷，如大黄素、大黄素甲醚、大黄酚等。还含白藜芦醇、白藜芦醇苷、原儿茶酸以及糖类、氨基酸和鞣质等。

2. 药理作用　虎杖煎剂有抗菌作用。虎杖粗品及白藜芦醇苷有镇咳作用，煎剂有平喘作用；白藜芦醇苷对脂质过氧化有很强的抑制作用，减轻肝损伤，保护肝脏。

性味功能	味微苦，性微凉。有活血止痛，清利湿热，止咳化痰的功能。
炮　制	除去杂质，洗净，润透，切厚片，干燥。
主治用法	用于关节疼痛，经闭，湿热黄疸，慢性气管炎，高脂血症。外用于烫火伤，跌扑损伤，痈肿疮毒。用量9~15g。孕妇慎服。

应用

1. 风湿腰腿痛，四肢麻木：虎杖、川牛膝、五加皮。水煎服。
2. 黄疸肝炎：鲜虎杖、水杨梅、薏米各30g。水煎服。
3. 胆囊结石：虎杖30g。水煎服。
4. 阑尾炎：鲜虎杖100g，水煎服。

柞木

基源：为大风子科植物柞木的茎叶。

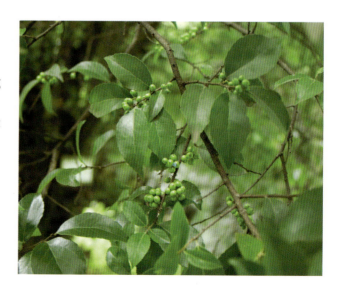

原植物

常绿灌木或小乔木，有时高达10m，枝干生长刺，尤以小枝为多。叶互生，叶柄长4~10mm，叶片革质，卵形或广卵形，长3~7cm，宽2~5cm，先端渐尖，基部圆形或宽形，边缘有锯齿。总状花序腋生，被微柔毛；花淡黄色，单性，雌雄异株；花被4~6片，卵圆形，无花瓣，雄蕊多数，子房生于多裂的花盘上。浆果球形，熟时黑色。种子2粒。

生境分布

生于路旁，沟边，分布于江西，湖北，湖南，四川等省区。

采收加工

全年可采，晒干备用。

性味功能	味苦、涩,性寒。有清热利湿,散瘀止血,消肿止痛的功能。
主治用法	用于黄疸,水肿,死胎不下,跌打肿痛,骨折,脱臼,外伤出血。用量9~12g;外用适量。

应用

1. 骨折,扭伤脱臼:柞木研粉,酒醋调敷伤处。
2. 跌打损伤肿痛:柞木1kg,米酒5kg,煮沸,浸1~2周,纱布浸湿后,敷患处,随干随洒酒。
3. 急性细菌性痢疾:柞木,水煎服。
4. 小儿消化不良:柞木,研细末,文火炒焦,米汤冲服。

旱柳

基　源:杨柳科植物旱柳的嫩叶或枝叶入药。

原植物

乔木。枝细长,直立或斜展。叶互生,叶柄短,上面有长柔毛,托叶披针形或缺,边缘有细锯齿,叶披针形,先端长渐尖,基部窄圆形或楔形,叶缘有细腺齿,上面绿色,下面苍白色或带白色。花序与叶同时开放;雄花序圆柱形,轴有长毛;腺体2;雌花序较雄花序短,轴有长毛,苞片同雄花,腺体2,背生和腹生。果序长达2.5cm。花期4月,果期4~5月。

生境分布

生于河岸及高原、固定沙地。分布于长江以北地区。

采收加工

嫩叶春季采,枝叶春、夏、秋三季均采,鲜用或晒干。

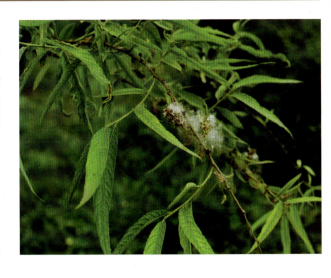

性味功能	味微苦性寒。有散风,祛湿,清湿热的功能。
主治用法	用于黄疸型肝炎,风湿性关节炎,急性膀胱炎,小便不利,外用于黄水疮,牙痛,湿疹等。用量9~15g;外用适量。

应用

1. 预防及治疗黄疸型肝炎:旱柳叶10g,开水泡,当茶喝,亦可酌加红糖。
2. 风湿性关节炎,发烧怕冷:旱柳叶15g,水煎服。
3. 关节炎肿痛:鲜旱柳枝叶,煎汤外洗。
4. 甲状腺肿大:鲜旱柳叶500g,加水2500ml煎至1000ml,每次服200ml。

过路黄(金钱草)

基　源:金钱草为报春花科植物过路黄的全草。

原植物

别名:大金钱草、对座草、路边黄。多年生草本。茎柔弱,匍匐地面。叶对生,叶柄与叶片约等长;叶片心形或宽卵形,先端钝尖或钝形,基部心形或近圆形,全缘,两面均有黑色腺条,主脉1,于叶背面隆起。花成对腋生;花冠5裂,黄色。有黑色短腺条。蒴果球形。花期5~7月,果期6~8月。

生境分布

生长于路边、沟边及山坡、疏林、草丛阴湿处。分布于黄河流域及以南省区。

采收加工

4~6月采收,拔取全草,切段,晒干或鲜用。

性味功能	味苦、酸,性凉。有清热解毒,利尿排石,活血散瘀功能。
主治用法	用于胆结石,胆囊炎,黄疸型肝炎,泌尿系结石,跌打损伤,毒蛇咬伤,毒蕈及药物中毒。用量15~60g。

六 利水渗湿药

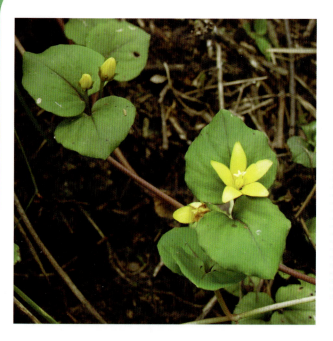

现代研究

1. 化学成分　本品全草主要含黄酮类成分，还有酚性成分、甾醇类、氨基酸、鞣质、挥发油及胆碱。
2. 药理作用　本品有利胆、止血作用；有抗炎镇痛作用、抗菌及抗病毒作用。

应用

1. 胆结石，泌尿系统结石：金钱草60~120g，水煎服。
2. 胆囊炎：金钱草45g，虎杖根15g。水煎服，如有疼痛加郁金15g。
3. 黄疸型肝炎：金钱草、蒲公英、板蓝根各15g。水煎服。

瓦松

基源：为景天科植物瓦松的全草。

原植物

别名：瓦塔、石塔花、厝莲。二年生肉质草本，密生紫红色斑点。基生叶莲座状，匙状线形，先端增大，为白色软骨质，边缘有流苏状软骨片和1钉状尖头；茎生叶线形至倒卵形，先端长尖。开花时基生叶枯萎，由茎顶抽出花序，多分枝；花小，两性；花瓣5，淡粉红色，有红色斑点。Gutu 果。花期7~9月。果期8~10月。

生境分布

生于屋顶、墙头及山坡石缝中。分布于全国各省区。

采收加工

夏、秋季采收，鲜用或晒干。

性味功能	味酸，性平，有毒。有清热解毒，止血，敛疮，消肿的功能。
炮　制	除去残根及杂质，切段。
主治用法	用于急性黄疸型肝炎，吐血，鼻衄，血痢，疟疾等。用量15~30g，水煎服。外用适量。

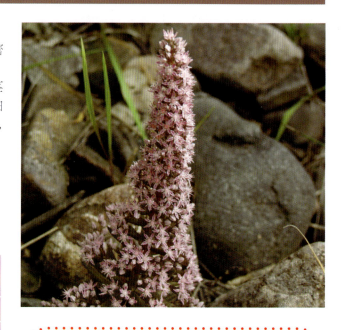

现代研究

1. 化学成分　本品全草含槲皮素、槲皮素-3-葡萄糖苷、山奈酚、山奈酚-7-鼠李糖苷、草酸等。
2. 药理作用　本品有强心作用以及抗炎、镇痛作用。

应用

1. 急性黄疸型传染性肝炎：瓦松鲜品60g，麦芽30g，垂柳嫩枝90g，水煎服。
2. 鼻衄：鲜瓦松1000g，洗净，捣烂取汁，加砂糖拌匀，置瓷盘内，晒干切成块，每次服1.5~3g，每日2次，温开水送服。
3. 咯血：鲜瓦松60g，水煎服。

含羞草决明

基　源：为云实科植物含羞草决明的干燥全草。

原植物
别名：软肝草、黄瓜香、水皂角、山扁豆亚。灌木状草本。茎多分枝，分枝瘦长，斜升或四散，多少被短毛。双数羽状复叶互生，托叶线形，长尖；小叶25~60对，镰刀状线形，先端短尖。单一或数朵排成短总状花序，花萼5，花瓣5，黄色；雄蕊10；子房线形而扁，花柱内弯。荚果扁平条形，有毛。种子16~25，深褐色，平滑有光泽。花期8~9月，果期9~10月。

生境分布
生于山坡、路旁、草丛中。分布于华北、南延至广东、广西、贵州、云南、台湾等省区。

采收加工
夏、秋季采集全草，晒干或焙干。

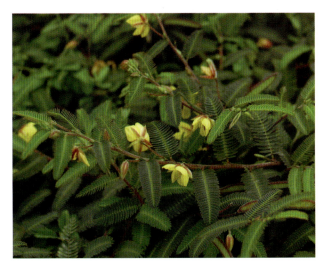

性味功能	味甘，性平。有清肝利湿，散瘀化积的功能。
主治用法	用于湿热黄疸，暑热吐泻，水肿，劳伤积瘀，小儿疳积，疔疮痈肿。用量6~25g。

应用

1. 黄疸型肝炎：含羞草决明100g，地星宿25g，煨水服。
2. 暑热吐泻：含羞草决明50g，水煎服。
3. 水肿、热淋：含羞草决明、蓄各50g，煨水服。
4. 疔疮：鲜含羞草决明叶适量，捣烂，加盐少许，外敷患处。

广州相思子（鸡骨草）

基　源：鸡骨草为蝶形花科植物广州相思子的全草。

原植物
小灌木，有浅棕黄色短粗毛。双数羽状复叶互生，托叶线状披针形；小叶8~12对，小叶柄短，小托叶刺毛状；小叶膜质，长圆形或倒卵形，先端平截，有小尖头，基部宽楔形或圆形，上面被疏毛，下面有紧贴粗毛，小脉两面凸起。总状花序腋生，3~5花聚生于花序总轴短枝上，花萼杯状，黄绿色；花冠淡紫红色，旗瓣宽椭圆形，翼瓣狭，龙骨瓣弓形。荚果扁长圆形，有黄色短毛，先端有喙。花期7~8月，果期8~9月。

生境分布
生于旱坡地区性灌丛边或草丛中。分布于广东、广西等省区。

采收加工
全年均可采挖，除去泥沙及荚果，晒干。

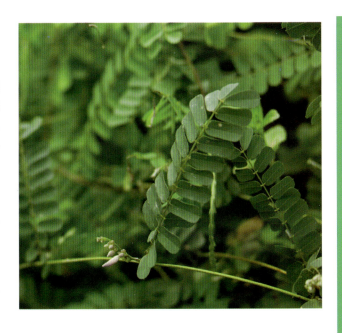

六　利水渗湿药

性味功能	味微甘，性凉。有清热利湿，舒肝止痛，活血散瘀的功能。
炮制	除去杂质及荚果，切段。
主治用法	用于慢性肝炎，肝硬化腹水，胃痛，小便刺痛，风湿骨痛，跌打损伤，毒蛇咬伤，乳腺炎。用量30~60g。

现代研究

1. 化学成分　全草含相思子碱胆碱、甾醇化合物、黄酮类、氨基酸、糖类。

2. 药理作用　本品根煎剂可显著增强其收缩幅度，麻醉兔灌胃或肌注煎剂也能使在位肠管张力提高，蠕动略增强。粗皂苷对四氯化碳（CCl4）所致肝损伤有显著保护效果。

应用

1. 急性黄疸型传染性肝炎：鸡骨草（去果荚及种子）、茵陈、地耳草各30g，山栀子15g，水煎服。
2. 胆囊炎，肝硬化腹水，黄疸，胃痛：鸡骨草（去果荚及种子），水煎服。

茵陈蒿

基　源：为菊科植物茵陈蒿的干燥地上部分。

原植物

别名：茵陈、白蒿、绒蒿。半灌木状多年生草本，根斜生，树根状或直生呈圆锥形。茎斜生，数个丛生，具纵沟棱。基生叶2回羽状分裂，下部叶裂片较宽短，常被短绢毛；中部以上的叶裂片细，毛发状，先端微尖；上部叶羽状分裂，3裂或不裂。不育枝叶向上部渐长大，1~2回羽状全裂，裂片丝状线形。头状花序下垂，茎顶排列成扩展的圆锥状。瘦果。花期8~9月，果期9~10月。

生境分布

生于山坡、荒地、草地。分布于全国各地。

采收加工

春、秋季采收，晒干，称"绵茵陈"及"茵陈蒿"。

性味功能	味苦、辛，性微寒。有清热利湿，利胆，退黄疸的功能。
炮制	过筛，拣去杂质，除去残根，碾碎，再过罗去净泥屑。
主治用法	用于黄疸尿少，湿疮瘙痒，传染性黄疸型肝炎，胆囊炎。用量6~15g，水煎服。

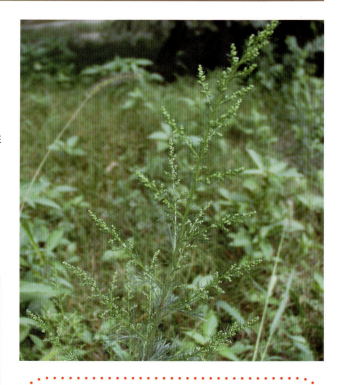

现代研究

1. 化学成分　本品地上部分含挥发油，其成分萜类有：α-、β-蒎烯，柠檬烯等。还有酚类和苯氧基色原酮类成分。

2. 药理作用　本品有利胆保肝作用；解热、降血压、抗菌和消炎等作用。

应用

1. 急性黄疸型传染性肝炎、胆囊炎：茵陈蒿50g，栀子12g，大黄9g。水煎服。
2. 湿热黄疸，小便不利：茵陈30g，云苓15g，猪苓、白术各12g，泽泻9g，桂枝6g。水煎服。
3. 慢性黄疸型传染性肝炎、肝硬化：茵陈18g，熟附子、干姜各9g，炙甘草3g。水煎服。
4. 感冒：茵陈15g，水煎服。

蒌蒿（红陈艾）

基　源：红陈艾为菊科植物蒌蒿的干燥全草。

原植物

别名：狭叶艾、水蒿、刘寄奴。多年生草本，高达1m多。具匍匐茎。茎下部带紫色，无毛，顶端略被白色细柔。上部有直立花序枝。下部叶花期枯萎；叶互生，茎中部叶密集，羽状深裂，侧裂片1~2对，条披针形，先端渐尖，有浅锯齿，基部渐窄成楔形短柄；上部叶3裂或不裂，条形，全缘。头状花序有短柄，多数密集成窄长的复总状花序，苞叶条形；总苞近钟形，干膜质；花全为管状，缘花雌性，中央两性；雄蕊5。瘦果微小，无冠毛。

生境分布

生于低山区向阳处。分布于东北及河北、山西、四川等省。

采收加工

秋季采收，多为鲜用。

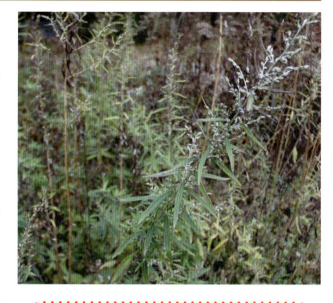

性味功能	味苦、辛，性温。有破血行瘀，下气通络的功能。
主治用法	用于产后瘀血停积小腹胀痛，跌打损伤，瘀血肿痛，因伤而大小便不利。用量9~15g，作散剂、酒剂、煎剂。生用或酒炒用。

应用

1. 产后瘀血停积小腹胀痛：鲜红陈艾15g。水煎服。

2. 跌打损伤，瘀血肿痛：红陈艾15g。酒浸七日，外敷肿痛伤处，鲜红陈艾捣烂取汁洗敷患处。

甘菊

基　源：菊科植物甘菊的头状花序作野菊花入药。

原植物

别名：北野菊、甘野菊、岩香菊叶。二回羽状分裂，一回全裂或几全裂。二回为半裂或浅裂。头状花序在茎枝顶端排成疏松或稍紧密的复伞房花序。总苞蝶形，苞片5层，全部苞片边缘白色或浅褐色膜质。花期5~11月。

生境分布

生于山野路边、丘陵荒地及林地边缘。分布于东北、华北及华东，以及四川、湖北、云南、陕西、甘肃、青海及新疆东部。

采收加工

秋季花初开时采摘，拣去残叶，晒干或蒸后晒干。

现代研究

1. 化学成分　本品全草和花含挥发油，油中含兰香油。还含母菊内酯、母菊内酯酮、胆碱和芹菜素等。

2. 药理作用　本品水煎醇沉制剂对离体兔心有显著扩张冠脉，增加冠脉流量的作用。还有抗病原微生物作用。

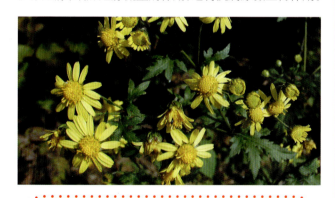

性味功能	味苦、辛，微寒。有清热解毒，消肿，凉肝明目，降血压的功能。
主治用法	用于头痛眩晕，目赤肿痛，疔疮肿毒，高血压病，肝炎，肠炎，蛇虫咬伤等。用量9~15g。外用适量，煎汤外洗或制膏外涂。

应用

1. 疮疖肿毒，毒蛇咬伤：野菊花30g，水煎服。并洗敷患处。

2. 高血压，高脂血症：野菊花，开水泡，代茶饮。

3. 病毒性肝炎：野菊花、金银花、紫花地丁、大青叶各30g，紫背天葵10g。水煎服。

六　利水渗湿药

7 温里药

　　温里药是指能温里祛寒，以治疗里寒症为主要作用的药物。
　　临床上主要用于脾胃虚寒证、肺寒痰饮证、少腹痛、寒疝疼痛、肾阳不足证、心肾阳虚证和亡阳厥逆证等。
　　现代药理作用　表明，温里药具有镇静、镇痛、健胃、抗血栓形成、抗溃疡、抗腹泻、抗缺氧、扩张血管等作用，还有强心、抗休克、抗惊厥、促进胆汁分泌等作用。主要用于治疗慢性胃炎、慢性肠炎、慢性支气管炎、休克等。

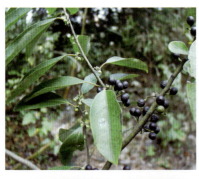
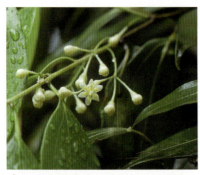
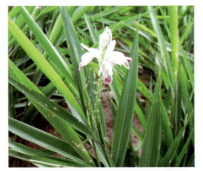
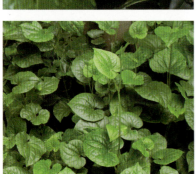
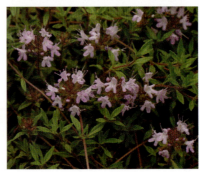
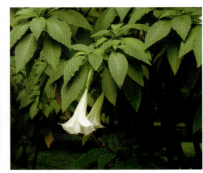

阴香

基　源：为樟科植物阴香的树皮、根皮、枝。

原植物

乔木。叶互生或近对生，革质，卵圆形、长圆形或披针形，先端短渐尖，基部宽楔形，全缘。圆锥花序腋生或近顶生，花少，疏散，密被灰白色微柔毛，末端分枝为3花的聚伞花序；花绿白色；花被裂片长圆状卵圆形，密被灰白色微柔毛；第三轮雄蕊中部有1对近无柄腺体。果卵球形，顶端具齿裂，齿顶端截平。花期10~12月。果期12至翌年3月。

生境分布

生于林中，灌丛中或溪边。分布于福建、广东、海南、广西、云南等省区。

采收加工

秋季采收，去杂质，阴干。

性味功能	味辛，微甘，性温。有祛风散寒，温中止痛的功能。
炮　制	卷为圆筒状，晒干。
主治用法	用于虚寒胃痛，腹泻，呕吐，风湿痹痛，月经不调。外用于跌打损伤，外伤出血。水煎或研粉吞服，外用研粉酒调或研粉敷患处。用量6~9g。外用适量。

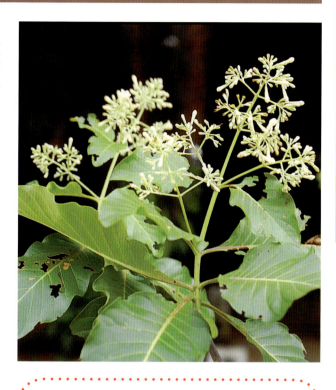

应用

1. 胃腹冷痛，虚寒腹泻：阴香3~6g研末，温开水送服。

2. 感冒风寒：阴香枝、白芍、生姜各6g，大枣2个，炙甘草3g，水煎服。

3. 外伤出血：阴香9g。研粉敷患处。

现代研究

1. 化学成分　本品含挥发油。油中的主要成分为桂皮醛，此外，还含有丁香油酚，黄樟醚等成分。

2. 药理作用　本品具有抑菌作用。

天竺桂

基　源：樟科植物天竺桂的树皮作桂皮入药。

原植物

常绿乔木，高10-15m。枝条红色或红褐色，具香气。叶近对生，在枝条上部者互生，卵圆形至长圆状披针形，先端锐尖至渐尖，基部宽楔形或钝形，革质，离基三出脉。圆锥花序腋生，无毛；花被裂片6，卵圆形，外面无毛，内面被柔毛；能育雄蕊9，内藏，花药4室，第一、二轮内向，第三轮外向并在花丝中部有一对圆状肾形腺体。果长圆形，无毛；果托浅杯状，顶部极开张，全缘或具浅圆齿。花期4~5月。果期7~9月。

生境分布

生于低山或近海的常绿阔叶林中。分布于江苏、安徽、浙江、江西、福建及台湾等省区。

采收加工

春、冬季剥取树皮，阴干。

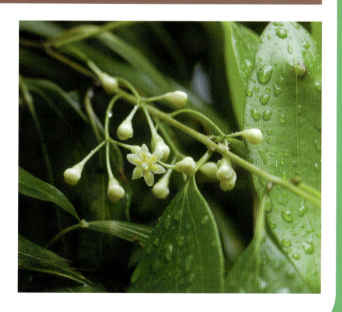

七　温里药

性味功能	味辛、甘，性温。有温中散寒，理气止痛的功能。
炮　制	将层叠为圆筒状，再晒干。
主治用法	用于胃痛，腹痛，风湿关节痛；外用治跌打损伤。用量15~20g。

现代研究

1. 化学成分　本品含有挥发油：水芹烯、丁香油酚、黄樟醚、1,8-桉叶素、甲基丁香油酚、丁香油酚等成分。

2. 药理作用　本品具有镇静、镇痛作用，并有祛痰镇咳作用。

应用

1. 胃腹冷痛，阳虚内寒：桂皮、附子、干姜、吴茱萸各3g。水煎服。

2. 畏寒肢冷，腰膝酸弱，阳痿，尿频：桂皮、熟附子、泽泻、丹皮各3g，熟地黄12g，山茱萸、山药、茯苓各6g。水煎服。

3. 打扑伤破，腹中有瘀血：桂枝、当归各100g，蒲黄50g。酒服。

山鸡椒（澄茄子）

基　源：澄茄子为樟科植物山鸡椒的果实。

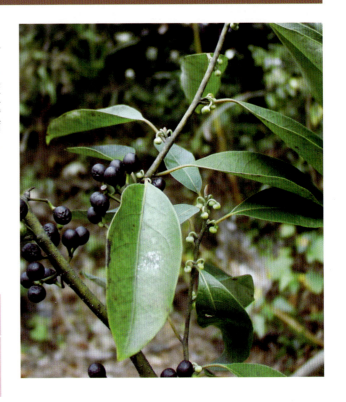

原植物

落叶灌木或小乔木。根圆锥形，灰白色。树皮幼时黄绿色，老时灰褐色，有浓烈的姜香，小枝细长。叶互生，长圆状披针形或长椭圆形，全缘，上面亮绿色，下面灰绿色。花小，雌雄异株，花序总梗纤细，每梗顶端有苞片4，上有4-6花组成小球状伞形花序；雄花花被6，椭圆形；雌花花被5~6，有多数不育雄蕊。浆果核果状球形，熟时黑色，果梗3~5mm。花期4-5月。果期7-11月。

生境分布

生于向阳山坡林缘、灌丛或杂木林中。亦有栽培。分布于长江以南各省区。

采收加工

果实秋季成熟后采收，晒干。

性味功能	味辛、微苦，性温。有温中下气，散寒止痛的功能。
主治用法	用于胃寒呕吐呃逆，气滞胸腹胀痛，寒疝腹痛，寒证，小便不利，小便浑浊等。用量1.5~3g。

现代研究

1. 化学成分　本品含有挥发油：d-香桧烯、d-莳烯、1,4-桉叶素、柠檬醛、甲基庚烯酮，还含荜澄茄素、树脂、荜澄茄酸、荜澄茄内酯、荜澄茄脑、淀粉、树胶、脂肪油、色素等成分。

2. 药理作用　本品具有抗心律失常作用、抗心肌缺血，并有利胆作用、祛痰作用和抑菌作用。

应用

1. 脾胃虚弱，气滞胸腹胀痛，不思饮食：澄茄子3g，神曲。研末制丸，姜汤水送下。

2. 胃寒呕吐呃逆：澄茄子、高良姜各3g。水煎服。

荜菝

基源：为胡椒科植物荜菝的干燥成熟果穗。

原植物

多年生攀援藤本，枝有粗纵棱和沟槽。叶互生，纸质；叶片卵圆形、卵形或卵状长圆形，先端渐尖，基部心形或耳状，基出脉5~7条。花单性，雌雄异株，排成与叶对生的穗状花序，无花被；雄蕊2，花丝粗短；雌花序果期延长，子房上位，无花柱，柱头3。浆果卵形。花期7~9月，果期10月至翌年春季。

生境分布

分布于印尼、菲律宾、越南、印度、尼泊尔、斯里兰卡。我国云南省德宏州盈江、瑞丽、潞西等县亦有野生，广西、广东、福建有栽培。

采收加工

当果实近成熟，由黄变红褐色时采下果穗，晒干。

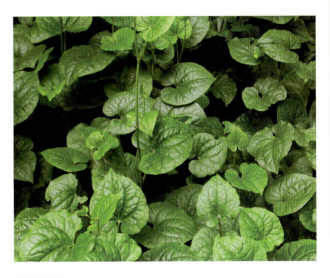

性味功能	味辛，性热。有温中散寒，行气止痛的功能。
炮制	拣除杂质，去柄，筛净灰屑，用时捣碎。
主治用法	用于脘腹冷痛，呕吐，泄泻，偏头痛，牙痛。用量1.5~3g。

现代研究

1. 化学成分　本品含有胡椒碱，棕榈酸，四氢胡椒酸，荜菝明碱，长柄胡椒碱，胡椒酰胺，几内亚胡椒酰胺，N-异丁基十八碳-2,4-二烯酰胺等成分。

2. 药理作用　本品具有抗菌、抗惊厥、镇静作用，并有舒张冠状动脉和抑制血清总胆固醇升高作用，尚有耐缺氧和抗急性心肌缺血的作用。

应用

1. 冠心病心绞痛：荜菝、冰片、檀香、延胡索。水煎服。
2. 牙疼：荜菝、高良姜、细辛，研粉涂患处。
3. 胃寒吐涎，吐酸水及心腹冷痛：荜菝、姜厚朴。水煎服。

胡椒（白胡椒，黑胡椒）

基源：黑胡椒与白胡椒为胡椒科植物胡椒的果实。

原植物

攀援状藤本。叶互生，革质，阔卵形、卵状长圆形或椭圆形，全缘。花杂性，无花被，雌雄同株，排成与叶对生穗状花序；雄蕊2；子房上位。浆果球形，无柄，果穗圆柱状，熟时红黄色。花期4~10月。果期10至次年4月。

生境分布

生于荫蔽处的树林中。分布于东南亚，海南、广西、福建、台湾、云南等省、自治区有引种栽培。

采收加工

黑胡椒：果实近成熟果穗基部的果实变红时，晒干。
白胡椒：全部成熟时采收，擦去果肉，洗净晒干。

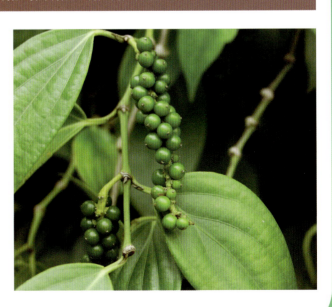

七　温里药

性味功能	味辛,性热。有温中散寒,健胃止痛,消解毒的功能。
炮 制	果穗先晒,后去皮,充分晒干。
主治用法	用于胃寒呕吐,腹痛泄泻,食欲不振,癫痫痰多。外用于受寒腹痛,疟疾,冻伤,湿疹等症。用量 0.6~1.5g。

现代研究

1.化学成分 本品含有多种酰胺类化合物:胡椒碱,胡椒酰胺,次胡椒酰胺,胡椒亭碱,胡椒油碱B,又含挥发油:向日葵素,二氢香苇醇,氧化丁香烯,隐品酮,反式-松香苇醇,胡椒酮,,β-蒎酮,对聚伞花素-8-醇甲醚等成分。

2.药理作用 本品具有抗惊厥作用,利胆作用,并有升压作用和杀虫作用。

应用

1.小儿消化不良性腹泻:白胡椒粉、葡萄糖粉,水冲服。

2.牛皮癣,湿疹:白胡椒,研末,水煎外洗敷。

3.疟疾:白胡椒0.9g,研末,撒于膏药上,于发作前2小时,在第三胸椎或大椎穴处针刺几下,贴上膏药。

八角(八角茴香)

基 源:八角茴香为八角科植物八角的果实。

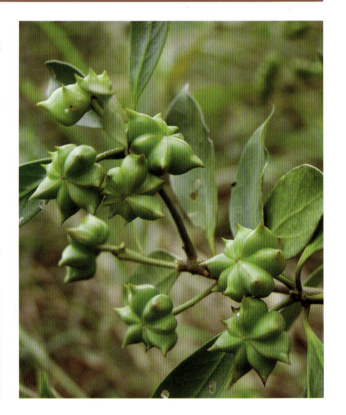

原植物

常绿乔木,高达20m。树皮灰褐色。叶互生或3~6簇生于枝端;叶片革质,椭圆状倒卵形或椭圆状倒披针形,长5~12cm,宽2~4cm,先端渐尖或急尖,基部楔形,全缘。花单生于叶腋或近顶生,花被7~12,覆瓦状排列,内轮粉红色至深红色。聚合果八角形,果扁平,先端钝尖或钝。花期4~5月,果期6~7月。

生境分布

生于湿润、土壤疏松的山地,多为栽培。分布于广东、广西、贵州、云南、福建、台湾等省区。

采收加工

秋、冬季于果实变黄时采摘,置沸水中稍烫后干燥或直接干燥。

性味功能	味辛,性温。有温中散寒,理气止痛的功能。
炮 制	筛去泥屑种子,拣去果柄杂质。
主治用法	用于胃寒呕吐,食欲不振,疝气腹痛,肾虚腰痛。用量3~6g。

现代研究

1.化学成分 本品含有挥发油:茴香醚、茴香醛、d-蒎烯、l-水芹烯、α-萜品醇及少量黄樟醚、甲基胡椒酚,脂肪油约及蛋白质、树胶、树脂等。

2.药理作用 本品具有抑菌作用,升白细胞作用,并具雌激素活性。

应用

1.阴寒腹痛,疝气:八角茴香、肉桂、生姜、沉香,乌药水。煎服。

2.脘腹冷痛,呕吐食少:八角茴香、生姜水。煎服。

丁香　基　源：为桃金娘科植物丁香的花蕾。

原植物

别名：母丁香、公丁香。常绿小乔木。叶对生，革质，长圆状倒卵形，先端尖，基部渐狭至叶柄，全缘。聚伞状圆锥花序顶生，芳香；花萼肥厚，绿色后转淡紫色，长管状，先端4裂；花冠白色，带淡紫色，短管状，4裂。浆果红棕色，长方椭圆形，有光泽，先端宿存花萼，裂片肥厚，有香气。种子长方形，与果皮分离。花期6~7月。果期8~9月。

生境分布

我国广东、海南有栽培。

采收加工

9月至次年3月，花蕾由青转为鲜红时采摘，晒干。

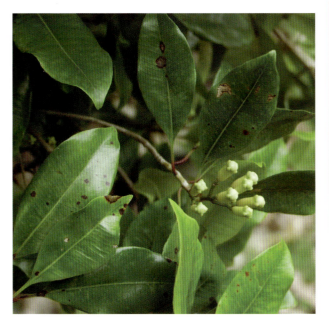

性味功能	味辛，性温。有温中降逆，补肾助阳，止痛的功能。
炮　制	除去杂质，筛去灰屑。用时捣碎。
主治用法	用于脾胃虚寒，呃逆呕吐，食少吐泻，心腹冷痛，肾虚阳痿，小儿吐乳，腰膝酸痛，阴冷等症。用量1~3g。

现代研究

1. 化学成分　本品含挥发油即丁香油。油中主要含有丁香油酚、乙酰丁香油酚，以及甲基正戊基酮、水杨酸甲酯，还含三萜化合物如齐墩果酸、山奈酚、番樱桃素、番樱桃素亭、异番樱桃素亭及其去甲基化合物异番樱桃酚等成分。

2. 药理作用　本品具有抗菌、抗真菌、平喘、驱虫、健胃作用，并有止痛作用作用和促进胆汁分泌作用。

应用

1. 胃寒呕逆：丁香、柿蒂各3g，生姜6g，党参12g。

2. 急性胃肠炎，消化不良：丁香、砂仁、白术、党参、陈皮、生姜。水煎服。

3. 胃痛：丁香6g，肉桂、木香、乌药各12g。共研细粉，每服2g，每日3次。

4. 头癣、体癣、手癣等：丁香，水煎，涂擦患处。

附注：母丁香为丁香的干燥果实。系在果实近成熟果采摘。

七　温里药

吴茱萸　基　源：为芸香科植物吴茱萸的干燥近成熟果实。

原植物

别名：吴萸、曲药子、气辣子。小乔木。单数羽状复叶对生，小叶5~9，椭圆形或卵形，具淡褐色长柔毛及透明油点。聚伞状圆锥花序顶生，雌雄异株；花瓣5，黄白色。蒴果五角状扁球形，暗黄绿色至褐色，粗糙，有点状突起或油点，顶端有五角星状裂隙，其部残留果梗，紫红色，有油腺点。花期6~8月。果期9~11月。

生境分布

生于林下或林缘。分布于陕西、甘肃及长江以南各地区。

采收加工

8~11月果实未裂时，剪下果枝，晒干或微火炕干。

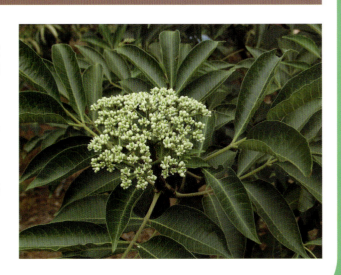

263

性味功能	味辛、苦，性热。有温中散寒，疏肝止痛的功能。
炮　制	灸吴茱萸：取甘草煎汤，去渣取汤，加入净吴茱萸，浸泡至汤液吸干为度，微火焙干。
主治用法	用于脘腹冷痛，呃逆吞酸，厥阴头痛，经行腹痛，呕吐腹泻，疝痛，痛经。外治口疮。用量1.5~4.5g。有小毒，阴虚火旺者忌服。

现代研究

1. 化学成分　本品含有挥发油：吴茱萸烯，吴茱萸内酯醇，柠檬苦素，并含吴茱萸，吴茱萸次碱，吴茱萸卡品碱，吴茱萸精，吴茱萸苦素，尚含天冬氨酸、色氨酸、苏氨酸、丝氨酸、及胱氨酸等十八种氨基酸等成分。

2. 药理作用　本品具有强心、升压、止呕、止泻、保肝、抗缺氧作用，并有驱蛔、抗菌作用，尚有抗胃溃疡作用。

> **应用**
>
> 1. 高血压病：吴茱萸适量，研末，每晚醋调敷两脚心。
> 2. 湿疹、神经性皮炎黄水疮：吴茱萸研末，凡士林调成软膏，搽患处。
> 3. 慢性胃炎，胃溃疡：吴茱萸6g，党参12g，生姜15g，大枣5枚。水煎服。
> 4. 疝痛：吴茱萸、橘核。水煎服。

花椒

基　源：为芸香科植物花椒的果皮。

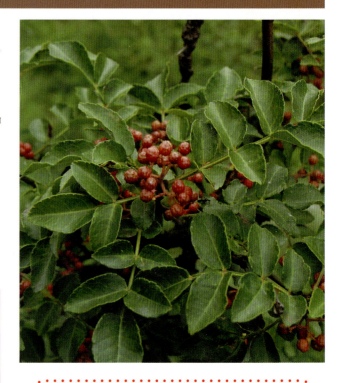

原植物

别名：川椒、红椒、蜀椒。小乔木。茎上有皮刺及皮孔。奇数羽状复叶互生，有小叶翼；小叶5~9，对生，纸质，卵形或卵状长圆形。顶生聚伞状圆锥花序，单性异株。果球形，自顶端沿腹背缝线开裂，成基部相连的两瓣状，红色至紫红色，极皱缩，外面密生疣状突起的腺体。种子圆球形，黑色，有光泽。花期3~5月。果期7~10月。

生境分布

生于山坡灌木丛或路旁，栽培于庭园。分布于河北、甘肃、陕西、河南、山东、江西、湖北、湖南、广东、广西及西藏等省治区。

采收加工

秋季果实成熟时采摘，晒干。

性味功能	味辛，性温。有温中助阳，散寒燥湿，止痒，驱虫的功能。
炮　制	除去杂质，晒干。
主治用法	用于脘腹冷痛，呕吐，腹泻，阳虚痰喘，蛔虫、蛲虫病。外用于皮肤瘙痒、疮疥等。用量3~6g。水煎服。

现代研究

1. 化学成分　本品含有挥发油，其主要成分为柠檬烯，1,8-桉叶素，月桂烯，还含α-和β-蒎烯香草木宁碱，茵芋碱，单叶芸香品碱，青椒碱等成分。

2. 药理作用　抗菌、驱虫作用；抗应激性心肌损伤作用。

> **应用**
>
> 1. 脘腹冷痛：花椒、干姜各6g，党参12g，加糖温服。
> 2. 寒湿泄泻：花椒、苍术、陈皮、木香。水煎服。
> 3. 虫积腹痛：花椒、生姜、榧子。水煎服。
> 4. 皮肤湿疹瘙痒：花椒、地肤子、苦参、白矾。煎水熏洗。

茴香（小茴香）

基　源：小茴香为伞形科植物茴香的果实。

原植物

别名：小茴、香丝菜、小香。多年生草本，有强烈香气。叶柄，基部鞘状抱茎，上部叶柄部分或全部成鞘状；叶卵圆形或广三角形，3~4回羽状分裂，末回裂片线状或丝状。复伞形花序顶生或侧生；伞幅8~30；小伞形花序有花14~39，花黄色，有梗；花瓣5，先端内折；雄蕊5；子房下位。双悬果卵状长圆形，光滑，侧扁；分果有5条凸起纵棱，每棱槽中有油管1，合生面有2。花期6~7月。果期10月。

生境分布

我国各地区均有栽培。

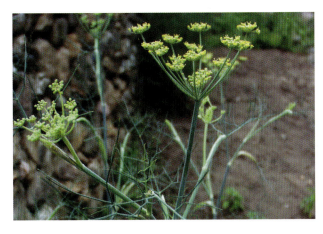

采收加工

秋季果实刚熟时采割植株，打下果实，晒干。

性味功能	味辛，性温。有祛寒止痛，理气和胃的功能。
炮　制	茴香：簸去灰屑，拣去果柄、杂质。盐茴香：取净茴香，用文火炒至表面呈深黄色、有焦香气味时，用盐水乘热喷入，焙干。
主治用法	用于胃寒胀痛，少腹冷痛，睾丸偏坠，脘腹胀痛，食少吐泻，痛经，疝痛等。用量3~9g。

现代研究

1. 化学成分　本品含挥发油，主要成分为茴香醚、小茴香酮、茴香酮，尚含：α-蒎烯、α-水芹烯、莰烯、二戊烯、茴香醛、茴香酸、爱草脑，另含顺式茴香醚、对聚伞花素等成分。

2. 药理作用　本品具有抗菌、缓解痉挛、减轻疼痛作用。

应用

1. 消化不良：小茴香、生姜、厚朴。水煎服。
2. 睾丸鞘膜积液引起疼痛、肿痛：小茴香、木香各3g，川楝子-、白芍各12g，枳壳、黄柏各9g，生苡仁24g，木通6g。水煎服。
3. 前列腺炎小便不通：小茴香、椒目(炒熟,捣碎)各12g，威灵仙9g。水煎服。

七

温里药

辣椒

基　源：为茄科植物辣椒的果实，其根茎枝也入药。

原植物

别名：辣子、红海椒、牛角椒。单叶互生；叶片卵状披针形，全缘，先端尖，基部渐窄而下延至柄。花白色或淡黄绿色，1~3朵腋生，花梗俯垂；花萼杯状，有5~7浅裂；花冠幅状，片5~7；雄蕊5个，子房上位，2室。浆果俯垂，长指状，顶端尖而稍弯，少汁液，果皮和胎座间有空隙，熟后红色。

生境分布

我国各地广有栽培。区。

采收加工

6~7月果红熟时采收，晒干或鲜用。

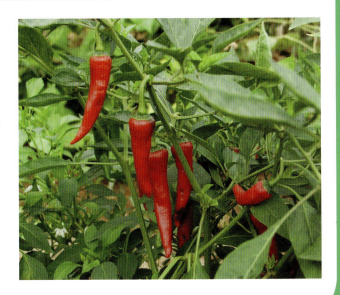

性味功能	果：味辛，性热。有温中散寒，健胃消食的功能。根：有活血消肿的功能。
炮　制	晒干或献用。
主治用法	果：用于胃寒疼痛，胃肠胀气，消化不良；外用于冻疮，风湿痛，腰肌痛。根：外用于冻疮。外用适量，煎水患处。对胃及十二指肠溃疡、急性胃炎、肺结核及痔疮患者忌用。

现代研究

1.化学成分　本品含有辣椒碱、二氢辣椒碱、降二氢辣椒碱、高辣椒碱、高二氢辣椒碱；壬酰香荚兰胺、辛酰香荚兰胺；色素为隐黄素、辣椒红素、微量辣椒玉红素、胡萝卜素；尚含维生素C、柠檬酸、酒石酸、苹果酸等成分。

2.药理作用　本品具有促进食欲、改善消化的作用，尚有抗菌及杀虫、升压和解痉作用。

应用

1.胃寒疼痛、气滞腹胀：辣椒粉拌菜吃。

2.风湿性关节炎：辣椒20个，花椒50g，先将花椒煎水，数沸后放入辣椒煮软，取出撕开，贴患处，再用水热敷。

3.冻疮：辣椒根煎水洗患处。

木本曼陀罗（洋金花）

基　源：洋金花为茄科植物木本曼陀罗的花、叶。

原植物

小乔木，高约2m。茎粗壮，上部分枝。叶卵状披针形、矩圆形或卵形，顶端渐尖或急尖，基部不对称楔形，全缘、微波状或缺刻状齿，两面有微柔毛。花单生，俯垂，花萼筒状，中部稍膨胀，裂片长三角形；花冠白色、脉纹绿色，长漏斗状，筒中部以下较细而向上渐扩大成喇叭状，檐部裂片有长渐尖头；雄蕊不伸出花冠筒，花柱伸出花冠筒，柱头稍膨大，浆果状蒴果，表面平滑，广卵状。

生境分布

原产美洲；福州、广州及西双版纳等地有栽培。

采收加工

夏季花初开时采收，晒干或低温干燥。

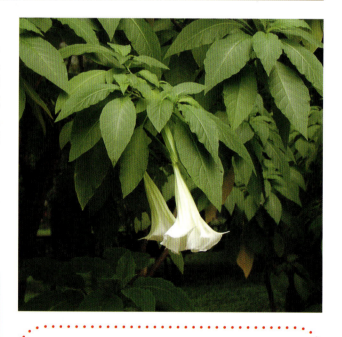

性味功能	味辛，性温，有毒。有定喘，祛风，麻醉止痛的功能。
主治用法	用于哮喘，风湿痹痛，脚气，疮疡疼痛。外科手术麻醉剂。用量：0.1g，水煎服。外用适量，煎水洗或研末调敷。

现代研究

1.化学成分　本品含东莨菪碱，还含莨菪碱。

2.药理作用　本品具有平喘止咳、解痉、镇痛、麻醉、抗菌作用。

应用

1.麻醉：洋金花、生草乌、川芎、当归。水煎服。

2.慢性气管炎：洋金花注射液，肌肉注射。

3.精神分裂症：洋金花，水煎服。

4.诸风痛及寒湿脚气：洋金花、茄梗、大蒜梗、花椒叶。水煎熏洗。

5.跌打损伤、蛇咬伤：鲜洋金花叶捣烂敷患处。

百里香（地椒）

基　源：地椒为唇形科植物百里香的干燥地上部分。

原植物
别名：地椒、麝香草、千里香。矮小半灌木状草本，有强烈芳香气味。匍匐茎平卧，上面密生多数平行直立茎；茎四棱形，当年枝紫色，密被绒毛。叶小，对生，有短柄；叶片近革质，椭圆披针形或卵状披针形，两面有透明油点。花密集枝端成圆头状花序，序下苞叶较宽短，多呈宽椭圆形或近菱形；花萼略唇形，倒卵状，其上下唇近等长；花冠紫红色。花期春季。

生境分布
生于向阳山坡或林区阳坡灌木丛中。分布于东北、华北和西北各省区。

采收加工
夏季枝叶茂盛时采收，剪去根部后切段，鲜用或晒干。

性味功能	味辛，性微温。有祛风解表，行气止痛，止咳，降压的功能。
炮　制	洗净，鲜用或晒干。
主治用法	用于感冒，咳嗽，头痛，牙痛，消化不良，急性胃肠炎，高血压病。用量6~15g。

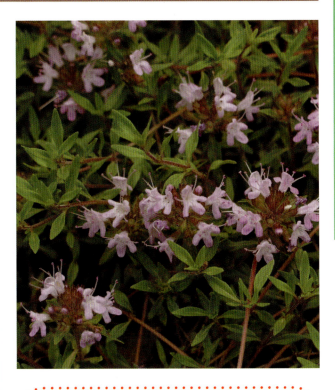

应用

1. 牙痛：地椒、川芎各等量，研末，抹于痛外。
2. 急性胃肠炎，消化不良：地椒30g，甘草6g。水煎服。
3. 高血压：鲜地椒60g，红糖30g。水煎服。
4. 感冒，咳嗽：地椒3g。水煎服。
5. 百日咳，喉头肿痛：地椒、三颗针、车前9g。水煎服。

现代研究
1. 化学成分　本品含有挥发油、其主要成分为百里香酚、香荆芥酚、芳樟醇和对-聚伞花素等多种化合物，尚含黄芩素、葡萄糖苷、木犀草素-7-葡萄糖苷、芹菜素等黄酮成分。

2. 药理作用　本品具有抗微生物、抗风湿、抗菌、抗痉挛、抗虫、镇咳、消炎、防腐等作用，并可以利心脏、利尿、升高血压。

红豆蔻

基　源：为姜科植物红豆蔻的干燥成熟果实。

原植物
多年生草本。根状茎粗壮而横走，块状，淡棕红色，有多数环节，稍有香气。茎直立，叶排为2列，具细短柄；叶鞘长而抱茎；叶片长圆形至长披针形，无毛，有光泽；叶舌短而圆，圆锥花序顶生，直立，花序轴密生短柔毛，有多数双叉分枝，每分枝基部有长圆状披针形的苞片1枚，花绿白色稍带淡红色条纹，子房外露。果短圆形，橙红色，花萼宿存。种子多数，黑色，有香辣味。花期6~7月，果期7~10月。

生境分布
生于山野湿林下或草丛中。分布于广西、广东、云南等省区。

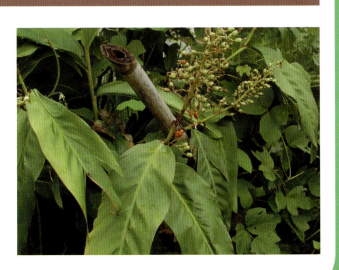

七　温里药

267

采收加工

9~10月间，果实近成熟时采收，晒干。

性味功能	味辛、性温。有温中散寒，健脾消食行气止痛功能。
炮 制	拣去杂质，筛去灰屑，用时捣碎。
主治用法	用于胃寒疼痛，呕吐，泄泻，消化不良，腹部胀满等。用量3~6g。

现代研究

1.化学成分　本品含挥发油、黄酮、皂苷和脂肪酸等；挥发油中含Ⅰ-乙酰氧基胡椒酚乙酸酯、丁香烯环氧物、丁香醇Ⅰ等成分。

2.药理作用　本品具有抗真菌和细胞毒性作用，并抗癌作用和抗胃溃疡作用。

应用

1.消化不良，胃肠胀痛，呕吐，泄泻：红豆蔻3g。水煎服。

2.风寒牙痛：红豆蔻6g。研细末，冲服。

附注：其根茎做高良姜药用，功用同高良姜。

高良姜

基　源：为姜科植物高良姜的根茎。

原植物

别名：良姜、小良姜。多年生草本。根茎圆柱形，有分枝块状节，节上有膜质鳞片，节上生根。叶2列，无柄，叶鞘抱茎，边缘及叶舌膜质，渐尖。叶线状披针形，先端尖，基部渐狭，全缘或有疏锯齿。圆锥总状花序顶生，花稠密，有柔毛，花序轴红棕色；花萼筒状，3浅裂；花冠白色或淡红色；花冠管漏斗状，3裂，长圆形；唇瓣淡红色，有紫红色条纹；侧生退化雄蕊1，生在花冠管喉部上方，花丝线形；子房下位，柱头2唇状，有缘毛。蒴果不开裂，球形，被绒毛，橘红色，种子有假种皮，具钝棱角，棕色。花期4~10月。果期9~11月。

生境分布

生于山坡草地或灌丛。分布于广西、广东、云南等地。

采收加工

夏末、秋初挖取生长4~6年的根茎，切成小段，晒干。

性味功能	味辛，性热。有温胃，散寒，行气止痛的功能。
炮 制	拣净杂质，水洗，稍浸，捞出，润透，切片，晾干。
主治用法	用于脘腹冷痛，胃寒呕吐，消积食滞，消化不良，噎膈反胃，急性肠胃炎。用量3~6g。外用适量。

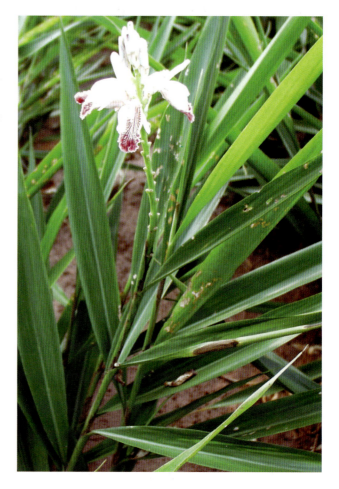

现代研究

1.化学成分　本品含挥发油，其中主要成分是1，8-桉叶素和桂皮酸甲酯，尚有丁香油酚、蒎烯、毕澄茄烯等，尚含黄酮类高良姜素、山柰素、山柰酚、槲皮素、高良姜酚等成分。

2.药理作用　本品具有温中止痛作用、抗菌作用，并可改善微循环，尚可快速止心绞痛。

应用

1.胃、十二指肠溃疡，慢性胃等胃部疼痛：高良姜、香附。水煎服。

2.胃寒呃逆：高良姜、毕澄茄、党参、茯苓等。水煎服。

8 理气药

理气药是指疏理气机，以治疗气滞或气逆证为主要作用的药物，又称行气药。

临床上主要用于治疗脾胃气滞所致的脘腹胀痛、嗳气吞酸、恶心呕吐、腹泻或便秘等；肝气郁滞所致胁肋胀痛、疝气疼痛、乳房胀痛、月经不调等；肺气壅滞所致胸闷胸痛、咳嗽气喘等。

现代药理作用　证明，大部分理气药具有抑制或兴奋胃肠平滑肌的作用，或促进消化液的分泌，或利胆等作用。本类药物现代多用于治疗胃炎、肠炎、消化道溃疡、胆囊炎以及慢性支气管炎等。

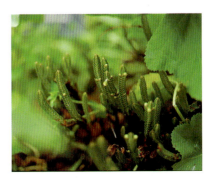

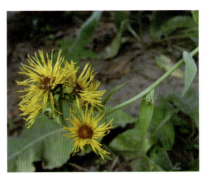
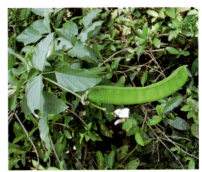

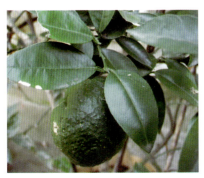
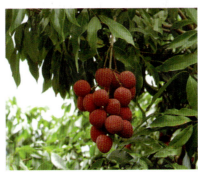
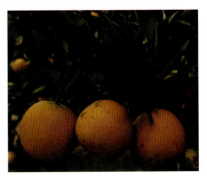

白木通（预知子，木通）

基　源：预知子为木通科植物白木通的干燥成熟果实，木通为其干燥藤茎。

原植物

别名：八月瓜藤、八月炸、腊瓜。落叶或半常绿藤本。三出复叶，小叶革质，卵状矩圆形，先端钝圆，凹入，基部圆形或稍呈心脏形至宽楔形，全缘或微波状。花单性，雌雄同株，紫色微红或淡紫色，总状花序腋生，长约15cm；雄花着生于花序上部，具细小苞片，花被3，雄蕊6；雌花1~3朵生于花序下部，雌蕊3~6。浆果状果，成熟时紫色。花期3~4月，果期10~11月。

生境分布

生于山坡灌丛中或沟边半阴湿处。分布于河北、山西、甘肃、陕西、河南、山东及长江以南大部地区。

采收加工

8~9月果实将成熟变黄时摘取，晒干或焙干。

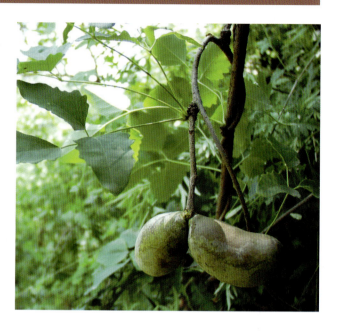

性味功能	味甘，性温。有疏肝理气，补肾，活血止痛的功能。
主治用法	用于胸胁疼痛，肝胃气痛，痛经，疝气，小便不利，赤白痢疾，腰痛，烦渴，子宫下坠等症。用量3~9g，水煎服。孕妇慎服。

现代研究

1. 化学成分　本品藤茎含白桦脂醇、齐墩果酸、常春藤皂苷元、木通皂苷。此外，尚含豆甾醇、β-谷甾醇、胡萝卜苷。

2. 药理作用　本品主要有抗菌和利尿作用。

应用

1. 淋巴结核：预知子、金樱子、海金沙根各40g，天葵子80g。煎服。

2. 睾丸肿痛：预知子1个，金樱子30g，猪小肠120g。炖服。

3. 输尿管结石：预知子、薏仁各60g。水煎服。

4. 子宫脱垂：鲜预知子30g，升麻9g，益母草、棕树根各30g。水煎服。

粗叶榕（五指毛桃）

基　源：五指毛桃为桑科植物粗叶榕的根。

原植物

灌木或小乔木。全株被贴伏短硬毛和白色乳汁。根浅黄色，皮柔韧，有香气。叶互生，纸质，长椭圆状披针形或宽卵形，先端尖，基部圆形或心形，3~5深裂，边缘有锯齿或全缘。花序托球形，成对腋生；花小，黄绿色，单性；雄花生于花序内壁近顶部；雌花生另一花序内。瘦果内藏，椭圆形，有瘤状突体。花期6~8月，果期9~11月。

生境分布

生于旷地、山坡、沟谷、路旁或灌丛中。分布于福建、广东、广西、贵州、云南等省区。

采收加工

全年可采挖根部，趁新鲜时切片，晒干。

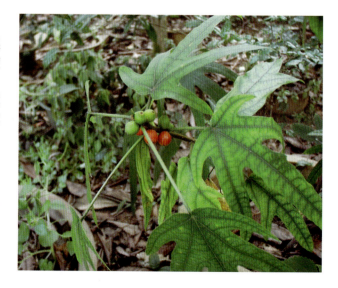

性味功能	味甘淡，微温。有健脾补肺、行气利湿，舒筋骨的功能。
主治用法	用于脾虚浮肿、食少无力、肺痨咳嗽、盗汗、风湿痹痛、肝炎、白带、产后无乳。用量15~30g。

应用

1. 急性黄疸型肝炎、较重的慢性肝炎：五指毛桃、穿破石、葫芦茶。水煎服。
2. 产后无乳：五指毛桃100g，炖猪蹄服。
3. 白带：五指毛桃30g，水煎服。

刀豆

基　源：为蝶形花科植物刀豆的干燥成熟种子。

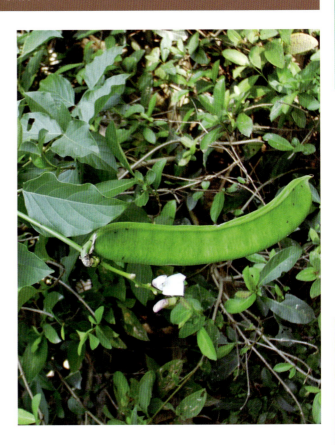

原植物

一年生草质藤本。三出复叶，卵形，先端渐尖，基部宽楔形，全缘，侧生小叶基部圆形，偏斜。总状花序腋生，2~3朵簇生花序轴上；萼管上唇2裂，下唇3裂；花冠蝶形，淡红色或淡紫色，旗瓣顶端凹入，基部有耳及宽爪，翼瓣和龙骨瓣具向下的耳。荚果线形，扁而弯曲，先端弯曲或钩状，边缘有隆脊。种子椭圆形，粉红色、红色或褐色。花期6~9月，果期8~11月。

生境分布

栽培于温暖地带。分布于江苏、安徽、浙江、湖北、湖南、广东、广西、陕西、四川等省区。

采收加工

秋季种子成熟时采收荚果，剥取种子，晒干。

性味功能	味甘，性温。有温中下气，益肾补元的功能。
炮　制	除去杂质，用时捣碎。
主治用法	用于虚寒呃逆，呕吐，肾虚腰痛，痰喘。用量4.5~9g。

现代研究

1. 化学成分　品含有尿素酶、雪球凝集素、刀豆氨酸、刀豆毒素以及淀粉、蛋白质、脂肪等。
2. 药理作用　品有抗肿瘤作用，其中所伴刀豆球蛋白酶与核糖、腺嘌呤协同有促进缺血后心功能不全恢复的作用。临床上选方可用于久痢，呕吐，肾虚腰痛，百日咳等。

应用

1. 小儿疝气：刀豆4.5g，研粉，开水冲服。
2. 气滞呃逆，膈闷不舒：刀豆6g，开水送服。
3. 百日咳：刀豆二粒，甘草3g。加冰糖适量，水煎服。
4. 鼻渊：刀豆9g，文火研干为末，酒服。

附注：刀豆的果壳有通经活血，止泻的功能，用于腰痛，久痢，闭经。根有散瘀止痛的功能，用于跌打损伤，腰痛。用量30~60g。

八、理气药

白木香（沉香）

基　源：沉香为瑞香科植物白木香含有树脂的木材。

原植物

别名：土沉香（海南）、女儿香（广东）。高大常绿乔木。叶互生，革质，长卵形、椭圆形，先端渐尖，有光泽，基部楔形，全缘。伞形花序顶生和腋生，花黄绿色；雄蕊10枚，着生于花被筒喉部；子房上位。蒴果木质，扁倒卵形，下垂，密被灰色毛，花被宿存。种子1，基部有长于种子两倍的角状附属体，棕红色。花期4~5月。果期7~8月。

生境分布

生于平地、丘陵。分布于广东、海南、广西省自治区。

采收加工

全年均可采收，在树干上顺砍数刀，待其分泌树脂，数年后，即可割取含树脂的木材，即"沉香"。

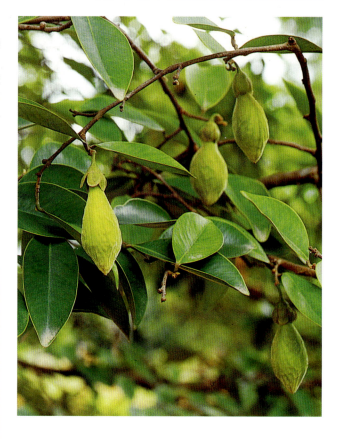

性味功能	味辛、苦，性微温。有行气止痛，温中止呕，纳气平喘、暖肾的功能。
炮　制	本品呈不规则块、片状或盔帽状，有的为小碎块。表面凹凸不平，有刀痕，偶有孔洞，可见黑褐色树脂与黄白色木部相间的斑纹，孔洞及凹窝表面多呈朽木状。质较坚实，断面刺状。气芳香，味苦。
主治用法	用于胸腹胀闷疼痛，胃寒呕吐呃逆，肾虚气逆喘急。

现代研究

1.化学成分　品主要含挥发油，油中含有白木香醇、异白木香醇、去氢白木香醇、白木香酸和白木香醛等。

2.药理作用　品煎剂对人体型结核杆菌有完全抑制作用。其挥发油成分有麻醉、止痛、肌松作用。尚有镇静、止喘作用。

应用

1.月经不调：沉香2.4g（冲），台乌、槟榔各9g，木香3g（后下），延胡索6g，香附3g，水煎服。

2.支气管哮喘：沉香1.5g，侧柏叶3g，研末，睡前水冲服。

3.急性胃炎：沉香、丁香、肉桂，水煎服。

4.血管神经性水肿：沉香、冬葵子、白头翁，水煎服。

5.气虚便秘：沉香、肉苁蓉，水煎服。

檀香

基　源：为檀香科植物檀香树干的心材。

原植物

常绿乔木。具寄生根。树皮棕灰色，粗糙或有纵裂，多分枝，枝柔软，开展，幼枝圆形。单叶对生，革质，椭圆状卵形或卵状披针形，先端渐尖，基部楔形，全缘，上面绿色，下面苍白色。三歧或聚伞状圆锥花序，花小，初为淡黄花后变为紫黄色，花被钟形，先端4裂，裂片卵圆形，蜜腺4枚，呈圆形，着生于花被管中部与花被片互生。核果球形，成熟时黑色，肉质多汁，内果皮坚硬，具3短棱。花期为6~7月。

生境分布

印度、澳大利亚、印度尼西亚和南亚野生或栽培。

我国广东、海南、云南等省有引种。

采收加工
采伐木材后，切成段，除去树皮和边材即得。

性味功能	味辛，性温。有理气，和胃，止痛的功能。
炮　制	除去杂质，镑片或锯成小段，劈成小碎块。
主治用法	用于寒凝气滞，胸腹疼痛，胃寒作痛，气逆，呕吐，冠心病，心绞痛。用量：3~6g。或入丸散。

现代研究
1.化学成分　本品心材含挥发油（白檀油）。油含α-檀香萜醇、β-檀香萜醇、檀萜烯、α-檀香萜烯和β-檀香萜烯等。

2.药理作用　本品能增强胃肠蠕动，促进消化液的分泌；有抗菌作用。其所含的檀香油尚有利尿作用，麻痹离体兔小肠，对兔耳皮肤有刺激作用。

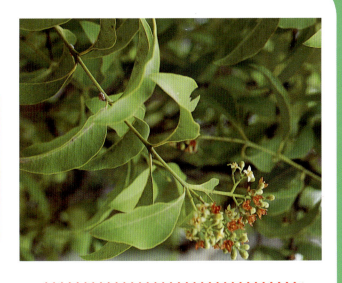

应用

1.心腹冷痛：檀香 9g，干姜 15g。开水泡饮。

2.噎膈饮食不入：檀香 4.5g，茯苓、橘红各 6g。研极细末，用人参汤调服。

北枳（枳子）

基　源：枳子为鼠李科植物北枳的种子。果实、树皮也供药用。

原植物
别名：北拐枣。落叶乔木。叶互生，卵形或卵圆形，先端渐尖，基部圆形或心形，边缘有锯齿，复聚伞花序腋生或顶生；花杂性，淡黄绿色，萼片 5，花瓣 5。果实近球形或广椭圆形，灰褐色，无毛，不裂；花序轴于果熟时肥厚，红褐色，味甜。种子扁圆形，红褐色，有光泽。花期 5~6 月。果期 9~10 月。

生境分布
生于沟边、路旁或山谷林中，亦有栽培。分布于华北、华东、中南及陕西、贵州、四川、云南等省区。

采收加工
种子于果实成熟后采摘，洗净，晒干，碾碎果壳收取种子。树皮全年均可采。

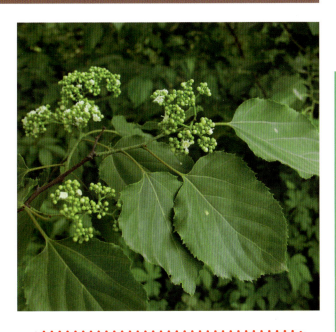

性味功能	味甘，性平。有止渴除烦，清湿热，解酒毒的功能。
主治用法	种子用于热病烦渴，呃逆，呕吐，小便不利，酒精中毒。用量 9~15g。

应用

1.热病烦渴，小便不利：枳子，知母各 9g，金银花 24g，灯心草 3g，水煎服。

2.醉酒：枳子 12g，葛花 9g，水煎服。

附注：果实，也供药用，有健胃，补血的功能。树皮味甘，性温。有活血，舒筋，解痉的功能。用于腓肠肌痉挛，风湿，食积，中毒。

八 理气药

荔枝（荔枝核）

基　源：荔枝核为无患子科植物荔枝的种子。

原植物

常绿乔木。双数羽状复叶互生；革质，长椭圆形，先端渐尖，基部楔形，全缘。圆锥花序顶生，绿白色或淡黄色，杂性；花被杯状，4裂，密被锈色柔毛。核果卵圆形，果皮干硬而薄，有瘤状突起，红色。种子外被白色假种皮，肉质。种子长圆形，有光泽。花期2~3月。果期6~7月。

生境分布

福建、广东、海南、广西、四川等省区有栽培。

采收加工

6~7月果皮变红时采摘，除去果皮及果肉，晒干。

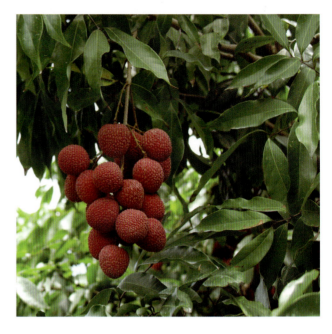

性味功能	味甘、涩，性温。有理气，祛寒，散结止痛的功能。
炮　制	荔枝核：除去杂质，洗净，干燥。用时捣碎。盐荔枝核：取净荔枝核，捣碎后照盐水炙法炒干。
主治用法	用于胃脘痛，疝气痛，妇女气滞血瘀，腹痛。用量4.9~9g。

应用

1. 血气刺痛：荔枝核烧存性25g，香附子50g，研末，盐酒送下。
2. 疝气，睾丸炎：荔枝核、陈皮、小茴香。研末糊丸，空心酒服。
3. 心腹胃脘久痛：荔枝核3g，木香2.4g。研末，水调服。
4. 脾虚久泻：荔枝核、大枣各7枚，山药、鸡内金各6g，水煎服。

附注：荔枝根及果肉也供药用。根有消肿止痛的功能。果肉味甘，酸，性温。有益气补血的功能。用于病后体虚，脾虚久泻，血崩等。

现代研究

1. 化学成分　种子含皂苷、鞣质。又含α-（亚甲环丙基）甘氨酸。
2. 药理作用　本品主要有降血糖作用，还能对抗鼠伤寒沙门氏菌的诱变作用。

七叶树（娑罗子）

基　源：娑罗子为七叶树科植物七叶树的干燥成熟种子。

原植物

高大乔木。掌状复叶，有长柄，小叶5~7，较厚，上面无毛，长椭圆形或长椭圆状卵形，先端渐尖，基部广楔形。聚伞圆锥花序，连总梗长45cm，无毛，花萼具白色短柔毛，花瓣4，白色；雄蕊花丝甚长。果蒴近球形，果壳较厚，顶端微尖或圆钝，3瓣裂。花期5~6月。

生境分布

生于低海拔的丛林中，多为栽培。分布于河北、河南北部、山西南部及陕西南部等地。

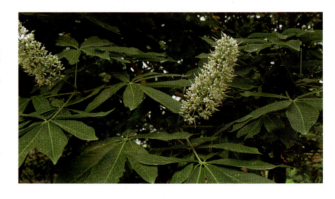

采收加工

秋季果实成熟时采收，除去果皮，晒干或低温干燥。

性味功能	味甘，性温。有理气宽中，和胃止痛，截疟，杀虫的功能。
主治用法	用于胃脘胀痛，疳积，痢疾，疟疾。用量3~9g。

应用

1. 胃痛：娑罗子。去壳，捣碎煎服。
2. 心痛：娑罗子。烧灰，冲酒服。
3. 胸脘胀痛：娑罗子、八月札、青皮各9g。水煎服。
4. 乳房小叶增生：娑罗子9g，水煎代茶饮。

酸橙（枳实，枳壳）

基　源：枳实为芸香科植物酸橙的干燥幼果；其未成熟果实作枳壳入药。

原植物

别名：枸头橙。常绿小乔木。茎枝有长刺。叶互生，革质；叶柄有狭长形或倒心形叶翼；叶倒卵状椭圆形或卵状长圆形，先端短钝、渐尖或有微凹头，基部阔楔形或圆形，全缘或有微波状锯齿，有半透明油点。总状花序簇生叶腋，白色；花瓣5；雄蕊多数。果皮粗糙，橙黄色，汁酸。花期4~5月。果熟期11月。

生境分布

多栽培于丘陵、低山地带。分布于我国长江流域地区。

采收加工

枳实：5~6月收集自落果实，切半，晒干。枳壳：于7月果皮尚绿时采收，切半，晒干。

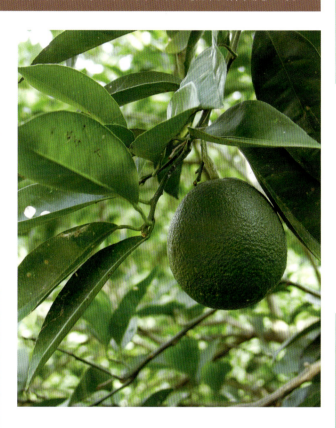

性味功能	味苦、酸，性微寒。有行气宽中，消食化痰的功能。
炮　制	枳壳：除去杂质，洗净，润透，切薄片，干燥后筛去碎落的瓤核。
主治用法	用于胸胁胀痛，食积不化，痰饮，胃下垂，子宫脱垂等症。用量3~9g。

现代研究

1. 化学成分　本品枳壳均含挥发油和黄酮苷等物质。酸橙成熟果实外层果皮含挥发油。此外含橙皮苷、柚皮苷、新橙皮苷，以及苦味成分苦橙苷等。

2. 药理作用　本品能增加冠脉流量和肾血流血，可降低心肌氧耗量，有显著的增加脑血流量和降低脑血管阻力的作用；有升压和抗休克的作用。

应用

1. 产后子宫脱垂：枳壳30g。水煎服。
2. 男子疝气及脱肛：枳壳15g。水煎服。
3. 急性结膜炎：枳壳、防风、荆芥、黄芩、连翘各3g。水煎服。
4. 肺气肿喘嗽：枳壳、苏子、半夏、陈皮。水煎服。

八 理气药

黎檬

基　源：为芸香科植物黎檬的果与根。

原植物

小乔木或灌木，具尖锐刺。单数复叶互生，宽椭圆形或长圆形，先端圆钝，边缘有钝齿；翼叶在春梢上为线形或仅有痕迹，夏梢上叶翼叶较明显。花簇生或单生叶腋，3~5朵组成总状花序；花萼5裂；花瓣5，淡紫色，内面白色。柑果扁圆形至圆球形，果皮薄，光滑，淡黄或橙红色，稍难剥离，瓤囊9~11，果肉淡黄或橙红色，味极酸，瓤囊壁厚且韧。种子长卵形，细小，平滑无棱。花期4~5月。果期9~10月。

生境分布

生于较干燥坡地或河谷两岸坡地。分布于福建、台湾、湖南、广东、广西和贵州西南部、云南南部。

采收加工

果秋冬季熟时采收，鲜用或切开晒干。根全年可采，鲜用或切片晒干。

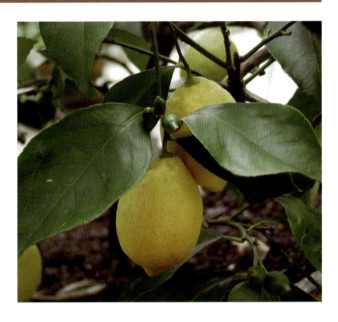

性味功能	果：味酸、甘，性平。有化痰止咳，生津健胃的功能。根：味辛、苦，性温。有行气止痛，止咳平喘的功能。
炮　制	鲜用或切片晒干。
主治用法	果用于支气管炎，百日咳，食欲不振，维生素C缺乏症，中暑烦渴。根用于胃痛，疝气痛，睾丸炎，咳嗽，支气管哮喘。水煎服。用量鲜果15~30g，根30~60g。

现代研究

1. 化学成分　本品含有橙皮苷，β-谷甾醇、γ-谷甾醇，还含维生素B1、B2、C，蒎酸、糖类、钙、磷、铁等成分。

2. 药理作用　本品具有抗炎、降血糖作用和抗病毒作用。

> **应用**
> 1. 支气管炎，百日咳：黎檬果实适量，煎水服。
> 2. VC缺乏症：黎檬果加冰糖煮食。

香橼

基　源：为芸香科植物香橼的果实。

原植物

别名：枸橼。小乔木或灌木。枝具短硬棘刺。叶互生，无叶翅；叶革质，卵状长圆形，先端钝或短锐尖，基部宽楔形，边缘有锯齿，有半透明油腺点。总状花序或3~10朵簇生于叶腋；花萼浅杯状，5浅裂；花瓣5，内面白色，外面淡紫色。柑果长圆形、卵圆形，顶端有一乳头状突起，熟时柠檬黄色，芳香；果汁黄色，味极酸而苦。花期4月。果期10~11月。

生境分布

栽培于低山带或丘陵。分布于江苏、浙江、福建、台湾、湖北、湖南、广东、广西、四川、云南等省区。

采收加工

秋季采摘果实，放置2~3日，果皮稍干时切成片，或趁鲜切成片状，晒干或低温烤干。

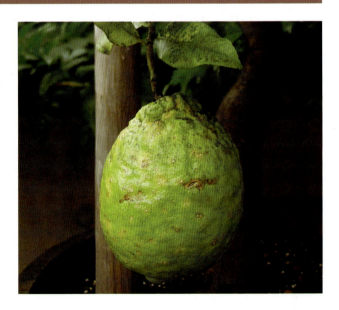

性味功能	味辛、苦、酸，性温。有理气，舒肝，和胃，化痰的功能。
炮　制	趁鲜切片，晒干或低温干燥。
主治用法	用于胸胁脘腹胀痛，嗳气，呕吐，痰多咳嗽等。用量4.5~9g。

现代研究

1.化学成分　本品含橙皮苷，枸橼酸，黄柏酮，黄柏内酯，苹果酸，果胶，鞣质及维生素C等，尚含乙酸牻牛儿醇酯、乙酸芳樟醇酯、右旋柠檬烯、柠檬醛等油类成分，还含有β-谷甾醇，胡萝卜苷和三萜苦味素：枸橼苦素等成分。

2.药理作用　本品具有抗炎、抗病毒作用，并能促进肠胃蠕动和消化液分泌，且有祛痰作用和抑制血栓形成作用。

应用

1.痰饮咳嗽：香橼（去核切片），酒煮令熟烂，蜜拌匀，呷服。

2.脘腹胀痛：香橼1枚，砂仁6g，各煅存性为散，砂糖拌调，空心顿服。

佛手

基　源：为芸香科植物佛手的果实。

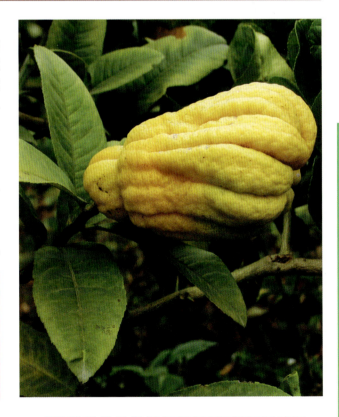

原植物

常绿小乔木。枝有短硬刺。叶互生，革质，有透明油点，长椭圆形或倒卵状长圆形，先端钝或凹缺，基部近圆形或楔形，叶缘有浅波状钝锯齿。花单生，簇生或为短总状花序；花瓣5，内面白色，外面紫色。柑果卵形、长圆形或矩圆形，分裂如拳状或指状，橙黄色，粗糙，果肉淡黄色。花期4~5月。果熟期10~12月。

生境分布

生于热带、亚热带，栽培。分布于浙江、江西、福建、广东、云南、四川等。

采收加工

秋季果实尚未变黄或变黄时采收，纵切成薄片，干燥。

性味功能	味辛、苦、酸，性温。有舒肝和胃，行气止痛，消食化痰的功能。
炮　制	纵切成薄片，晒干或低温干燥。
主治用法	用于胸闷气滞，胸胁胀痛，食欲不振，胃脘疼痛，呕吐，痰饮咳喘等症。用量3~9g。

现代研究

1.化学成分　本品含柠檬油素，6,7-二甲氧基香豆精，柠檬苦素，胡萝卜苷，β-谷甾醇，棕榈酸，琥珀酸等，还含香叶木苷和橙皮苷等成分。

2.药理作用　本品具有平喘、祛痰作用，抗炎、抗病毒作用，解痉、抗惊厥作用，并有抗凝血和止血作用，且有降血压作用。

应用

1.消化不良：佛手、枳壳、生姜各3g，黄连0.9g，水煎服。

2.痰气咳嗽：佛手9g。水煎服。

橘（陈皮，橘红，橘核）

基　源：陈皮为芸香科植物橘的成熟果皮；橘红为其外层果皮；橘核为其种子。

原植物

常绿小乔木。叶互生，革质，披针形或椭圆形，全缘或有细钝齿，有半透明油点。花单生或数朵生于枝端和叶腋，白色或带淡红色；花瓣5。柑果圆形，红色、橙黄色或淡红黄色，果皮疏松，易剥离。花期3~4月。果期10~11月。

生境分布

栽培于丘陵、山地或平原。分布于长江以南各省区。

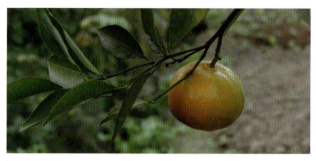

采收加工

陈皮：9~12月采收成熟果实，剥去果皮，晒干。
橘红：阴干或晒干。橘核：收集种子，晒干。

现代研究

1. 化学成分　本品含橙皮苷，柚皮芸香苷，葡萄糖，苹果酸，枸橼酸，隐黄素，维生素，胡萝卜素，纤维素及果胶物质，并含 β-谷甾醇，柚皮素，赤霉素等。
2. 药理作用　暂无。

性味功能	味苦、辛，性温。陈皮有理气，健脾，燥湿，化痰的功能。橘红有散寒，燥湿，利气，消痰的功能。橘核有理气散结，止痛的功能。
炮制	洗净，切片，晒干或鲜用。
主治用法	陈皮用于胸脘胀满，嗳气呕吐，食欲不振，咳嗽痰多。橘红用于风寒咳嗽，食积伤酒，呕恶痞闷。橘核用于小腹疝气，乳痈肿痛。用量3~9g。

应用

1. 风寒感冒，咳嗽痰多：陈皮、前胡、杏仁各9g，紫苏叶4.5g。水煎服。
2. 胸痹作呕：陈皮、半夏、茯苓各9g，甘草3g。水煎服。
3. 呕吐哕逆：陈皮、生姜3g，旋覆花、姜半夏各9g。

甜橙

基　源：甜橙为芸香科植物甜橙的果皮。

原植物

常绿小乔木或灌木，枝少刺或近于无刺。单数复叶互生，卵形至椭圆形，先端短尖或钝，基部楔形或宽楔形，全缘，具透明油点。花单生叶腋或数朵成总状花序；花萼5裂；花瓣5，白色。柑果圆球形、扁圆形或椭圆形，橙黄至橙红色，果皮较难剥离，瓤囊9~12瓣，果肉淡黄、橙红或紫红色，味甜或稍带酸。花期3~5月。果期10~12月。

生境分布

均为栽培。分布于长江以南各省区。

采收加工

10~12月收集食后剥下的果皮，晒干或烘干。

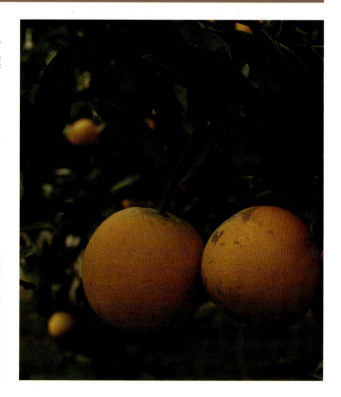

性味功能	味辛、微苦，性温。有理气化痰，健脾导滞的功能。
炮制	鲜用或晒干备用。
主治用法	用于感冒咳嗽，痰稠而粘，食欲不振，胸腹胀满，肠鸣泻泄，乳痛初起等。用量5~15g，外用适量。

现代研究

1. 化学成分　本品含有黄酮苷，内酯，生物碱，有机酸等。黄酮苷中有橙皮苷，柚皮芸香苷，柚皮苷等成分；内酯中有双内酯苦味成分柠檬苦素及其衍生物柠檬可汀，有机酸中主要为枸橼酸和苹果酸，尚含间苯三酚-β-D-葡萄糖苷及糖类、维生素、钙、磷、铁等成分。

2. 药理作用　本品具有止痢作用。

应用

1. 消化不良，食欲不振：甜橙（粗粉）制成酊剂，口服1次2~15ml，每日2~3次。

2. 咳嗽，痰稠：甜橙皮切细丝，煮烂，加蜜拌匀，常食。

3. 小儿咳喘：甜橙皮，加冰糖水炖服。

香圆（香橼）

基　源：香橼为芸香科植物香圆的干燥成熟果实。

原植物

常绿乔木，分枝较多，有短刺。叶互生，革质，单身复叶，阔翼倒心形；叶长椭圆形，先端短钝或渐尖，基部钝圆，全缘或有波状锯齿。柑果圆形、长圆形或扁圆形，直径5~7cm，顶端有乳头状突起，橙黄色，果皮粗糙而有皱纹或平滑，有香气，味酸苦。种子多数，扁卵形。花期4~5月。果期10~11月。

生境分布

栽培。分布于陕西、江苏、浙江、江西、湖北、四川等省。

采收加工

秋季果实成熟时采收，切片，晒干。

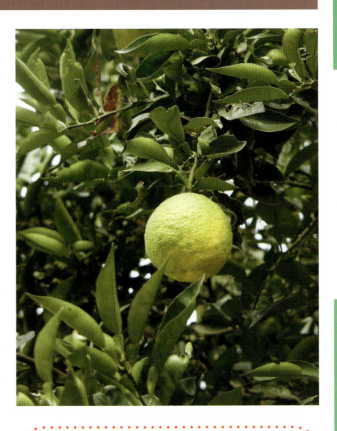

性味功能	味辛、苦、酸，性温。有理气，舒肝，和胃止痛，化痰功能。
炮　制	整个剥两半后晒干或低温干燥，生用。
主治用法	用于胸胁脘腹胀痛，胃脘痞满，食欲不振，嗳气，气逆呕吐，痰多咳嗽，胃痛，消化不良等。用量4.5~9g。

现代研究

1. 化学成分　本品含胡萝卜素类成分：堇黄质，叶黄素环氧化物，羟基-α-胡萝卜素，新黄质，隐黄素以及多量的维生素A活性物质，尚含生物碱：辛弗林，N-甲基酪胺等成分。

2. 药理作用　本品具有抗炎、抗病毒作用，并有祛痰作用。

应用

1. 胸胁满闷，胃脘胀痛，恶心呕吐，食欲不振：香橼、厚朴、香附、党参、茯苓、神曲各9g，陈皮6g，豆蔻仁3g。水煎服。

2. 咳嗽：香橼，煮烂，用蜜拌匀，常食。

3. 脾胃湿热，大便泄泻：香橼、白术各4.5g，黄连3g，黄芩6g。水煎服。

4. 痢疾腹痛：香橼、大黄、白芍各9g，厚朴4.5g。水煎服。

八　理气药

黄皮

基源：芸香科植物黄皮的根、叶、果实及种子入药。

原植物

常绿灌木或乔木。幼枝、叶柄和花序上常有瘤状突起的腺体。叶互生，奇数羽状复叶，阔卵形、椭圆形至披针形，先端钝，基部宽楔形，常偏斜，全缘或呈波状，密布透明腺点，揉之有柑桔香气。圆锥花序顶生或腋生，直立，由基部分枝；花黄白色，萼5，短三角状，外被短毛；花瓣5，匙形，开放时反展；雄蕊9~10；子房有柄，外被淡褐黄色的柔毛。果实球形，肉质，黄色，果皮具腺点及柔毛。花期4月。果期6~7月。

生境分布

贵州、云南、广东、广西、福建、海南等地栽培。

采收加工

根、叶全年可采，晒干。

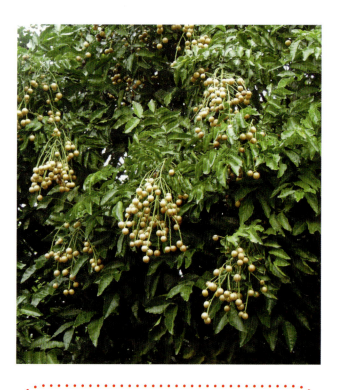

性味功能	叶味苦、辛，性平。有解表散热，顺气化痰的功能。根性微温，有行气止痛，健胃消肿的功能。
炮　　制	去杂质，晒干或鲜用。
主治用法	叶用于流感，脑脊髓膜炎，疟疾。根及种子用于胃痛，腹痛，风湿骨痛。果实用于食积胀满，痰饮咳喘。用量9~15g。果实15~30g。

现代研究

1. 化学成分　本品含挥发油，又含酚类、黄酮苷、氨基酸等多种生物碱和粘液质，酯类等成分。

2. 药理作用　本品具有松弛肌肉紧张作用，促进消化还有强心作用和镇咳、降低血糖作用。

应用

1. 流行性感冒：黄皮叶（阴干）500g，水煎2次，浓缩至1500ml。每次服30ml，连服3~6天。

2. 疟疾：黄皮叶水煎，浓缩至35% 每次服15~30ml，每日3次，连服7天。

金橘

基源：芸香科植物金橘的根、叶、果实及种子入药。

原植物

常绿灌木。单生复叶互生，翼叶狭，与叶片连接处有关节，叶质厚，披针形或长圆形，全缘或有细锯齿，下面散生细腺点。花单生或2~3花生于叶腋，白色，芳香，有短梗；花萼4~5裂，裂片卵圆形；花瓣5，宽椭圆形。柑果长圆形或倒卵圆形，橙黄色或橙红色，顶端圆形，基部稍狭，光滑，果皮味甜，果肉味酸。花期3~5月。果期10~12月。

生境分布

多为栽培。分布于浙江、江西、福建、台湾、湖北、广东、海南、广西、四川等省区。

采收加工

根全年均可采挖，切片，晒干。叶夏、秋季采，晒干。

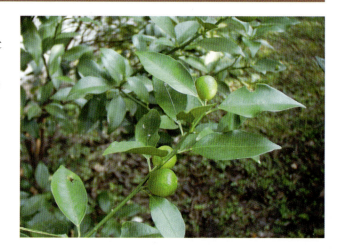

果实秋季采摘，鲜用、晒干或文火烘干。

性味功能	根味苦、辛，性温。有行气散结，健脾开胃，舒筋活络的功能。叶性微寒。有舒肝解郁，理气散结的功能。果实味辛、酸甘，性温。有理气解郁，化痰，醒酒的功能。种子性平。有明目，散结的功能。
炮制	切片，晒干。
主治用法	根用于胃气痛，食积胀满，痰滞气逆，疝气，醒酒。叶用于噎嗝，瘰疬。果实用于胸闷郁结，食滞，多痰。种子用于目疾喉痹，瘰疬结核。

现代研究

1. 化学成分　本品含金柑苷，丁香苷，柑属苷；还含有机酸，主要有枸橼酸、异枸橼酸、苹果酸；还含类胡萝卜素，维生素C、B1和氨基酸，其中主要有脯氨酸，天冬氨酸，精氨酸；另含无机元素钙、镁、钠、钾、磷等成分。

2. 药理作用　本品具有抗氧化、增强免疫功能作用，并可降低血脂，防止动脉硬化作用。

应用

1. 食积胀满：金橘根 15g，水煎服。
2. 疝气：金橘根 15g，荔枝核 5 个，酒水炖服。
3. 食滞，多痰：鲜金橘果实适量，煎水服。

枳（枳实，枳壳）

基　源：枳实、枳壳分别为芸香科植物枳的幼果及成熟果实。

原植物

别名：枸橘、枸桔。灌木或小乔木，茎枝有粗大棘刺。三出复叶互生，顶生小叶倒卵形或椭圆形，先端微凹，基部楔形，有小细锯齿；侧生小叶较小。花单生或对生叶腋，先叶开放，白色，香气；花瓣5。柑果球形，橙黄色，短柔毛及油腺点。花期4~5月。果期7~10月。

生境分布

多栽培。分布于河北、河南、山东及长江以南各省区。

采收加工

7~9月采未熟（枳实）或成熟果实（枳壳）切两半或整个晒干。

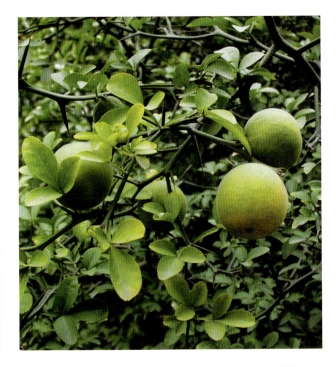

性味功能	味苦、酸，性温。有健胃消食，理气止痛的功能。
主治用法	用于胃痛，消化不良，胸腹胀痛，便秘，子宫脱垂，脱肛，睾丸肿痛，疝痛。用量 9~15g。

应用

1. 术、香附各 9g，槟榔 6g。水煎服。
2. 胃下垂：枳实，水煎服。
3. 急性胃肠炎、细菌性痢疾：枳实、生大黄、白术、茯苓、神曲各 9g，黄芩、泽泻各 6g，川连 4.5g。水煎服。
4. 子宫脱垂：枳实 30g，益母草、炙黄芪各 15g，升麻 6g，水煎服。

牛至

基　源：为唇形科植物牛至的干燥地上部分。

原植物

别名：土香薷、土茵陈多年生草本，高 25~65cm。茎直立，四棱形，多分枝，基部木质化，紫红色，上部有毛。叶对生，宽卵圆形，先端钝，基部圆形或宽楔形，全缘，两面均有腺点和细毛。伞房状圆锥花序，由多数小假穗状花序组成；花两型，两性花较大，雌花较小；花冠唇形，紫红色。坚果卵圆形。花期 7~9 月，果期 10~12 月。

生境分布

生于路旁、山坡、林下。有栽培。分布于全国大部分省区。

采收加工

夏末秋初开花时采收地上部分，除去杂质，阴干。

性味功能	味辛，性微温。有清暑解表，利水消肿的功能。
炮　制	抖净泥沙，晒干后扎成小把。
主治用法	用于暑湿感冒，头痛身重，腹痛吐泻，水肿。用量 3~9g，水煎服。

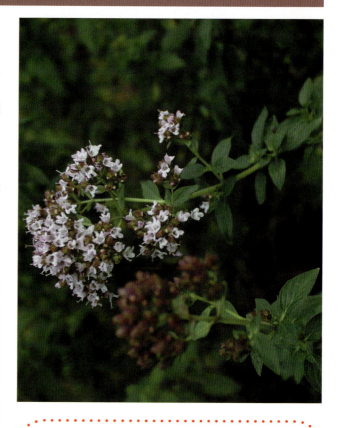

现代研究

1. 化学成分　本品含水苏糖和挥发油，油中主要含百里香酚，香荆芥酚，乙酸牛儿醇酯及聚伞花素等，还含熊果酸。

2. 药理作用　本品具有抗微生物作用，可增加对免疫功能的影响，且有明显的镇静、抗氧化、利尿作用，尚有降压作用和解痉作用。

应用

1. 皮肤湿热瘙痒：鲜牛至 250g，水煎，洗浴。
2. 伤风发热，鼻塞，咳嗽：牛至 9g，紫苏、枇杷叶各 6g，灯心草 3g。水煎服。
3. 黄疸，疳积：牛至 9g。水煎服。
4. 感冒：牛至 9g，水煎服或泡茶饮。

茉莉

基　源：为木犀科植物茉莉的根及花入药。

原植物

常绿或落叶灌木。茎及枝有棱，多分枝，或扩展近藤状，被短柔毛。单叶对生；黄色细毛；椭圆形或阔卵形，先端钝尖，基部近圆形，全缘，下面叶脉突出，脉上疏生柔毛，花白色，单生或数朵成聚伞花序顶生或侧生；花直径约 2cm；萼齿 8~10，条形；花冠高脚碟状，顶端裂片椭圆形，4~9 片或重瓣，浆果黑色，重瓣者常不结实。花期夏季。

生境分布

我国南部各省区较多栽培。

采收加工

秋后挖根，切片晒干；夏秋采花，晒干用。

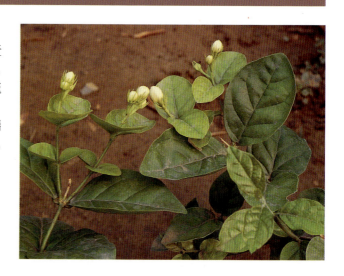

性味功能	味辛，性凉。花：有清热解表，利湿功能。根：有毒。有镇痛功能。
炮 制	采集后，立即晒干或烘干。
主治用法	花：用于外感发热，腹泻；外用于目赤肿痛。根：用于失眠，跌打损伤。用量花 3~6g，花外用适量，煎水洗眼。根 3~6g，外用适量，捣烂敷患处。

现代研究

1. 化学成分　本品主要含有芳樟醇，乙酸苯甲酯，顺式-茉莉酮，素馨内酯及茉莉酸酸甲酯等成分，尚有 9'-去氧迎春花苷元，迎春花苷和 8,9-二氢迎春花苷等。

2. 药理作用　本品具有镇静、催眠及镇痛作用，抑癌和抑乳作用，并有抗实验性心律失常作用。

应用

1. 外感发热，腹账腹泻：茉莉花或干叶 3~6g，与其他药配合，水煎服。

2. 目赤肿痛，茉莉花适量煎水洗眼。

3. 跌打骨折：茉莉根少许配合其他药做散外敷。

甘松

基　源：为败酱科植物甘松的根及根茎。

原植物

别名：宽叶甘松香。多年生草本。根茎短，顶端常分枝，下面有主根，顶端密被叶鞘纤维，有强烈松脂臭。叶丛生，长匙形或倒披针形，长 5~15cm，宽 1~2cm，顶端钝渐尖，中部以下渐窄成叶柄状，基部稍扩展成鞘。花茎高达 40cm，聚伞花序近圆头状，花序基部有 4~6 片披针形总苞，花淡粉色，小苞片 2，较小；花萼 5 齿裂；花冠漏斗状，长 7~8mm，里面有白毛，上部 5 裂；雄蕊 4；子房下位，瘦果长倒卵形，被毛，顶端圆，宿萼不等大，3 裂片较大。

生境分布

生于高山草原地带或疏林中。分布 a 于甘肃、青海、四川、云南、西藏等省区。

采收加工

春秋二季采挖，除净泥沙，晒干或阴干。

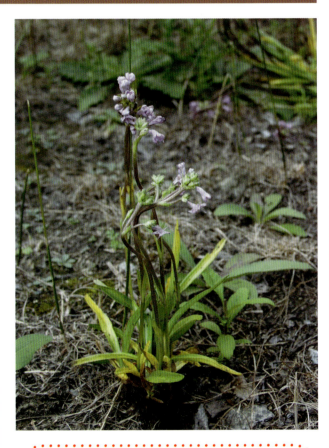

性味功能	味甘，性温。有理气止痛，开郁醒脾的功能。
炮 制	除净杂质，抢水速洗，捞出，切段，晾干。
主治用法	用于脘腹胀痛、呕吐、食欲不振；外治牙痛、脚肿。用量 2.5~4.5g；外用适量，泡汤漱口或研末敷患处或煎汤洗脚。

现代研究

1. 化学成分　本品含有倍半萜类成分：缬草萜酮，甘松新酮，甘松酮，以及环烯醚萜化合物甘松二酯，还含三萜成分：齐墩果酸，熊果酸以及乙基-β-D-吡喃葡萄糖苷，β-谷甾醇等。

2. 药理作用　本品具有抗菌、驱风及解痉作用和中枢镇静作用，抗心律失常作用，且有抗急性心肌缺血作用。

应用

1. 胃腹胀痛，食欲不振：甘松、香附、乌药、陈皮各 9g，肉桂 3g，麦芽 15g。水煎服。

2. 肠胃疼痛：甘松、木香、厚朴。水煎服。

3. 湿脚气，收湿拔毒：甘松、荷叶心、蒿本。水煎，洗患处。

4. 神经性胃痛：甘松、香附、沉香。水煎服。

川木香　　基　源：为菊科植物川木香的根。

原植物
多年生草本，根粗壮而直。叶成莲座状平铺地面；叶柄被白色茸毛；叶片卵状披针形或长圆状披针形，羽状中裂，具5~7对裂片，稀不分裂，裂片边缘具不规则齿裂，上面被稀疏的腺毛，下面被稀疏的伏毛和蛛丝状毛。头状花序数个集生于枝顶，总苞钟状，苞片4层，披针形，绿色带紫；花全为管状花。紫色。花期夏、秋季。

生境分布
生于山坡草地。分布于四川西部及西藏等地。

采收加工
10月至次年1月间采挖，洗净，晒干，切段，或剖开，干燥后撞。

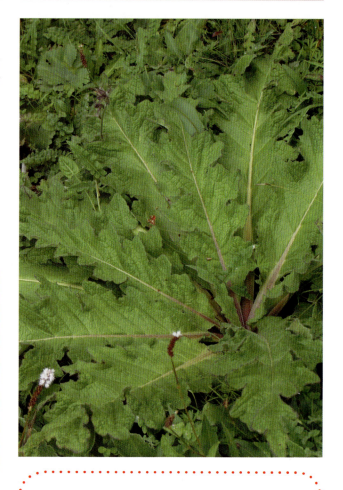

性味功能	味辛、苦，性温。有行气止痛，温中和胃的功能。
炮　制	除去杂质及油头，洗净，润透，切厚片，干燥。煨川木香：取净川木香片，在铁丝匾中，用一层草纸，一层川木香片，置炉火旁或烘干室内，烘煨，取出，放凉。
主治用法	用于多种肿瘤，胸腹胀痛，呕吐，泄泻，下痢里急后重，寒疝，肝胃气痛。用量3~9g。

现代研究
1. 化学成分　本品含有挥发油，主要成分为去氢木香内酯，尚含倍半萜内酯：愈创木-4(15)，10(14)，11(13)-三烯-12，6α-内酯，3β-乙酰氧基愈创木-4(15)，10(14)，川木香醇A-F等成分。

2. 药理作用　本品具有抗炎、镇痛作用，还有抗菌和抗肿瘤作用。

> **应用**
> 1. 消化不良、食积、脘腹胀痛：川木香、党参、炒白术各9g，陈皮3g。水煎服。
> 2. 食积泻痢、气滞腹胀：川木香、炒白术各9g，炒枳壳、槟榔各6g。水煎服。

云木香　　基　源：为菊科植物云木香的根。

原植物
别名：木香、广木香。多年生高大草本。主根圆柱形，稍木质。茎上被短柔毛。基生叶大，有长柄，三角状卵形，先端急尖，基部心或宽楔形，叶缘浅裂或微波状，有短毛；茎生叶较小，叶基翼状，下延抱茎。头状花序，2~3个丛生于顶端，几无总花梗，腋生者单一，总花梗长；花全为管状花，暗紫色。花期5~8月，果期9~10月。

生境分布
栽培于高山地区。陕西、甘肃、湖北、湖南、广东、广西、四川、云南、西藏等省区有引种。

采收加工
霜降前采挖生长2~3年的根，除去残基及须根，切成短条或剖成2~4块，风干或低温烘干，而后去粗皮。

性味功能	味辛、苦，性温。有行气止痛，温中和胃的功能。
炮　制	除去茎叶泥土，切成短段，粗大者纵剖2~4块，晒干。
主治用法	用于胸腹胀痛，呕吐，腹泻，痢疾等。用量1.5~6g。

现代研究

1. 化学成分　云木香含挥发油、木香碱、菊糖，油中主要成分为木香内酯、二氢木香内酯、α-木香醇、α-木香酸、去氢木香内酯、异去氢木香内酯以及单紫杉烯、α及β-木香烯、α及β-紫罗兰酮、β-芹子烯等。并含氨基酸约20种。

2. 药理作用　本品具有解痉及降压作用和抗菌作用。

应用

1. 食积、呕吐、下泻：云木香、山楂、麦芽、陈皮、香附、神曲、莱菔子、茯苓、甘草等。水煎服。

2. 虫积腹痛：云木香、槟榔。水煎服。

3. 细菌性痢疾：云木香、黄连。水煎服。

4. 急性肠炎：云木香、防风、厚朴、茯苓、木瓜、黄芩等。水煎服。

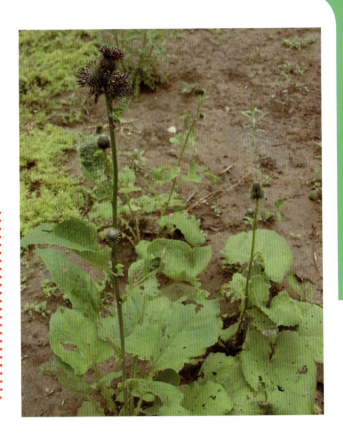

莎草（香附）

基源：香附为莎草科植物莎草的块茎。

原植物

多年生宿根草本。匍匐根茎细长，顶端或中部膨大成纺锤形块茎，块茎紫黑色，有棕毛或黑褐色毛状物。茎直立，三棱形。叶基生，叶鞘棕色，裂成纤维状；叶片窄线形，先端尖，全缘。苞片叶状，长于花序；长侧枝聚伞花序单出或复出；小穗线形，3-10个排成伞形。小坚果椭圆形，具3棱。花期6~8月，果期7~11月。

生境分布

生于草地，路边向阳处。分布全国大部分地区。

采收加工

春、秋采收块茎，晒干后撞去毛须。

性味功能	味辛微苦甘，性平。有理气解郁，调经止痛的功能。
炮制	洗净，鲜用或晒干。
主治用法	用于胸胁胀满，两肋疼痛，月经不调等。用量6~12g。

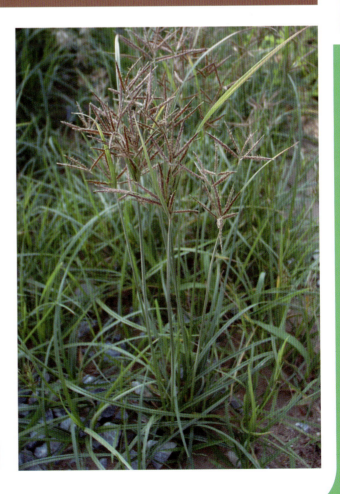

八　理气药

现代研究

1.化学成分　本品含有葡萄糖、果糖、淀粉、挥发油，挥发油中含β-蒎烯、樟烯、古巴烯、桉叶素、柠檬烯、对-聚伞花素、绿叶萜烯酮α-及β-莎草醇及香附醇、异香附醇等，又含鼠李素-3-O-鼠李糖基(1-4)-吡喃鼠李糖苷等成分。

2.药理作用　本品具有解热、镇痛、抑菌、作用，强心作用或减慢心率作用，抗炎作用，并对支气管痉挛有保护作用。

应用

1.月经不调，腹痛有瘀块：香附、当归、炒白芍、艾叶、麦冬、杜仲、乌药、川芎、甘草。水煎服。

2.气滞胁痛：香附、炒白芍各9g，枳壳4.5g，甘草3g。水煎服。

3.慢性肝炎：香附9g，栀子、陈皮、法夏各6g，川连3g。水煎服。

4.伏暑湿温所致胁痛，无寒但潮热：香附3g，旋覆花、茯苓、苏子、陈皮、制半夏各9g，薏苡仁15g。水煎服。

薤（薤白）

基源：为百合科植物薤白鳞茎。

原植物

别名：薤、薤白头、荞头、野葱。多年生草本。鳞茎长狭卵形或卵形，数个聚生，外被淡紫红色或白色膜质鳞被，有多数须根。叶基生，直立，圆柱状，暗绿色，先端渐尖。花葶从基生叶丛中侧生，单一，圆柱形；顶生伞形花序，半球形，松散，有多数花，具苞片；花淡紫色或蓝紫色。蒴果倒卵形，先端凹入。花期7~8月，果期8~9月。

生境分布

生于山地较阴处。分布于河南、安徽、江苏、浙江、福建、江西、湖南、湖北、四川、贵州、云南等省。

采收加工

春、夏季采挖鳞茎，洗净泥土，蒸透或烫透，晒干。

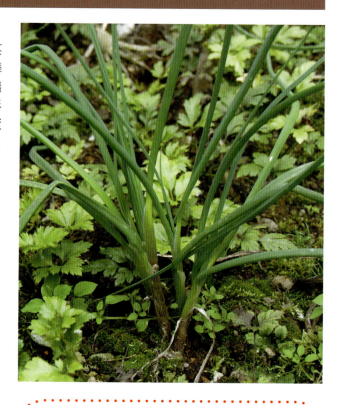

性味功能	味辛、苦，性温。有通阳散结，行气的功能。
炮制	洗净，鲜用或晒干。
主治用法	用于胸胁刺痛，泻痢后重等。用量6~9g。

现代研究

1.化学成分　暂无

2.药理作用　本品具有抗炎作用和对心血管保护作用，临床组方可用治冠心病、心绞痛、胃神经官能症、肠胃炎、久痢冷泻等症。

应用

1.原发性高脂血症：薤白9g。水煎服。

2.冠心病心绞痛：薤白、瓜蒌、丹参、红花、赤芍、川芎、降香。水煎服。

3.快速性心律失常，心肌炎：薤白、瓜蒌、牡蛎、生龙骨、川芎、当归。水煎服。

4.支气管哮喘发作、哮喘，胸胁刺痛：薤白9g。水煎服。

5.泻痢后重：薤白、黄柏各6g。水煎服。

9 消食药

　　消食药是指能消化食积，以治疗饮食积滞为主要作用的药物。

　　临床上主要适用于食积停滞所致的脘腹胀满，嗳气泛酸，恶心呕吐，不思饮食，泄泻或便秘等症。

　　现代药理作用　证明，消食药一般具有不同程度的助消化作用，个别药还具有降血脂、强心、增加冠脉流量及抗心肌缺血、降压、抗菌等作用。

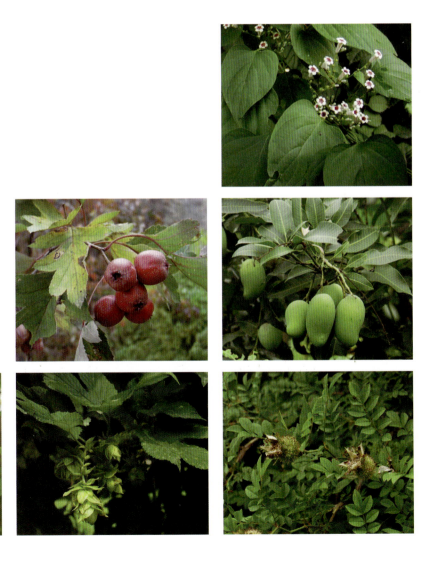

啤酒花

基源：为大麻科植物啤酒花的雌花序。

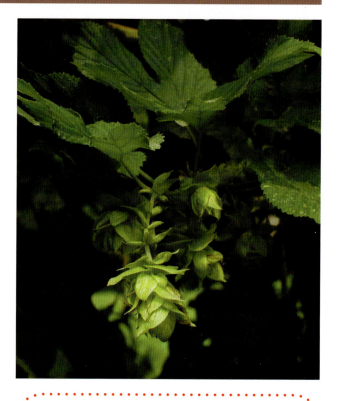

原植物

多年生缠绕草本，全株有倒钩刺。茎枝和叶柄密生细毛。叶对生，纸质，卵形，3裂或不裂，基部心形或圆形，边缘有粗锯齿，上面密生小刺毛，下面有疏生毛和黄色小油点。花单性，雌雄异株；雄花排列成圆锥花序；雌花2朵腋生，苞片覆瓦状排列成圆形穗状花序。果穗球果状；宿存苞片膜质且增大，有油点，瘦果1~2个。

生境分布

多为栽培，新疆北部有野生。分布于东北及河北、山东等地区。

采收加工

夏、秋花盛开时采摘雌花序，晒干。

性味功能	味苦，性平。有健胃消食，镇静利尿，抗结核的功能。
炮　制	晒干，或烘干（烘烤温度开始为28℃，6小时后升至45℃为止，一般16~24小时即可干燥）。
主治用法	用于食欲减退，消化不良，腹胀，浮肿，膀胱炎，肺结核，失眠。水煎服或当茶饮。用量1.5~3g。

现代研究

1. 化学成分　本品含葎草二烯酮、葎草烯酮-Ⅱ、葎草酮、蛇麻酮、α-考绕咖烯、γ-白菖考烯、黄芪苷、芸香苷、槲皮素等。

2. 药理作用　本品有抗菌、镇静、雌性激素样作用。另外尚有解痉、降压作用。

> **应用**
> 1. 麻风病：啤酒花酒精浸膏，制成丸剂或片剂，内服。
> 2. 肺结核：啤酒花，片剂或乳剂，内服。
> 3. 矽肺及矽肺结核：啤酒花，浸膏片，加VC，内服。
> 4. 淋巴结结核：啤酒花软膏，外敷患处。

梧桐（梧桐子）

基源：梧桐子为梧桐科植物梧桐的种子。

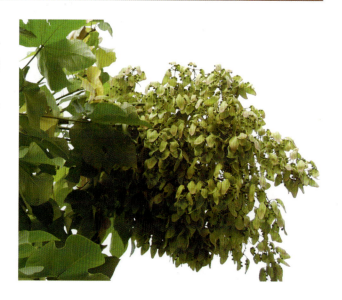

原植物

高大落叶乔木。叶互生，心形，掌状3~5裂，裂片三角形，先端渐尖，基部心形，全缘或微波状，圆锥花序顶生，花单性或杂性，淡黄绿色；花萼管状，萼片5，向外卷曲，无花瓣。成熟前每心皮由腹缝开裂成叶状果瓣。种子球形，有皱纹。花期6~7月。果期9~10月。

生境分布

栽培于庭园的观赏树木。分布于河北、山西、河南、山东及长江以南各省区。

采收加工

种子成熟时，打下果实，拾取种子，晒干。

性味功能	味甘，性平。有顺气和胃，消食，补肾的功能。
炮 制	拣去杂草，用清水略浸，润透，切成1厘米长的小段，晒干，生用。
主治用法	用于食伤腹泻，胃痛，疝气；外用于小儿口疮。用量3~9g。外用适量。

现代研究

1. 化学成分 本品叶含甜菜碱、胆碱、β-香树脂醇、β-谷甾醇及芸香苷等。子含有脂肪油、蛋白质、咖啡碱等。花含有芹菜素、β-谷甾醇、齐墩果酸等。

2. 药理作用 本品用于治疗小便不利，无名肿毒，创伤红肿，头癣，汤火伤，止血，降压等。

应用

1. 疝气：梧桐子炒香，剥壳食之。

2. 食伤腹泻：梧桐子炒焦研粉，每次3g，开水冲服。

3. 白发：梧桐子、黑芝麻各9g，何首乌、熟地黄各15g。水煎服。

4. 小儿口疮：梧桐子6~9g，煅存性研末敷，调敷患处。

附注：梧桐叶：有清热解毒，降压的功能。用于高血压，偏头痛。根有除风祛湿的功能。用于风湿性关节痛，跌打损伤。

番木瓜

基 源：为番木瓜科物番木瓜的果实。

原植物

乔木。有乳汁，茎不分枝或于损伤处抽出新枝，有螺旋状排列粗大的叶痕。叶大，近圆形，聚生茎顶，叶柄长60cm以上，中空；叶片掌状，常7~9深裂，裂片羽状分裂。花乳黄色，单性，雌雄异株或两性花，排列成长达1m下垂的圆锥花序，聚生，花冠管柔弱，雌花单生或数朵花排成伞房花序，萼片中部以下合生，花瓣5，披针形而旋扭，分离，近基部合生，浆果大型，长圆形，长达30cm，熟时橙黄色；果肉厚，黄色，内壁着生多数黑色种子。花期全年。

生境分布

原产热带美洲。分布于福建、台湾、广东、广西、海南、云南等省区均有栽培。

采收加工

全年可采摘，生食或熟食，或切片晒干。

性味功能	味甘，性平。有消食健胃，滋补催乳，舒筋通络的功能。
炮 制	食或熟食，或切片晒干。
主治用法	用于脾胃虚弱，食欲不振，乳汁缺少，风湿关节疼痛，肢体麻木，胃、十二指肠溃疡疼痛。用量9~15g。

现代研究

1. 化学成分 果实含番木瓜碱、木瓜蛋白酶、凝乳酶以及β-胡萝卜素、δ-胡萝卜素和隐黄素环氧化物等色素。种子含异硫氰酸苄酯、番木瓜苷。

2. 药理作用 本品有抗肿瘤、抗菌和寄生的作用，还有蛋白酶的作用。另外番木瓜碱还可以降压，抑制肠管及气管平滑肌。

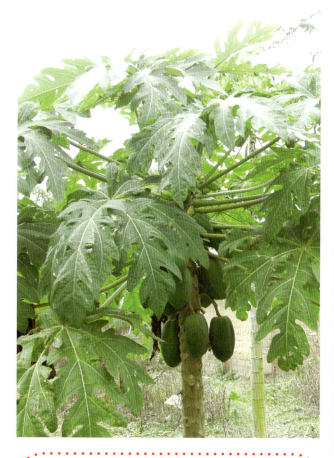

应用

1. 乳汁缺少：鲜木瓜250g，猪蹄1个（或鲜鱼250g），炖汤服。

2. 胃、十二指肠溃疡疼痛：番木瓜9~15g，鲜食。

九 消食药

萝卜（莱菔子）

基　源：莱菔子为十字花科植物萝卜的干燥成熟种子。

原植物

一年生或二年生草本。根肉质。基生叶丛生；茎生叶大头状羽裂，长椭圆形至披针形，边缘有锯齿或缺刻。总状花序顶生，呈圆锥状，紫红色或白色；花瓣4，具爪，有显著脉纹。长角果圆柱形，种子间缢缩，成熟时果瓣肥厚而呈海绵状，顶端具细长尖喙。种子近圆形，稍扁，红褐色或灰褐色。花期4~5月，果期5~6月。

生境分布

全国各地普遍栽培。

采收加工

6~7月种子成熟时割取地上部分，搓出种子，晒干。

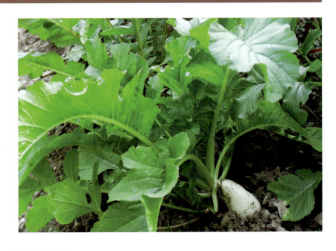

性味功能	味辛、甘，性平。有下气，祛痰，消食化积的功能。
主治用法	用于咳嗽痰喘，食积气滞，胸闷腹胀，下痢后重等症。用量5~10g。

现代研究

1.化学成分　品含多种微量元素，钾、镁等矿物质等。

2.药理作用　品能增强机体免疫力，并能抑制癌细胞的生长，预防癌，抗癌，还可促进消化，降血压，软化血管、稳定血压，预防冠心病、动脉硬化、胆结石等疾病。

应用

1.食积泄泻，腹胀嗳气：莱菔子、炒山楂各9g。水煎服。或研末吞服。

2.久咳痰喘，咳嗽气急多痰：莱菔子、葶苈子各3g，苏子9g。水煎服。

3.痢疾，腹泻：莱菔子9g。水煎服。

4.浮肿面黄，腹胀尿少：莱菔子、茯苓各12g，炒白术9g，陈皮3g。水煎服。

5.高血压，老年性便秘：莱菔子9g，水煎服。

野山楂

基　源：为蔷薇科植物野山楂的果实。

原植物

别名：南山楂。落叶灌木。叶互生，宽倒卵形，顶端3裂，先端急尖，基部楔形，下延至叶柄，边缘有锐锯齿。伞房花序，有花5~7朵，萼片5；花瓣5，白色，基部有短爪。果实近球形，红色或黄色，小核4~5。花期5~6月，果期9~11月。

生境分布

生于山谷或山地灌丛中。分布于河南、安徽、江苏、浙江、江西、福建、湖北、湖南、贵州、云南等省区。

采收加工

10月采摘果实，晒干。

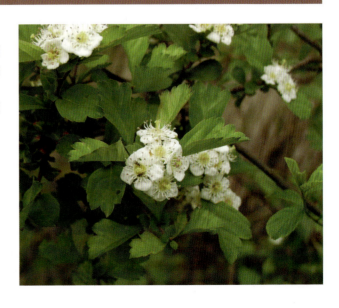

性味功能	味甘、酸，性温。有消积化滞，止痛散瘀的功能。
炮制	置沸水中略烫后干燥或直接干燥。
主治用法	用于肉食积滞，消化不良，小儿疳积，脘腹胀痛，痢疾，泄泻，痛经，产后瘀血，疝气，高血脂症，高血压，绦虫病。用量6~15g。

现代研究

1.化学成分　含绿原酸、咖啡酸、山楂酸、齐墩果酸、槲皮素、金丝桃苷、表儿茶精等。

2.药理作用　本品有降压、抗心肌缺血、抗脑缺血、促进消化、调血脂、改善糖代谢和抗氧化、抗菌、抗肿瘤等的作用，另外还可用于保护视网膜病变，治疗乳糜尿，呃逆，声带息肉等。

应用

1.小儿乳积伤食，消化不良：山楂、淮山药、布渣叶、青皮、神曲、竹茹。水煎服。

2.痢疾腹泻或慢性结肠炎：山楂、煨肉蔻、炒扁豆、煨木香。水煎服。

3.高血压，高血脂：山楂，水煎当茶饮。

4.心脏衰弱，冠状动脉硬化性心脏病，心功能不全：山楂，水煎成膏服。

山楂

基源：为蔷薇科植物山楂的干燥成熟果实。

原植物

乔木。小枝有刺。叶宽卵形或三角状卵形，先端渐尖，基部楔形或宽楔形，3~5对羽状深裂片，裂片卵状披针形，边缘有重锯齿。伞房花序，多花，总梗及花梗皆有毛。花瓣白色。雄蕊20；花柱3~5。果实较小，近球形，深红色，有浅色斑点，萼片宿存。花期5~6月，果期9~10月。

生境分布

生于山坡林缘、灌丛中。分布于东北及河北、河南、山东、山西、内蒙古、江苏、陕西等省区。

采收加工

秋季果实成熟时采收，切片，干燥。

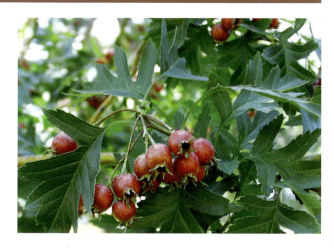

性味功能	味酸、甘，性微温。有消积化滞，破气散瘀的功能。
炮制	山楂：拣净杂质，筛去核。炒山楂：取拣净的山楂，置锅内用文火炒至外面呈淡黄色，取出，放凉。焦山楂：取拣净的山楂，置锅内用武火炒至外面焦褐色，内部黄褐色为度，喷淋清水，取出，晒干。山楂炭：取拣净的山楂，置锅内用武火炒至外面焦黑色，但须存性，喷淋清水，取出，晒干。
主治用法	用于肉食积滞，脘腹胀痛，小儿乳积，痢疾，泄泻，痛经，产后瘀血腹痛，疝气，高血脂症。用量6~12g。

现代研究

1.化学成分　本品含表儿茶精、槲皮素、金丝桃苷、绿原酸、山楂酸、柠檬酸、苦杏仁苷等。

2.药理作用　同野山楂。

应用

1.慢性结肠炎：山楂、煨豆蔻、炒扁豆、煨木香。水煎服。

2.胃出血：山楂、白芍、陈棕炭、当归炭、党参、金樱子。水煎服。

3.细菌性痢疾：山楂、红糖各30g，红茶9g。水煎服。

4.血痢：山楂、禹余粮、川连、银花炭、煨诃子。水煎服。

九 消食药

刺梨

基　源：蔷薇科植物刺梨的根及果实入药。

原植物

落叶灌木，全株疏生小刺。单数羽状复叶互生，小叶9~15，椭圆形，基部宽楔形，边缘有细锐锯齿。花单生或2~3朵生于短枝顶端，萼片先端渐尖，有羽状裂片，内密被绒毛，外密被针刺；花冠淡红色，花瓣重瓣至半重瓣，倒卵形。果扁球形，绿红色，外密生针刺，萼片宿存。花期5~7月，果期8~10月。

生境分布

生于山坡及灌丛中。分布于陕西、江苏、湖北、广东、广西、贵州、四川、云南等省区。

采收加工

夏季采果，秋季挖根，晒干或鲜用。

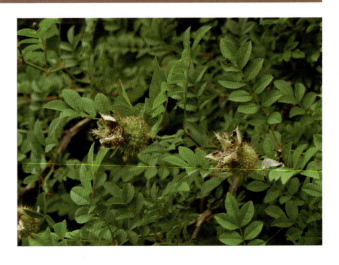

性味功能	味酸、涩，性平。根有消食健脾，收敛止泻的功能。果有解暑，消食的功能。
炮　制	刺梨酒：鲜刺梨适量，蒸熟，晒干，浸制成酒剂服。刺梨蜜膏：刺梨适量，加水煎汤，浓缩成膏，或加蜂蜜等量。
主治用法	根用于食积腹胀，痢疾，肠炎，自汗盗汗，遗精，白带，月经过多，痔疮出血。果实用于红崩白带，小儿积食，维生素C缺乏病，并用于作防癌抗衰老药。用量，根15~30g。果实3~5枚。

现代研究

1.化学成分　维生素、β-谷甾醇、委陵菜酸、野雅春酸、原儿茶酸以及人体8种必需氨基酸。还含有常量元素钙、钾、钠、镁和微量元素铁、锰、钼、钴等。

2.药理作用　本品有促消化，降血压及抗动脉粥样硬化、抗肿瘤、保肝、增强免疫功能的作用，另外还可改善慢性氟中毒的一般状况。

> **应用**
> 1.食积腹胀：刺梨根，红糖各30g，水煎服。
> 2.痢疾：刺梨根，仙鹤草，马兰各500g，加水煎成1500ml，每服50~100ml，每日2次。

乌菱（菱角）

基　源：菱角为菱科植物乌菱的果壳、果柄及果茎。

原植物

别名：水菱角、风菱。一年生浮水草本，根生于泥中。茎上部直立，节较密，无根状叶，顶端丛生浮水叶，下部沉水叶根状对生，羽状细裂，柄中部海绵质，膨大部分成长纺锤形；叶片宽菱形或卵状菱形；被软毛，有锯齿。花白色，单生叶腋，有梗；花萼4裂；花瓣4。果实绿色或带红色，扁倒三角形，先端二角具短刺且下弯，基部粗厚。花期7~10月。果期9~10月。

生境分布

栽培于池塘中。全国各地多有栽培。

采收加工

秋末采集，除果实鲜用外，其余均晒干备用。

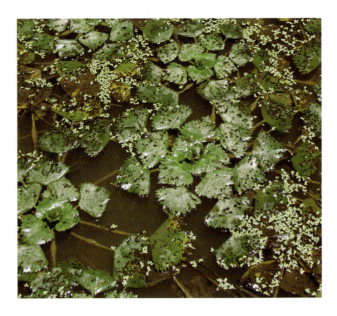

性味功能	味甘、涩，性平。有健胃止痢，解毒消肿，止血的功能。
主治用法	用于胃溃疡，痢疾，乳房结块，便血，月经过多，肿瘤。菱柄外用于皮肤多发性疖赘；菱壳烧灰外用于黄水疮，痔疮。用量30~60g。生食或煮熟。

现代研究

1.化学成分　本品含有甾醇类、多酚类、生物碱类及黄酮类化合物、多糖类物质、氨基酸、挥发油等。

2.药理作用　本品可以抑制肿瘤细胞生长，能促进肿瘤细胞凋亡；有抗氧化损伤和保护神经细胞的作用，另外还有抗感染、抗放射、抗凝血、降血糖等作用。

应用

1.胃癌，食管癌：菱角、薏苡、紫藤、诃子各20g。水煎服，每日1剂。

2.脱肛：菱角壳，水煎洗。

3.头面黄水疮，无名肿毒及天泡疮：菱角壳，烧存性，麻油调敷患处。

荞麦

基　源：为蓼科植物荞麦的种子，研粉制成面。

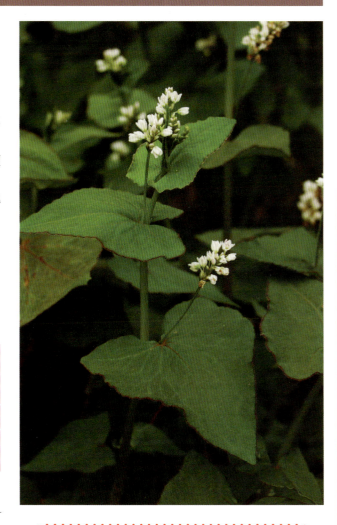

原植物

别名：甜荞。一年生草本。茎直立，分枝，红色，中空，光滑，稀有乳头状突起。叶互生，下部叶有长柄，上部叶无柄；叶心状三角形或三角状箭形，先端渐尖，基部心形或戟形，全缘，叶脉有毛；托叶膜质，短筒状，先端斜平截，早落。总状伞房花序，腋生或顶生，花多密集成簇，直立或微俯；花梗长，基部有小苞片；花小，白色或淡粉红色；花有5深裂，裂片卵形或椭圆形。瘦果三角状卵形或三角形，先端渐尖，有3棱，棕褐色，有黑色条纹或全黑色。种子1枚，与瘦果相同，有白色粉质胚乳。花果期7~8月。

生境分布

野生于荒地或路旁。现全国各省区有栽培。

采收加工

霜降前后种子成熟时收割，打下种子，筛去杂质，晒干，研粉制成面。

性味功能	味甘、酸，性寒。有开胃消积，软坚散结，解毒疗疮，止虚汗的功能；外用有收敛止汗，消炎的功能。
炮　制	除去杂质，晒干。
主治用法	用于慢性泄泻，痢疾，赤游丹毒。用量9~15g。

现代研究

1.化学成分　瘦果中含水杨胺、4-羟基苯甲胺、N-水杨叉替水杨胺。种子含槲皮素、槲皮苷、金丝桃苷、芸香苷和油酸、亚麻酸及类胡萝卜素和叶绿素。

2.药理作用　本品有降压、降血脂和血糖、抑制胰蛋白酶的作用，对糜蛋白酶尚有一定抑制作用。另外其花粉水体液还可抗缺铁性贫血。

应用

1.痢疾：荞麦面6g。砂糖水调服。

2.痘疹溃烂：荞麦面敷贴患处。

柚（化橘红）

基　源：化橘红为芸香科植物柚的未成熟或近成熟的干燥外层果皮。

原植物

小乔木。小枝扁，有棱，具枝刺。单生复叶，椭圆形或卵状椭圆形，先端钝或稍凹，基部宽楔形或圆形，有钝圆锯齿。叶柄的翅倒卵状三角形。花簇生叶腋。花瓣近匙形，开花时反曲，白色。柑果扁球形，直径10~25cm，果皮平滑，黄色或黄绿色。花期5月。

生境分布

栽培于丘陵或低山地带。分布于浙江、江西、福建、台湾、湖北、湖南、广东、广西、四川、贵州、云南。

采收加工

夏季果实近成熟时采收，沸水烫后，将果皮割成5或7瓣，除去果瓤及部分中果皮，压制成形，干燥。

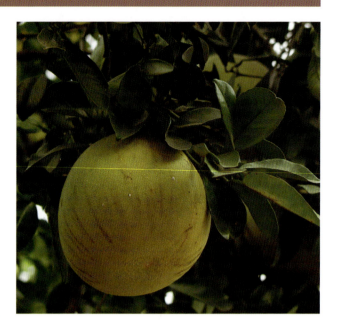

性味功能	味苦，辛，性温。有散寒理气，燥湿化痰的功能。
炮　制	洗净，鲜用。
主治用法	用于风寒咳嗽，喉痒多痰，食积伤酒，胸膈胀闷，嗳气吐水等症。用量3~9g。

现代研究

1.化学成分　柚中含柚皮苷、枳属苷、新橙皮苷等。另含胡萝卜素，维生素B1、B2、C，烟酸，钙，磷，铁，糖类及挥发油等。果皮含挥发油，主要成分为柠檬醛、牛儿醇和邻位氨基苯甲酸甲酯等。

2.药理作用　本品有抗炎。柚皮苷元有解痉作用；对病毒感染有保护作用。

> **应用**
>
> 1.咳嗽痰多，胸闷腹滞：化橘红、半夏、杏仁、贝母、茯苓、麦冬、生石膏、瓜蒌皮、陈皮、生地、桔梗、紫菀、款冬花、苏子、甘草。制丸，温开水送服。
>
> 2.小儿喘咳：柚子皮、艾叶各6g、甘草3g，水煎服。
>
> 3.气滞腹胀：柚子皮、鸡屎藤、糯米草根、隔山撬各9g。水煎服。

鸡矢藤

基　源：为茜草科植物鸡矢藤的地上部分。

原植物

多年生草质藤本，老茎木质。叶对生，纸质，折断时有臭气；叶片形状变异很大，宽卵形至披针形，顶端急尖至渐尖，基部宽楔形、圆形至浅心形，叶脉处有毛。腋生聚伞花序较疏散，顶生聚伞花序大，排列成圆锥形；花紫色，萼管陀螺状，5裂，被短柔毛；花冠5裂，被毛。核果球形，绿黄色。花期7~8月，果期9~10月。

生境分布

生于沟边，村路旁，山坡灌丛中，缠绕树杆上或攀附岩石。分布于江苏、浙江、安徽、江西、福建、湖南、湖北、广东、广西、贵州、云南、四川等省区。

采收加工

夏秋季采收全草，鲜用或晒干。

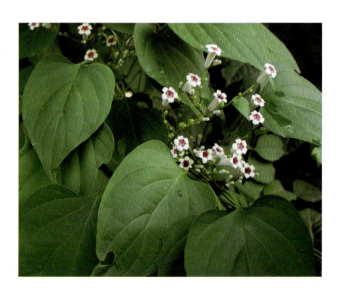

性味功能	味辛、微苦，性温。有祛风活血，止痛解毒，消食导滞，除湿消肿的功能。
炮 制	洗净，地上部分切段，根部切片，鲜用或晒干。
主治用法	用于风湿疼痛，腹泻痢疾，脘腹疼痛，气虚浮肿，头昏食少，肝脾肿大，肠痈，疮疡肿毒，跌打损伤等。用量10~15g。外用适量。

现代研究

1. 化学成分　全草含鸡屎藤苷、鸡屎藤次苷及生物碱、齐墩果酸等。叶含熊果酚苷等。种子含棕榈酸、油酸、亚油酸等。

2. 药理作用　本品水蒸馏液腹腔注射对小鼠有明显镇痛作用；有抗惊厥、镇静及局部麻醉。另外可解动物有机磷中毒，并有一定抗菌、抗病毒活性。

应用

1. 肝硬化腹水：鸡矢藤50g，大蒜茎100g，水煎服。

2. 风湿性关节炎：鲜鸡矢藤、络石藤各50g，水炖服。

3. 伤风咳嗽：鲜鸡矢藤叶50g，冰糖3g，水煎服。

4. 蛇咬伤：鲜鸡矢藤叶适量，捣烂敷伤口周围。

玉米（玉米须）

基　源：玉米须为禾木科植物玉米的花柱和柱头。

原植物

一年生草本。叶互生，阔长条状披针形，先端渐尖，边缘波状，中脉明显，叶鞘包茎；叶舌紧贴茎。花序单生，雄花序顶生，大型圆锥花序，小穗成对生于各节，花柱线形，质柔软；雌花序腋生，小穗成对排列于穗轴周围。颖果稍呈球形，超山颖片和稃片之外。花期6~8日。果期7~9月。

生境分布

全国各地广为栽培。

采收加工

秋季收获玉米时采收玉米须，晒干或鲜用。

性味功能	味甘，性平。有利尿消肿，利胆退黄，降压的功能。
主治用法	用于急、慢性肾炎，水肿，急、慢性肝炎，高血压，糖尿病，尿路结石，胆道结石等症。用量15~30g，水煎服。

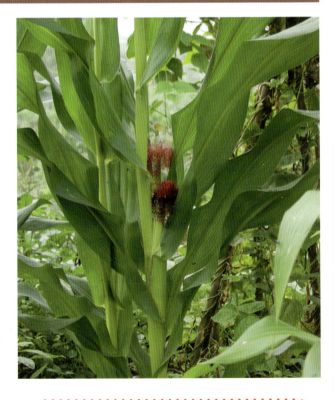

现代研究

1. 化学成分　玉米含碳水化合物、蛋白质、脂肪以及维生素E，B1，B2，B6及胡萝卜素、烟酸等。还含有丰富的赖氨酸、木质素以及谷胱氨酸等，玉米油富含维生素E、棕榈酸、硬脂酸、亚油酸等。

2. 药理作用　玉米须有调节免疫功能，抗肿瘤，抗菌，抗氧化活性，利尿和抗尿路结石形成，降压、降血糖、降血脂的作用，还可保护肝损伤等。

应用

1. 水肿，小便不利：玉米须、桂花、商陆1.5g，红枣数枚，水煎服。

2. 糖尿病：玉米须50g，积雪草100g，水煎服。

3. 高血压：玉米须50g，冰糖适量，水煎服。

4. 百日咳：玉米须50g，咸李干一个，水煎服。

山奈

基源：为姜科植物山奈的根茎。

原植物

别名：沙姜、三奈。多年生草本。根茎块状，单个或数个相连，绿白色，芳香。叶2~4，贴地生长，近无柄；宽卵形，叶基具苞状退化叶，膜质，长圆形。穗状花序小苞片，绿色；花冠管细长，白色；侧生的退化雄蕊花瓣状，白色，唇瓣2裂至中部以下，微凹，白色，喉部紫红色。蒴果。花期8~9月。

生境分布

生于山坡、林下、草丛中，多为栽培。分布于广东、广西、云南、福建、台湾等省区。

采收加工

冬季地上茎叶枯萎时，挖取根茎，切片，晒干。

现代研究

1.化学成分　本品主要含挥发油，如龙脑、桉油精、莰烯、对甲氧基苏合香烯等。还含有山奈酚、山奈素及蛋白质、淀粉、黏液质等。

2.药理作用　本品种子对兔、豚鼠离体子宫、麻醉兔在位子宫均有明显的兴奋作用；有抗菌作用，其花对红色表皮癣菌、堇色发癣菌及腹股沟表皮癣菌等均有抑制作用。全草地上部分有抗真菌、止血作用。

性味功能	味辛，性温。有温中化湿、行气止痛的功能。
炮制	洗净，除去须根，切片，晒干。
主治用法	有温中散寒，除湿辟秽的功用。用于心腹冷痛、寒湿吐泻、牙痛。用量6~9g；外用粉末适量塞龋孔中或擦牙。此外，本品亦常用为调味料。

应用

1.心腹冷痛：山奈、丁香、当归、甘草等分。研末，醋糊丸，酒下。

2.牙痛：山奈6g，研末，塞龋孔中或擦牙。

3.挫伤，痛经，癌痛：山奈、麝香。研末，敷痛处。

4.乳痈：山奈、乳香、没药、樟脑。水煎服。

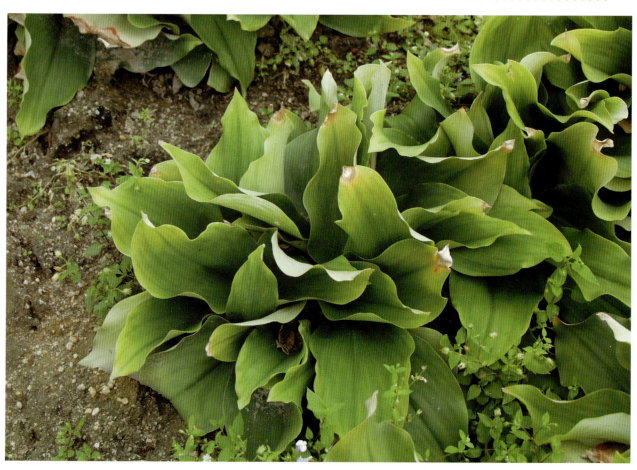

10 驱虫药

驱虫药是指能驱除或杀灭寄生虫，使虫除、痛止、积消，以治疗治疗人体寄生虫为主要作用的药物。

临床上适用于治疗蛔虫、蛲虫、绦虫、钩虫等消化道寄生虫病。

现代药理作用　表明：驱虫药对寄生虫体有麻痹作用，使其瘫痪以致死亡。部分驱虫药有抗真菌、抗病毒及抗肿瘤等作用。某些驱虫药物还有促进胃肠蠕动、兴奋子宫、减慢心率、扩张血管、降低血压等作用。

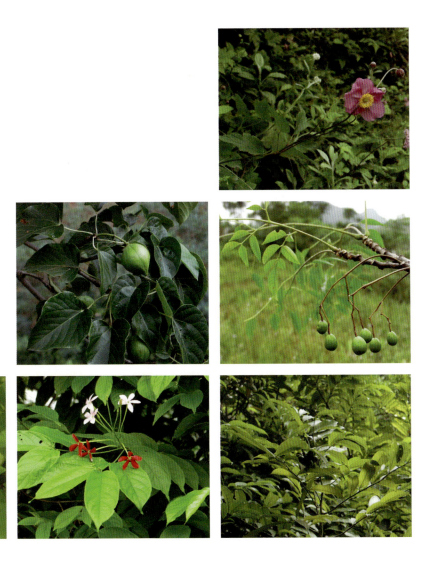

雷丸

基　源：真菌雷丸的干燥菌核。

原植物

腐生菌类。子实体寿命很短。菌核为不规则的坚块状至球形或近卵形，直径 0.8~2.5cm，稀达 4cm；黑棕色，具细密纹理或细皱纹，内面为紧密交织的菌丝体。质地坚硬，断面蜡白色，半透明，具白色纹理，略带粘性。

生境分布

多生于竹林中，竹根附近，或棕榈、油桐等树根下。分布于我国西北、西南、华南等地。

采收加工

秋季采挖，洗净，晒干。

性味功能	味苦，性寒；有小毒。有杀虫消积的功能。
炮　制	拣去杂质，洗净润透，切片晒干；或洗净晒干，用时捣碎。
主治用法	用于虫积腹痛，小儿疳积，绦虫、钩虫、蛔虫病。用量 10~20g。不宜入煎剂，多粉碎服用。

现代研究

1.化学成分　本品含有灰分，醚浸出物，醇浸出物，主要成分是一种蛋白酶称雷丸素。

2.药理作用　本品具有驱绦虫作用、驱蛔虫的作用和抗阴道毛滴虫作用。

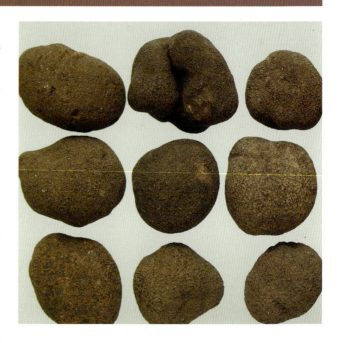

应用

1.绦虫：雷丸 20g，研细粉，水调成膏，冲服。

2.钩虫：雷丸 9g 研细粉，榧子肉、槟榔各 9g，水煎，药液冲雷丸粉服。

3.蛲虫：雷丸 3g，大黄、二丑各 9g，研粉，空腹，水冲服。

三尖杉

基　源：为三尖杉科植物三尖杉的种子及枝、叶提取物。

原植物

高大乔木。叶两列，披针状条形，微弯，上部渐窄，先端有长尖头，基部楔形，中脉隆起。雌雄异株，雄球花 8~10 聚生成头状；雌球花胚珠 3~8 枚发育成种子。种子核果状，椭圆状卵形或近圆球形，假种皮成熟时紫色或红紫色，顶端有小尖头。花期 4 月，果期 8~10 月。

生境分布

生于阔叶树、针叶树混交林中。分布于南方大部分地区。

现代研究

1.化学成分　本品含三尖杉碱、表三尖杉碱、乙酰三尖杉碱、去甲基三尖杉碱、三尖杉酮碱、三尖杉新碱、红杉醇等成分。

2.药理作用　本品具有抗肿瘤作用，抗白血病作用和促进细胞分化作用。

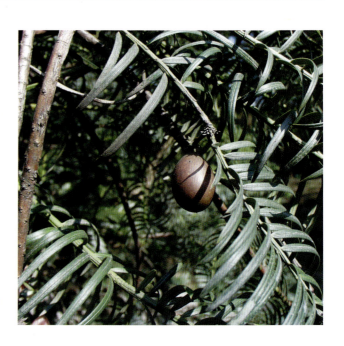

性味功能	种子：味甘、涩，性平。有驱虫、消积功能。枝、叶：味苦、涩，性寒。有抗癌的功能。
炮制	拣去杂质，切片晒干。
主治用法	种子用于蛔虫病、钩虫病，食积等症。用量4.5~15g。水煎，早、晚饭前各服1次，或炒熟食。

应用

1. 蛔虫病、钩虫病，食积：三尖杉种子，炒熟食。
2. 淋巴肉瘤，肺癌：枝、叶提取三尖杉总生物碱，肌肉注射。
3. 粒细胞性白血病：枝、叶提取三尖杉酯碱和高三尖杉酯碱，肌肉注射。
4. 恶性肿瘤：枝、叶提取物。肌肉注射。

榧树（榧子）

基源：榧子为红豆杉科植物榧树的干燥成熟种子。

原植物

乔木。叶条形，两列。花单性，雌雄异株，雄球花单生于叶腋，雄蕊多数，4~8轮；雌球花成对着生叶腋，只1花发育。种子核果状，椭圆形、倒卵圆形，假种皮淡紫褐色，有白粉，顶端微凸，基部具宿存苞片。花期4月，种子翌年10月成熟。

生境分布

生于向阳凉爽山坡、旷地、路旁或屋边，常有栽培。分布于安徽、浙江、江西、福建、湖南及贵州等地。

采收加工

10~11月采摘种子，除去假种皮，洗净，晒干。

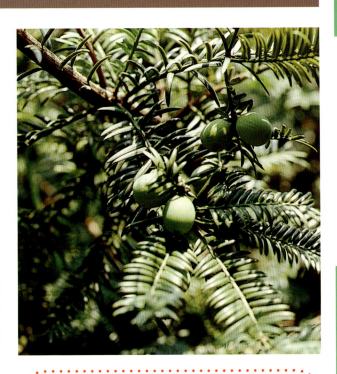

性味功能	味甘，性平。有杀虫消积，润燥的功能。
炮制	榧子：拣净杂质，或去壳取仁，用时捣碎； 炒榧子：将净仁微炒至外表褐黑，内仁黄黑，发出焦香味为度。或用砂拌炒至熟透，内呈黄色，外具焦斑，取出，筛去砂，放冷。
主治用法	用于虫积腹痛，小儿疳积，燥咳，便秘，痔疮等症。用量15~30g。

现代研究

1. 化学成分　本品含脂肪油，大部分为不饱和脂肪酸。
2. 药理作用　本品具有驱钩虫与蛲虫作用。

应用

1. 丝虫病：榧子肉250g，血余炭50g，研末，调蜜搓成丸，口服。
2. 钩虫病：榧子150~250g，炒食；或榧子、使君子肉、大蒜，水煎服。
3. 大便秘结，小儿疳积：榧子，研末，水冲服。或炒食。
4. 蛔虫病、蛲虫病：榧子、使君子、大蒜，水煎服。
5. 绦虫病：榧子去皮，槟榔，南瓜子。共炒食。

十　驱虫药

打破碗花花

基　源：为毛茛科植物打破碗花花干燥或新鲜的全草。

原植物

别名：压竹花、秋芍药、一扫光。多年生草本。基生叶3~5，为三出复叶；中央小叶较大，小叶片卵形至宽卵形，顶端尖，基部圆心形，边缘具粗锯齿，被疏毛，侧生小叶斜卵形。聚伞花序简单或2~3回分枝，具花3至多朵；萼片5，花瓣状，紫红色或粉红色，倒卵形，外密生短绒毛；聚合果球形，瘦果近卵形，密被白色绵毛。花期7~9月，果期9~10月。

生境分布

生于低山或丘陵的草坡或沟边。分布于浙江、江西、湖北、广东、广西、陕西、四川、贵州、云南等省区。

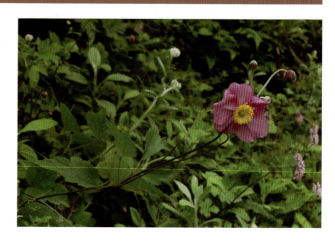

采收加工

夏秋两季茎叶茂盛花未开时采挖全草，除去泥沙及杂质，鲜用或阴干备用。

性味功能	味苦，性寒，有小毒。具有利湿、驱虫、杀虫、祛瘀的功能。
炮　制	洗净、切片、晒干。
主治用法	用于痢疾、肠炎、蛔虫病、跌打损伤。用量根1.5~6g；茎叶外用适量。

现代研究

1. 化学成分　本品含有白头翁素和三萜皂齐墩果酸-3-O-β-D-吡喃核糖基-(1→3)-α-L-吡喃鼠李糖基-(1→3)-α-L-吡喃阿拉伯糖苷、齐墩果酸3-O-β-D-吡喃核糖基-(1→3)-α-L-吡喃鼠李糖基-(1→2)-β-D-吡喃木糖苷，以及齐墩果酸等成分。

2. 药理作用　本品具有抑菌作用和杀虫作用。

应用

1. 各种顽癣：鲜茎叶捣烂，取浆汁外涂。
2. 杀蛆虫、孑孓：鲜茎叶捣烂投入粪坑或污水中。

南瓜（南瓜子）

基　源：南瓜子为葫芦科植物南瓜的种子。

原植物

一年生草质藤本。茎具棱，有粗毛。单叶互生，宽卵状心形，先端钝，基部深心形，边缘具有规则锯齿，具粗毛。花单性，雌雄同株；花萼5裂，裂片顶端扩展成叶状；花冠黄色，花瓣5，先端反曲，边缘皱折。果实扁圆形或壶形，果柄具角棱，基部膨大。种子卵形，黄白色，扁而薄。花期6~8月。

生境分布

全国各地广泛栽培。

采收加工

秋季采摘成熟果实，取出种子，洗净晒干。

性味功能	味甘，性温。有驱虫，通乳的功能。
炮　制	洗净，晒干。
主治用法	用于绦虫病，血吸虫，蛲虫，产后乳汁不下等。用量60~120g。水煎服。

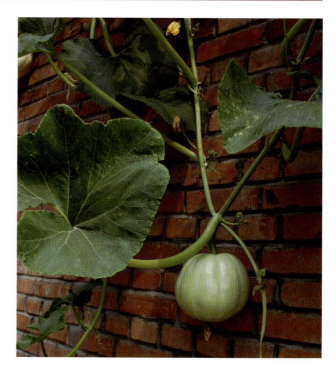

现代研究

1.化学成分　本品含油,其中主要脂肪酸为亚油酸,油酸,棕榈酸及硬脂酸,还有亚麻酸,肉豆蔻酸,南瓜子氨酸,还含类脂成分,内有三酰甘油,三酰甘油,单酰胆碱等。

2.药理作用　本品具有驱虫作用和抗日本血吸虫作用。

应用

1.绦虫病:南瓜子60g,研末,空腹服,2小时后服槟榔煎剂,30分钟后服硫酸镁25g。

2.烧烫伤:鲜南瓜子,捣烂敷患处。

3.产后缺乳,产后水足肿:南瓜子,炒熟,水煎服。

4.百日咳:南瓜子,炒黄研粉,砂糖水调服。

使君子

基源:为使君子科植物使君子的果实。

原植物

别名:留球子、索子果。落叶藤状灌木,高2~8m。叶对生,薄纸质;叶柄下部有关节,有毛,基部刺状;叶长椭圆状披针形,先端渐尖,基部圆形或微心形,全缘,两面有黄褐色短柔毛。10余朵花成穗状花序顶生,下垂;花瓣5,初放时白色,后渐转紫红色。果实橄榄状,稍木化,黑褐色或深棕色,有5棱,横断面五角星状。花期5~9月。果期6~10月。

生境分布

生于山坡、林缘或灌木丛中,亦有栽培。分布于江西、福建、台湾、湖南、广东、广西、贵州、四川、云南等省区。

采收加工

秋季果实成熟未开裂时采收,晒干或微火烘干。

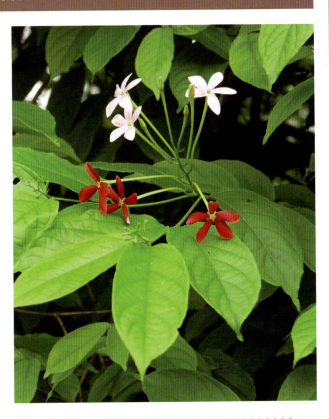

性味功能	味甘,性温,有毒。有杀虫,消积,健脾的功能。
炮　制	使君子仁:除去外壳,取净仁; 炒使君子仁:置锅内用文火炒至微有香气,取出,放凉。
主治用法	用于虫积腹痛,小儿疳积,乳食停滞,腹胀,泻痢等症。用量4.5~9g。捣碎入煎剂。小儿减半。

现代研究

1.化学成分　本品含使君子氨酸,胡芦巴碱,使君子氨酸钾,甘露醇,脂肪油:肉豆蔻酸,棕榈酸,硬脂酸,油酸,亚油酸等脂肪酸,并含甾醇等。

2.药理作用　本品具有驱蛔虫作用、蛲虫作用,并有抗皮肤真菌作用。

应用

1.蛔虫病:使君子9g,槟榔4.5g,水煎,空腹服。

2.疳积:使君子、胡黄连、芜荑。水煎服。

3.蛲虫病:使君子。炒熟,于饭前半小时嚼食。

4.腹大痞块,肌瘦面黄,渐成疳积:使君子9g,木鳖子15g。研末,为丸,蒸熟,空心食。

十 驱虫药

油桐

基　源：大戟科植物油桐的根、叶、花、果壳及种子入药。

原植物
乔木。单叶互生，卵状心形，先端急尖，基部心形，全缘或3浅裂，密生细毛，顶端有2腺体。聚伞状圆锥花序顶生；花单性，雌雄同株，先叶开放；花萼2~3裂，花瓣5，白色稍带红色。核果近球形，有短尖头，光滑。种子阔卵圆形，种皮厚壳状。花期4~5月。果期6~10月。

生境分布
生于山坡、路旁、村边。分布于陕西、甘肃、河南及江南各省区。

采收加工
根全年可采，切片晒干。叶夏秋季采，晒干。花凋落时收集。果实秋冬季采摘，晒干。

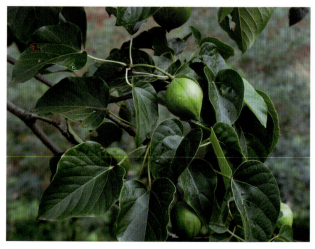

性味功能	根味辛，性温，有小毒。有消食利水，化痰，杀虫的功能。叶有杀虫的功能。花有清热解热，生肌的功能。种子有大毒，有催吐，消肿毒的功能。
炮　制	去杂质，晒干。
主治用法	根用于黄疸，风湿筋骨痛。叶用于痈肿，漆疮，肠炎。花用于烧烫伤，新生儿湿疹，秃疮毒疮，天疱疮。果外用于癣疥，烫伤，脓疮。果壳用于丹毒。种子用于疥癣，瘰疬。用量6~12g。

现代研究
1.化学成分　本品含有脂肪酸和萜类，还有少量黄酮、甾醇、香豆素等类型化合物成分。

2.药理作用　本品具有消炎、抗癌、镇痛和抗病毒作用。

应用
1. 黄疸：油桐根、柘树根各30g，水煎服。
2. 烫火伤：生油桐适量，加花生油适量，调涂患处。
3. 新生儿湿疹，天疱疮：油桐花，麻油调敷患处。
4. 疥癣，瘰疬：油桐子适量，煎水洗。

苦楝（苦楝皮）

基　源：苦楝皮为楝科植物苦楝的树皮及根皮。

原植物
别名：楝树、楝。高大落叶乔木。树皮纵裂，小枝绿色，有星状细毛，老枝紫褐色。叶互生，2~3回羽状复叶，卵形或椭圆形，先端长尖，基部圆形，两侧常不等，边缘有锯齿。圆锥伞形花序腋生或顶生；花淡紫色或紫色；花萼5，有柔毛；花瓣5，宽线形或倒披针形，平展或反曲，有柔毛。核果椭圆形或球形，淡黄色；内果皮坚硬。种子线状棱形，黑色。花期4~5月。果期10~11月。

生境分布
生于山坡、路旁、田野。多有栽培。分布于河北、陕西、甘肃、河南、山东及长江以南各地区。

采收加工
春、秋季剥取树皮，除去粗皮，晒干。

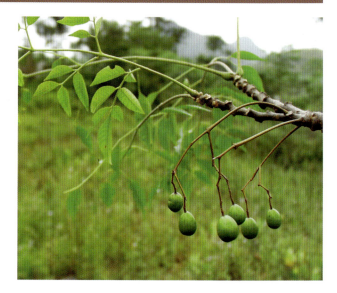

性味功能	味苦,性寒。有毒。有清热,燥湿,杀虫的功能。
炮 制	除去杂质,洗净,润透,切丝,干燥。
主治用法	用于蛔虫病,钩虫病,蛲虫病,阴道滴虫病,风疹,疥癣等症。用量4.5~9g；外用适量,研末,用猪脂调敷患处。肝炎,肾炎患者慎用。

现代研究

1.化学成分　本品含有川楝素,苦楝酮,苦楝子三醇,异川楝素,另有β-谷甾醇(β-sitosterol),正十三烷及水溶性成分。

2.药理作用　本品具有驱虫作用和抗肉毒中毒作用,并对中枢有抑制作用。

应用

1.胆道蛔虫病：苦楝皮,水煎服。

2.小儿蛔虫性肠梗阻：苦楝皮,水煎服。

3.蛇咬伤：苦楝皮、韭菜各200g,米酒250g,醋200g,炖热放凉,药酒外擦,药渣外敷,内服少许药酒。

4.顽固性湿癣：苦楝皮。烧灰,调茶油涂抹患处。

川楝(川楝子)

基　源：川楝子为植物川楝的果实。

原植物

高大落叶乔木。2回羽状复叶；小叶5~11,狭卵形或长卵形,先端渐尖,基部圆形,偏斜,全缘或小有疏齿,幼时两面密被黄色星状毛。圆锥花序腋生；花萼5~6；花瓣5~6,紫色或淡紫色。核果椭圆形或近圆形,黄色或黄棕色；内果皮木质坚硬,有棱。种子扁平,长椭圆形,黑色。花期3~4月。果期9~11月。

生境分布

生于平原,丘陵地或栽培。分布于陕西、甘肃、河南、湖北、湖南、贵州、四川、云南等省区。

采收加工

果实成熟呈黄色时采,晒干。

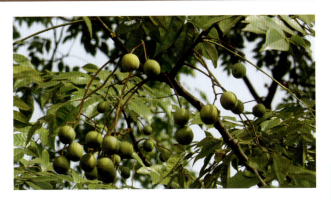

性味功能	味苦,性寒,有小毒。有清肝火,除湿热,止痛,杀虫的功能。
炮 制	川楝子：拣去杂质,洗净,烘干,轧碎或劈成两半； 炒川楝子：将轧碎去核的川楝肉,用麸皮拌炒至深黄色为度,取出放凉。
主治用法	用于热症脘腹胁肋诸痛,虫积腹痛,疝痛,痛经。用量4.5~9g。外敷治秃疮。

现代研究

1.化学成分　本品含有川楝素、异川楝素,以及多种苦味的三萜成分：苦楝子酮,脂苦楝子醇,21-O-乙酰川楝子三醇,21-O-甲基川楝子五醇。

2.药理作用　本品具有驱虫作用,对呼吸中枢的抑制作用和抗肉毒中毒作用。

应用

1.慢性肝炎,尤其肝区疼痛、自觉痛处有热者：川楝子、延胡索各6g,研末,温开水送服。

2.睾丸鞘膜积液、小肠疝气所致疼痛：川楝子9g,小茴香、吴茱萸各4.5g,木香3g(后下)。水煎服。

3.头癣：川楝子。烤黄研末,调油成膏,外擦患处。

4.胆石病：川楝子、木香、枳壳、黄芩各9g,金钱30g,生大黄6g,水煎服。

附注：树皮及根皮作苦楝皮药用。有杀虫的功能。用于蛔虫病。

十　驱虫药

竹叶花椒（花椒）

基　源：花椒为芸香科植物植物竹叶花椒的干燥果皮。

原植物
别名：竹叶椒。灌木或小乔木。枝有弯曲而基部扁平的皮刺，老枝皮刺基部木栓化。单数羽状复叶互生，叶轴具翅，下面有皮刺；小叶 3~9，对生，纸质，叶上面有长尖皮刺，叶披针形，先端渐尖，基部楔形，边缘有细钝锯齿。聚伞圆锥花序腋生，细小，单性，淡黄绿色，花被 6~8。果实红色，有粗大凸起的腺点。种子卵形，黑色。

生境分布
生于低山林下或灌丛中。分布于东南至西南各省。

采收加工
秋季采果，除去杂质，晒干。

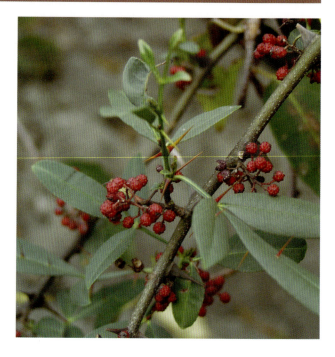

性味功能	味辛，性温。有散寒除湿发汗，通血淋，暖胃消食，健脾，止痛，杀虫，止痒的功能。
炮　制	去杂质，晒干。
主治用法	用于风寒咳嗽，留饮宿食，腹痛虫疾，呕吐泻痢，蛔虫，蛲虫，疝气。外用于湿疹瘙痒。用量 3~6g。

现代研究
1. 化学成分　本品含有挥发油，茎含木兰花碱、竹叶椒碱等成分。

2. 药理作用　本品具有抗菌、杀昆虫、抑制血小板活化因子的活性。

应用
1. 脘腹冷痛：花椒、干姜各 6g，党参 12g，加糖温服。

2. 寒湿泄泻：花椒、苍术、陈皮、木香。水煎服。

3. 虫积腹痛：花椒、生姜、榧子。水煎服。

4. 皮肤湿疹瘙痒：花椒、地肤子、苦参、白矾。煎水熏洗。

槟榔

基　源：为棕榈科植物槟榔的种子。

原植物
高大常绿乔木。羽状复叶丛生于茎端，总叶轴三棱形，有长叶鞘，小叶片多数，披针形或线形，先端有分裂。肉穗花序生于最下叶鞘束下，有黄绿色佛焰苞状大苞片；花单性，雌雄同株；雌花较大而少，花被 6。坚果卵圆形，花被宿存，橙黄色。花期 3~8 月。果期 12 月至翌年 2 月。

生境分布
栽培于阳光充足，湿度大的林间或村旁。分布于福建、台湾、广东、海南、广西、云南等地区。

采收加工
冬、春季果熟时采摘，剥下果皮，取其种子，晒干。剥下果皮，晒干捶松，为大腹皮。

现代研究
1. 化学成分　本品含总生物碱，主要为槟榔碱，及少量的槟榔次碱，去甲基槟榔碱，去甲基槟榔次碱等，还含鞣质，内有右旋儿茶精，左旋表儿茶精，原矢车菊素 A-1，B-1 和 B-2，又含脂肪酸，脂肪酸主要有月桂酸、肉豆蔻酸、棕榈酸、硬脂酸等。还含氨基酸、甘露糖、半乳糖、槟榔红色素及皂苷等。

2. 药理作用　本品具有驱虫作用，促进消化液分泌，增加食欲作用，还有抗病原微生物作用、抗高血压和抗癌作用。

实用中草药

彩色图鉴

（下册）

编著：李葆莉

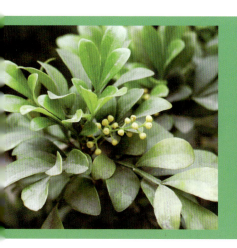
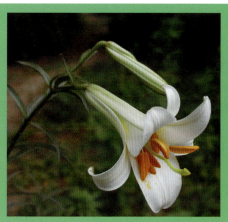
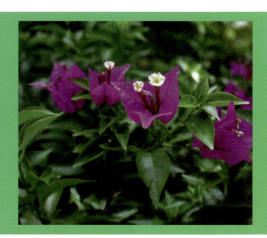

中医古籍出版社

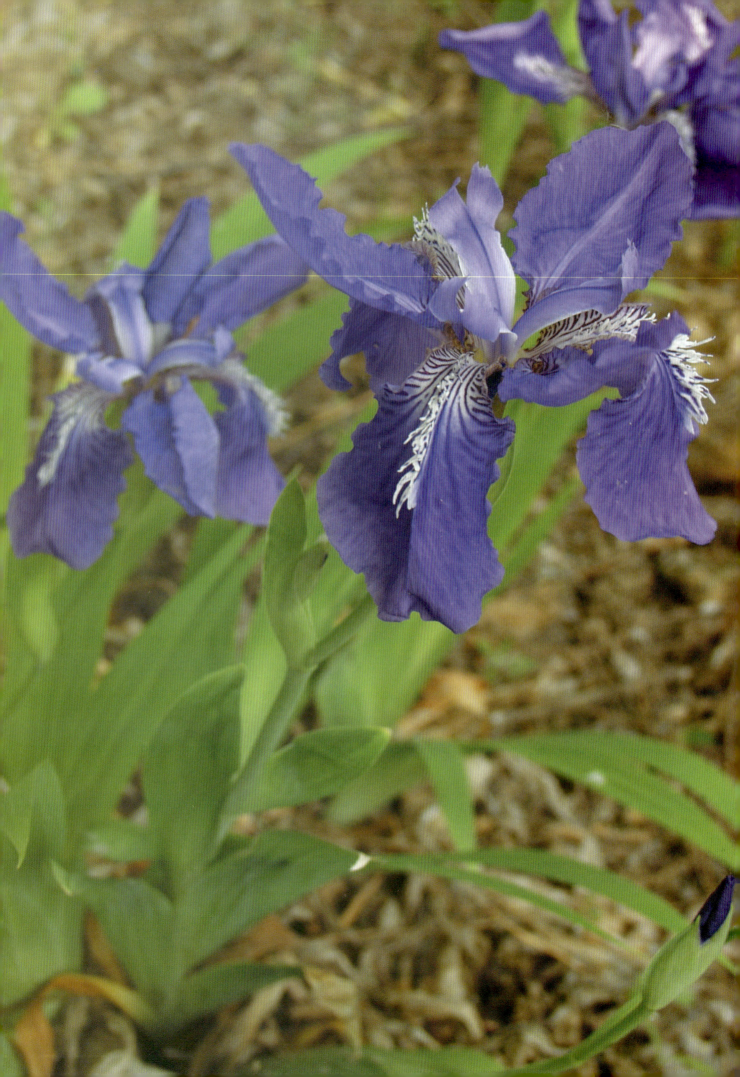

性味功能	苦、辛，性温。有消积驱虫，降气行水的功能。
炮 制	槟榔：拣去杂质，以清水浸泡，按气温情况换水，至泡透为止，捞起，切片，晾干。或取拣净的槟榔打碎如豆粒大，亦可。 炒槟榔：取槟榔片置锅中，文火炒至微微变色，取出，放凉。 焦槟榔：用武火把槟榔片炒至焦黄色时，喷洒清水，取出，放凉。
主治用法	用于食积腹痛，泻痢后重，蛔虫病，疟疾，水肿胀满，脚气肿痛。用量 3~9g。

应用

1. 青光眼：槟榔片，水煎液，滴眼。
2. 蛔虫病、绦虫病、钩虫：鲜槟榔切片，水煎服。
3. 心脾疼：槟榔，高良姜，焙干，研末，米饮调下。
4. 血痢：槟榔 3g，芍药 50g，当归 15g，大黄、黄芩、黄连、木香各 4.5g，研末，水煎温服，每次 15g。

附注：槟榔的果皮捶松后亦做药，称大腹皮，味辛，性微温。有下气宽中，行水的功能。用于胸腹胀闷，泄泻尿少，水肿，脚气等。用量 4.5 ~ 9g。

十二 活血化瘀药

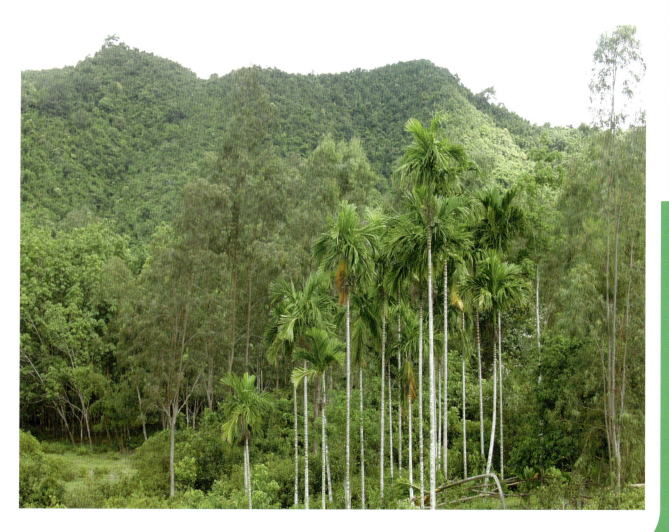

11 止血药

　　止血药是指能制止体内外出血，以治疗出血证为主的药物。按药物的药性和功效可分为凉血止血、温经止血、化瘀止血、收敛止血四类。

　　临床上可用于各种出血证，如咯血、衄血、吐血、尿血、便血、崩漏、紫癜及创伤出血等。部分药物尚可用于血热、血瘀及中焦虚寒等证。

　　现代药理作用表明，止血药的止血作用机制广泛，能促进凝血因子生成，增加凝血因子浓度和活力，抑制抗凝血酶活性；增加血小板数目，增强血小板功能；收缩局部血管或改善血管功能，增强毛细血管抵抗力，降低血管通透性等。

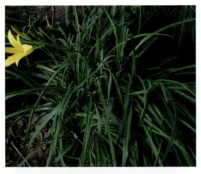
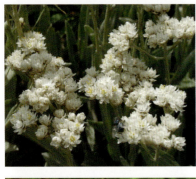
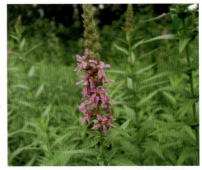
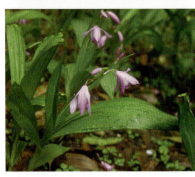
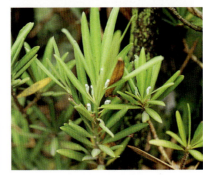
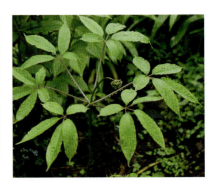

凉血止血药

垫状卷柏（卷柏）

基　源：卷柏为卷柏科植物垫状卷柏的全草。

原植物
多年生草本，莲座状，干后内卷如拳。根散生，不聚生成干。主茎短，分枝多而密，枝放射状丛生，枝上叶二型，排成二平行线，中叶先端直向，形成二平行线，叶缘厚，全缘。孢子囊穗着生枝顶，四棱形，孢子叶卵状三角形；孢子囊圆肾形。

生境分布
生于向阳的干旱岩石缝中。分布于我国大部分地区。

采收加工
秋季采收，剪去须根，去净泥土，晒干。

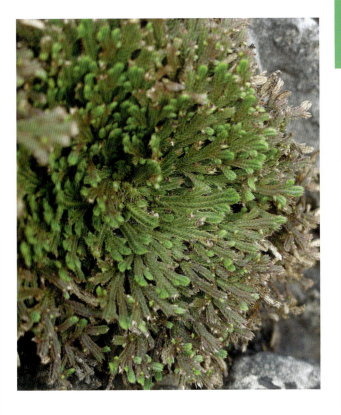

性味功能	味辛，性平。有活血止血的功能。
炮　制	卷柏：除去残留须根及杂质，洗净，切段，晒干。卷柏炭：取净卷柏，照炒炭法炒至表面显焦黑色。
主治用法	生用于经闭、症瘕、跌打损伤。炒用于咯血、吐血、便血、尿血、脱肛、经血过多、创伤出血、子宫出血。用量4.5~9g。水煎服。外用适量，捣烂或研末调敷。孕妇忌服。

现代研究
1.化学成分　本品含β-谷甾醇、腺苷、卷柏苷以及咖啡酸、穗花杉双黄酮、芹菜素等。

2.药理作用　本品有免疫及抗肿瘤、降血糖、抗菌抗病毒、止血作用。

应用
1. 跌打损伤：卷柏100g，红糖，开水炖服。
2. 肺脓疡：卷柏50g，豆腐一块，水煎炖。
3. 经闭或月经不调：卷柏，炒黑成炭研末，黄酒冲服。
4. 胃痛，腹胀：卷柏100g，黄酒炖服。
5. 便血、内痔出血、子宫出血：卷柏炭、地榆炭、侧柏叶炭、荆芥炭、槐花各9g。水煎服。

十二　活血化瘀药

白刺花

基　源：为蝶形花科植物白刺花的根、叶、花及种子。

原植物

落叶灌木。单数羽状复叶互生，椭圆形，先端微凹，有小尖，基部近圆形，全缘，下面被疏柔毛。花6~12成总状花序顶生；花萼钟状蓝色，密被短柔毛；花冠蝶形，白色或蓝白色，旗瓣匙形，反曲，龙骨瓣2瓣。荚果细长，种子间缢缩成念珠状，密被白色平伏长柔毛。花期5~6月。果期7~8月。

生境分布

生于山坡、路旁或灌木丛中。分布于河北、山西、陕西、甘肃、河南、江苏、浙江、湖北、贵州、四川、云南等省。

采收加工

根全年均可采挖，晒干。叶、种子夏秋季采，晒干。

性味功能	味苦，性寒。有清热解毒，消炎杀虫，利尿消肿，凉血止血的功能。
炮　制	鲜用或晒干。
主治用法	根用于胃痛、痢疾、肠炎、扁桃腺炎、气管炎、肝炎、水肿、蛔虫、衄血、尿血、便血。花用于清凉解暑。种子用于消化不良、胃腹痛、驱虫、白血病。用量9~15g。水煎服或研末冲服。外用适量。

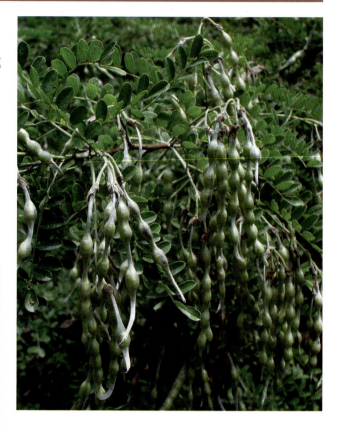

现代研究

1.化学成分　本品主含氧化苦参碱、氧化槐果碱、苦参碱等生物碱类以及黄酮类、游离氨基酸、脂肪酸等化学成分。

2.药理作用　本品有抗炎抗过敏，还对吞噬细胞的吞噬功能、淋巴细胞功能、白细胞介素有抑制作用，另外还可抑制肿瘤坏死因子α的表达。

应用

1、便血：白刺花根、苦参各10g，水煎服。

2、痢疾、膀胱炎、血尿、水肿：白刺花根3~9g，水煎服。

3、阴道滴虫疮疖：白刺花根适量，水煎，洗患处。

4、白刺花冲泡代茶饮为清凉解署的的饮料。

槐（槐花，槐角）

基　源：槐花为蝶形花科植物槐的干燥花及花蕾，其果实为槐角。

原植物

大落叶乔木。树皮暗灰色或黑褐色，成块状裂。小叶7~15，卵状长圆形或卵状披针形，长宽1.2~3cm，先端急尖，基部圆形或宽楔形，下面有伏毛及白粉；圆锥花序顶生，有柔毛。花黄白色，有短梗。萼长有柔毛。花冠蝶形，旗瓣近圆形，先端凹，基部具短爪，有紫脉纹，翼瓣与龙骨瓣近等长，同形，具2耳。荚果，念珠状，皮肉质不裂有粘性。种子1~6粒，肾形，黑褐色。花期7~8月，果期10月。

生境分布

生于山坡、平原或栽培于庭院，全国各地有种植。

采收加工

槐花：夏季花开放或花蕾形成时采收，干燥。

槐角：冬季采收，除去杂质，干燥。

现代研究

1.化学成分　本品含鞣质、芸香苷。另外花蕾中还含有槐花米甲素、乙素和丙素。

2.药理作用　本品能保持毛细血管正常的抵抗力，减少血管通透性；有抗炎、解痉、抗溃疡等作用；对心传导系统有阻滞作用；对实验性动脉硬化症有预防及治疗效果。

性味功能	味苦，性寒。有凉血止血，清肝明目的功能。
炮　　制	槐花：除去杂质及灰屑。炒槐花：取净槐花，照清炒法炒至表面深黄色。槐花炭：取净槐花，照炒炭法炒至表面焦褐色。
主治用法	用于吐血，衄血，便血，痔疮出血，血痢，崩漏，风热目赤，高血压。用量9~15g。

应用

1. 头癣：槐花，炒后研末，油调成膏，涂敷患处。
2. 痔疮出血：槐花、侧柏叶、地榆，水煎服。
3. 急性泌尿系感染：槐角浸膏。内服。
4. 高血压病：槐角、旱莲草、桑椹、女贞子。水煎浓缩，烘干制成颗粒，每服3～4片，每日3次。

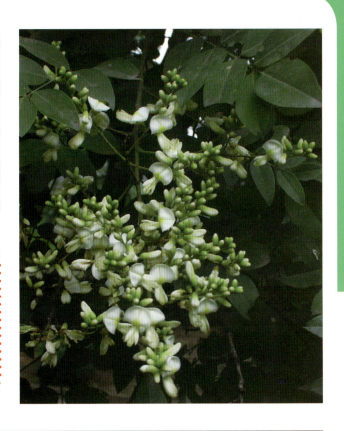

紫薇（紫薇根）

基　源：紫薇根为千屈菜科植物紫薇的根，其叶、花也入药。

原植物

灌木或小乔木。枝四棱，有狭翅。单叶对生或近对生，上部叶常互生，纸质，椭圆形至倒卵形，先端钝或稍尖，基部宽楔形或倒卵形，近无毛或沿背面中脉有毛。圆锥花序顶生，花淡红色或紫色，有时为白色，被柔毛；花萼半球形，绿色，平滑无毛，先端6浅裂，裂片三角形；花瓣6，呈皱缩状，边缘有不规则缺刻，基部有长爪；蒴果椭圆状球形，6瓣裂，具宿存萼。花期6~8月，果期7~9月。

生境分布

多为栽培，少有野生，生于山野丘陵地或灌木丛中。分布于河北、陕西及华东、中南、西南各省区。

采收加工

根全年可采，切片晒干。叶夏、秋季采，晒干或鲜用。

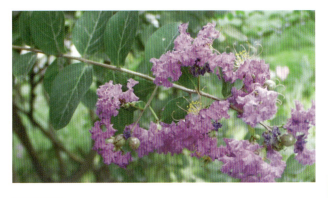

现代研究

1. 化学成分　本品根含谷甾醇，花含紫薇碱，十齿草吹碱，矮牵牛素-3-阿拉伯糖苷，锦葵花素-3-阿拉伯糖苷等花以苷。叶含德新宁碱、紫薇碱、德考定碱等生物碱。
2. 药理作用　本品有抗菌和麻醉作用；有兴奋、退热作用。

性味功能	味微苦、涩，性平。有清热利湿，凉血止血，解毒消肿的功能。
炮　　制	洗净，切片，晒干，或鲜用。
主治用法	用于各种出血，骨折，乳腺炎，湿疹，肝炎，黄疸痢疾，痈疖肿毒，湿疹。捣烂敷或煎水洗患处。用量根15~30g。叶外用适量。

应用

1. 咯血、吐血、便血：紫薇30g，加水180ml，蒸至80ml，每日两次，每次30-40ml。
2. 骨折：紫薇、枇杷树根皮各30g，鲜白芨、川续断各15g，煅自然铜10g，共研细粉，每日两次，每次3g。
3. 乳腺炎：鲜紫薇叶适量，捣烂外敷。

十二　活血化瘀药

千屈菜

基 源：为千屈菜科植物千屈菜的全草。

原植物

多年生草本，高30~100cm。茎直立，四棱形，多分枝。单叶对生或轮生，无柄，叶片宽披针形或窄披针形，先端钝或短尖，基部微心脏形，稍抱茎，全缘或微呈波状。长穗状花序着生于枝顶；花紫色，花萼长管状，上部4~6裂，裂片间有长线形附属体；花冠4~6裂；雄蕊一般为花冠裂瓣的2倍。蒴果卵形，全包于宿萼内。花期夏、秋季。

生境分布

生于水沟边及湿润的草丛中。分布于全国各地。亦有栽培。

采收加工

夏、秋季采集，除去泥沙，晒干或鲜用。

性味功能	味苦，性寒。有清热解毒，凉血止血的功能。
炮 制	洗净，切碎，鲜用或晒干。
主治用法	用于肠炎，痢疾，便血；外用于外伤出血。用量6~12g；外用适量，研末敷患处。孕妇忌服。

现代研究

1.化学成分　本品含牡荆素、荭草素、异荭草素以及没食子酸、胆碱、鞣质、色素、挥发油、生物碱等。

2.药理作用　本品有抗菌、解痉的作用，还可降血压，止血。其根煎剂用于泻下或慢性痢疾作为收敛或缓和剂。

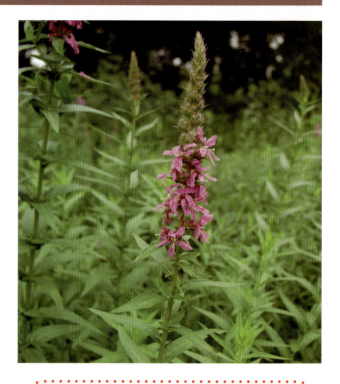

应用

1. 痢疾：千屈菜9g。水煎服。

2. 溃疡：千屈菜叶、向日葵盘，晒干，研末，先用蜜搽患处，再用药末敷患处。

3. 外伤出血：千屈菜，研粉，敷伤口处。

铁苋菜

基 源：为大戟科植物铁苋菜的干燥全草。

原植物

别名：人苋、血见愁、海蚌含珠、野麻草。一年生草本。茎直立，有纵条纹，具灰白色细柔毛。单叶互生，膜质，卵形至卵状菱形或近椭圆形，先端稍尖，基部广楔形，边缘有钝齿，粗糙，有白色柔毛。花序腋生，单性，雌雄同序，无花瓣；雄花序在雌花序上面，穗状；雌花序藏于对合的叶状苞片内，苞片开展时呈三角状肾形，合时如蚌。蒴果小，三角状半圆形，淡褐色，被粗毛。

生境分布

生于山坡、草地、路旁及耕地中。分布几遍全国。

采收加工

夏、秋季采收全草，晒干。

现代研究

1.化学成分　本品含生物碱、黄酮苷、酚类等。

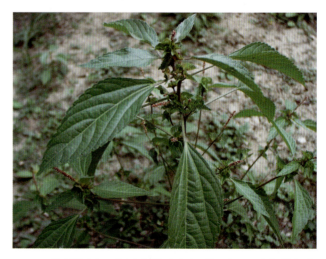

2.药理作用　本品水煎液有抗菌作用，对金黄色葡萄球菌、霍乱弧菌、炭疽杆菌、舒氏痢疾杆菌有不同程度抑菌作用。

性味功能	味苦、涩,性凉。有清热解毒,止痢,止血的功能。
炮　制	除去杂质,喷淋清水,稍润,切段,晒干。
主治用法	用于肠炎,细菌性痢疾,阿米巴痢疾,小儿疳积,肝炎,疟疾,吐血,衄血,尿血,便血,子宫出血;外用于外伤出血,湿疹,皮炎,毒蛇咬伤。用量15~30。

应用

1. 细菌性痢疾:铁苋菜60g。水煎服。
2. 性肠炎、细菌性痢疾:铁苋菜、凤尾草各60g,榴皮15g。水煎服。
3. 小儿疳积:铁苋,猪肝煎煮,吃肝喝汤。
4. 疟疾:铁苋菜150g。水煎,于发作前2~3小时服。连服1~3次。

地锦

基　源:为大戟科植物地锦的干燥全草。

原植物

年生草本。茎纤细带红色,多分枝,平卧。叶对生,长圆形,先端钝圆,基部偏斜,叶缘具细齿。杯状聚伞花序,单生叶腋。总苞倒圆锥形,顶端4裂;裂片膜质,裂片间有腺体,腺体扁椭圆形,具花瓣状附属物。蒴果,近球形。种子卵形。花期6~9月,果期7~10月。

生境分布

生于荒地、路旁、田间。分布于全国大部分地区。

采收加工

夏、秋二季采收,除去杂质,晒干。

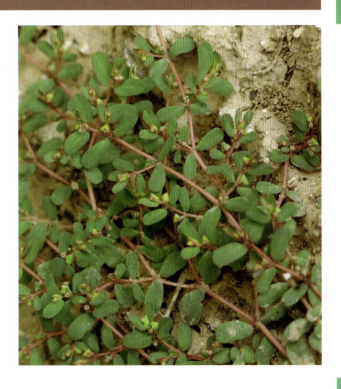

性味功能	味甘,性温。有清热解毒,凉血止痛止血的功能。
炮　制	去掉叶片,切段;根部于冬季挖取,洗净,切片,晒干,或鲜用。
主治用法	用于痢疾,肠炎,咳血,尿血,便血,崩漏,疮疖痈肿,湿热黄疸,乳汁不下。用量9~20g。

现代研究

1. 化学成分　叶含矢车菊素。种子主要含油,如软脂酸、硬脂酸、油酸、棕榈油酸、亚油酸等。
2. 药理作用　本品鲜汁、水煎剂或提取液有抗细菌、真菌的作用,还可快速缩短小鼠的凝血时间及出血时间,对小鼠所致肝损害有明显保护作用,还有止痒抗过敏免疫调节作用。

应用

1. 痢疾、肠炎及肠道传染病:鲜地棉草100g,水煎服。
2. 慢性支气管炎:地棉草9g。,水煎服。
3. 咯血、咳血、吐血、崩漏:地棉草9g,水煎服。
4. 湿热黄疸:地棉草15g,水煎服。

十二　活血化瘀药

茜草

基　源：为茜草科植物茜草的根。

原植物

别名：小活血、涩拉秧。多年生草本。根丛生，紫红色。茎四棱形，具多数倒生小刺。4叶轮生，三角状卵形，先端急尖，基部心形，中脉及叶柄生倒钩刺。聚伞花序圆锥状腋生或顶生，花小，淡黄白色；花冠辐状。浆果球形，肉质，红色。花期6~9月。果期8~10月。

生境分布

生于路旁、田边。分布于全国大部分地区。

采收加工

春、秋季采挖根，晒干或烘干。

性味功能	味苦，性寒。有凉血，止血，活血祛瘀，通经活络，止咳化痰功能。
炮　制	茜草：除去杂质，洗净，润透，切厚片或段，干燥。茜草炭：取茜草片或段，照炒炭法炒至表面焦黑色。
主治用法	用于吐血、衄血、尿血、便血，崩漏，经闭腹痛，风湿关节痛，跌打损伤，慢性气管炎，神经性皮炎。用量6~9g。水煎服。外用适量，研粉调敷或煎水洗患处。

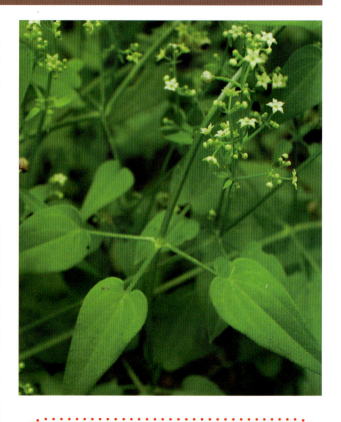

现代研究

1.化学成分　本品含茜草素、茜草素、异茜草素等蒽醌衍生物和2-甲酯基-3-异戊烯基-1, 4-萘氢醌-双-β-D-葡萄糖苷等萘氢醌衍生物以及齐墩果酸乙酸酯、齐墩果醛乙酸酯等三萜化合物。

2.药理作用　本品有轻度止血作用，还有抗病原微生物、止咳、祛痰作用，其煎剂能对抗乙酰胆碱的收缩作用，根的水提取物对离体豚鼠子宫有兴奋作用。另外还有降压消炎作用。

应用

1.血痢：茜草、当归、黄芩各9g，地榆、生地各12g，栀子6g，川连4.5g。水煎服。

2.血热经闭：茜草30g，酒水各半煎服。

3.老年慢性气管炎：鲜茜草30g，鲜含羞草根90g，鲜红背叶60g。水煎服。

4.跌打损伤、风湿关节痛：茜草15g，红花9g，赤芍12g。水煎服。或浸酒服。

蓟（大蓟）

基　源：大蓟为菊科植物蓟的地上部分或根。

原植物

别名：将军草、山萝卜、牛口刺。多年生草本。根长纺锤形或长圆锥形，簇生。茎直立，有细纵纹，被白色或黄褐色丝状毛。基生叶有柄，开花时不凋落，叶片倒披针形或倒卵状椭圆形，羽状深裂，裂片5-6对，边缘齿状，齿端具刺，上面疏生丝状毛，下面沿脉有丝状毛；中部叶无柄，基部抱茎，羽状深裂，边缘有刺；上部叶渐小。头状花序单一或数个生于枝端集成圆锥状；总苞钟状，被丝状毛；花两性，全部为管状花，花冠紫红色，瘦果长椭圆形。花期5~8月。果期6~8月。

生境分布

生于山坡、路边。分布南方大部分地区。

采收加工

夏、秋季割取地上部分；或秋季挖根，晒干。

现代研究

1.化学成分　全草含生物碱、挥发油，鲜叶含大蓟苷。

2.药理作用　本品有兴奋心脏、升压、止血、抗菌作用，还可全部杀死腹水癌细胞，并对精巢细胞亦有同样作用。

性味功能	味甘、苦，性凉。有凉血止血，散瘀消肿的功能。
炮 制	大蓟：拣去杂质，清水洗净，润透，切段，晒干。大蓟炭：取净大蓟置锅内用武火炒至七成变黑色，存性，过铁丝筛，喷洒清水，取出晒干。
主治用法	用于衄血，吐血，便血，尿血，崩漏，痈肿疮疖，肝癌，膀胱癌。用量9~15g。

应用

1. 功能性子宫出血，月经过多：大蓟、小蓟、茜草、炒蒲黄各9g，女贞子、旱莲草各12g。水煎服。

2. 吐血、咳血：大蓟、侧柏叶、白茅根、仙鹤草各9~15g。水煎服。

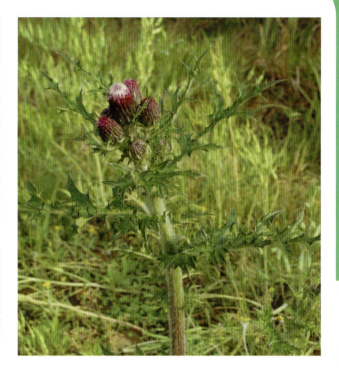

刺儿菜（小蓟）

基 源：小蓟为菊科植物刺儿菜的地上部分。

原植物

多年生草本。茎被蛛丝状绵毛。基生叶花时凋落，长椭圆形或长圆状披针形；茎生叶椭圆形或椭圆状披针形，先端短尖或钝，基部窄或钝圆，近全缘或有疏锯齿，边缘有小刺，两面有白色蛛丝状毛。头状花序顶生，雌雄异株；总苞钟状，苞片5裂，总苞片6层，顶端长尖，具刺；花冠紫红色，细管状。瘦果长椭圆形或卵形，冠毛羽状。花期5~6月，果期5~7月。

生境分布

生于荒地、田间和路旁。分布于全国各地。

采收加工

春、秋季采挖根，晒干或烘干。

性味功能	味甘，性凉。有凉血，止血，祛瘀消肿的功能。
炮 制	小蓟：拣净杂质，去根，水洗润透，切段，晒干。
主治用法	用于吐血，衄血，尿血，崩漏，急性传染性肝炎，痈肿疮毒。用量4.5~9g，水煎服。外用捣烂敷患处。

现代研究

1. 化学成分 本品全草含芸香苷、蒙花苷、刺槐素、蒲公英甾醇、β-谷甾醇、豆甾醇等。

2. 药理作用 本品有兴奋心脏、升压、止血、抗菌等作用。

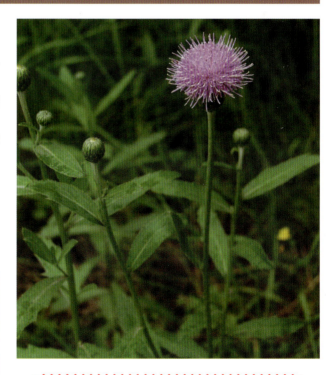

应用

1. 传染性肝炎：鲜小蓟根状茎60g，水煎服。

2. 吐血，衄血，尿血：鲜小蓟60g，捣烂绞汁，冲蜜或冰糖炖服。

3. 高血压：鲜小蓟60g，榨汁，冰糖，炖服。

4. 肠炎、腹泻：小蓟、番石榴叶，水煎服。

十二 活血化瘀药

化瘀止血药

巴天酸模

基　源：为蓼科植物巴天酸模的根。

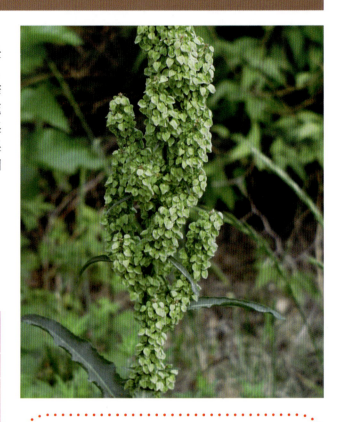

原植物
多年生草本。根粗壮。茎直立，具棱槽。基生叶长圆状披针形，先端圆钝或急尖，基部圆形或近心形，全缘，具波状缘，叶脉突出。叶柄粗，长10cm。茎上部的叶窄而小，近无柄。托叶鞘筒状，膜质，老时破裂。圆锥花序顶生或腋生，花两性。花被片6，2轮；内轮3片，果时增大，宽心形，全缘，具网纹，具有瘤状突起。瘦果三棱形，褐色，具光泽，包于宿存的内轮花被内。花期5~8月，果期6~9月。

生境分布
生于水沟、路旁、田边、荒地。分布于东北及河北、山东、内蒙古、山西、陕西、甘肃、青海等省区。

采收加工
秋季采挖根部，晒干。

性味功能	味苦酸，性寒。有杀虫、止血、清热解毒，活血散瘀的功能。
炮　制	除去茎叶，洗净，晒干。
主治用法	用于皮肤病、疥癣、各种出血、肝炎及各种炎症。用量9~15g。鲜品30~60g。

现代研究
1. 化学成分　本品含蒽醌类衍生物：蒽酚、大黄素甲醚、芦荟大黄素，尚含有鞣酸、鞣质及氨基酸等成分。

2. 药理作用　本品能缩短血凝时间，具有收敛止血作用。

> **应用**
> 1. 疥癣：巴天酸模根，捣烂涂擦患处。
> 2. 吐血、便血：巴天酸模4.5g、小蓟、地榆炭12g，炒黄芩9g。水煎服。
> 3. 小便不通：巴天酸模9g。水煎服。

杜鹃花

基　源：为杜鹃花科植物杜鹃的根、花及叶入药。

原植物
落叶或半常绿灌木。叶互生，卵状椭圆形或倒卵形，先端急尖，基部楔形，全缘，被硬毛，花2~6朵簇生于枝端；花冠宽漏斗状，有深红色斑点；雄蕊7~10，子房卵圆形，密被硬毛，蒴果卵圆形，密被硬毛，有宿存花萼。花期4~5月。

生境分布
生于林中或岩畔腐植土中。分布于江苏、安徽、浙江、江西、福建、台湾、河南、湖北、湖南、广西、广东、四川、贵州及云南等省区。

采收加工
春末采花，夏季采叶，秋冬采根，晒干或鲜用。

性味功能	根味酸、涩，性微温；有毒；有祛风湿，活血去瘀，止血功能。叶、花味甘、酸，性平；有清热解毒，化痰止咳，止痒的功能。
炮　制	去杂质，用水湿润，切制。
主治用法	根用于风湿性关节炎，跌打损伤，闭经；外用于外伤出血。用量6~9g。叶、花用于支气管炎，荨麻疹；外用于痈肿。用量9~15g；外用适量。孕妇忌服。

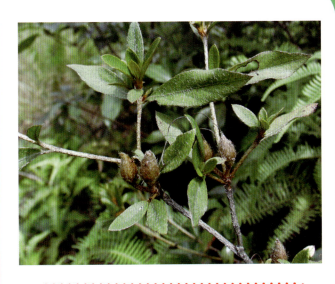

现代研究

1. 化学成分　本品含花色苷：矢车菊素3-葡萄糖苷和矢车菊素3，5-双葡萄糖苷，锦葵花素；黄酮醇类：杜鹃黄素3-鼠李糖葡萄糖苷、杨梅树皮素5-甲醚等成分。

2. 药理作用　本品具有止咳作用。

应用

1. 子宫出血：杜鹃根50g，金樱根100g，茜草根9g，葛根12g，水煎服。

2. 慢性气管炎：杜鹃枝叶30g，五指毛桃60g，鱼腥草24g，胡颓子叶15g，羊耳菊9g。水煎服。

虎舌红（红云草）

基　源：红云草为紫金牛科植物虎舌红的全草。

原植物

别名：红地毡、红云草、虎舌红、假地榕、红毛藤。半灌木，高10~20cm，匍匐根状茎木质；幼枝有褐色卷缩分节毛。叶纸质，椭圆形或倒卵形，先端急尖或钝，边缘有不清晰圆齿，有腺点和褐色卷缩分节毛，上面的毛出自疣状突起。伞形花序腋生，有花7~15，有卷缩分节毛；萼片狭矩圆状披针形，有黑腺点和卷缩分节毛；花冠裂片卵形，有黑腺点。雄蕊及子房均有黑腺点。果球形，鲜红色，有稀疏黑腺点和卷缩分节毛。

生境分布

生于山坡林下或灌木丛中。分布于广西。

采收加工

秋季采收全株，晒干。

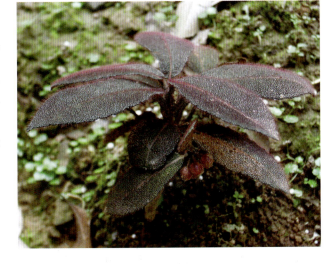

性味功能	味苦，性凉。有清热利湿，解毒消肿，活血止血，去腐生肌的功能。
主治用法	用于吐血，便血，疮疖等症。用量6~9g。外用适量，鲜品捣烂敷患处。

应用

1. 跌打损伤：红云草、马鞭草、乌药各9g，水煎服。

2. 疮疖：鲜红云草全草适量，捣烂敷患处。

3. 吐血、便血：红云草9g。水煎服。

十二　活血化瘀药

竹节参

基　源：为五加科植物竹节参的根茎。

原植物

别名：竹节人参、竹根七、萝卜七、峨三七。多年生草本。根茎横卧，竹鞭状，肉质，节间具茎基痕；侧面生出圆锥状肉质根。掌状复叶3~5，轮生于茎端；薄膜质，倒卵状椭圆形，先端尖，基部阔楔形，具锯齿。伞形花序单一顶生，花萼5齿状；花瓣5，淡绿色。核果浆果状，球形，红色，顶端常黑色。种子2~3粒。花期5~6月，果期7~9月。

生境分布

生于高山灌丛中。分布于河南、安徽、浙江、江西、湖北、广西、四川、贵州、云南、西藏等省区。

采收加工

秋季采挖肉质根茎，洗净，晒干或阴干。

性味功能	味甘、微苦，性温。有滋补强壮、散瘀止痛、止血、祛痰、镇痛的功能。
炮　制	取原药材，除去杂质，洗净，润透，切成厚片，干燥，筛去灰屑。
主治用法	用于肺结核咯血，咳嗽痰多，跌打损伤。用量6~9g。

现代研究

1. 化学成分　本品含竹节人参皂苷Ⅲ、Ⅳ、Ⅴ、、人参皂苷Rd、Re、Rg1、Rg2，三七皂苷R2，伪人参皂苷F11，竹节人参皂苷Ⅴ的甲酯，尚含齐墩果酸-3-O-β-D-[6'-甲酯]吡喃葡萄糖醛酸苷等成分。

2. 药理作用　本品具有抗炎作用、延缓衰老作用和降血糖作用。

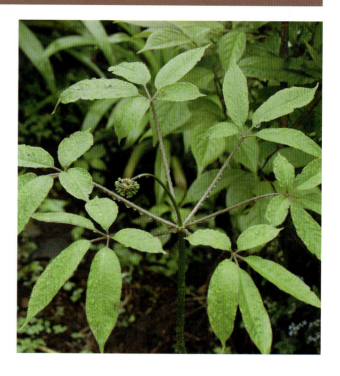

应用

1. 跌打损伤：竹节参、当归、川芎各9g，红花、桃仁各6g。水煎服。

2. 肺结核吐血：竹节参、白茅根、茜草根、麦冬、天冬各9g。水煎服。

3. 咳嗽多痰：竹节参9g，川贝母6g，鼠曲草、藕节各15g。水煎服。

4. 痈肿初起：鲜竹节参适量。捣烂敷患处。

三七

基　源：为五加科植物三七的根。

原植物

别名：参三七、田七。多年生草本。根茎短；主根粗壮肉质，倒圆锥形或圆柱形，有分枝和多数支根。茎直立，单生，掌状复叶3~4轮生茎顶；叶柄基部有多数披针形或卵圆形托叶状附属物；小叶5~7，膜质，长椭圆状倒卵形或长圆状披针形，基部1对较小，先端长渐尖，基部近圆形，叶缘有密锯齿，齿端有小刚毛，沿脉疏生刚毛。伞形花序单个顶生，浆果状核果，近肾形，红色。花期6~8月。果期8~10月。

生境分布

生于山坡丛林下。分布于江西、广西、四川、云南等省区。多栽培。

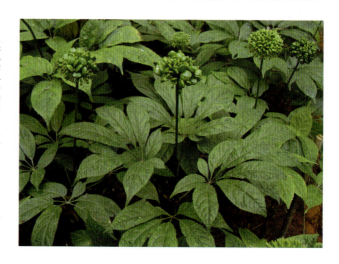

采收加工

秋季采收 3 年以上的植株,剪下芦头、侧根及须根,分别晒干。主根晒至半干时,边晒边用手搓,至全干。

性味功能	味甘、微苦、性温。有止血散瘀,消肿定痛的功能。
炮 制	拣尽杂质,捣碎,研末或润切片晒干。
主治用法	用于吐血,咯血,衄血,血痢,产后血晕,跌扑肿痛,外伤出血,痈肿。内服用量 3~9g;外用粉末适量。

现代研究

1.化学成分　本品含有多种达玛烷型四环三萜皂苷:人参皂苷 Rbl、Rb、-Re、-Rgl、-Rhl,20-O-葡萄糖人参皂苷 Rf,三七皂苷-Rl、-R2、-R3;多炔成分:人参炔三醇;绞股兰苷,田七氨酸,并含谷氨酸,精氨酸,赖氨酸,亮氨酸等氨基酸,挥发油中含有:α- 和 γ- 依兰油烯,香附子烯,α-、β- 和 γ- 榄香烯,γ- 和 ξ- 毕澄茄烯,α- 古芸烯等成分。

2.药理作用　本品具有缩短血液凝固时间,即有止血作用,也有增加冠状动脉血流量,减慢心率,减少心肌氧消耗的作用,并抗心律失常作用,抗炎镇痛作用、降血糖作用和镇静作用,尚可增强免疫功能。

应用

1.吐血、衄血、咯血:三七 3g。口嚼,米汤送下。

2.产后出血多,崩漏:三七 3g。研末,米汤冲服。

3.跌扑肿痛,外伤出血,刀伤:三七、乳香、血竭、没药、降香末各等份,搽敷患处。

牛耳草

基　源:为苦苣苔科植物牛耳草的全草。

原植物

别名:绵还阳草、猫耳朵、石花子。多年生附石小草本。叶基生成莲座状,无柄;菱形、卵形或倒卵形,边缘有粗浅齿,密被白色长柔毛。花葶数个,由叶丛中抽出,直立;花淡紫色,成顶生疏聚伞花序;苞片小,花萼 5 深裂;花冠钟状,裂片 5,二唇形,上唇 2 裂,下唇 3 裂较大;雄蕊短,内藏;子房条形。蒴果细圆柱状,成熟 2 裂,裂瓣扭旋。种子多数,细小。花期 7~8 月。

生境分布

生于山地阴湿的岩石上及石壁缝等处。分布于东北、华北、西北及山东等地。

采收加工

四季可采全草,鲜用或晒干。

性味功能	味苦、涩,性平。有散瘀,止血,解毒的功能。
主治用法	用于肠炎,中耳炎;创伤出血,跌打损伤,鲜品捣烂敷患处或干草研粉撒敷伤口。

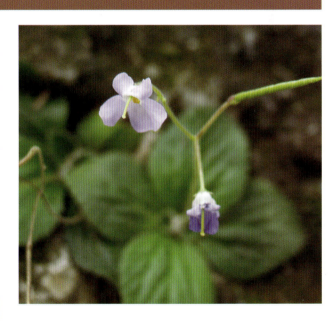

应用

1.肠炎:牛耳草全株,洗净,加水 500ml 煮沸 10 分钟,放温洗脚。

2.中耳炎:鲜牛耳草适量,捣烂取汁滴耳。

3.创伤出血:牛耳草适量,研粉末,撒敷伤口。

4.跌打损伤:鲜牛耳草适量,捣烂敷患处。

现代研究

1.化学成分　暂无

2.药理作用　本品具有祛痰和抗菌作用。

十二　活血化瘀药

吊石苣苔（石虹豆）

基　源：石虹豆为苦苣苔科植物吊石苣苔的全草。

原植物

别名：石吊兰。常绿附生半灌木。叶对生或轮生，革质，变化较大，基部楔形，边缘有牙齿，下部全缘或微波状。花1~4朵腋生；花萼5深裂至基部；花冠白色至淡红色，常带紫色，中部以上膨大，近二唇形，无毛；雄蕊4，花盘杯状，4裂，雌蕊单一。蒴果1~2个，条形，有毛。种子顶端有长毛。花期5~7月，果期8~10月。

生境分布

生于阴湿岩石或树干上。分布于全国大部分省区。

采收加工

全年可采，晒干或鲜用。

性味功能	味苦，性平。有清热利湿，祛痰止咳，活血调经，消肿止痛的功能。
炮　制	去杂质，净制，晒干。
主治用法	用于肺热咳嗽，吐血，崩漏带下，痢疾，小儿疳积，风湿疼痛，跌打损伤等。用量6~15g；外用适量。

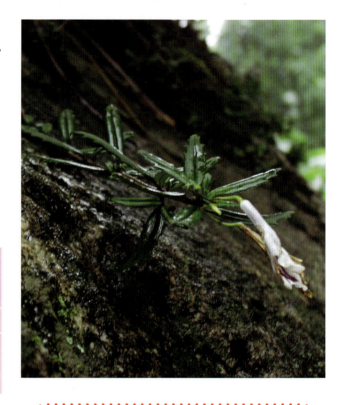

现代研究

1. 化学成分　本品含有5,7-二羟基-6,8,4'-三甲氧基黄酮，丁香酸，邻苯二甲酸-双-(2-乙基己基)酯和4',5-二羟基-6,7-二甲氧基-8-C-β-D-葡萄糖黄酮苷等成分。

2. 药理作用　本品具有抗结核菌作用，也具有止咳、祛痰、平喘及消炎作用，还有降压和清除自由基的作用。

应用

1. 肺热咳嗽：石虹豆、青鱼胆草各15g，水煎服。
2. 风湿关节痛：石虹豆、桑寄生各15g，水煎服。
3. 钩端螺旋体病：石虹豆、金钱草各15g，水煎服。
4. 腰痛：石虹豆、杜仲各9g，水煎服。

白接骨

基　源：为爵床科植物白接骨的全草或根状茎。

原植物

别名：接骨草、玉接骨、金不换、白龙骨。多年生直立草本，根状茎肉质，白色。茎四棱形，节部膨大。叶对生，长卵形或长椭圆形，基部渐窄呈楔形下延至叶柄或近圆形，先端尖，光滑。穗状花序或基部有分枝，顶生；常偏于一侧；花萼5裂达基部，有腺毛；花冠淡紫红色，端部漏斗状，5裂；蒴果长椭圆形，熟时2瓣裂，种子4粒，花期7~8月。

生境分布

生于山谷阴湿处。分布于江苏、浙江、江西、河南、湖北、湖南、广西等省区。

采收加工

夏秋采收，鲜用或晒干。

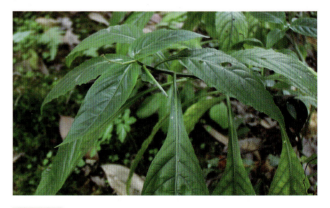

现代研究

1. 化学成分　暂无

2. 药理作用　本品具有抑菌作用。

性味功能	味淡，性凉。有清热解毒，散瘀止血，利尿的功能。
炮 制	晒干或鲜用。
主治用法	用于肺结核，咽喉肿痛，糖尿病，腹水；外用于外伤出血，扭伤，疖肿。用量30~60g。

应用

1. 咽喉肿痛：白接骨、野玄参各30g，用木器捣烂绞汁漱口咽服。

2. 外伤出血：白接骨适量，研粉末，撒敷伤口。

3. 扭伤，疖肿：鲜白接骨全草，捣烂搽敷患处。

乳白香青

基 源：为菊科植物乳白香青的全草。

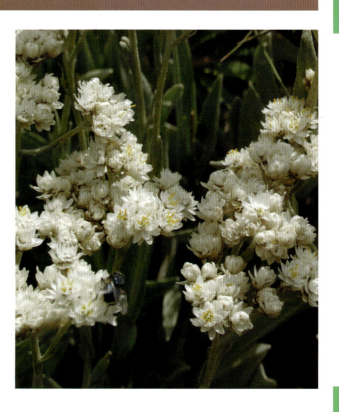

原植物

别名：大白矛香、大矛香艾。多年生草本；根状茎粗壮，灌木状，上端有枯叶残片，有顶生莲座状叶丛或花茎。莲座状叶披针形或匙状矩圆形，下部渐狭成具翅的基部鞘状长柄；中部茎叶矩椭圆形、条状披针形或条形，沿茎下延成狭翅，全部叶被白色或灰白色密绵毛，有离基三出脉或1脉。头状花序多数排列成伞房花序；总苞钟状；内层苞片乳白色；雄株头状花序全部有雄花。瘦果黄褐色，圆柱形；冠毛白色，较花冠稍长。

生境分布

生于亚高山及低山草地及针叶林下。分布于陕西、甘肃、青海、四川。

采收加工

夏秋季采收全草，晒干。

性味功能	味辛、苦，性寒。有活血散瘀，平肝潜阳，祛痰的功能。
炮 制	晒干或鲜用。
主治用法	用于血瘀包块，肝阳上亢，肺热咳嗽，创伤出血。用量9~15g。外用适量，研细末外敷患处。

现代研究

1. 化学成分 本品主要含有黄酮类化合物。

2. 药理作用 本品具有抗癌作用、对心血管的保护作用、抗炎、镇痛、解热及护肝等等作用。

应用

1. 血瘀包块：乳白香青15g。水红花子9g，青木香6g。水煎服。

2. 肝阳上亢：乳白香青15g。夏枯草12g，抗菊白菊各15g，水煎服。

十二 活血化瘀药

收敛止血药

罗汉松

基源：为罗汉松科植物罗汉松的枝叶。

原植物
高大常绿乔木。叶螺旋状排列，具短柄；叶片较大，线状披针形，先端短尖或钝，基部楔形，全缘，上面深绿色，有光泽，下面带白色、灰绿色或淡绿色，有条状白粉孔线，中脉在两面显著隆起。雌雄异株，雄球花3~5个簇生于总梗上成穗状，苞片多数；雌球花单生叶腋，有梗，基部有少数苞片。种子卵圆形，绿色，先端圆，肉质假种皮紫黑色，有白粉，种托肉质圆柱形，红色或紫红色。花期4~5月，果期8~9月。

生境分布
多栽培于庭园。分布于安徽、江苏、浙江、江西、福建、湖南、广东、广西、贵州、四川、云南等省区。

采收加工
枝叶全年可采，晒干。

应用
1. 顽癣：罗汉松叶，捣烂敷患处。
2. 背痛：罗汉松叶、甘子叶、老虎耳、捣烂，煨热敷背。

性味功能	味淡，性平。有收敛，止血的功能。
炮制	团龄地板上，使其后熟，约8-10d果皮由表绿转黄，用火烘炕，经5-6d，叩之有声时，即成干燥果实，然后刷毛，纸包，装箱，存放干燥处。
主治用法	用于咳血、吐血等症。用量15~30g。

现代研究
1. 化学成分 本品果实含非糖甜味的成分，主要是三萜苷类，又含锰、铁、碘、钼等26种无机元素以及蛋白质、维生素C等。种仁含油脂，如亚油酸、油酸、棕榈酸、硬脂酸等。

2. 药理作用 本品有止咳作用。本品还可用于脑水肿，能提高血液渗透压，降低颅内压，对肠管运动机能有双向调节作用，不影响正常的消化道运动机能。

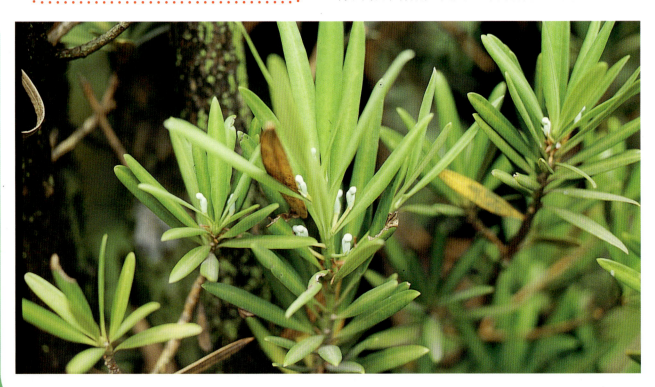

檵木（檵木叶）

基　源：檵木叶为金缕梅科植物木的叶。

原植物

别名：清明花、坚漆。落叶灌木或小乔木。叶互生；革质，卵圆形或椭圆形，先端锐尖，基部钝，不对称，全缘或稍有齿，上面叶深绿色，被疏毛，下面浅绿色，密生星状柔毛。花两性，3~4朵簇生；花瓣 4，淡黄色，线形；雄蕊 4；子房半下位。蒴果开裂。种子 2，长圆形。花期 4~5 月。果期 8~9 月。

生境分布

生于山坡、疏林下或灌木丛中。分布于长江以南各省区。

采收加工

叶、花夏季采收，鲜用或晒干用。

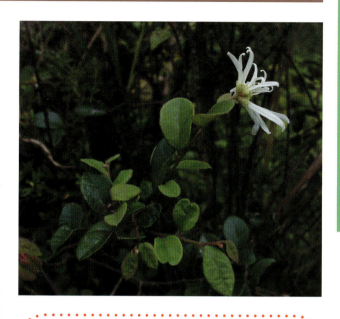

性味功能	味苦、涩，性平。有收敛止血，解毒涩肠的功能。
炮　制	茎杆挖根，晒干后炕干。
主治用法	用于吐血，咯血，崩漏下血，泄泻，痢疾，烧烫伤。用量 15~30g，水煎服。

现代研究

1. 化学成分　本品含生物碱、黄酮类、酚性物质、甾体类、三萜类、有机酸、鞣质等。

2. 药理作用　本品有抑菌，能收缩血管降低血管的渗透性。另外对组胺引起的水肿具拮抗作用。

应用

1. 子宫出血：檵木叶，大血藤各 30g，水煎服。

2. 急、慢性痢疾、腹泻：檵木叶制成抗泻痢片，每片重 0.27g，每日 3~4 次，每次 5 片。

3. 外伤出血：檵木花适量，研末敷患处。

附注：其根亦作药用，根全年均可采挖。味苦，性温。有行气祛瘀的功能。用于血瘀经闭，跌打损伤，慢性关节炎，外伤出血。用量 9~15g。

七叶鬼灯檠（索骨丹根）

基　源：索骨丹根为虎耳草科植物七叶鬼灯檠的根茎。

原植物

多年生草本，高 30~150cm。根茎横生，肥大，外皮棕褐色。茎直立，中空，不分枝。基生叶通常 1~2，叶柄长 10~30cm；茎生叶 2~3；掌状复叶，小叶 3~8 片，倒披针形或倒卵形，先端短尖或急尖，基部楔形，边缘有不整齐的重锯齿。大圆锥花序顶生，花梗长 1~2mm，密生短柔毛，花小；花萼裂片 5，绿白色，宿存。蒴果。花期 6~7 月，果期 8~9 月。

生境分布

生于海拔 1200~2600m，山坡、草丛、林下或沟旁阴湿处。分布于河南、湖北、湖南、陕西、宁夏、甘肃、四川、云南、西藏等省区。

采收加工

秋季采挖，除去茎叶、粗皮、须根和泥土，切片，晒干或烘干。

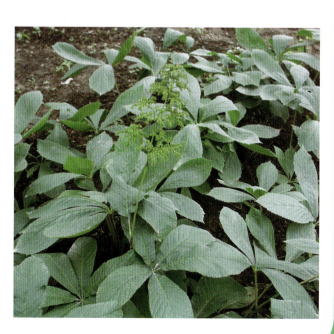

十二　活血化瘀药

321

性味功能	味甘、涩，性凉。有消炎解毒，收敛止血的功效。
炮制	除去茎叶、粗皮、须根和泥土，切片，晒干或烘干。
主治用法	用于腹泻、菌痢、便血；外用治子宫脱垂、脱肛。用量9~15g；外用适量，捣烂敷或煎水洗患处。

现代研究

1.化学成分　本品含有岩白菜素、熊果酸、没食子酸、麦角醇等，还含有挥发油。根茎中还含有淀粉、糖类、鞣质和多种苷类。

2.药理作用　本品有抗病毒、抗菌、增强免疫作用。

> **应用**
>
> 1.腹泻、痢疾：索骨丹根茎，制成片剂，饭后服。
>
> 2.外伤出血：索骨丹根，煎水洗患处；并研粉敷伤口处。

龙牙草（仙鹤草）

基　源：为蔷薇科植物龙牙草的地上部分。

原植物

别名：地仙草、九龙牙。多年生草本。根茎短，常生1或数个根芽。茎直立，有长柔毛及腺毛。奇数羽状复叶，小叶3~5对，无柄；托叶大，镰形，稀为半圆形，边缘有锐锯齿，各对小叶间常杂有成对或单生小型小叶，上面有疏毛，下面脉上伏生疏柔毛。总状花序单一或2~3个生于茎顶，花小，黄色。花、果期5~12月。

生境分布

生于溪边、路旁、草地或疏林下。分布于全国大部分地区。

采收加工

夏、秋二季茎叶茂盛时采割，除去杂质，晒干。

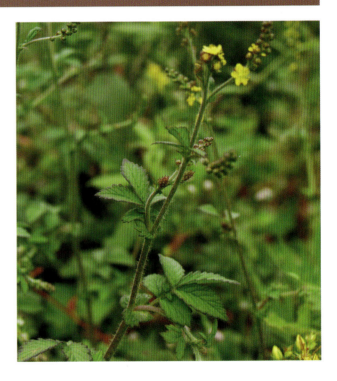

性味功能	味苦、涩，性平。有收敛止血，补虚，截疟，止痢，解毒的功能。
炮制	除去杂质残根，洗净，润透，切断，晒干。
主治用法	用于咳血、吐血、便血，崩漏下血，疟疾，血痢，痈肿疮毒，劳伤脱力，跌打损伤，创伤出血。用量15~30g。

现代研究

1.化学成分　全草含仙鹤草素、仙鹤草内酯、鞣质、甾醇、有机酸、酚性成分、皂苷等。

2.药理作用　本品能用于治疗血吸虫病，对阴道滴虫、血吸虫、疟原虫、囊虫等，均有抑杀作用。

> **应用**
>
> 1.吐血、咯血：仙鹤草、藕节各30g，侧柏叶12g，白芨15g，小蓟12g。水煎服。
>
> 2.血痢：仙鹤草、槐花、地榆各9g，荆芥6g。水煎服。
>
> 3.滴虫性阴道炎：仙鹤草，水煎洗阴道壁。
>
> 4.疟疾：仙鹤草9g，研成细粉，于发疟前，酒吞服。

白棠子树（紫珠叶）

基　源：紫珠叶为马鞭草科植物白棠子树的叶。

原植物
别名：紫珠。小灌木。叶对生，倒卵形或披针形，先端急尖或尾状渐尖，基部楔形，边缘仅上半部具数个锯齿，上面稍粗糙，下面无毛，密生细小黄色腺点。聚伞花序在叶腋上方着生，细弱，2~3次分歧；苞片线形；花萼杯状，顶端有不明显的4齿或近截头状；花冠紫色；雄蕊4，药室纵裂；子房无毛，具黄色腺点，柱头2裂。果实球形，紫色。花期5~6。果期7~11月。

生境分布
生于低山丘陵灌丛中。分布于河北、贵州及华东、中南等省区。

采收加工
春、夏、秋采叶及嫩茎，鲜用或晒干。

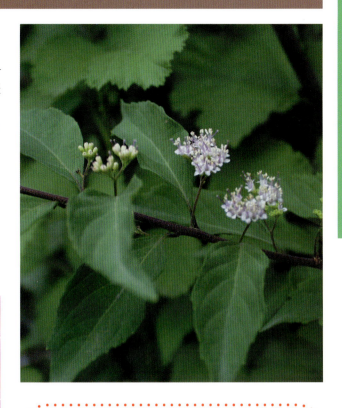

性味功能	味微苦、涩，性平。有收敛，止血，镇痛，消炎，解毒的功能。
炮　　制	取原药材，除去杂质、残留枝梢及枯叶，抢水洗净，切丝，晒干。贮干燥容器内，置通风干燥处。
主治用法	用于外伤出血，消化道出血，咯血，鼻衄，子宫出血，风湿性关节炎等。用量3~9g。

现代研究
1. 化学成分　新鲜叶含黄酮类成分以及三萜类成分。

2. 药理作用　本品注射液对人可使血小板增加，出血时间、血块收缩时间、凝血酶元时间缩短。对大肠杆菌、弗氏痢疾杆菌、金黄色葡萄球菌、链球菌等有抑制作用。

应用

1. 咯血，鼻衄、便血、功能性子宫出血：紫珠叶，水煎服。

2. 拔牙后出血，手术出血、外伤出血：紫珠叶60g，水煎服。并研末，消毒棉花蘸粉按敷出血处。

3. 烧伤：紫珠叶、大黄、黄芩、黄柏。研粉，涂布创面。

棕榈（棕榈子）

基　源：棕榈子为棕榈科植物棕榈的成熟果实。

原植物
常绿乔木。叶簇生于茎顶，叶柄坚硬，边缘有小齿，基部具褐色纤维状叶鞘；叶片圆扇形，革质，具多数皱褶，掌状分裂至中部，先端再浅2裂。肉穗花序自茎顶叶腋抽出，基部具多数大型鞘状苞片，淡黄色，具柔毛；雌雄异株。核果球形或近肾形熟时外果皮灰蓝色，被蜡粉。花期4~5月，果熟期10~12月。

生境分布
生于向阳山坡及林间，常栽培于村边或庭院中。分布于华东、华南、西南及河南、湖北、湖南等地区。

采收加工
11~12月间，采收果实，晒干，除去杂质。

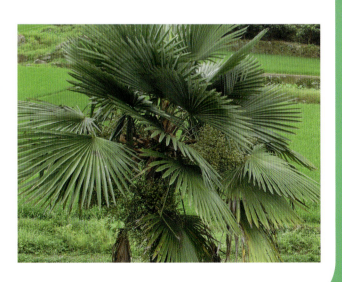

十二　活血化瘀药

323

性味功能	味苦、涩，性平。有收敛，止血的功能。
炮制	棕榈：除去杂质，洗净，干燥。棕榈炭：取净棕榈，照煅炭法制炭。
主治用法	用于子宫出血，带下，吐衄，便血，痢疾，腹泻。用量5~10g。外用适量。

现代研究

1. 化学成分　地下部分含薯蓣皂苷和甲基原棕榈皂苷B。

2. 药理作用　本品根注射液有抑制生育的作用。

应用

1. 功能性子宫出血：棕榈子、血余炭各6g，荷叶30g。水煎服。

2. 高血压：棕榈果50g，水煎服。

3. 多梦遗精：棕榈果15g，泡汤代茶。

4. 痢痢：棕榈果9g，水煎服。

附注：其叶柄称棕板做药用，棕板：收涩止血。用于吐血，衄血，尿血，便血，崩漏下血，水肿。

白及

基　源：为兰科植物白及的干燥块茎。

原植物

别名：白及子、白鸡儿、连芨草。多年生草本。假鳞茎扁球形或不规则菱形，肉质黄白色，上有环纹，具多数须根。叶3~5，狭长圆形或披针形，先端渐尖，基部收狭成鞘并抱茎，全缘。总状花序顶生，具3~10朵花；花大，紫红色或粉红色；唇瓣倒卵形，白色或有紫色脉纹，先端急尖。蒴果纺锤状有6纵肋。花期4~5月。果期7~9月。

生境分布

生于山谷较潮湿处。分布于河北、陕西、甘肃、山西、河南、山东及长江以南各省区。

采收加工

秋季挖取块茎，烫3~5分钟，除去外皮，晒至全干。

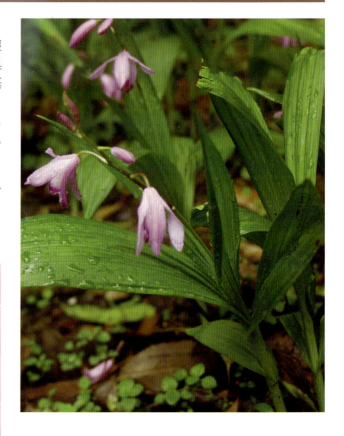

性味功能	味苦、涩，性微寒。有收敛止血，补益肺胃，消肿生肌的功能。
炮制	白及：将原药拣净杂质，用水浸泡2-3日，捞起，晾至湿度适宜，切0.3cm厚横片或顺片，晒干，又称"白芨片"。白及粉：取净白芨片，晒干，研细粉，过筛。
主治用法	用于肺结核，肺虚久咳，咯血，吐血，鼻衄，便血，外伤出血，痈肿溃疡，烫伤，皮肤燥裂。用量6~15g。

现代研究

1. 化学成分　白及含联苄基、联菲类、蒽类等化合物，还含酸类、醛类等成分。新鲜块茎另含白及甘露聚糖。

2. 药理作用　白及有明显的止血作用，起效快，疗效可靠；白及对实验性胃、十二指肠穿孔具有治疗作用；白及在体外实验中具有抗菌作用；白及具有代血浆作用；白及具有预防肠粘连作用；白及块茎含有粘液质多糖，具有抗癌作用。

应用

1. 肺结核出血：白及30g，枇杷叶、藕节、阿胶珠各15g，研末，以生地浓煎取汁泛丸，每次3g含化。

2. 胃溃疡出血：白及黄芪各12g，白芍、陈棕炭、当归炭、党参各9g，水煎服。

3. 外伤出血，烧烫伤，疮疡痈肿：白及、五倍子研末撒敷患处。

温经止血药

艾蒿（艾叶）

基　源：艾叶为菊科植物艾蒿的干燥叶。

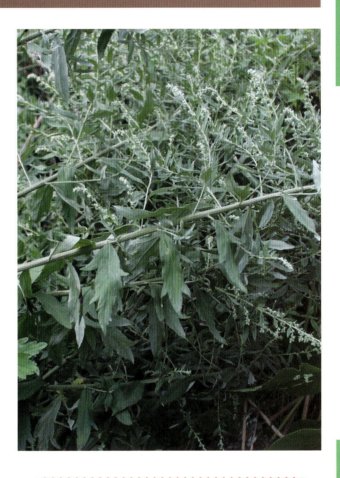

原植物
多年生草本，密被灰白色绒毛。茎直立，基部木质化。叶互生，茎下部叶花时枯萎；茎中部叶具短柄，卵状椭圆形，羽状深裂，边缘具粗锯齿；上部叶无柄，全缘，披针形。头状花序顶生，多数排列成复总状；总苞片4层，密被绵毛；花托扁平；花冠筒状，红色，5裂。瘦果长圆形。花期7~10月，果期9~11月。

生境分布
生于荒地林缘、路旁沟边。分布于我国东北、华北、华东、西南及陕西、甘肃等省区。

采收加工
5~7月茎叶茂盛而未开花时采收叶片，晒干或阴干。

性味功能	味苦、辛，性温。有温经止血，散寒止痛，安胎的功能。
炮　制	艾叶：拣去杂质，去梗，筛去灰屑。艾绒：取晒干净艾叶碾碎成绒，拣去硬茎及叶柄，筛去灰屑。艾炭：取净艾叶置锅内用武火炒至七成变黑色，用醋喷洒，拌匀后过铁丝筛，未透者重炒，取出，晾凉，防止复燃，三日后贮存。
主治用法	用于功能性子宫出血，先兆流产，痛经，月经不调，吐血，鼻血，慢性气管炎，支气管哮喘，急性痢疾和湿疹等症。用量3~6g；水煎服；外用适量。

现代研究
1. 化学成分　本品含艾草素、洋艾内酯等倍半萜类衍生物，还含有芝麻素、鹅掌楸树脂醇B二甲醚等木脂体类分合物以及艾黄素、异槲皮苷等黄酮类化合物和精油。

2. 药理作用　本品有抗菌、抗真菌、平喘、利胆、抑制血小板聚集、止血、抗过敏的作用。

应用
1. 感冒：艾叶、龙芽草各15g，薄荷9g。水煎服。
2. 疟疾：艾叶15g，鸡蛋一个，水煎，发作前2小时服。
3. 久痢水止：艾叶、陈皮各15g，水煎饭前服。
4. 吐血、鼻血、便血、痔疮出血：艾叶、生地、侧柏叶各9g，荷叶6g，水煎服。

十二　活血化瘀药

12 活血化瘀药

活血化瘀药是指能能疏通血脉、消散淤血，以治疗瘀血证为主要作用的药物，简称活血药或化瘀药。

临床上可用于血行障碍、瘀血阻滞引起的各种病证。如血滞经闭、行经腹痛、瘀血头痛、外伤及术后瘀血腹痛、风湿痹痛、中风瘫痪、半身不遂；痈疽肿痛、跌打伤痛等。还可用于大量瘀血停聚的蓄血证和气滞血瘀结为痞块的症瘕证。

现代药理作用表明，活血祛瘀药可扩张脑血管、降低血管阻力、增加脑血流量，改善微循环，有抗凝血、抗血栓、抑制血小板聚集、改善血液粘度等作用。广泛用于心血管系统疾病，如冠心病、心绞痛、心肌梗塞等；脑血管疾病，如脑血管栓塞、脑血管痉挛等；妇科疾病，如月经不调、盆腔炎、子宫肌瘤等。

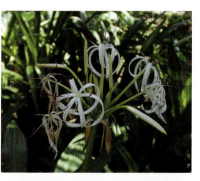

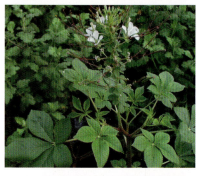

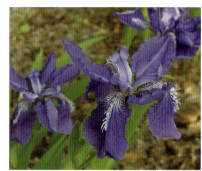

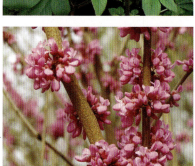

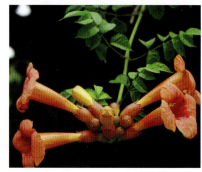

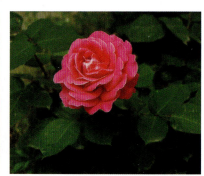

活血止痛药

夏天无
基源：为紫堇科植物夏天无的块茎。

原植物
别名：伏生紫堇、土元胡、无柄紫堇、落水珠。多年生草本，无毛，茎下部无鳞片。块茎椭圆球形，黑褐色，多茎丛生，细弱，不分枝。基生叶2~5，有长柄，三角形，2回三出全裂或深浅不等的分裂，茎生叶2~3，互生，1~2回三出分裂。总状花序顶生，苞片卵形，先端尖，基部楔形；花紫色或淡紫红色；花瓣近圆形，先端下凹；雄蕊6，合生成2束；柱头具4乳突。蒴果长圆状椭圆形。花期4~5月。果期5~6月。

生境分布
生于丘陵地、低山坡或草地。分布于河南、安徽、江苏、浙江、江西、福建、台湾、湖南等省区。

采收加工
冬、春或初夏采挖块茎，除去杂质，晒干或鲜用。

性味功能	味苦、微辛，性温。有通络、活血、止痛的功能。
炮制	除去须根，洗净泥土，鲜用或晒干。
主治用法	用于中风偏瘫、小儿麻痹后遗症、坐骨神经痛、风湿性关节炎，跌扑损伤，腰肌劳损等。用量5~16g。

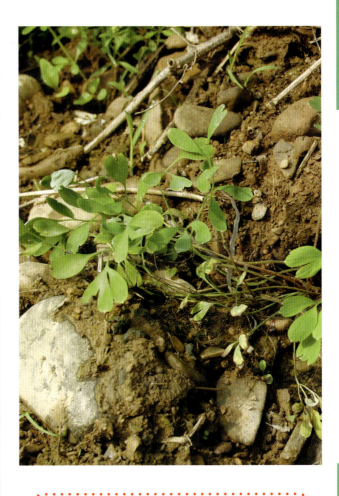

现代研究
1. 化学成分　本品含夏无碱，紫堇米定碱，比枯枯灵碱，掌叶防己碱，小檗碱，药根碱，原阿片碱及夏无碱丙素等生物碱。

2. 药理作用　本品具有明显抑制血栓的形成和血小板粘附作用，兴奋平滑肌作用和抗心律失常作用，并有增加冠状动脉血流量和降压作用。

应用
1. 高血压，脑血栓所致偏瘫：鲜夏天无，捣烂，开水送服。或制成注射液，肌肉注射。
2. 风湿性关节痛：夏天无3g，水煎服。
3. 腰肌劳损：夏天无15g，水煎服。
4. 高血压：夏天无3g，研粉，开水冲服。

十二　活血化瘀药

延胡索（元胡）

基　源：元胡为紫堇科植物延胡索的块茎。

原植物

别名：玄胡索。多年生草本。块茎扁球状，黄色。茎纤细。基部具一鳞片，鳞片和叶腋内有小块茎。叶互生，2回三出复叶，第2回深裂，末回裂片披针形、长圆形，全缘或有缺刻。总状花序顶生或与叶对生；苞片全缘或3~5裂，花紫色，萼片；花瓣4，外轮2片稍大，上部1片边缘波状，顶端微凹，凹部中央有突尖，尾部延伸成长距。蒴果线形。花期4月，果期5~6月。

生境分布

均为栽培，极少有野生。主产于浙江东阳、磐安等地。

采收加工

5~6月间采挖，洗净泥土，开水中略煮3~6分钟至块茎内部中心有芝麻样小白点时，捞起晒干。

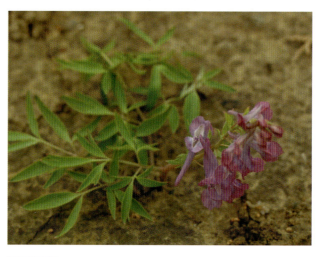

性味功能	味苦、辛，性温。有活血散瘀，利气止痛功能。
炮　制	延胡索：拣去杂质，用水浸泡，洗净，晒晾，润至内外湿度均匀，切片或打碎。 醋延胡索：取净延胡索，用醋拌匀，浸润，至醋吸尽，置锅内用文火炒至微干，取出，放凉；或取净延胡索，加醋置锅内共煮，至醋吸净，烘干，取出，放凉。酒延胡索：取净延胡索片或碎块，加黄酒拌匀，闷透，置锅内用文火加热，炒干，取出放凉。
主治用法	用于气滞血瘀之痛，痛经，经闭，症瘕，产后瘀阻，跌扑损伤，疝气作痛。用量3~9克。孕妇忌服。

现代研究

1. 化学成分　本品含多种异喹啉类生物碱，有延胡索甲素、乙素、丙素、丁素、戊素、己素、庚素、辛素、壬素、葵素、子素、丑素、寅素、黄连碱、去氢延胡索甲素、延胡索胺碱、去氢延胡索胺碱及古伦胺碱等。

2. 药理作用　本品具有催眠、镇静与安定、镇痛作用，并对肌肉有松弛作用。且能扩张冠状血管、降低冠脉阻力与增加血流量，对心律失常有明显的作用。

应用

1. 痛经：元胡、乳香、没药各6g，当归9g，炒蒲黄、肉桂各3g，川芎4.5g。水煎服。
2. 肝区痛、胁痛：元胡、川楝子。水煎服。
3. 胃脘痛：元胡、良姜、香附。水煎服。
4. 跌打损伤、瘀血肿痛：元胡、当归、赤芍各9g。水煎服。

楮

基　源：为桑科植物楮的根皮、树皮及叶。

原植物

别名：小构树、谷皮树、谷树、楮。灌木，直立或蔓生，植株有乳汁。老茎赤褐色，具黄赤色小凸点，小枝带紫红色。叶互生，卵形至窄卵形，完整不裂或偶有深裂，先端渐尖或急尖，基部圆形或心形，边缘有锯齿，上面粗糙，下面具短毛。花单性，雌雄同株，雄花序黄，雄花花被4，雄蕊4；雌花序圆头状，花被稍管状，3~4裂，子房长圆形。复果圆球形，肉质，红色。

生境分布

生于村边，路旁，灌木丛中。分布于华中、华南等省区。

性味功能	味甘、淡，性平。根、根皮有散瘀止痛的功能；叶、树皮有解毒，杀虫的功能。
炮　制	去杂质，晒干。
主治用法	根、根皮用于跌打损伤，腰痛，用量30~60g。叶、树皮用于神经性皮炎，顽癣，外用适量，涂敷患处。

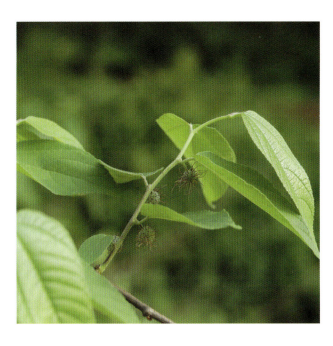

采收加工

春秋二季可采根，剥皮，切段晒干；树皮春季可采。

现代研究

1. 化学成分　本品含黄酮苷、酚类、有机酸、鞣质等成分。
2. 药理作用　本品具有降压作用，并有增加血管流出量，扩张血管作用，且有抗菌作用。

应用

1. 跌打损伤，腰痛：楮根皮 30g。水煎服。
2. 神经性皮炎，顽癣：鲜楮树皮、叶，捣烂取汁，涂敷患处。

白花菜（白花菜子）

基　源：白花菜子为白花菜科植物白花菜的种子，其全草亦入药。

原植物

别名：羊角菜。一年生草本，全株有恶臭。掌状复叶具5小叶，或上部具3小叶；小叶膜质，倒卵形，中间1片最大，先端急尖或钝，基部楔形，总状花序顶生，苞片叶状，3裂；萼片4，花瓣4，白色带淡紫色，倒卵形有长爪；雄蕊6，长角果圆柱状。花期6~8月。

生境分布

生于田埂、路旁、沟边等处。分布于河北、河南、山东、江苏、安徽、四川、贵州、云南、广西、广东、台湾等省区。

采收加工

秋季采挖全草，晒干，打下种子，分别收贮备用。

性味功能	味苦、辛，性温，有小毒。有活血通络，消肿止痛的功能。
炮　制	晒干脱粒。
主治用法	用于风湿疼痛，腰痛，跌打损伤，痔疮。外用适量，捣烂外敷或煎水洗患处。

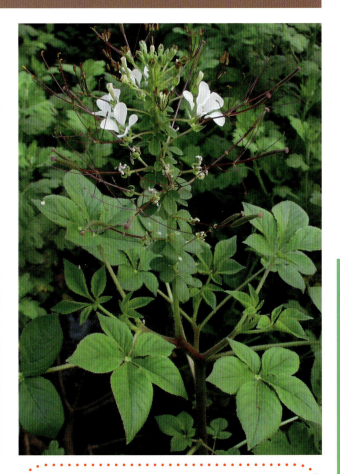

现代研究

1. 化学成分　本品含葡萄糖屈曲花素，白花菜苷，新葡萄糖芸薹素，葡萄糖芸薹素，尚含脂肪油，主要脂肪酸是亚麻酸，棕榈酸，油酸，硬脂酸，花生酸等。
2. 药理作用　本品具有抗刺激作用。

应用

1. 风湿疼痛，损伤作痛：白花菜子研细，水煎洗患处。
2. 痔疮：白花菜子，水煎熏洗。

十二　活血化瘀药

千里香（九里香）

基　源：九里香为芸香料植物千里香的叶或带叶嫩枝。

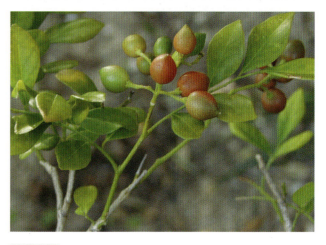

原植物
别名：七里香、七路香。灌木。单数羽状复叶互生；小叶3~9，革质，卵形或倒卵形，全缘，有透明腺点。聚伞花序顶生或腋生；花小，白色，芳香，花梗细；萼片5，宿存；花瓣5，有细柔毛；雄蕊10；子房2室。浆果卵形或球形，鲜红色，先端尖。花期4~6月。果期9~11月。

生境分布
生于山坡疏林中。有栽培。分布于福建、台湾、广东、海南、广西、贵州、云南等省区。

采收加工
全年可采。叶阴干；枝和根切段，晒干或阴干。

性味功能	味辛、微苦，性温，有小毒。有行气止痛、活血散瘀、祛风活络、除湿、麻醉、镇惊、解毒消肿的功能。
炮　制	洗净、阴干、切段备用，也可捣碎浸酒服。
主治用法	用于胃痛，风湿痛，跌打肿痛，风湿骨痛，牙痛，破伤风，流行性乙型脑炎，蛇虫咬伤，局部麻醉。用量根、叶9~15g（鲜品15~30g）。外用鲜品适量。

现代研究
1. 化学成分　本品含多种香豆精类化合物：长叶九里香内酯二醇，长叶九里香醛，脱水长叶九里香内酯，九里香酸，异橙皮内酯等；还含黄酮类化合物：3',4',5,5',7-五甲氧基黄酮3,3',4',5,5',7,8-七甲氧基黄酮等；又含半胱氨酸，丙氨酸等游离氨基酸，以及催吐萝芙木醇，二十八醇。另含挥发油，油中有：左旋荜澄茄烯，邻氨基苯甲酸甲酯，β-丁香烯等成分。

2. 药理作用　本品具有局部麻醉作用，抗肌肉痉挛作用，并有抑菌和终止妊娠作用。

应用
1. 慢性腰腿痛：九里香15g，续断9g，水煎服。
2. 胃痛：九里香3g，香附9g。水煎服。
3. 跌打瘀积肿痛，风湿骨痛，毒蛇咬伤：鲜九里香，捣烂敷患处。
4. 皮肤湿疹：鲜九里香，水煎，擦洗患处。

附注：根、花也供药用。

两面针

基　源：为芸香科植物两面针的根。

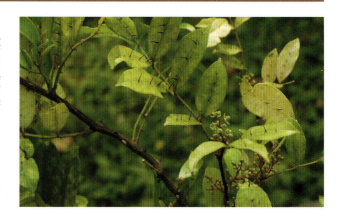

原植物
别名：光叶花椒。木质藤本。植株密生皮刺，老茎有皮孔。单数羽状复叶互生，小叶7~11对生，卵形或卵状长圆形，边缘有疏圆齿或近全缘。伞房状圆锥花序腋生，花单性；萼片4，宽卵形；花瓣4，卵状长圆形。果1~4，紫红色，有粗大油腺，顶端有短喙。种子卵圆形，黑色光亮。花期3~4月。果期9~10月。

生境分布
生于山野向阳的杂木林中。分布于福建、台湾、湖南、广东、海南、广西、贵州、云南等省区。

采收加工

根全年可采挖，除去枝叶及泥土，晒干。

性味功能	味辛、苦，性微温。有小毒。有活血，行气，祛风止痛，解毒消肿的功能。
炮制	洗净，切片或段，晒干。
主治用法	用于风寒湿痹，胃痛，腹痛，疝痛，咽喉肿痛，牙痛，跌打损伤，毒蛇咬伤。用量根 9~15g。外用适量。

现代研究

1. 化学成分　本品含有总生物碱和挥发油类成分，主要有 2，4-二羟基嘧啶，紫丁香酸，2，6-二甲氧基对苯醌，对羟基苯甲酸，对羟基苯甲酸乙酯，胡萝卜苷等成分。

2. 药理作用　本品具有抗炎、镇痛作用和抗肿瘤作用，并有抗胃溃疡和护肝作用。

> **应用**
>
> 1. 闭经：两面针 9g，甘草 3g。水煎服。
>
> 2. 风湿性关节炎，腰肌劳损：两面针 9g，了哥王根皮 6g。酒精浸泡一周，外搽患处。
>
> 3. 牙痛，风湿骨痛：两面针根 15g。研粉，敷患处。
>
> 4. 毒蛇咬伤，烫火伤，跌打损伤：两面针根 15g。研细粉，敷患处。

川芎

基　源：为伞形科植物川芎的根茎。

原植物

别名：芎䓖、小叶川芎。多年生草本，有香气。茎中空，有纵沟纹，叶互生，叶裂片 3~5 对，末回裂片卵形。复伞形花序顶生，小伞序有花 10~24，花瓣 5。双悬果卵形，5 棱，侧棱有窄翅，背棱棱槽中油管 3，侧棱棱槽中油管 2~5，合生面 5。花期 7~9 月。果期 9~10 月。

生境分布

主要栽培于四川；现大部分地区有引种栽培。

采收加工

5~6 月或 8~9 月采挖，晾干，去须根。不宜曝晒。

性味功能	味辛、微苦，性温。有活血行气，祛风止痛的功能。
炮制	除去杂质，分开大小，略泡，洗净，润透，切薄片，干燥。
主治用法	用于风寒感冒头痛，胸胁痛，月经不调，经闭腹痛，跌打损伤，疮疡肿毒，风湿痹痛等症。用量 3~9g。

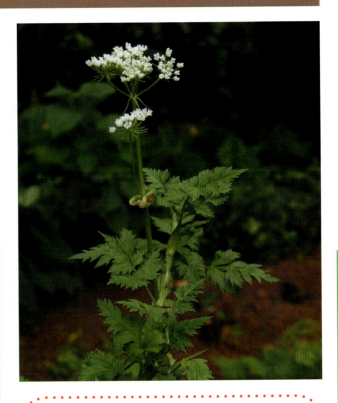

现代研究

1. 化学成分　本品含川芎嗪，黑麦草碱，藁本内酯，川芎萘呋内酯，3-亚丁基苯酞，3-亚丁基-7-羟基苯酞，新川芎内酯，洋川芎内酯B、C、D、E、F、G、H，大黄酚，β-谷甾醇，亚油酸，及蔗糖等成分。

2. 药理作用　本品具有抗菌、抗放射、镇痛、降压、镇静作用，还具有抗血小板聚集、血栓形成和血液粘滞度作用，并能增加冠脉血流量，改善心肌缺氧状况。

> **应用**
>
> 1. 感冒头痛：川芎、荆芥、甘草、白芷、防风等。水煎服。
>
> 2. 偏头痛：川芎、细辛、白芷、羌活、防风、僵蚕、胆南星、天麻。水煎服。
>
> 3. 月经不调：川芎、当归、熟地、白芍、红花。水煎服。

十二　活血化瘀药

陆英

基　源：为忍冬科植物陆英的全草及根。

原植物

别名：走马箭、走马风、八棱麻。灌木状草本。根状茎横走。圆柱形，多弯曲，黄白色，节膨大，上生须根。茎直立，多分枝，节部淡红色。叶大，对生，单数羽状复叶，小叶 5~9 片，有短的小叶柄，小叶片长椭圆状披针形，先端渐尖，基部偏斜阔楔形，边缘有细锯齿。聚伞圆锥花序顶生；花冠 5 裂，白色。浆果卵形，熟时红色或橙黄色。花期 6~7 月。

生境分布

生于阴湿肥沃地或灌木杂草丛中。分布于除东北、西北外的各省区。

采收加工

全年可采，洗净切碎，晒干用或鲜用。

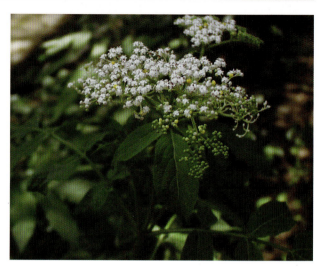

性味功能	味甘、淡、微苦，性平。根有散瘀消肿，祛风活络的功能。
炮　制	切段，鲜用或晒干。
主治用法	根用于跌打损伤，扭伤肿痛，骨折疼痛，风湿关节痛。茎、叶：有利尿消肿，活血止痛的功能。用于肾炎水肿，腰膝酸痛；外用跌打肿痛。

现代研究

1. 化学成分　本品含黄酮类、酚性成分、鞣质、糖类、绿原酸，尚含氰苷类等成分。

2. 药理作用　本品具有镇痛、抗肝损伤作用，临床组方可活血散瘀、增加磷的吸收、促进骨痂骨化。

> **应用**
> 1. 跌打损伤：陆英根 60g（鲜品加倍），水煎服。另取鲜叶适量捣烂敷伤处。
> 2. 肾炎水肿：陆英全草 30~60g。水煎服。

接骨木

基　源：为忍冬科植物接骨木的全株。

原植物

落叶灌木或小乔木；老枝淡红褐色，具明显的皮孔。单数羽状复叶具长柄，常具小叶 2~3 对，侧生小叶片卵圆形、倒长圆状披针形，先端尖，基部不对称，边缘具锯齿，顶生小叶卵形或倒卵形，幼叶被稀疏短柔毛，搓揉后有臭气，托叶狭带形，或退化成蓝色的突起。圆锥状聚伞花序，顶生，具总花梗，花序分枝多成直角开展；花小，萼筒杯状，花冠蕾时带粉红色，开后白色或淡黄色。果实蓝紫黑色，卵圆形或近圆形，花期 4~5 月，果期 9~10 月。

生境分布

生于山坡，灌丛，路旁。分布于东北、华北、华东、中南、西南及陕西、甘肃等省区。

采收加工

夏、秋季采收，晒干备用。

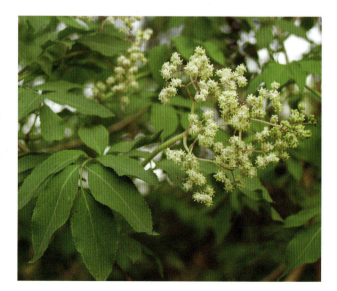

现代研究

1. 化学成分　本品含有接骨木花色素苷，花色素葡萄糖苷，还含氨基酸，莫罗忍冬苷等成分。

2. 药理作用　本品具有镇痛作用和利尿作用。

性味功能	味甘，苦，性平。有接骨续筋，活血止痛，祛风利湿的功能。
炮　　制	鲜用或切段晒干。
主治用法	用于骨折，跌打损伤，风湿性关节炎，痛风，大骨节病，慢性肾炎。外用于创伤出血。用量9~15g。外用适量。捣烂外敷。

> **应用**
> 1. 骨折与关节损伤：接骨木750g，透骨草，茜草，穿山龙各500g，丁香250g，共熬成膏，涂敷患处。
> 2. 创伤出血：接骨木研粉，高压消毒后，外敷伤处。

鸢尾（川射干）

基　源：川射干为鸢尾科植物鸢尾的根茎。

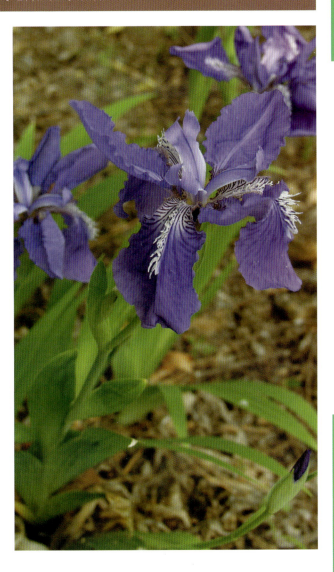

原植物

别名：紫蝴蝶、扁竹花、哈蟆七。多年生草本，基部围有残留的膜质叶鞘及纤维；根状茎粗壮，二歧分枝，斜伸，须根较细而短。叶基生，黄绿色，宽剑形，顶端渐尖或短渐尖，基部鞘状。花蓝紫色；外花被裂片圆形或宽卵形，外折，具深色网纹。中脉上有鸡冠状附属物及白色髯毛，附属物边缘裂；内花被裂片椭圆形，花盛开时向外平展，爪部突然变细；蒴果长椭圆形或倒卵形，成熟时沿室背自上而下3瓣裂；种子黑褐色，梨形，无附属物。花期4~5月，果期6~8月。

生境分布

生于向阳坡地、林缘及水边湿地。分布于山西、安徽、江苏、浙江福建、湖北、湖南、江西、广西、陕西、甘肃、云南、四川、贵州、西藏也有。

采收加工

夏秋采收。洗净泥茎叶须根土，晒干。

性味功能	味辛苦，性寒，有毒。有消积，破瘀，行水，解毒功能。
炮　　制	除去须根，晒干。切段备用。
主治用法	用于食滞胀满，臌胀，肿毒，痔瘘，跌打损伤。用量0.9~3g，体虚者慎服。

现代研究

1. 化学成分　本品含鸢尾黄酮苷、鸢尾黄酮新苷A、B、香荚兰己酮二葡萄糖苷，尚含维生素、恩比宁等成分。
2. 药理作用　本品具有消炎作用。

> **应用**
> 1. 食积饱胀：川射干3g。研细，用白开水吞服。
> 2. 喉症，食积、血积：川射干3g。煎服。
> 3. 跌打损伤：川射干3~9g。研末或磨汁，冷水送服。

活血调经药

卷柏

基　源：为卷柏科植物卷柏的干燥全草。

原植物

别名：九死还魂草、见水还阳草。多年生草本。枝丛生成莲座状，干后内卷如拳。2~3次羽状分枝，背腹扁平，叶二形，侧叶斜卵状钻形，先端具长芒，外缘向下面反卷，具微细锯齿，内缘薄，宽膜质；中叶两排，斜向排列，内缘不形成二平行线，斜卵状披针形，先端具长芒。孢子囊穗生枝顶，四棱形；孢子叶卵状三角形，先端具长芒。

生境分布

生于山坡岩石缝中或石壁上。分布于河北、河南、湖北、广西及西南各省（自治区）。

采收加工

秋季采收，剪去须根，去净泥土，晒干。

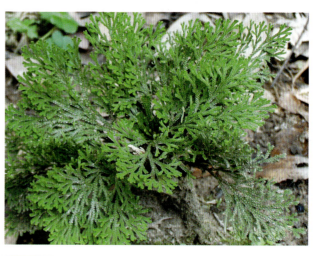

性味功能	味辛，性平。有活血通经，止血的功能。生用活血，炒用止血。
炮　制	除去残留须根及杂质，洗净，切段，晒干。
主治用法	生用于经闭，痛经，癥块，跌扑损伤；炒炭用于吐血，咯血，便血，尿血，脱肛，月经过多，创伤出血。用量4.5~9g。外用适量，捣烂或研粉敷撒患处。孕妇忌服。

现代研究

1. 化学成分　本品全草含苏铁双黄酮、穗花杉双黄酮、扁柏双黄酮、异柳杉双黄酮、柳杉双黄酮B、芹菜素、海藻糖等。

2. 药理作用　本品煎剂有抗菌作用；对离体兔小肠收缩有明显抑制作用。水或醇提取物对小鼠肉瘤及艾式腹水癌有抑制作用，并能延长移植肿瘤动物的寿命。

应用

1. 经闭血瘀：卷柏30g，当归、白术、牡丹皮各15g，白芍9g，川芎2g。水煎服。
2. 跌扑损伤：鲜卷柏50g。水煎服。
3. 创伤出血：炒卷柏，研粉敷撒患处。

光叶子花

基　源：为紫茉莉科植物光叶子花的花。

原植物

别名：叶子花、宝巾、三角花。攀援灌木。茎粗壮，有腋生直刺。叶互生，纸质，卵形或卵状披针形，全缘，先端渐尖，基部楔形。花顶生，常3朵簇生于苞片内，花梗与苞片的中脉合生；苞片3枚，叶状，暗红色或紫色，椭圆形，全缘，纸质；花冠管状，淡绿色，先端5齿裂。瘦果有5棱。

生境分布

南方各地有栽培。

采收加工

开花时采下花朵，晒干。

性味功能	味苦、涩，性温。有调和气血的功能。
主治用法	用于妇女赤白带下，月经不调。用量9~15g。

现代研究

1. 化学成分　本品含 C20-26 长链饱和脂肪酸、2-葡萄糖基芸香糖、甜菜花青素。叶中含抗毒素的蛋白质。

2. 药理作用　本品有降血糖、抗菌、抗TMV病毒作用，能抑制血小板聚集。

应用

妇女赤白带下，月经不调：叶子花 15g。水煎服。

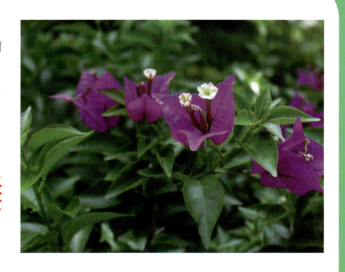

牛膝
基　源：为苋科植物牛膝的干燥根。

原植物

多年生草本。根圆柱形，土黄色。茎四棱，近无毛，具对生的分枝。叶椭圆形或椭圆披针形，先端尾尖，基部楔形，有毛。穗状花序腋生或顶生，花在后期反折。苞片宽卵形，小苞片刺状，顶端弯曲。花被片5，披针形。胞果椭圆形，长约2mm。种子长圆形，黄褐色。花期7~9月，果期9~10月。

生境分布

生于山野路旁，主要栽培于河南，野生分布于山西、陕西、山东、江苏、浙江、江西、湖南、湖北、四川、贵州等省区。

采收加工

冬季茎叶枯萎时采挖，捆成小把，晒至干瘪后，将顶端切齐，晒干。

性味功能	味苦、酸，性平。有散瘀血，消痈肿，引血下行；补肝肾，强筋骨的功能。
炮　制	牛膝：拣去杂质，洗净，润软，去芦，切段，晒干。酒牛膝：取牛膝段，用黄酒喷淋拌匀，闷润后，置锅内炒至微干，取出放凉即得。
主治用法	用于腰膝酸痛，筋骨无力，经闭，尿血等。并可用于宫颈癌，及骨肉瘤或骨肿瘤转移等。用量 4.5~9g。孕妇忌服。

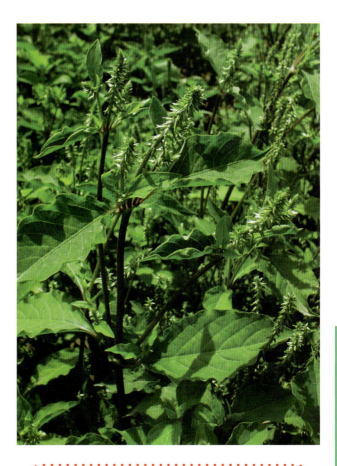

现代研究

1. 化学成分　本品根含三萜皂类、氨基酸和生物碱类及香豆精类化合物。

2. 药理作用　本品对蛋白质有同化作用；有抗炎镇痛和抗生育等作用。

应用

1. 跌打损伤：牛膝 9g，水煎服。

2. 牙周病：牛膝、丹皮、当归各 6g，生地、当归各 15g，川连、生甘草各 3g。水煎服。

3. 尿道炎：牛膝、当归、黄芩各 2g，研末，水煎服。

4. 风湿腰腿痛：牛膝、络石藤、海桐皮、萆、苍术。水煎服。

十二　活血化瘀药

玫瑰（玫瑰花）

基　源：玫瑰花为蔷薇科植物玫瑰的花蕾或初开放的花。

原植物

落叶灌木。茎直立，密生短绒毛，有皮刺或针刺。羽状复叶，小叶5~9，椭圆形或椭圆状倒卵形，先端急尖，基部圆形或宽楔形，边缘有钝锯齿。叶柄与叶轴具绒毛，并疏生小皮刺和刺毛。托叶披针形，边缘锯齿。花单生或3~6朵聚生，芳香，花梗密生绒毛和腺毛。花瓣紫红色、红色，单瓣或重瓣。聚合果扁球形，暗橙红色，具宿萼。花期6~8月，果期6~9月。

生境分布

生于丛林及沟谷中。全国各地普遍栽培。

采收加工

4~6月间采摘花蕾或初开的花，花冠向下，用文火速烘干或阴干。

性味功能	味甘、微苦，性温。有舒肝理气，和血调经的功能。
炮　制	拣去杂质，摘除花柄及蒂。
主治用法	用于胸闷，胃脘胀痛，风痹，咳嗽痰血，吐血，咯血，月经不调，赤白带下，泄泻，痢疾。

现代研究

1. 化学成分　本品鲜花含挥发油（玫瑰油），主要成分为香茅醇、丁香油酚等。尚含槲皮苷、鞣质、有机酸（没食子酸）、红色素、β-胡萝卜素等。

2. 药理作用　玫瑰花水煎剂能解除口服锑剂的毒性（小鼠）。其提取物对人免疫缺陷病病毒（艾滋病病毒）、白血病病毒和T细胞白血病病毒均有抗病毒作用。

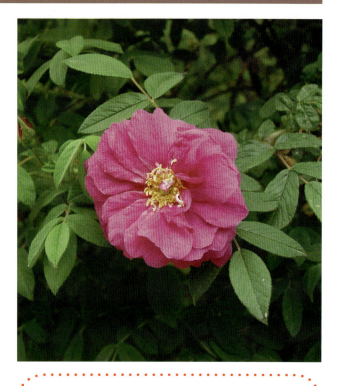

应用

1. 心绞痛：玫瑰花9g，水煎服。
2. 糖尿病：玫瑰花9g，水煎服。
3. 隐性冠心病，胸闷隐痛：鲜玫瑰花30g，蜂蜜沸水冲服。
4. 月经不调，痛经：玫瑰花、月季花各9g，益母草、丹参各15g。红糖沸水泡饮服。

苏木

基　源：为云实科植物苏木的干燥心材。

原植物

别名：红苏木、苏方木、红柴。小乔木。2回复数羽状复叶互生，小叶长圆形，先端钝圆或微凹，基部截形，全缘，有腺点。圆锥花序顶生或腋生，花黄色。荚果，扁斜状倒卵圆形，厚革质，红棕色，有短柔毛，背缝线处明显，不裂。种子椭圆形，褐黄色。花期4~6月，果期8~11月。

生境分布

生于坡地。分布于福建、台湾、广东、海南、广西、贵州、四川、云南等省区。

采收加工

5~7月，将树干砍下，取心材，晒干。

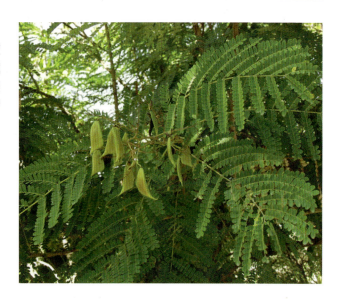

性味功能	味甘、咸、微辛，性平。有活血通经，消肿止痛的功能。
炮　　制	锯成长约3cm的段，再劈成片或碾成粗粉。
主治用法	用于经瘀血腹刺痛，产后瘀阻，慢性肠炎、吐血、黄疸型肝炎、痢疾、贫血、尿路感染、刀伤出血。

现代研究

1. 化学成分　木部含无色的原色素 - 巴西苏木素约2%。另含苏木酚和挥发油，油的主要成分为水芹烯及罗勒烯。还含鞣质。

2. 药理作用　本品有催眠作用、有麻醉作用和抗菌作用；能使血管收缩，还能解除水合氯醛、毛果芸香碱、毒扁豆碱等对离体蛙心的毒性。

应用

1. 跌打损伤所致瘀肿疼痛：苏木、乳香、没药、桃仁、红花，水煎服。

2. 筋骨折伤已愈合，关节强直，肌肉挛缩：苏木、赤芍、没药、乳香、刘寄奴各9g，归尾12g，泽兰6g，一边熏洗，一边按摩。

3. 产后流血过多，头晕，目眩：苏木、党参、麦冬。

4. 血滞经闭腹痛：苏木、红花、香附、归尾、赤芍、牛膝、桃仁、生地、琥珀、五灵脂，水煎服。

紫荆（紫荆皮）

基　源：紫荆皮为云实科植物紫荆的茎皮。

原植物

落叶灌木或乔木。单叶互生，近革质，三角状圆形，先端急尖，基部心形，全缘。花先叶开放，幼枝上的花与叶同时开放，4~10花簇生于老枝上或主茎上；花萼钟状，深紫红色，具5钝齿；花冠假蝶形，紫红色或粉红色，花瓣5下面1花瓣最大。荚果扁长椭圆形或狭倒披针形，沿腹缝线有狭翅，顶端有喙，不裂。花期4~5月。果期8~10月。

生境分布

栽培于庭园，屋旁或野生于溪边。分布于辽宁、陕西、甘肃及华北、华东、中南、西南等省区。

采收加工

春、秋季采集，砍下茎或老枝，剥取皮部，晒干。

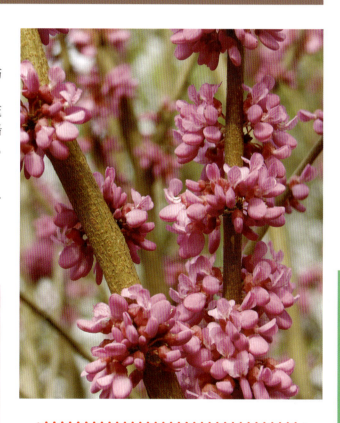

性味功能	味苦，性平。有活血通经，消肿止痛，清热解毒的功能。
主治用法	用于经闭腹痛，月经不调，痛经，淋病，风湿性关节炎，跌打损伤，咽喉肿痛，牙痛。6~g。外用于痔疮肿痛，虫蛇咬伤，狂犬咬伤，煎水洗或研粉调敷患处。外用适量。

现代研究

1. 化学成分　紫荆花含阿福豆苷、槲皮素-3-a-L-鼠李糖苷、杨梅树皮素-3-a-L-鼠李糖苷、山柰酚、松醇以及花色苷。

2. 药理作用　暂无。

应用

1. 风湿性关节炎：紫荆皮6g，水煎服。

3. 筋骨疼痛、湿气流痰：紫荆皮、秦当归、川牛膝、川羌活、木瓜合用。

4. 产后诸淋：紫荆皮15g，半酒半水煎，温服。

附注：花也可供药用。

十二　活血化瘀药

马利筋

基　源：为萝藦科植物马利筋的干燥全草。

原植物

多年生直立草本，光滑，有乳汁。茎单一或稍分枝。单叶对生，披针形或矩圆状披针形，先端长渐尖，基部渐窄，全缘。伞形花序腋生或顶生，总花梗长约为叶之半，花7朵左右，红色；萼5深裂，花冠轮状，5深裂，红色，外反，副花冠黄色；雄蕊5；子房上位。果披针形，两端均窄，光滑或有微毛。花期6~8月。

生境分布

生于温暖旷野、河谷湿地或栽培。分布于我国东南部。

采收加工

全年可采收全草，晒干或鲜用。

性味功能	味苦，性寒。有消炎止痛，止血的功能。
主治用法	用于乳腺炎，痈疮，痛经；外用于骨折，刀伤，湿疹，顽癣。用量6~9g。外用适量，鲜品捣烂敷患处。

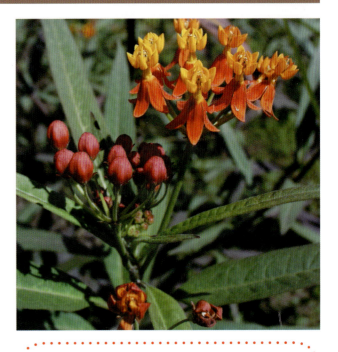

现代研究

1.化学成分　本品含有黄酮、强心苷、生物碱、萜类、苯衍生物类等成分。

2.药理作用　本品有强心、抗癌以及催吐等作用。

应用

1.痛经：鲜马利筋30g，水煎服，胡椒为引。

2.乳腺炎：鲜马利筋叶及花捣烂敷患处，并全草9g，水煎服。

3.外伤出血：马利筋花、叶，晒干，研末或果内种毛撒敷患处。

夏至草

基　源：为唇形科植物夏至草的全草。

原植物

别名：白花益母草。多年生草本，植株密被柔毛。茎方形，多分枝。叶对生，掌状三深裂，裂片再2深裂或有钝裂齿。轮伞花序腋生，花6~10朵；花筒状钟形，藏于花萼内，齿端有尖刺；花冠白色，稀粉红色，钟状，上唇较下唇长，下唇平展，3裂；雄蕊4，二强；花柱顶2裂藏于花冠筒内。小坚果褐色，长圆状三棱形，有鳞。花期4~5月，果期6~7月。

生境分布

生于路边、旷野、水旁。分布于全国各地。

采收加工

夏至前采收，晒干备用或鲜用。

现代研究

1.化学成分　全草含苦味素。

2.药理作用　本品醇提物对失血性休克障碍大鼠具有较好的保护作用。

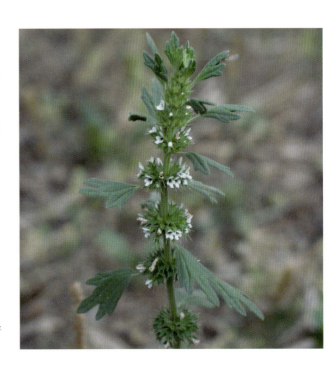

性味功能	有小毒。有养血调经的功能。
炮 制	除去杂质、残根及老梗，喷淋洗净，沥干，稍闷，切片，干燥。
主治用法	用于贫血性头昏，半身不遂，月经不调等症。用量9~12g。

应用

1. 贫血性头昏：夏至草9g，红枣数枚。水煎服。
2. 月经不调：夏至草12g。红糖水煎服或熬膏服。

益母草

基　源：为唇形科植物益母草的地上部分。

原植物
别名：茺蔚、益母蒿。一或二年生草本。叶对生，掌状3裂，密生细毛。轮伞花序腋生，粉红色或淡紫红色；苞片刺状，花萼钟形，有毛，二唇形。小坚果长圆状三棱形，淡褐色，光滑。花期6~9个月。果期9~10个月。

生境分布
生于阳山坡草地、田埂、路旁等处。分布于全国各地。

采收加工
夏季植株生长茂盛时，花未全开时割取地上部分晒干。

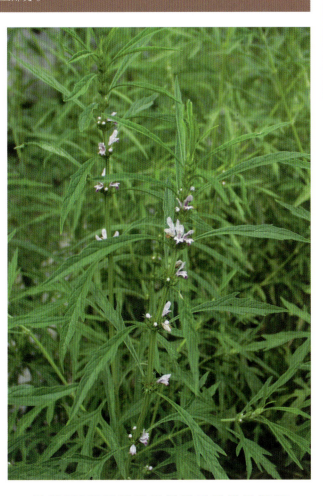

性味功能	味苦、辛，性微寒。有活血调经，祛瘀生新，利尿消肿的功能。
炮 制	拣去杂质，洗净，润透，切段，晒干。
主治用法	用于月经不调，痛经，产后瘀血腹痛，肾炎浮肿，小便不利，跌打损伤，疮疡肿毒。用量10~30g。

现代研究
1. 化学成分　本品含益母草碱，水苏碱，前西班牙夏罗草酮，西班牙夏罗草酮，鼬瓣花二萜，前益母草二萜及益母草二萜等成分。
2. 药理作用　本品具有抗血小板聚集、凝集作用，改善冠脉循环和保护心脏的作用，且能抗肾功能衰竭，并有抑菌作用，兴奋子宫作用。

应用

1. 产后恶露不绝：益母草9g，红枣20g，加红糖水煎服。
2. 月经不调：益母草、当归、赤芍、木香。研末吞服。
3. 痛经：益母草、香附、当归、白芍、炙甘草。水煎服。
4. 急性肾炎：益母草，水煎服。

附注：益母草果实作茺蔚子入药。味辛、苦，性微寒。有活血调经，清肝明目的功能。用于月经不调，经闭，头晕胀痛。

十二　活血化瘀药

地笋（泽兰）

基　源：泽兰为唇形科植物地笋的地上部分。

原植物

别名：地瓜儿苗、提娄、地参。多年生草本。根茎横走，圆柱形，浅黄白色，节上有鳞叶及须根。叶对生，长圆状披针形，先端长锐尖，基部楔形，边缘有粗锯齿，脉有疏毛。轮伞花序腋生，花多密集；有毛，苞片刺尖，花萼钟状，5齿裂，有刺尖头，花冠白色，有腺点。小坚果扁平，暗褐色。花期6~9月。果期8~10月。

生境分布

生于沼泽地、沟边潮湿处或河边灌木丛中。分布于东北、华北及陕西、甘肃、贵州、四川、云南等省区。

采收加工

夏、秋间生长茂盛时采割，地上部分，晒干或阴干。

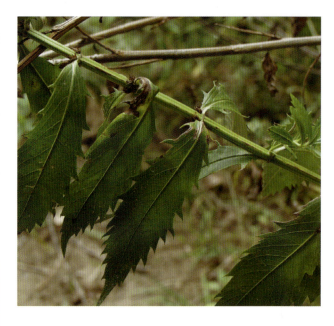

性味功能	味苦、辛，性微温。有行血，利尿，通经，散郁舒肝的功能。
炮　制	洗净，晒干。
主治用法	用于月经不调，经闭，痛经，瘀血腹痛，身面浮肿，跌打损伤，痈肿疮毒等。用量4.5~9g。水煎服。

现代研究

1. 化学成分　本品含糖类：葡萄糖，半服糖，泽兰糖，水苏糖，棉子糖，蔗糖，另含虫漆蜡，白桦脂酸，熊果酸，β-谷甾醇等成分。

2. 药理作用　本品具有强心作用，可改善微循环障碍。

> **应用**
> 1. 血瘀经闭、经痛：泽兰6g，当归12g，白芍9g，甘草4.5g。水煎服。
> 2. 产后浮肿：泽兰、防已。研末，温酒或醋汤调服。
> 3. 跌打瘀肿：泽兰、红花6g，姜皮12g，宽筋藤、银花藤各15g。水煎洗，并敷患处。
> 4. 关节挫伤肿痛：鲜泽兰适量捣烂外敷。

丹参

基　源：为唇形科植物丹参的根。

原植物

别名：血生根、血参。多年生草本。根圆柱形，棕红色。茎四棱形，多分枝。单数羽状复叶对生，小叶3~7，卵形或椭圆状卵形，边缘有圆锯点，两面被柔毛。多数轮伞花序组成总状花序顶生或腋生，密生腺毛和长柔毛；花萼钟状，先端二唇形；花冠蓝紫色，二唇形，花冠筒外伸；雄蕊2；子房上位。小坚果4，椭圆形，黑色。花期5~8月。果期8~9月。

生境分布

生于山坡草地、林下或溪旁。分布于全国大部分地区。

采收加工

秋季挖取根部，除去茎叶、须根及泥土，晒干。

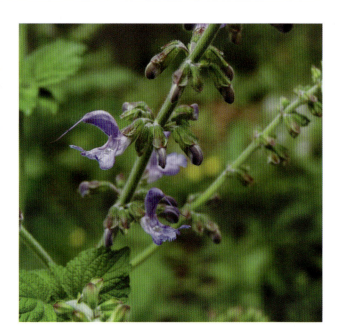

性味功能	味苦，性寒。有活血祛瘀，消肿止痛，养血安神的功能。
炮　　制	拣净杂质，除去根茎，洗净，捞出，润透后切片，晾干。 炒丹参：取丹参片放入锅内，以文火炒至微有焦斑为度，取出，放凉。
主治用法	用于月经不调，痛经，闭经，症瘕，产后瘀阻，瘀血疼痛，痈肿疮毒，心烦失眠。用量5~20g。反藜芦。

现代研究

1. 化学成分　本品含丹参酮Ⅰ、ⅡA、ⅡB、异丹参酮Ⅰ、ⅡA、隐丹参酮、异隐丹参酮、甲基丹参酮、羟基丹参酮等，尚含脂溶性的二萜类成分和水溶性的酚酸成分，还含黄酮类，三萜类，甾醇等其他成分。

2. 药理作用　本品具有强心、保肝、抗菌、降血脂作用，并能抗血栓形成，扩张冠脉，增加心肌血流量；扩张外周血管，增加血流；且能使脑血流量下降，改善微循环，尚可促进组织的修复与再生。

应用

1. 心绞痛：丹参30g，檀香、砂仁各3g。水煎服。
2. 高血压：丹参、鸡血藤、磁石等。水煎服。

凌霄

基　源：为紫葳科植物凌霄的花。

原植物

攀援藤本。单数羽状复叶对生，小叶7~9，卵状披针形，先端渐尖，基部不对称，边缘有粗锯齿。圆锥花序顶生，花萼筒钟形，绿色，有5条凸起纵脉，5裂至中部，花大，漏斗状，花冠橙红色或深红色，质厚。雄蕊4，2强；子房上位。蒴果细长，种子多数。花期6~8月，果期7~11月。

生境分布

攀援于树上或石壁上。河北、陕西、河南、山东及长江以南各省区多有栽培。

采收加工

6~8月晴天采收未完全开放的花，晒干或烘干。

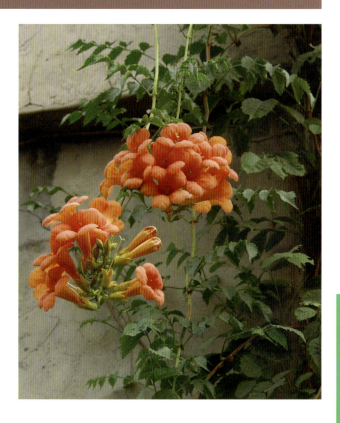

性味功能	味甘、酸，性寒。有行血祛瘀，凉血祛风的功能。
炮　　制	晒干或低温干燥。
主治用法	用于月经不调，小腹胀痛，风疹发红，皮肤瘙痒等症。用量5~10g。

应用

1. 月经不调，瘀血闭经：凌霄花、月季花各9g，益母草、丹参各15g，红花6g。水煎服。
2. 大便下血：凌霄花，浸酒饮服。
3. 荨麻疹：凌霄花30g，土茯苓20g，生地黄、白鲜皮、蒲公英各15g，地肤子、防风、连翘、栀子、金银花各12g，蝉蜕9g，甘草6g。水煎服。

现代研究

1. 化学成分　本品含有芹菜素，β-谷甾醇等成分。
2. 药理作用　本品有抗溃疡作用和解痉作用，还有降血胆固醇、止咳、抗癌、抗炎等作用。

十二　活血化瘀药

红花

基　源：为菊科植物红花的干燥花。

原植物
别名：草红花、刺红花。一年生草本。叶互生，稍抱茎，卵状披针形，先端尖，基部渐狭，齿端有尖刺。上部叶边缘不分裂，成苞片状包围头状花序，边缘有针刺；总苞近球形，外2~3轮，边缘有针刺；内层数轮，透明膜质。花多数，全为管状花，线形，初开时黄色，渐变桔红色，成熟时变为深红色。瘦果椭圆形，4棱，白色。花期5~8月。果期7~9月。

生境分布
生于排水良好砂质壤土。我国大部分地区有栽培。

采收加工
夏季当花冠由黄变红时采摘管状花，阴干、烘干。

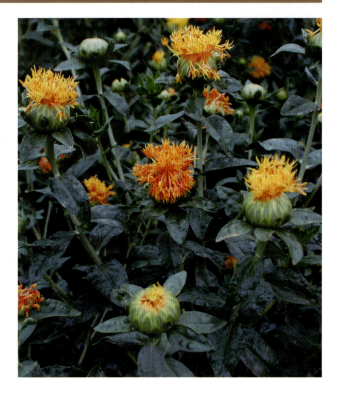

性味功能	味辛，性温。有活血通经，散瘀止痛，抗癌的功能。
炮　制	拣净杂质，除去茎叶、蒂头，晒干。
主治用法	用于经闭，痛经，难产，死胎，产后恶露不行，症瘕痞块，跌扑损伤，疮疡肿痛。用量3~6g。孕妇慎服。

现代研究
1. 化学成分　本品含有红花苷，前红花苷，红花黄色素A及B，红花明苷A，又含多酚类成分：绿原酸，加啡酸，儿茶酚(，焦性儿茶酚，多巴，还含挥发性成分，有：乙酸乙酯，苯等，另含红花多糖等成分。

2. 药理作用　本品具有增加冠脉血流量及心肌营养性血流量的作用，有对抗心肌缺血及心肌梗塞作用，并可扩张血管，有降压作用和抗凝血作用，且对脑组织具有保护作用，尚能抗疲劳，抗缺氧，镇痛、镇静和抗炎作用。

应用
1. 产后恶露未尽：红花、桃仁、赤芍、归尾各9g，肉桂、川芎各4.5g，延胡、丹皮各6g。水煎服。
2. 冠心病心绞痛：红花、川芎各15g，银杏叶，水煎服。
3. 跌打扭折，瘀血：红花、桃仁、赤芍、苏木、枳壳、当归、赤芍、乳香、木香、没药。水煎服。
4. 急性结膜炎、麦粒肿：红花、大黄、连翘、紫草、当归、生地、赤芍、甘草。水煎洗。

活血疗伤药

草珊瑚（肿节风）

基　源：肿节风为金粟兰科植物草珊瑚的全草。

原植物
别名：接骨金粟兰，九节风，九节茶。常绿半灌木。茎节膨大。叶对生，两叶柄基部稍合生；近革质，亮绿色，卵状披针形或长椭圆形，先端渐尖，基部楔形，叶缘有粗锐锯齿，齿尖有1腺体。穗状花序常3枝，顶生，侧生者不分枝。花两性，无花梗；苞片2，黄绿色，钝三角形，宿存，无花被。核果球形，亮红色。花期6-7月。果期8-10月。

生境分布
生于山沟溪谷边林下荫湿处。分布于长江以南各省区。

采收加工
夏、秋季采收，晒干或鲜用。

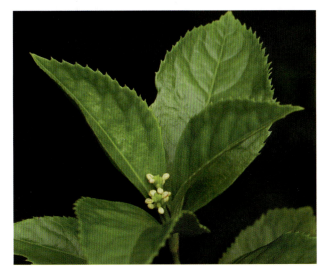

性味功能	味苦、辛，性微温。有祛风通络，活血去瘀，接骨，抗菌消炎的功能。
炮　制	除去杂质，洗净，润透，切段，晒干。
主治用法	用于风湿性关节炎，腰腿痛，跌打损伤，肺炎，阑尾炎，急性蜂窝组织炎，痢疾，急性肠胃炎。用量9~30g。

现代研究
1. 化学成分　本品含有挥发油、酯类、酚类、鞣质、黄酮、氰苷、香豆素、内酯等成分。
2. 药理作用　本品具有明显抑菌作用，镇咳、祛痰、平喘作用，并有抗肿瘤作用，尚有免疫抑制作用。

应用
1. 跌打损伤、风湿性关节炎、腰腿痛：肿节风15~24g。水煎服，并用鲜品捣烂或干品研粉调酒外敷。
2. 劳伤咳嗽：肿节风15g。水煎服。

排钱树

基　源：为蝶形花科植物排钱树的根、枝和叶。

原植物
半灌木。三出复叶互生，椭圆状卵形，先端稍钝，基部宽楔形，边缘浅波状，下面脉上被短柔毛，两侧小叶较小。花序长达30cm，叶状苞片约30对排为总状，两两对生，好像两串钱；苞片近圆形，每对苞片内着生由2至数朵花组成的伞形花序；蝶形花冠白色。荚果仅2荚节，荚节处紧缩，先端有长喙，边缘被毛。种子细长，近矩形。花期秋季。

生境分布
生于山坡林下、路旁及灌丛中。分布于广西、广东、云南、福建、台湾等省区。

采收加工
秋季挖取根部，除去茎叶、须根及泥土，晒干。

性味功能	味淡、涩，性凉。有小毒。有清热利湿，活血祛瘀，软坚散结功能。
炮　制	切碎，晒干或鲜用。
主治用法	用于感冒发热，疟疾，肝炎，肝硬化腹水，血吸虫病肝脾肿大，风湿疼痛，跌打损伤。用量枝、叶9~18g；根15~30g。孕妇忌服。

十二　活血化瘀药

现代研究

1. 化学成分　本品含蟾毒色胺，N，N-二甲基色胺，N，N-二甲基色胺氧化物，5-甲氧基-N-甲基色胺，5-甲氧基-N，N-二甲基色胺，5-甲氧基-N，N-二甲基色胺氧化物，禾草碱，3-甲基氧中基吲哚，1-甲基-1，2，3，4-四氧-β-咔巴啉等成分。

2. 药理作用　暂无。

应用

1. 感冒发热：排钱树叶9~18g水煎服。

2. 疟疾，肝脾肿大，风湿骨痛，跌打瘀肿：排钱树根15~50g，水煎服。

3. 妇女血崩：排钱树根炭15~50g，水煎服。

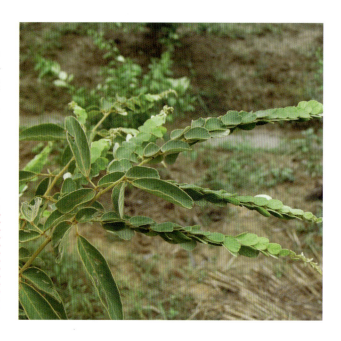

柳叶菜

基　源：为柳叶菜科植物柳叶菜的全草。

原植物

多年生半灌木状草本。高达1m。枝密生长绒毛。叶长圆状披针形至长圆形，先端锐尖，基部抱茎，边缘具向前弯曲的锐锯齿，两面密生长柔毛。花单生于叶腋，花萼裂片4，披针形；花瓣4，粉红色，广倒卵形；雄蕊8，4长4短；子房具短腺毛；花柱直立，长于雄蕊。蒴果，圆柱形，长4~8cm，具短柄，被长柔毛。种子长圆状倒卵形，顶端生有簇毛。花期6~8月。

生境分布

生于沟边或沼泽地。分布于除台湾、青海、西藏外，全国各省均有。

采收加工

秋季采带根全草，洗净切段，晒干。

性味功能	味淡，性平。有理气，活血，止血的功能。
炮　制	洗净、切段、晒干。
主治用法	用于骨折，跌打损伤，疔疮痈肿，外伤出血。用量30g，外用适量。

现代研究

1. 化学成分　本品含没食子酸，3-甲氧基没食子酸，原儿茶酸和金丝桃苷，还含山柰酚，槲皮素，杨梅树皮素，杨梅树皮素芸香糖苷和异槲斗酸，此外，尚含有棕榈酸，硬脂酸，亚油酸，齐墩果酸等成分。

2. 药理作用　本品有抑制金黄色葡萄球菌作用。

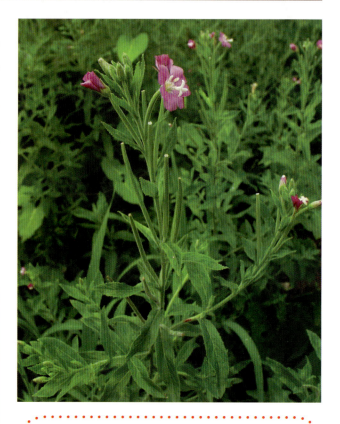

应用

1. 肠炎：柳叶菜30g，水煎服。

2. 跌打损伤，骨折：鲜柳叶菜，捣烂敷患处或研粉调敷。

3. 疮疹瘙痒：鲜柳叶菜，捣烂绞汁，洗患处或水煎洗。

昆明山海棠

基　源：为卫矛科植物昆明山海棠根皮或全草。

原植物

落叶灌木。根圆柱状，黄红色。小枝有棱，红褐色，有圆形小瘤状突起。单叶互生，卵形或宽椭圆形，长6~12cm，宽3~6cm，先端渐尖，基部圆，边缘有细锯齿，叶上面绿色，下面粉白色，两面突起。圆锥花序顶生，总花梗长10~15cm，有灰褐色毛；花白色，花萼、花瓣、雄蕊均为5；心皮3。膜质翅果具3翅，宽大、赤红色，中脉明显，侧脉稍短，与中脉密接。花期夏季。

生境分布

生于山野向阳沟边灌木丛或疏林中。分布于湖南、广西及西南各省区。

采收加工

全年可采，洗净，剥取根皮晒干。

性味功能	有大毒。有祛风除湿，活血散瘀，续筋接骨的功能。
炮　制	净制
主治用法	用于风湿性关节炎，跌打损伤，半身不遂，腰肌劳损，外用于骨折，外伤出血。用量根9g或全草30g，泡酒0.5kg。

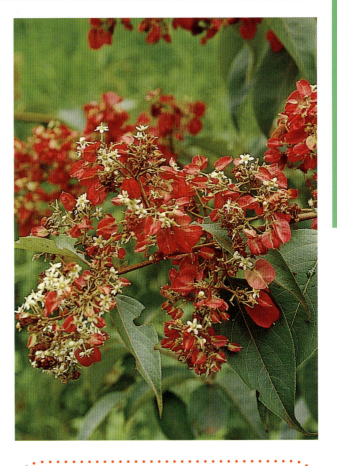

现代研究

1. 化学成分　本品含雷公藤碱，雷公藤次碱，雷公藤晋碱，雷公藤春碱，卫矛碱，雷公藤甲素，雷公藤丙素，山海棠素，雷公藤内酯A、B，β-谷甾醇，还含十六酸，8，9-十八碳二烯酸及9，12，15-十八碳三烯酸等成分。

2. 药理作用　本品具有抗炎、抗癌、解热作用，有较强的免疫抑制效果，且能抗生育作用，并能改善微循环。

应用

1. 外伤出血：昆明山海棠根，研粉撒敷。

2. 骨折：昆明山海棠根皮，加糯米饭捣烂敷患处。

3. 风湿性关节炎，腰肌劳损：昆明山海棠根9g，浸酒500g，每次服5ml。

十二　活血化瘀药

马钱（马钱子）

基　源：马钱子为马钱科马钱的种子。

原植物

高大乔木。叶对生，宽椭圆形，先端尖，基部圆形或浅心形，全缘。圆锥聚伞花序腋生，花较小，灰被银色绒毛。花期5~8月，果期8月至翌年1月。

生境分布

生于山地林中。福建、广东、广西及云南等地栽培。

采收加工

果实呈橙黄色时采收。将果压裂取出种子，洗去果肉，晒干。但需炮制后方可药用。

现代研究

1. 化学成分　本品含多种生物碱，可分为三种类型：①正系列生物碱：番木鳖碱，马钱子碱，异马钱子碱等；②伪系列生物碱：伪番木鳖碱，伪马钱子碱；③N-甲基伪系列生物碱：N-甲基-断-伪番木鳖碱，番木鳖次碱，N-甲基-断-伪马钱子碱，还含环烯醚单萜类化合物：马钱子苷，马钱子苷酸等成分。

2. 药理作用　本品具有抗菌作用，镇咳作用，促进消化机能和食欲作用，并有兴奋中枢神经系统的作用。

性味功能	味苦，性寒，有大毒。有通络散结，祛风止痛，消肿化瘀的功能。
炮　　制	马钱子粉：取砂子，置锅内炒热，加入拣净的马钱子，炒至呈深黄色并鼓起，取出，筛去砂子，刮去毛，研粉。 油马钱子：取拣净的马钱子，加水煮沸，取出，再用水浸泡，捞出，刮去皮毛，微晾，切成薄片。另取麻油少许，置锅内烧热，加入马钱子片，炒至微黄色，取出，放凉。
主治用法	用于肢体软瘫，小儿麻痹后遗症，类风湿性关节痛，跌打损伤，痈疖。孕妇禁服。用量0.3~0.6g。

应用

1. 跌打骨折、损伤、扭挫伤：马钱子480g，枳壳240g，羌活、独活、北细辛、红花、台乌、朱砂各60g，血竭、乳香、没药、三七、潼蒺藜各120g，黄芪、骨碎补各240g，各研细末，每次1.2g。水冲服。

2. 跌打腰痛：马钱子、牛膝、杜仲、川断、乳香、没药、宣木瓜、麻黄各18g，共研为细末，每次3g。温开水送服。

3. 风湿顽痹，麻木拘挛：马钱子、羌活、川芎、乳香、没药等。

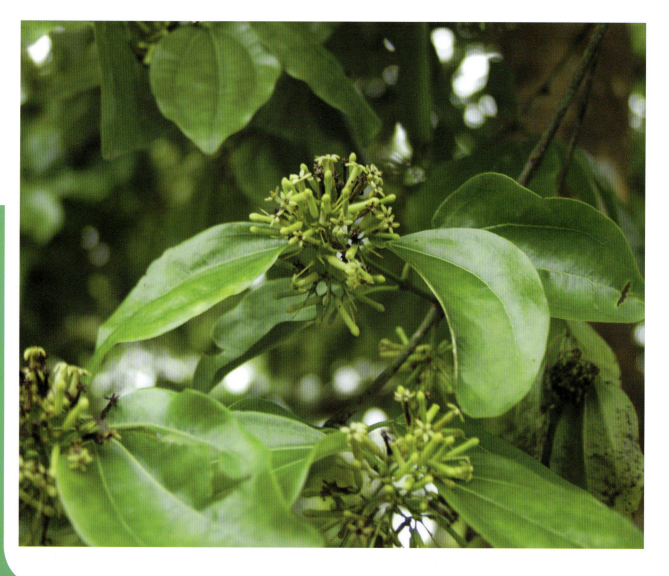

破血消癥药

油菜（芸苔子）

基源：芸苔子为十字花科植物油菜的成熟种子。

原植物

二年生草本。基生叶及茎下部叶有柄，大头羽状分裂，顶端裂片最大，近长圆形或宽椭圆形，侧裂片1~3对，边缘具不整齐疏齿；茎中部叶及上部叶宽椭圆形或长倒卵形，顶端短尖，基部耳状抱茎，边缘具疏齿。总状花序顶生和侧生；萼片4，绿色，内轮2枚基部稍呈囊状；花瓣4，鲜黄色，宽倒卵形，基部具爪，瓣片具明显脉纹。长角果圆柱形，顶端具长喙。种子近球形，细小，多数，红褐色或黑褐色。花期3~5月，果期4~6月。

生境分布

全国各地均有栽培。

采收加工

6~7月种子成熟时采收，晒干。

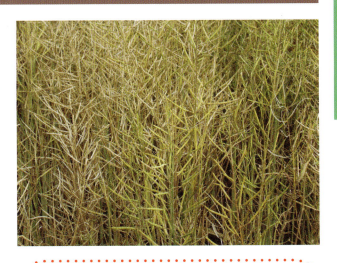

性味功能	味辛、性温。有行血、破气、消肿、散结的功能。
主治用法	用于产后瘀血阻滞腹痛；外用治丹毒、疮肿及乳痈等症。用量5~10g，外用适量，研末调敷。

应用

1. 产后血晕：芸苔子、生地黄各3g，研末水冲服。
2. 产后恶露不下，血结冲心刺痛，并治产后心腹诸疾：芸苔子（炒）、当归、桂心、赤芍等份为末。每酒服6g。

喜树（喜树果）

基源：喜树果为蓝果树科植物喜树的果实。根、树皮、枝也可供药用。

原植物

落叶乔木。单叶互生，椭圆形，全缘或微波状，边缘有纤毛。花集成球形头状花序排成总状，单性同株；雌花顶生，其下为雄花；苞片3，被短柔毛；花萼5浅裂；花瓣5，淡绿色，外被密短柔毛；雄花雄蕊10，不等长；雌花子房下位，花盘明显，柱头3裂，先端外卷。果实集成圆球状复果，瘦果条形，花柱宿存。花期8月。果期10~11月。

生境分布

生于疏林中或栽培于路边。分布于长江以南各省区。

采收加工

秋季采收果实，晒干。根、树皮、枝全年可采，晒干。

性味功能	味苦、涩，性寒，有毒。有抗癌，散结，化瘀的功能。
炮制	去杂质，晒干。
主治用法	用于胃癌，直肠癌，膀胱癌，急、慢性粒细胞性白血病，绒毛膜上皮癌，恶性葡萄胎，淋巴肉瘤，血吸虫病引起肝脾肿大、牛皮癣。临床上多用喜树碱，每日10~20mg。

现代研究

1. 化学成分　本品含喜树碱，喜树次碱，没食子酸及谷甾醇，还含羟基喜树碱，甲氧基喜树碱，去氧喜树碱白桦脂酸和喜果苷等成分。

2. 药理作用　本品具有抗肿瘤作用，免疫抑制作用和抑制病毒作用。

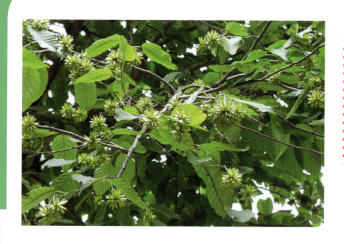

应用

1. 慢性粒细胞白血病：喜树根注射液，肌注，每日 4~8ml（每 ml 含喜树根浸膏 250mg）。

2. 牛皮癣：外用 20% 喜树果软膏涂患处，每日 1 次，树皮、枝切碎，水煎浓缩，调成细膏搓。

黑三棱

基　源：为黑三棱科植物黑三棱的干燥块茎。

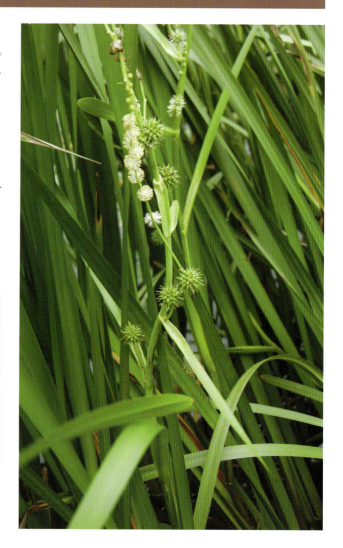

原植物

多年生草本，根茎横走，块茎圆锥形。茎单一，直立。叶丛生，2 列，质地松软稍呈海绵质，长条形，先端渐尖，背面具纵棱，基部抱茎。花茎单一，上端分枝；花单性，雌雄同株，花序头状，总苞片叶状。雄花序生于上部；雌花序位于下部。聚花果直径 2cm，核果倒卵状圆锥形，先端呈半球形突起，有棱角。花期 6~7 月，果期 7~8 月。

生境分布

生于水湿低洼处及沼泽等地。分布于全国大部分省区。

采收加工

春秋两季采挖，削去外皮，晒干。为三棱片，加醋拌匀，稍闷，置锅内炒至黄色，晒干。

性味功能	味苦，性平。有破血行气，消积止痛的功能。
炮　制	除去根茎及须根，洗净，或削去外皮晒干； 醋三棱：取净三棱片，照醋炙法炒至色变深。
主治用法	用于血瘀气滞，腹部结块，肝脾肿大，经闭腹痛，食积胀痛。用量 4.5~9g。月经过多，孕妇忌用。

现代研究

1. 化学成分　本品含挥发油，其中主要成分为苯乙醇，对苯二酚 1，十六酸，还有去氢木香内酯等多个成分，又含多种有机酸：琥珀酸，三棱酸以及含有 C_8-C_{10}、C_{12}、C_{14}-C_{20} 的脂肪酸，还含刺芒柄花素，豆甾醇，β-谷甾醇，胡萝卜苷等成分。

2. 药理作用　本品具有抑制血小板聚集、延长血栓形成时间、缩短血栓长度和减轻重量的作用，还有延长凝血酶原时间及部分凝血致活酶的趋势，能降低全血粘度。

应用

1. 血瘀经闭，小腹痛不可按：黑三棱、当归各 9g，红花 6g，地黄 12g，水煎服。

2. 食积痰滞，胸腹胀痛：黑三棱、丹皮、川牛膝各 9g，延胡索 6g，川芎 4.5g。水煎服。

温郁金（郁金）

基　源：郁金为姜科植物温郁金的块根。

原植物

别名：黑郁金、姜黄子。多年生草本。块根肉质纺锤状，白色。根茎长圆锥形，侧根茎指状，断面黄色。叶二列，叶柄长约为叶片之半或更短；叶宽椭圆形，无毛。圆锥花序于根茎处先叶抽出，花萼筒状，3齿；花冠白色，3裂片，长椭圆形，上方1裂片较大，先端微兜状，近顶端处有粗毛；侧生退化雄蕊花瓣状，黄色，唇瓣倒卵形，黄色。花期4~6月。

生境分布

生于湿润田园或水沟边。分布于浙江南部。

采收加工

冬末春初叶枯萎后采挖块根，蒸或煮至透心，干燥。

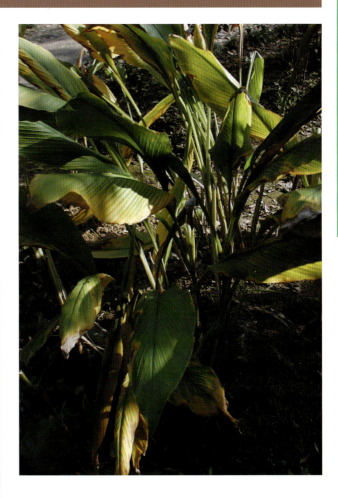

性味功能	味辛、苦，性寒。有解郁，行气化瘀，止痛，化痰，凉血清血，利胆退黄的功能。
炮　制	取原药材，除去杂质，大小个分开，洗净，润透或置笼屉内蒸软后切薄片，干燥。 醋制：取净莪术置锅中，加米醋与适量水浸没，煮至醋液被吸尽，切开无白心时，取出稍晾，切厚片，干燥。 酒制：取净莪术片，置锅内，用微火加热，炒热后，均匀喷入酒，继续炒干，取出晾凉。
主治用法	用于胸胁胀痛，胸脘痞闷，痛经，月经不调，产后淤阻腹痛，吐血，衄血，尿血，黄胆，热病神昏，癫痫。用量3~9g。

应用

1. 胸胁胀痛：郁金、香附、柴胡、白芍、甘草6g。

2. 吐血、衄血：郁金、生地黄、牡丹皮、栀子各9g。

3. 胆石症：郁金、茵陈各15g，金钱草30g，枳壳、木香各9g，生大黄6g。水煎服。

现代研究

1. 化学成分　本品含挥发油，油中主成分为大牻牛儿酮，莪术二酮，莪术醇，还含α-及β-蒎烯，樟烯，柠檬烯，1,8-桉叶素，龙脑，异龙脑，樟脑，松油醇，丁香烯，丁香油酚，姜黄烯，姜烯，莪术呋喃烯酮，姜黄酮，另含温郁金萜醇，温郁金螺内酯，姜黄素，β-谷甾醇等成分。

2. 药理作用　本品具有抗肿瘤作用，抗早孕作用，抗菌作用，升高白细胞的作用，且能增加股动脉血流量，抑制血小板聚集和抗血栓形成，并有保肝作用，抗炎作用。

十二　活血化瘀药

13 化痰止咳平喘药

　　化痰药是指能化痰或祛痰，以治疗痰证为主要作用的药物。止咳平喘药是指能减轻或制止咳嗽和喘息，以治疗咳喘证为主要作用的药物。根据药物的药性及其不同作用，可分为温化寒痰药、清化热痰药和止咳平喘药3类。

　　临床上主要用于治疗外感或内伤引起的痰饮阻肺、肺失宣降的痰多咳嗽气喘或引动肝风所致的眩晕、癫痫惊厥、中风痰迷以及痰阻经络所致的瘿瘤、瘰疬、麻木肿痛等病证。

　　现代药理作用证明，化痰止咳平喘药一般具有祛痰、镇咳、平喘、抑菌、抗病毒、消炎、利尿等作用，部分药物还有镇静、镇痛、抗惊厥、改善血液循环、调节免疫等作用。被广泛用于感冒、气管炎、支气管炎、支气管哮喘、肺结核、肺癌等多种肺部疾患，以及半身不遂、癫痫、精神分裂症、癔病、美尼尔氏综合征等多种疾病的治疗。

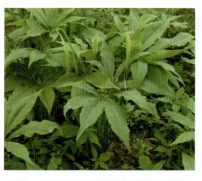

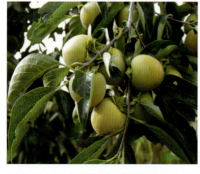
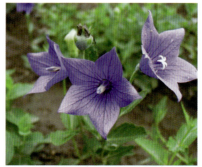

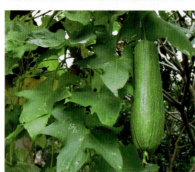
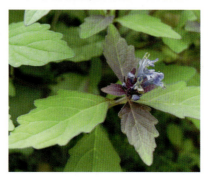
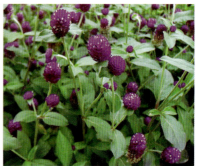

温化寒痰药

猫抓草

基　源：为毛茛科植物猫爪草的块根。

原植物
多年生小草本。块根数个簇生，肉质，近纺锤形或近球形。基生叶丛生，有长柄，三出复叶或3浅裂至3深裂的单叶；茎生叶多无柄，较小，裂片细窄。聚伞花序有花1~3；萼片5，绿色，外面被疏柔毛；花瓣5，黄色，倒卵形，基部有蜜槽；雄蕊多数，心皮多数，离生；多数瘦果集成球状聚合果，花期3~4月，果期4~5月。

生境分布
生于湿草地或水田边。分布于南方大部分省区。

采收加工
春、秋季采挖，除去茎叶、须根及泥土，晒干。

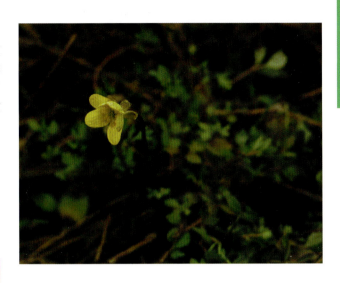

性味功能	味甘、辛，性温。有散结、消肿，止咳祛痰的功能。
炮　制	除去茎叶及须根，洗净泥土，晒干，防蛀。
主治用法	用于淋巴结结核未溃、瘰疬，肺结核、疟疾。用量15~30g。

应用
1. 咽喉炎，疔病：猫爪草30g。水煎服。
2. 慢性粒细胞白血病：猫爪草、苦参、黄芩、黄柏、雄黄、当归、青黛散、土鳖虫、水蛭。水煎服。
3. 甲状腺瘤：猫爪草、玄参、夏枯草、海浮石、蛇果草各30g，白芍、制香附、白芥子各12g。水煎服。
4. 颈淋巴结核：猫爪草3g，制成胶囊，每次4粒，黄酒或米酒送服。

现代研究
1. 化学成分　本品含毛茛苷、多糖等。
2. 药理作用　本品有抗结核菌、抗肿瘤作用；在体外有抗白血病细胞、抗急性炎症作用。

白芥（芥子）

基　源：芥子为十字花科植物白芥的成熟种子。

原植物
一或二年生草本，高达1m。茎较粗壮，全体被稀疏粗毛。叶互生，茎基部的叶具长柄，叶片宽大、倒卵形，长10~15cm，最宽处达5cm以上，琴状深裂或近全裂，裂片5~7，先端大，向下渐小，茎上部的叶具短柄，叶片较小，裂片较细，近花序之叶常小裂。总状花序顶生，花黄色，小花梗长1cm左右；萼片4，绿色，直立，花瓣4，长方卵形，基部有直立长爪；雄蕊6，4长2短；子房长方形，密被白毛，花柱细长，柱头小。长角果广条形，种子间常有浅缢缩，密被粗白毛，先端有喙。种子圆形，淡黄白色，直径1.5~2mm。花期4~6月。果期6~8月。

生境分布
栽培于园圃中。我国部分地区有栽培。

采收加工
7~8月待果实大部分变黄时，割下全株晒干，打下种子，簸除杂质。

现代研究
1. 化学成分　含白芥子苷，芥子酶，芥子碱。
2. 药理作用　本品有抗菌作用，其所含的异硫氰酸苄酯具有广谱抗菌作用。芥子油的主要成分异硫氰酸烯丙酯具刺鼻辛辣味及刺激作用。

十三　化痰止咳平喘药

性味功能	味辛,性温。有利气豁痰,散寒,消肿止痛功能。
炮 制	炒白芥子:原药簸尽杂质,炒至深黄色,微有香气即得。
主治用法	用于支气管哮喘,慢性支气管炎,胸胁胀满,寒性脓肿;外用治神经性疼痛,扭伤,挫伤。用量3~9g;外用适量,研粉,醋调敷患处。

> **应用**
> 膝部肿痛:芥子100g,研末,黄酒调成糊状,包敷患处。

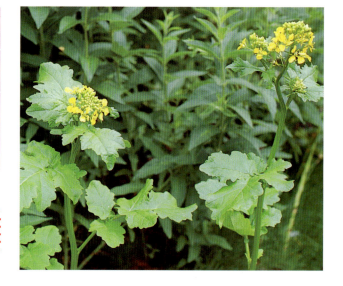

照山白

基　源:为杜鹃花科植物照山白的叶。

原植物

落叶灌木。叶生于枝端,厚革质,长倒披针形,先端钝尖,基部楔形,稍反卷,上面有绿白色鳞片,下面密生淡棕色鳞片。总状花序顶生,花冠钟状,5深裂,白色,外被鳞片。蒴果长圆形,棕色,外被鳞片,顶端开裂,有宿存花柱和花萼。花期6~8。果期8~9月。

生境分布

生于山地林下,灌木丛中,山顶或岩缝中。分布于东北、华北及陕西、甘肃、山东、湖北、四川等省区。

采收加工

秋、冬季采收叶,除去杂质,晒干。

性味功能	味酸、辛,性温,有大毒。有祛风通络,调经止痛,化痰止咳的功能。
主治用法	用于慢性气管炎,风湿痹痛,腰痛,痛经,产后关节痛,孕妇忌服。用量3~4.5g。

现代研究

1.化学成分　本品含皂苷、鞣质、还原性物质、多糖类、黄酮、油脂和挥发油等。叶中黄酮类有槲皮素、棉花皮素、山柰酚。

2.药理作用　本品能明显地对抗组织胺或乙酰胆碱引起的气管平滑肌痉挛;对心脏和呼吸有强烈的抑制作用。

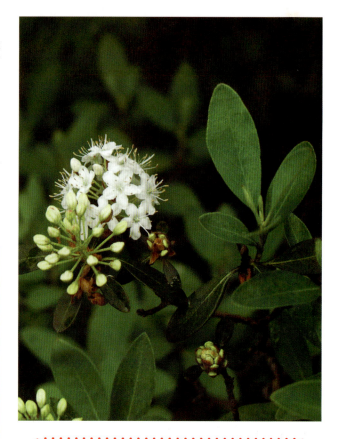

> **应用**
> 1.月经不调,痛经,产后关节痛:照山白叶制成糖浆或片剂,每服5ml,每日2次。
> 2.慢性气管炎:照山白,制成糖浆,口服。
> 3.高血压:照山白,制成酊剂,每次15ml。
> 4.骨折,疮肿:照山白鲜叶500g,捣烂,外敷。

一把伞南星（天南星）

基　源：天南星为天南星科植物一把伞南星的干燥块茎。

原植物
别名：山苞米、一把伞多年生草本，块茎扁球形。放射状分裂，裂片7~20，轮生于叶柄顶端，披针形，末端长尾状。雌雄异株，肉穗花序生于叶柄鞘部；佛焰苞紫色或绿紫色，先端线形尾尖；肉穗花序轴先端附属器棍棒状；浆果红色；种子球形。花期5~8月，果期8~9月。

生境分布
生于林下灌丛中或林下。除东北、内蒙古、新疆、山东、江苏、海南外。分布全国各省区。

采收加工
秋季采挖切片，晒干。有毒，加工时应带橡胶手套、口罩。

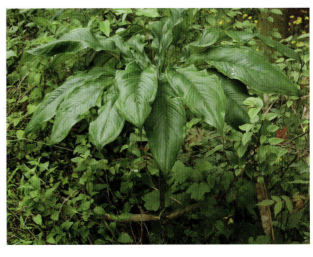

性味功能	味苦、辛，性温；有毒。有祛风定惊，化痰，散结，消肿的功能。
炮　制	除去杂质，洗净，干燥。
主治用法	用于痰多咳嗽，卒中，面神经麻痹，半身不遂，口眼歪斜，破伤风，癫痫。炮制后用。用量3~9g。生用外治痈肿，疔疮肿毒，毒蛇咬伤。适量捣烂外敷。孕妇忌服。

现代研究
1. 化学成分　本品根茎含β-谷甾醇、多种氨基酸和无机微量元素。

2. 药理作用　本品有抗惊厥、镇静、镇痛和抗肿瘤作用。其所含两种生物碱有不同程度的清除超氧阴离子自由基，抑制肝线粒体脂质过氧化反应等活性。

> **应用**
> 1. 类风湿性关节炎肿痛：生南星、老姜、生菖蒲各适量，捣烂敷患处。
> 2. 毒蛇咬伤，肿毒疮疖：鲜天南星，捣烂外敷。

虎掌

基　源：为天南星科植物虎掌的干燥块茎。

原植物
别名：掌叶梗、狗爪梗多年生草本。块茎扁圆球形，周围常生小球状块茎。叶常1~3片或更多，成丛生状；叶柄下部鞘状；叶片趾状分裂，裂片5~11，披针形或窄长椭圆形。佛焰苞绿色，管部长圆形，檐部稍内曲，长披针形，先端急尖，花序轴顶部附属器线形；雄花部分在上；雌花部分在下，与佛焰苞贴生，单侧着花。浆果卵圆形，黄白色，藏于佛焰苞内。花期6~7月。果期9~11月。

生境分布
生于林下、山谷、河岸或荒地草丛中。分布于河北、河南、山西、山东及长江以南等省区。

采收加工
秋、冬两季茎叶枯萎时采挖，除去须根及外皮，干燥。

现代研究
1. 化学成分　虎掌的根、茎含多种生物碱和环二肽类化合物成分。

2. 药理作用　同一把伞南星。

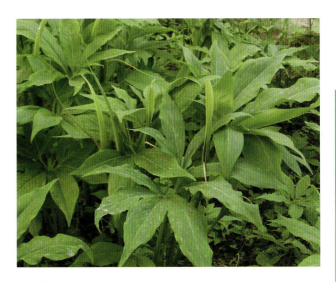

性味功能	味苦、辛，性温。有毒。有燥湿化痰，祛风镇静，消肿的功能。
炮 制	除去杂质，洗净，干燥。
主治用法	用于咳嗽，口眼歪斜，半身不遂，癫痫惊风，破伤风。生用外治痈肿疮毒，蛇虫咬伤。用量一般炮制后用，3~9g；外用生品适量，研末以醋或酒调敷患处。

应用

1. 毒蛇咬伤：鲜虎掌，捣烂外敷患处。
2. 痈肿疮毒：虎掌适量，研末以醋或酒调敷患处。

半夏

基　源：为天南星科植物半夏的块茎。

原植物

别名：三叶半夏、三步跳、地雷。公多年生草本。块茎圆球形，叶柄下部及叶片基部生一白色或紫色珠芽。幼苗为单叶，卵状心形；2~3年生叶为3全裂，长椭圆形，先端锐尖，基部楔形，全缘。花单性同株；肉穗花序，先端附属器淡紫色，稍呈"之"字型弯曲，伸出佛焰苞外。浆果绿色。花期5~7月。果期8~9月。

生境分布

生于草地，田边、荒地。分布于全国大部分省区。

采收加工

夏、秋季均可采挖，撞掉外皮，水洗后，直接晒干。

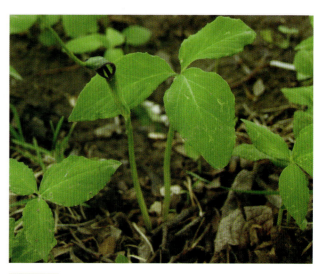

现代研究

1. 化学成分　本品块茎含挥发油，其中主成分为3-乙酰氨基-5-甲基异恶唑、茴香脑、榄香烯等，还含多种氨基酸、皂苷及少量多糖，脂肪、直链淀粉等。
2. 药理作用　本品有镇吐、镇咳、祛痰、抗菌、抗癌、抗早孕作用；对实验性室性心律失常和室性期前收缩有明显的对抗作用；有显著的抑制胃液分泌作用；对胃溃疡有显著的预防和治疗作用。

性味功能	味辛、性温，有毒。有燥湿化痰，降逆止呕、消痞散结的功能。
炮 制	清半夏：取净半夏，大小分开，用8%白矾溶液浸泡至内无干心，口尝微有麻舌感，取出，洗净，切厚片，干燥。姜半夏：取净半夏，大小分开，用水浸泡至内无干心时；另取生姜切片煎汤，加白矾与半夏共煮透，取出，晾至半干，切薄片，干燥。
主治用法	用于痰多咳喘，眩晕，恶心呕吐，胸脘痞闷，痞阻。用量3~9g。生用于治痈肿痰咳，须炮制；反乌头。

应用

1. 急性消化不良呕吐，胃部胀闷：制半夏、茯苓各9g，生姜15g，水煎服。
2. 慢性气管炎、支气管炎：半夏、陈皮、茯苓、款冬、前胡、川贝。水煎服。
3. 皮癣，痈肿疮毒：生半夏，醋磨汁，外涂患处。
4. 毒蛇咬伤、：鲜半夏。捣烂外敷患处。

清热化痰药

海带（昆布）

基　源：昆布为昆布科植物海带的干燥叶状体。

原植物

多年生大型褐藻。扁平带状，长达6m，橄榄褐色，粘滑柔韧，干后黑褐色，厚革质。分为根状固着器、柄和叶片三部分。基生固着器粗纤维状，由多数假根所组成，假根末端有吸盘。柄椭圆柱状。叶片扁长，中部较厚，向两边缘渐薄，先端钝尖，基部楔形，全缘，边缘有波状褶皱。秋季成熟。

生境分布

生于海边低潮下1~3m深处的岩石上，或人工养殖于绳索和竹材上。分布于辽宁、山东一带海域，现沿海大部有养殖。

采收加工

夏、秋季，低潮时采捞，摊于海滩上晒干。

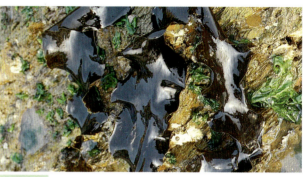

现代研究

1. 化学成分　本品含藻胶酸、昆布素，半乳聚糖等多糖类，海带氨酸、谷氨酸、天门冬氨酸、脯氨酸等氨基酸，维生素B1、B2、C、P及胡萝卜素，碘、钾、钙等无机盐。

2. 药理作用　本品有防治缺碘性甲状腺肿的作用；海带氨酸及钾盐有降压作用；藻胶酸和海带氨酸有降血清胆固醇的作用；并能提高机体的体液免疫，促进机体的细胞免疫，昆布多糖能防治高血糖。

性味功能	味咸，性寒。有软坚散结，消肿利水的功能。
炮　制	拣去杂质，清水漂净，切成宽丝，晾干。
主治用法	用于瘿瘤瘰疬，睾丸肿痛，痰饮水肿，噎膈等。用量9~15g。水煎服。反甘草。

应用

1. 单纯性甲状腺肿大：昆布、海藻、浙贝、海带、浮海石各9g，连翘、法半夏、当归各6g，青皮3g。水煎服。

2. 慢性颈淋巴腺炎：昆布、海藻、白芍各30g，夏枯草15g，牡蛎30g，柴胡、陈皮各6g。水煎服。

十三　化痰止咳平喘药

无花果

基　源：为桑科植物无花果的干燥果实。

原植物

落叶小乔木，高10m，具乳汁，多分枝。叶互生，厚革质，倒卵形或近圆形，顶端钝，基部心脏形，边缘3~5裂，少有不分裂者，掌状叶脉明显。隐头花序；花单性同株，小花白色，极多数，着生于总花托的内壁上；花托单生于叶腋间，有短梗，梨形，肉质而厚。花柄细长，花被线形，雄蕊丝状，雌花广线形。瘦果三棱状卵形。花期6~8月，果期9~11月。

生境分布

全国各地多有栽培。

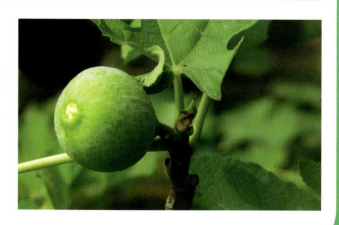

采收加工

夏、秋季采收未成熟青色花序托，放于沸水内烫过，立即捞起，晒干或烘干。

性味功能	味甘，性凉。有润肺止咳，清热健胃，清肠的功能。
主治用法	用于肠炎，痢疾，便秘，痔疮，咽喉肿痛，咳喘，外用于痈疮疥癣。用量15~30g。外用适量。

现代研究

1.化学成分　本品含枸橼酸、延胡索酸、草酸、苹果酸、奎尼酸等有机酸以及生物碱、苷类、糖类等。

2.药理作用　无花果含丰富的营养成分，供食用。在便秘时，可用作食物性轻泻剂。其水提取物抗肿瘤作用。

应用

1.肠炎，痢疾：无花果7枚，水煎服。

2.肺燥干咳，声哑：无花果5钱，冰糖水煎服。

附注：其根及叶亦供药用。味淡、涩，性平。有散瘀消肿，止泻的功能。用于肠炎，腹泻；用量15~30g。外用于痈肿，煎水熏洗患处。1、肠炎，小儿腹泻：无花果叶15g，水煎加红糖适量服。

胖大海

基　源：为梧桐科植物胖大海的种子。

原植物

别名：大海、大发、大洞果、南安子高大乔木。单叶互生；草质，长卵圆形或椭圆状披针形，3裂，先端锐尖，基部截形，全缘。花杂性同株；圆锥花序顶生或腋生，花萼钟状宿存，外有星状毛。果1~5个，着生于果梗上，船形，长达24cm，基部宽5~6cm，成熟前开裂。种子椭圆形或倒卵形，长1.8~2.8cm，直径1.5cm，深黑褐色，有皱纹，光滑。花期3~4月。果期4~6月。

生境分布

生于热带地区，海南、广西等地有少量引种栽培。

采收加工

4~6月由果上摘取成熟种子，晒干。

性味功能	味甘、淡，性寒。有清肺热，利咽喉，清肠通便的功能。
炮　制	取原药材，除去杂质。
主治用法	用于干咳无痰，喉痛音哑，慢性咽炎，热结便秘，头痛目赤。用量4.5~9g。泡服或煎服。

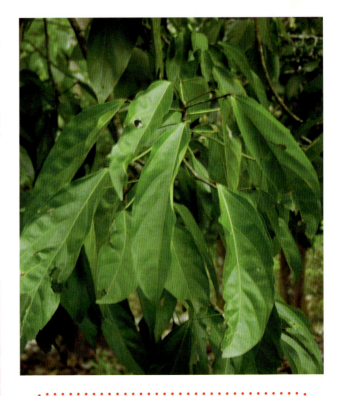

现代研究

1.化学成分　本品外层含胖大海素，果皮含半乳糖、戊糖（主要是阿拉伯糖）。

2.药理作用　本品所含的胖大海素对血管平滑肌有收缩作用；能改善粘膜炎症。减轻痉挛性疼痛。水浸液具有促进肠蠕动，有缓泻作用。

应用

1.喉炎：胖大海9g，水煎服或泡服濒饮。

2.肺热音哑：胖大海3枚，金银花、麦冬各6g，蝉蜕3g，水煎服。

3.慢性咽炎：胖大海3g，杭菊花、生甘草各9g。水煎服。

4.腹泻：胖大海9g，水煎服。

瓜子金

基　源：为远志科植物瓜子金的全草。

原植物

别名：小金不换（广西）、小金盆（四川）多年生草本。叶互生，卵形至卵状披针形，先端短尖，基部圆形或楔形，全缘，叶脉和叶缘均被细柔毛；叶柄短，有柔毛。总状花序腋生，苞片小；萼片5，有细毛，外面3片小，内面2片大，花瓣状；花瓣3，紫色，偶白色，中间龙骨瓣有鸡冠状附属物。蒴果圆而扁，顶端凹。花期4~5月。

生境分布

生于平原、山坡荒野等处。分布于全国大部分省区。

采收加工

春、夏、秋季采全株，晒干或鲜用。

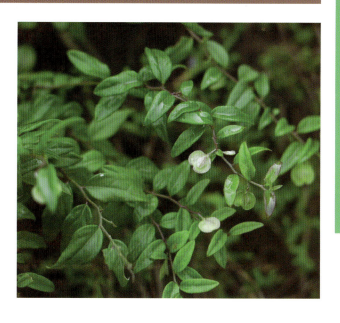

性味功能	味辛、苦，性平。有祛痰止咳，活血消肿，解毒止痛，安神的功能。
炮　制	除去泥沙，晒干。
主治用法	用于咳嗽痰多，心悸失眠，跌打损伤，疔疮疖肿，毒蛇咬伤。用量15~30g，水煎服。

现代研究

1. 化学成分　本品根含三萜皂苷、树脂、脂肪油、远志醇。

2. 药理作用　本品有溶血作用，临床应用治疗骨髓炎、骨关节结核、多发性脓肿；毒蛇咬伤；小儿疳积；失眠症等。

应用

1. 小儿疳积：瓜子金30g，猪肝60g。加水蒸熟，去药渣吃肝喝汤，连服3剂。

2. 泌尿系结石：鲜瓜子金60，鲜水田七30g。水煎服。

3. 毒蛇咬伤：瓜子金、半边莲、犁头草干粉各等量，水泛为丸，每服15g，1日3次。

明党参

基　源：为伞形科植物明党参的干燥根。

原植物

多年生草本。根肥厚，圆柱形或粗短纺锤形。基生叶柄，基部扩大呈鞘状抱茎，2~3回三出复叶，小叶片3~4对；茎上部叶缩小呈鳞片状或叶鞘状。复伞形花序，每小伞形花序有花10~15，花白色，萼齿小；花瓣5，有一明显紫色中脉，顶端尖锐，内折，凹入。双悬果近圆形或卵状长圆形而扁，光滑，有纵纹。花期4~5月，果期5~6月。

生境分布

生于山坡林。分布于江苏、安徽、浙江等省区。

采收加工

3~5月采挖根部，煮至无白心，刮去外皮，干燥。

现代研究

1. 化学成分　本品根含淀粉、有机酸、氨基酸和糖等。并含微量挥发油。

2. 药理作用　本品能提高机体免疫功能；有抗脂质过氧化物作用、抗应激能力；促进小鼠小肠蠕动。

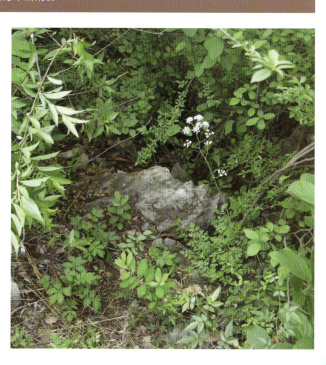

十三　化痰止咳平喘药

性味功能	味甘、微苦，性微寒。有润肺化痰，养阴和胃，平肝，解毒的功能。
炮　制	洗净，润透，切厚片，干燥。
主治用法	用于肺热咳嗽，呕吐反胃，食少口干，目赤眩晕，疔毒疮疡。用量6~12g。

应用

1.肺热咳嗽：明党参、桑白皮、枇杷叶、甘草。

2.反胃呕吐：明党参、旋覆花、姜半夏、赭石、生姜。水煎服。

3.病后体弱，食少口干：明党参、大枣、黄精。水炖服。

4.气管炎咳嗽、哮喘，感冒咳嗽：明党参9g。水煎服。

前胡

基　源：为伞形科植物前胡的根。

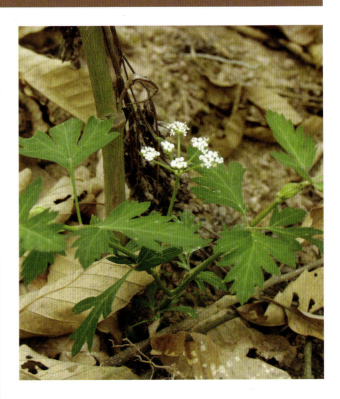

原植物

别名：白花前胡、鸡脚前胡多年生草本。叶三角状卵形或三角形，2~3回三出羽状分裂。末回裂片菱状卵形至卵形。复伞形花序顶；花瓣5，白色；双悬果椭圆形或卵圆形，背棱和中棱线状，侧棱有窄翅。花期7~9月。果期9~10月。

生境分布

生于山坡向阳草丛中或山坡林边。分布于、四川、云南及华东、中南等各地区。

采收加工

秋末采挖根部，晒干或微火炕干。

性味功能	味苦、辛，性凉。有清热，散风，降气，化痰的功能。
炮　制	除去杂质，洗净，润透，切薄片，晒干。
主治用法	用于风热咳嗽多痰，痰热咳喘，胸膈满闷，呕逆，上呼吸道感染等症。用量3~9g。恶皂角。畏藜芦。

现代研究

1.化学成分　白花前胡含挥发油及白花前胡内酯甲、乙、丙、丁；紫花前胡含挥发油、前胡苷、前胡素、伞形花内酯等。

2.药理作用　紫花前胡有较好的祛痰作用；还有解痉、镇静作用。白花前胡提取粗精和正丁醇提取物能增加冠脉血流量。

应用

1.肺热咳嗽，气喘不安：前胡、麦冬、赤芍、麻黄、贝母、白前、枳壳、大黄。水煎服。

2.咳嗽痰稠，心胸不利，时有烦热：前胡、麦冬、贝母、桑白皮、杏仁、甘草。研末，加生姜水煎服。

3.感冒咳嗽痰多，气喘不息：前胡、苦杏仁、牛蒡子各9g，桔梗6g，薄荷9g（后下）。水煎服。

4.肺热咳嗽，胸闷痰多：前胡、紫苏子、陈皮、枳实各6g。水煎服。

芫花叶白前（白前）

基　源：白前为萝科植物芫花叶白前的根状茎及根。

原植物

直立矮灌木，高达50cm；茎具二列柔毛。叶对生，革质，椭圆形或长圆状披针形，先端急尖或钝圆，基部楔形或圆形，全缘，伞形聚伞花序腋生，有花十余朵；花萼5深裂，内面基部有5腺体；花冠黄色或白色，幅状；副花冠浅杯，裂片5，肉质，果单生，纺锤状，先端渐尖，基部窄种子卵状披针形，种毛白色。花期5~1月，果期7~11月。

生境分布

生于溪滩、江边砂碛处。分布于江苏、安徽、浙江、福建、江西、湖北、湖南、广西、广东、四川、贵州、云南等省区，其中以浙江产量最大。

采收加工

秋季采集，切段晒干；或将带根全草洗净后直接晒干。

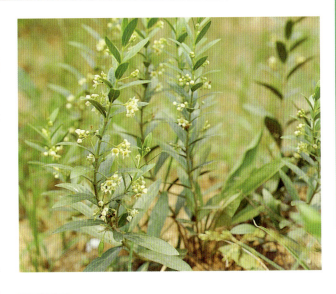

性味功能	味辛、甘，性平。有清肺化痰，止咳平喘的功能。
炮　制	白前：除去杂质，洗净，润透，切段，干燥。蜜白前：取净白前，照蜜炙法炒至不粘手。
主治用法	用于感冒咳嗽，支气管炎，气喘，水肿，小便不利，喘咳痰多。用量5~10g；外用适量，鲜草捣烂敷患处。

现代研究

1. 化学成分　芫花叶白前根中含有白前皂苷A~K，白前皂苷式A和B，白前新皂苷A和B及白前二糖。
2. 药理作用　皂苷有祛痰作用。

应用

1. 咳嗽哮喘，支气管炎，喉痒：白前、紫苏、紫菀、百部各9g，甘草6g。水煎服。
2. 久咳喉中作声不得眠，喘咳痰多：白前，焙捣为末，温酒服。

黄荆（黄荆子）

基　源：黄荆子为马鞭草科植物黄荆的果实。

原植物

灌木或小乔木。掌状复叶3~5，披针形，先端渐尖，基部楔形，全缘或有锯齿，下面密生灰白色短柔毛。聚伞花序排成圆锥花序顶生，长花序梗密生灰白色绒毛；花萼5齿，宿存花冠淡紫色、紫红色或粉白色，顶端5裂，二唇形。核果球形，有花柱脱落的凹痕，宿萼灰绿色，密被灰色细绒毛，果实黄褐色至棕褐色，坚硬。花期6~8月，果期8~10月。

生境分布

生于山坡路边或灌木丛中。分布于陕西、甘肃以及华东、华南、西南等省区。

采收加工

秋季果实成熟时采收，阴干。生用或清炒用。

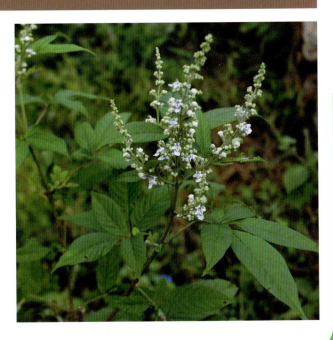

十三　化痰止咳平喘药

性味功能	味辛、苦,性温。有散风,祛痰止咳平喘,理气止痛的功能。
炮 制	根、茎洗净切段晒干,叶、果阴干备用,叶亦可鲜用。
主治用法	用于慢性支气管炎,感冒咳嗽,哮喘,胃痛,疝气等。用量3~9g。

现代研究

1.化学成分 黄荆子干品含精油0.1%,油中含1,8-桉叶素、香桧烯、蒎烯、莰烯、石竹烯及二萜类、倍半萜醇及奥类化合物等。尚含黄酮类及强心苷。

2.药理作用 本品有镇咳、平喘、抗炎、抗菌等作用。

应用

1.慢性支气管炎:黄荆子15g,紫河车,山药各6g,研粉制蜜丸,连服20天。

2.痢疾、肠炎及消化不良:黄荆子3g,研粉,冲服。

3.咳嗽、哮喘:黄荆子,水煎服;或炒黄研粉,水冲服。

4.胃痛,慢性胃炎:黄荆子,研末服冲或水煎服。

附注:黄荆子的叶作为牡荆叶入药,其根亦作药用。

筋骨草

基源:为唇形科植物筋骨草的全草。

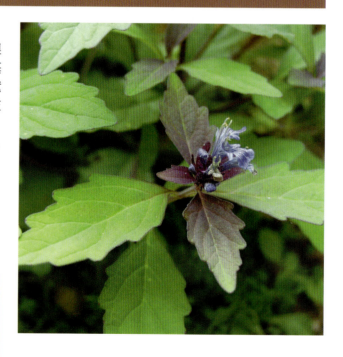

原植物

别名:缘毛筋骨草多年生草本。根状茎横卧,须根多数。茎直立,少分枝,稍带紫红色,被长粗白毛。基部叶篦状或鳞片状,早落;中部叶,有窄翅,卵形至宽卵形,基部楔形下延,边缘有不整齐粗大锯齿。穗状枝生;苞片叶状,紫红色,卵圆形;花萼小,钟形,5深裂;花冠檐部二唇形,碧紫色,花冠上唇短,微凹,下唇长大,伸延。小坚果4,包围于宿萼内。花期6~8月。

生境分布

生于水边湿地。分布于河北、宁夏、湖北等省。

采收加工

开花期采收全草,鲜用或晒干。

性味功能	味苦,性寒。有清热解毒,凉血,消肿止痛的功能。
炮 制	洗净,晒干,切碎用。
主治用法	用于肺热咯血,扁桃体炎,咽炎,喉炎;外用于跌打损伤,外伤出血,毒蛇咬伤。用量15~30g;外用适量,捣烂敷患处。

现代研究

1.化学成分 本品含脱皮甾酮、杯苋甾酮、筋骨草甾酮B和C、筋骨草内酯、筋骨草糖、黄酮苷、皂苷及生物碱等。

2.药理作用 本品有镇咳祛痰平喘、抗炎、抗菌、抗病毒等作用。

应用

1.痢疾:筋骨草、地锦草各30g,凤尾草15g,水煎服。

2.急性扁桃体炎:筋骨草、卤地菊各30g,马兰15g,水煎服。

3.毒蛇咬伤,痈疖肿毒:鲜筋骨草30g,生姜、大蒜少许捣烂敷患处。

4.外伤出血:筋骨草适量,研粉,撒敷出血处。

轮叶沙参（南沙参）

基　源：南沙参为桔梗科植物轮叶沙参的干燥根。

原植物
别名：四叶沙参多年生草本。3~6叶轮生，卵圆形或线状披针形。花序狭圆锥状聚伞花序，下部花枝轮生；花冠细，狭钟形，口部稍缢缩，蓝色或蓝紫色，花柱常为花冠的2倍，柱头2裂蒴果卵球形。花期7~9月，果期8~10月。

生境分布
生于林缘、草丛、路边。分布于全国大部分省区。

采收加工
秋季采挖根部，刮去粗皮，晒干或烘干。

性味功能	味甘，性微寒。有养阴清肺，化痰止咳，益气生津的功能。
炮　　制	除去茎叶及须根，洗净泥土，刮去栓皮，晒干，切片备用。
主治用法	用于肺热燥咳，阴虚劳嗽，干咳痰粘，气阴不足，烦热口渴，慢性气管炎等。用量9~15g，鲜者15~30g。反藜芦。

现代研究
1. 化学成分　轮叶沙参根含三萜类皂苷，为沙参皂苷、植物甾醇及淀粉。并含有生物碱、皂苷、黄酮类、树脂及胡萝卜素等。
2. 药理作用　本品有祛痰作用。体外试验，其浸剂对奥氏小芽胞癣菌，羊毛状小芽胞癣菌等皮肤真菌有不同程度的抑制作用。

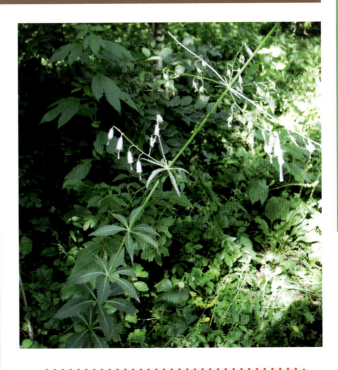

应用
1. 肺结核、老年慢性气管炎干咳：南沙参6g，研粉，温水送服。
2. 热病后阴虚津少，咽干，咳嗽：南沙参12g，生地15g，麦冬、玉竹各9g，冰糖15g。水煎服。
3. 气管炎干咳痰少：南沙参、麦冬、百合各9g。水煎服。

桔梗

基　源：为桔梗科植物桔梗的根。

原植物
别名：铃铛花、和尚头花、苦菜根多年生草本，有白色乳汁。根肥大肉质，长圆锥形，顶端根茎部（芦头）有半月形茎痕。茎直立。中下部叶轮生或互生，卵形、披针形，边缘有细锯齿。花1至数朵生于茎和分枝顶端；花萼钟状，有白粉，裂片5，三角状披针形；花冠钟状，蓝色或蓝紫色，5裂；雄蕊5；子房下位。蒴果倒卵形，顶端5瓣裂。种子褐色，3棱。花期7~9月。果期8~9月。

生境分布
生于山地草丛、灌丛中或沟旁。全国各地有栽培。

采收加工
春、秋季采挖，趁鲜用竹制品刮去外皮，晒干或烘干。

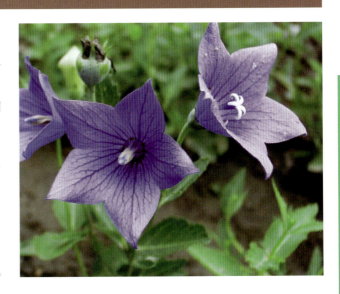

十三　化痰止咳平喘药

性味功能	味苦、辛，性平。有宣肺祛痰，利咽排脓的功能。
炮　　制	除去杂质，洗净，润透，切厚片，干燥。
主治用法	用于咳嗽痰多，胸闷不畅，咽喉肿痛，肺痈吐。

现代研究

1. 化学成分　桔梗含多种皂苷，主要为桔梗皂苷，皂苷元有桔梗皂苷元，远志酸，以及少量的桔梗酸。另外还有菊糖、植物甾醇等。

2. 药理作用　本品有镇咳作用，有增强抗炎和免疫作用。桔梗粗皂苷有镇静、镇痛、解热作用，又能降血糖、降胆固醇、松弛平滑肌。

应用

1. 感冒咳嗽，肺炎咳嗽：桔梗、金银花、连翘、甘草荆芥穗。水煎服。
2. 急性扁桃体炎、急性咽炎、喉炎、失音：桔梗、荆芥、薄荷、甘草、诃子、木蝴蝶。水煎服。
3. 肺脓肿：桔梗、鱼腥草各15g。水煎服。
4. 猩红热：桔梗。水煎服。

鼠曲草

基　源：为菊科植物鼠曲草的干燥全草。

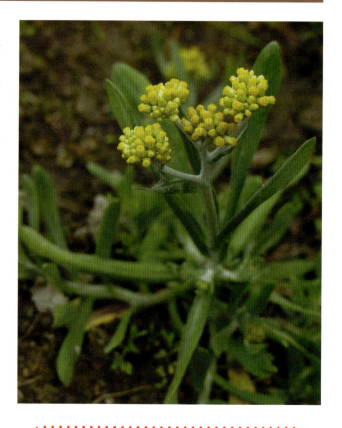

原植物

二年生草本。茎直立，通常基部分枝、丛生状，全体密被白色绵毛。基部叶花后凋落，下部叶和中部叶互生，倒披针形或匙形，顶端有小尖，基部渐狭，下延，两面都有灰白色绵毛。头状花序多数，在顶端密集成伞房状，总苞球状钟形，金黄色，总苞片3层，干膜质，花黄色，外层总苞片较短，宽卵形，内层长圆形，外围的雌花花冠丝状，中央的两性花花冠筒状，顶端5裂。瘦果椭圆形，有乳头状突起、冠毛黄白色。花期4~7月，果期8~9月。

生境分布

生于田埂、荒地、路旁。分布于华东、华中、华南、西南各省区和陕西、河北、河南、台湾诸省。

采收加工

5-6月开花时采收全株，除去杂质，晒干。或将全草洗净，晾干切成小段晒干。

性味功能	味甘，性平。有祛痰、止咳、平喘、祛风寒的功能。
炮　　制	除去杂质，晒干。
主治用法	用于咳嗽、痰喘，风寒感冒，筋骨疼痛。用量9~30g。

现代研究

1. 化学成分　本品全草含黄酮苷、挥发油、微量生物碱和甾醇。又含维生素B、胡萝卜、叶绿素、树脂、脂肪等。

2. 药理作用　本品有镇咳和抗菌作用。

应用

1. 咳嗽痰多：鼠曲草15~18g，加冰糖，水煎服。
2. 支气管炎，寒喘：鼠曲草、黄荆子各15g，前胡、云雾草各9g，天竺子12g，苧尼根3g，水煎服。
3. 无名肿痛，对口疮：鼠曲草6g，水煎服。

向日葵

基源：菊科植物向日葵的花盘、茎髓入药。

原植物

一年生草本，全株有粗毛。茎直立，圆柱形，粗壮，中心髓部发达。叶互生，有长柄；叶宽卵形或心状卵形，先端渐尖或短尖，基部截形或心形，边缘有锯齿，两面有粗毛。头状花序单生于茎顶，圆盘状；总苞片有苞片多层，绿色，卵圆形或卵状披针形，先端尾状长尖，有缘毛，花托扁平，边缘花为舌状花，黄色，中央为管状花。瘦果浅灰色或黑色。花期7~9月。果期9~11月。

生境分布

全国大部省区有栽培。

采收加工

花盘：秋季采收，晒干。将茎割下，取出髓部，晒干。

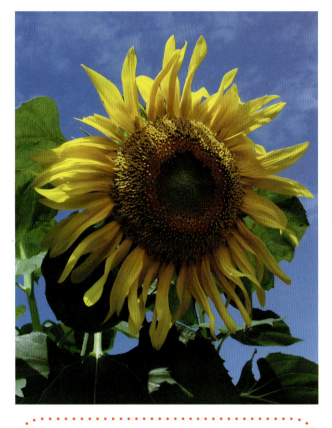

性味功能	花盘：味甘，性温。有清湿热，利小便，祛风的功能。茎髓：味甘、淡，性平。有利尿，通淋的功能。
主治用法	花盘用于风热头痛，目昏，牙痛，关节炎，乳腺炎，疮肿。茎髓用于血淋，尿路结石，乳糜尿，小便不利。用量20~30g，水煎服。茎髓10~15g；烧存性吞服。

现代研究

1. 化学成分　本品种子含脂肪油达50%左右，其中有多量亚油酸达70%、磷脂、β-谷甾醇等。还含枸橼酸、酒石酸、绿原酸等。

2. 药理作用　本品有降血脂作用；增强免疫作用。

应用

1. 风热挟湿头痛：花盘24~30g，和水煎成半碗，饭后服。每日2次。
2. 治牙痛：花盘一个，枸杞根，煎水，泡蛋服。
3. 治小便不通：向日葵茎髓15g，水煎服。

十三　化痰止咳平喘药

川贝母

基源：为百合科植物川贝母的鳞茎。

原植物

多年生草本。鳞茎圆形或近球形。顶端稍尖或钝圆，淡黄白色，光滑。单叶，对生，少数兼有互生，或3叶轮生，披针形或条形，先端钝尖，不卷曲或稍卷曲。花单生于茎顶，钟状，下垂，紫红色，有明显的方格状斑纹，花瓣6，二轮。蒴果长圆形，有6棱，有窄翅。种子薄扁平，半圆形，黄色。花期5~7月。果期8~10月。

生境分布

生于林中、灌丛下、草地、河滩及山谷湿地。分布于四川、云南、西藏等省区。

采收加工

苗枯萎时采挖，去净泥土，曝晒至半干，撞去外皮，再晒干，亦有用矾水或盐水淘洗，晒干或烘干。

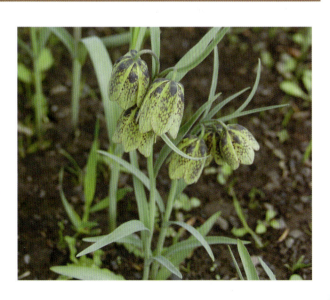

现代研究

1. 化学成分　本品含生物碱：棱砂贝母碱，棱砂贝母酮碱、松贝辛、松贝甲素等成分。

2. 药理作用　本品具有镇咳、祛痰、抗溃疡、抗菌作用，并有抑制中枢神经系统作用，能解痉和降血压。

应用

1. 慢性咳嗽，干咳无痰，慢性支气管炎及肺结核：川贝母2g，研末吞服。

2. 肺燥咳嗽，久咳：川贝母、麦冬、杏仁、款冬、紫菀等。水煎服。

性味功能	味甘、苦，性微寒。有清热润肺，化痰止咳，软坚散结的功能。
炮　　制	拣去杂质，用水稍泡，捞出，闷润，剥去心，晒干。
主治用法	用于虚劳咳嗽，肺燥咳嗽，肺虚久咳，吐痰咯血，心胸郁结，肺痿，肺痈，瘰疬，瘿瘤，喉痹，乳痈，急、慢性支气管炎。用量3~9g。反乌头、草乌。

黄独（黄药子）

基　源：黄药子为薯蓣科植物黄独的块茎。

原植物

缠绕草质藤本。块茎卵圆形至长圆形。单叶互生；宽卵状心形或卵状心形，边缘全缘或微波状，叶腋内生胚芽；雄花序穗状下垂，生于叶腋，有时基部花序延长成圆锥状；花被片紫色；雌花序与雄花序相似，常2至数个丛生叶腋。蒴果反折下垂，三棱状长圆形。花期7~10月，果期8~11月。

生境分布

多生于河谷边、山谷阴沟或杂木林边缘。分布于全国大部分省区。

采收加工

夏末至冬初均可采挖，以9~11月采块茎，晒干。

性味功能	味苦、辛，性凉。有小毒。有解毒消肿，清热凉血，化痰散结，消瘿的功能。
炮　　制	鲜用或切片晒干。
主治用法	用于甲状腺肿大，淋巴结结核，咽喉肿痛，吐血，咯血，百日咳；痈肿疮毒，疮疖，蛇虫咬伤。用量3~6g；外用适量，捣烂或磨汁涂敷患处。

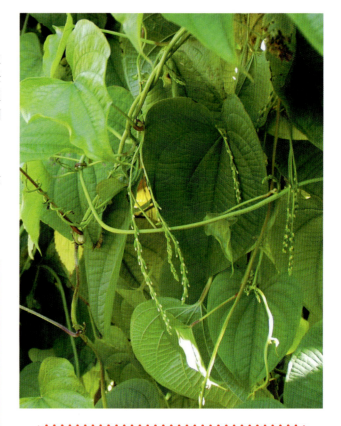

现代研究

1. 化学成分　本品含有β-谷甾醇，黄独素B，7，3'，4'-三羟基-3，5-二甲氧基黄酮，7，4'-二羟基-3，5-二甲氧基黄酮，5，7，3'，4'-四羟基黄-3等成分。

2. 药理作用　本品具有抗炎、抗肿瘤作用，并有止血和抗病毒作用。

应用

1. 甲状腺肿大：黄药子200g，白酒1000ml浸泡七日。每日100ml，分3~4次服。

2. 慢性气管炎：黄药子注射液，肌肉注射。

3. 食管癌：黄药子10g，白藓皮、败酱草各15g，草河车、夏枯草、山豆根各30g。上药共研细面，炼蜜为丸，每丸重9g。每日3次，每次1~2丸。

止咳平喘药

银杏（白果，银杏叶）

基　源：白果为银杏科植物银杏的种子；银杏叶为其干燥叶。

原植物
别名：白果树、公孙树（通称）高大乔木。叶扇形，先端二裂。花单性，雌雄异株；雄花序为荑花序，生于叶腋；雌花2~3生于顶端，顶端二叉分。种子核果状，卵球形，外种皮肉质，黄色，具臭味；中种皮骨质；内种皮膜质。花期4~5月，果期9~10月。

生境分布
我国大部分地区有栽培。

采收加工
白果：10月果实成熟时采收，除去外种皮，略煮后，烘干。银杏叶：6~9月采收叶片，晒干。

性味功能	白果：味甘、苦，性温，有毒。有敛肺、定喘、止带浊的功能。银杏叶：有敛肺，平喘，止痛的功能。
炮　制	净杂质，筛去泥土。
主治用法	白果用于痰多喘咳，带下白浊，尿频。银杏叶用于肺虚咳喘，冠心病，心绞痛。用量5~10g。

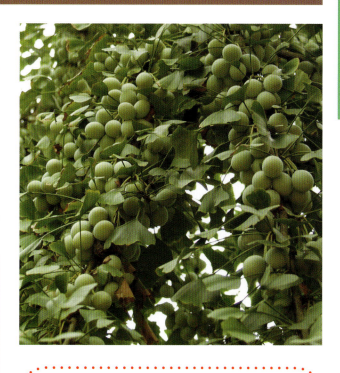

现代研究
1. 化学成分　品含有黄酮类、萜类、酚类、生物碱、聚异戊烯、奎宁酸、亚油酸、蟒草酸、抗坏血酸、a-已烯醛、白果醇、白果酮、莽草酸、白果双黄酮、异白果双黄酮、甾醇等成分。

2. 药理作用　品具有祛痰、止咳、抑菌、杀菌作用，并能降低血清胆固醇、扩张冠状动脉。

应用
1. 梦遗：银杏三粒。酒煮食，连食四至五日。
2. 冠心病，心绞痛：银杏叶9g，川芎、红花各15g，制糖衣片服。
3. 慢性喘息气管炎：白果肉12g，麻黄、姜半夏各3g，款冬花、桑白皮、苏子各9g，黄芩、杏仁各6g，甘草4.5g。水煎服。
4. 肺结核：白果，浸生菜油百日，早晚饭前服。

北马兜铃（马兜铃，天仙藤，青木香）

基　源：为马兜铃科植物北马兜铃的果实。

原植物
别名：臭铃铛多年生缠绕草本。叶互生，三角状心形至宽卵状心形，全缘。花3~10朵簇生于叶腋，花被筒二唇形开展，先端延伸成细线状的尾尖。蒴果。近球形或宽倒卵形。种子扁三角形，边缘有膜质宽翅。花期7~8月，果期9~10月。

生境分布
生于林缘、灌丛中。分布于长江流域及以北省区。

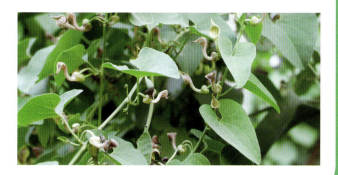

十三　化痰止咳平喘药

采收加工

马兜铃：秋季果实由绿变黄时，连果柄摘下，晒干。
天仙藤：霜降前未落叶时割取地上部分，扎小捆晒干。
青木香：春、秋季挖根，除去杂质，晒干。

性味功能	味苦，性寒。有清肺祛痰，止咳平喘，消痔的功能。
炮制	净制：搓碎去筋，筛净泥土。 蜜兜铃：取净马兜铃，加炼熟的蜂蜜与开水少许拌匀，稍闷，置锅内用文火炒至不粘手为度，取出，放凉。
主治用法	用于肺热喘咳，痰中带血，肠热痔血，痔疮肿痛。

现代研究

1. 化学成分　本品含有含马兜铃酸 A、C、D，β-谷甾醇和木兰花碱。

2. 药理作用　本品具有止咳、平喘、祛痰、抗炎、抗菌作用，并有降压作用。

应用

1. 急性咽喉炎，急性支气管炎：马兜铃（蜜炙）、杏仁、苏子、款冬花。水煎服。

2. 肺热咳嗽：马兜铃（蜜炙）、甘草、桑白皮各 6g。

3. 水肿：天仙藤 9g、车前子 12g。水煎服。

附注：马兜铃、天仙藤及青木香均含有毒成分马兜铃酸，慎用。

陆地棉（棉花根）

基　源：棉花根为锦葵科植物陆地棉的根。

原植物

一年生草本，有带红色硬毛。叶互生；托叶早落；叶宽卵形，长、宽近相等，掌状分裂，基部心形，先端 3 浅裂，稀 5 裂，裂片宽三角状卵形，先端钝尖，基部宽，下面疏生长柔毛；花大，单生，花梗密生柔毛；副萼 3 片，有柔毛，基部心形，有 1 腺体，边缘有齿裂；花萼杯状，裂片 5，三角形，有缘毛；花瓣白色或浅黄色，后变浅红色或紫色。蒴果卵圆形，有喙。种子卵圆形，有白色长绵毛和不易剥离灰白色的短棉毛。花期 7~10 月。果期 8~11 月。

生境分布

原产中美。现全国普遍栽培。

采收加工

秋季采摘棉花后，挖根，洗净，晒干。

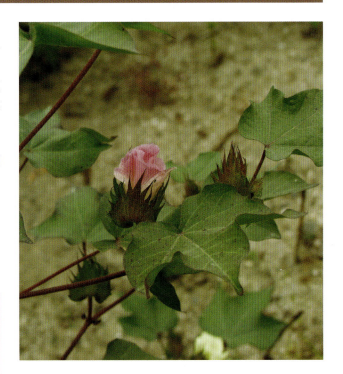

性味功能	味甘，性温。有补气，止咳，平喘，调经的功能。
炮制	洗净，晒干，切片。
主治用法	用于慢性支气管炎，体虚浮肿，子宫脱垂，疝气，崩带，肝炎。用量，根 30~60g；根皮 9~30g。

现代研究

1. 化学成分　本品含棉酚、6,6'一二甲氧基棉酚、6一甲氧基棉酚l6一、半棉酚、甲氧基半棉酚及少量挥发油。

2. 药理作用　本品具有止咳和平喘作用。

应用

1. 慢性气管炎：棉花根 60g，水煎 2 小时以上服用；或制成片剂，口服。

2. 慢性肝炎：棉花根 50g，水煎服。

3. 乳糜尿：棉花根 50g，水煎服。

4. 食道癌：棉花根、半枝莲，水煎服。

桑（桑白皮，桑叶，桑枝，桑椹）

基　源：桑白皮为桑科植物桑的干燥根皮；桑叶、桑枝、桑椹。

原植物

落叶乔木。叶互生，卵形，基部近心形。花单性，雌雄异株，雌、雄花均为荑花序。聚花果，黑紫色或白色。花期5月，果期6月。

生境分布

多栽培于村旁、田间。分布于全国各省。

采收加工

桑白皮：采挖根部，剥取根皮，晒干。桑叶：初霜后采收，晒干。桑枝：春末夏初采收，晒干。桑椹：4~6月采收，晒干。

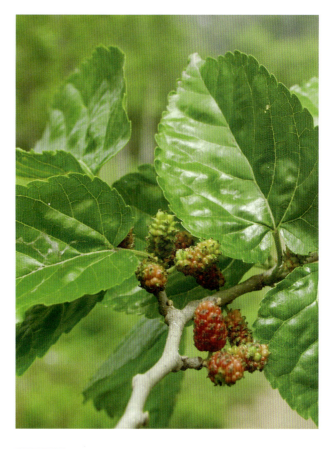

性味功能	桑白皮：味甘，性寒。有泻肺平喘，利水消肿的功能。桑叶有疏散风热，清肺润燥，清肝明目的功能。桑枝具祛风湿，利关节的功能。桑椹：味甘、酸，性温。有补血滋阴，生津润燥的功能。
炮　制	桑枝：拣去杂质，洗净，用水浸泡，润透后，切段，晒干；炒桑枝：取净桑枝段，置锅内用文火炒至淡黄色，放凉。另法加麸皮拌炒成深黄色，筛去麸皮，放凉。酒桑枝：取桑枝段用酒喷匀，置锅内炒至微黄色，放凉。桑叶：拣去杂质，搓碎，缀去梗，筛去泥屑。蜜桑叶：取净桑叶力口炼熟的蜂蜜和开水少许，拌匀，稍闷，置锅内用文火炒至不粘手为度，取出，放凉。
主治用法	桑白皮用于肺热喘咳，水肿尿少。桑叶用于风热感冒，肺热燥咳，头晕头痛。桑枝用于关节酸痛麻木。桑椹用于眩晕耳鸣，心悸失眠，须发早白，津伤口渴，内热消渴，血虚便秘。用量9~15g。

现代研究

1. 化学成分　本品桑枝含鞣质，蔗糖，果糖，水苏糖；茎含黄酮类成分：桑素，桑色烯，环桑素，环桑色烯；木材含桑色素，柘树素；叶含甾体及三萜类化合物：牛膝甾酮，蜕皮甾酮，豆甾醇，羽扇豆醇等；尚黄酮及其苷类：芸香苷，槲皮素，桑苷等，还含香豆精及其苷类：香柑内酯，伞形花内酯等，又含挥发油：乙酸，丙酸，缬草酸等，此外还有氨基酸及小肽类，生物碱类，有机酸及其他化合物等。

2. 药理作用　本品具有抗菌作用，并有降血糖作用和降低血脂作用。

> **应用**
>
> 1. 小便不利，面目浮肿：桑白皮12g，冬瓜仁15g，葶苈子9g。水煎服。
>
> 2. 偏头痛：桑叶、丹皮、丹参。捣烂制丸剂，开水冲服。
>
> 3. 糖尿病，高血压，神经衰弱：桑椹、山楂各15g。水煎服。

十三　化痰止咳平喘药

千日红

基　源：为苋科植物千日红的干燥头状花序。

原植物

别名：长生花、千金红一年生直立草本。单叶对生；叶纸质，长椭圆形或长圆状倒卵形，顶端尖，基部渐狭，全缘，略呈波状，两面有白色细长柔毛及小斑点。头状花序顶生，球形或长圆形，多为玫瑰红色，亦有粉红色或白色；花被5，线状披针形。胞果近球形。花果期7~11月。

生境分布

原产北美洲，我国各地广泛栽培的观赏植物。

采收加工

秋季花盛开时采取花序，晒干。

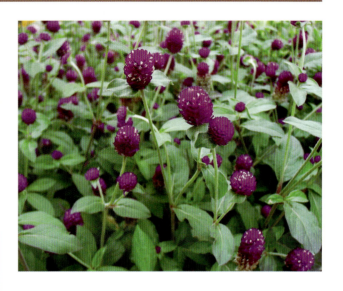

性味功能	味甘，性平。有祛痰，平喘，清肝，明目的功能。
炮　制	鲜用或晒干。
主治用法	用于慢性支气管炎，喘息性支气管炎，眼目昏糊。用量9~15g，水煎服。

现代研究

1. 化学成分　本品中含千日红苷Ⅰ、Ⅱ、Ⅲ、Ⅴ、Ⅵ，异千日红苷Ⅰ、Ⅱ及苋菜红苷和甜菜苷。

2. 药理作用　本品具有止咳、平喘作用。

> **应用**
> 1. 白痢：千日红花序十个，水煎，冲入少量黄酒服。
> 2. 头风痛：千日红花9g，马鞭草21g。水煎服。
> 3. 小儿百日咳：千日红10朵，葡匐堇9g，水煎加冰糖适量，分2~3次服。

罗汉果

基　源：为葫芦科植物罗汉果的果实。

原植物

多年生草质藤本。卷须2裂几达中部。叶互生；心状卵形，膜质，先端尖，基部心形，全缘，雌雄异株；雄花腋生，数朵排成总状花序，花萼漏斗状，被柔毛，5裂，先端有线状长尾，花冠5全裂，橙黄色，雌花单生或2~5花簇生于叶腋，成短总状花序。瓠果圆形或长圆形，有茸毛，有纵线10条。花期6~8月。果期8~10点。

生境分布

生于山区海拔较低处。多为栽培。分布于江西、广东、广西、贵州等省、自治区。

采收加工

9~10月果实成熟采摘。用火烘干。

现代研究

1. 化学成分　本品含有三萜苷类：罗汉果苷Ⅴ及Ⅳ，D-甘露醇，还含大量葡萄糖，果糖，又含锰、铁、镍、硒、锡、碘、钼等无机元素、蛋白质、维生素C等。

2. 药理作用　本品具有止咳作用，并能提高血液渗透压，降低颅内压，用于治疗脑水肿。

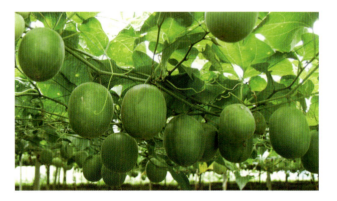

性味功能	味甘，性凉。有清热解暑，润肺止咳，滑肠通便的功能。
炮　制	果实烘干、备用。
主治用法	用于伤风感冒，咳嗽，百日咳，咽痛失音，急慢性气管炎，急慢性扁桃腺炎，咽喉炎，急性胃炎，暑热口渴，肠燥便秘等症。用量9~15g。

应用

1. 百日咳：罗汉果1个，柿饼15g，水煎服。
2. 急慢性扁桃腺炎，咽喉炎：罗汉果1个，开水泡服，频饮。

播娘蒿（葶苈子）

基　源：葶苈子为十字花科植物播娘蒿种子，习称南葶苈子。

原植物

别名：眉毛蒿、婆婆蒿、麦蒿一年生草本。叶三回羽状深裂，末端裂片条形或长圆形，下部叶具柄，上部叶无柄。花序伞房状，果期伸长；花瓣黄色；长角果细圆柱形，成熟时果实稍呈念珠状。花期4~6月，果期5~8月。

生境分布

生于山坡、田野及农田。全国大部分地区有分布。

采收加工

夏季果实成熟转黄时，打下种子，簸去杂质、即可。

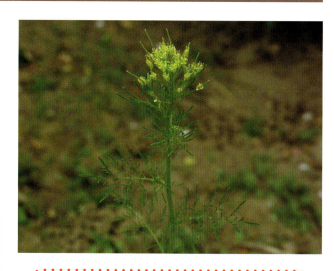

性味功能	味辛、苦，性寒。有泻肺除痰，止咳，平喘，行水消肿的功能。
炮　制	净制：拣净杂质，筛去灰屑。 炒制：取净药材置锅内，用文火炒至微鼓起，并有香气为度。取出，放凉。
主治用法	用于痰饮喘咳，面目浮肿，肺痛，胸腹积水。用量3~9g。

现代研究

1. 化学成分　本品含有挥发油，为异硫氰酸苄酯、异硫氰酸烯丙酯、二烯丙基二硫化物，含亚麻酸、亚油酸、油酸，尚含七里香苷甲。
2. 药理作用　本品具有强心作用和利尿作用。

应用

1. 结核性渗出性胸膜炎：葶苈子15g，大枣15枚，茯苓、白术各12g，桂枝、瓜蒌皮、薤白、姜半夏各9g，甘草、陈皮各4.5g，水煎服。
2. 热结胸痛：葶苈子、柴胡、黄芩、赤白芍、半夏、枳实、郁金各9g，生姜3片，大枣4枚。水煎服。
3. 咳嗽实喘，气急，痰多：葶苈子、杏仁、大枣各9g，炙麻黄3g。水煎服。
4. 胸腹水肿，小便不利：葶苈子、防己、大黄各9g。水煎服。

紫金牛

基　源：来源为紫金牛科植物紫金牛的全株。

原植物

常绿小灌木。单叶互生，近革质，常成对或3~7片集生于茎端，窄椭圆形以至宽椭圆形，两端尖，边缘具尖锯齿，上面亮绿色，下面淡绿色，两面中脉有微毛，腋生短总状花序；萼片5；花冠辐状展开，先端5裂，青白色，有赤色小点。花期夏季。

生境分布

生于林下或林缘。分布于全国大部分省区。

性味功能	味苦，性平。有止咳化痰，祛风解毒、活血功能。
炮　制	洗净，晒干。
主治用法	用于支气管炎，大叶性肺炎，小儿肺炎，肺结核，肝炎，痢疾，急性肾炎，尿路感染，痛经，跌打损伤，风湿筋骨酸痛。用量15~60g，外用适量。

十三　化痰止咳平喘药

采收加工

四季均可采集，晒干。

现代研究

1. 化学成分　本品含挥发油：岩白菜素，还含有 2-羟基 -5- 甲氧基 -3- 十五烯基苯醌等化合物及三萜类化合物，尚含叶槲皮苷、杨梅树皮苷和冬青萜醇等成分。

2. 药理作用　本品具有止咳、祛痰、平喘作用，并有抗病毒作用。

应用

1. 慢性支气管炎：紫金牛 12g，胡颓子叶、鱼腥草各 15g，桔梗 6g。水煎服。

2. 小儿肺炎：紫金牛 30g，枇杷叶 7 片，陈皮 15g，旱莲草 15g。水煎服。

3. 肺结核：紫金牛，菝葜，白马骨。水煎服。

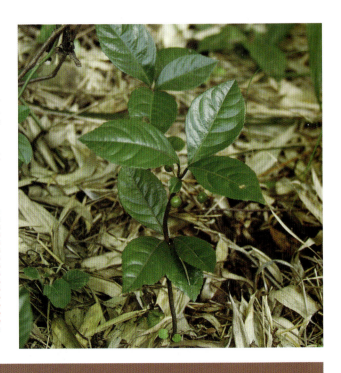

杏（苦杏仁）

基　源：苦杏仁为蔷薇科植物杏的干燥成熟种子。

原植物

落叶乔木。叶互生，宽卵圆形，先端短尖，基部近心形，边缘钝齿。花先叶开放，单生于枝端；花瓣 5，有短爪，白色或粉红色；雄蕊多数；雌蕊心皮 1。核果卵圆形，黄色、黄红色，微带红晕。果肉多汁，不开裂。种子扁圆形有龙骨状棱，两侧有扁棱或浅沟。花期 3~4 月。果期 4~6 月。

生境分布

生于低山地或丘陵山地，多为栽培。以华北、西北和华东地区种植较多。

采收加工

夏季采收成熟果实，除去果肉及核壳，取出种子，晒干。

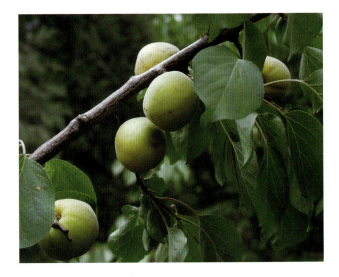

性味功能	味苦，性温，有小毒。有降气，止咳平喘，润肠通便的功能。
炮　制	杏仁：拣净杂质，置沸水中略煮，俟皮微皱起捞出，浸凉水中，脱去种皮，晒干，簸净。 炒杏仁：取净杏仁置锅内用文火炒至微黄色，取出放凉。
主治用法	用于咳嗽气喘，胸满痰多，血虚津枯，肠燥便秘等症。用量 4.5~9g。

现代研究

1. 化学成分　本品含苦味氰苷：苦杏仁苷和野樱苷；脂肪酸，主要的是亚油酸，油酸及棕榈酸。还含绿原酸，新绿原酸，又含与杏仁香味有关的挥发性成分：本甲醛，芳樟醇，4- 松油烯醇，α- 松油醇等成分。

2. 药理作用　本品具有抗炎、镇痛、镇咳、平喘、杀菌作用，还具有抗癌作用，尚能降血糖、降血脂，也具有驱虫作用。

应用

1. 咳嗽气喘：杏仁、紫苏子各 9g，麻黄、贝母、甘草各 6g。水煎服。

2. 慢性气管炎：苦杏仁、冰糖各 4.5g，研末混匀，水冲服。

3. 滴虫阴道炎：苦杏仁，炒研粉，麻油调成糊状，涂搽患处。

枇杷（枇杷叶）

基　源：枇杷叶为蔷薇科植物枇杷的叶。

原植物
常绿小乔木。叶互生，革质，长椭圆形，先端尖，基部楔形，边缘有疏锯齿，下面密被锈色绒毛。圆锥花序顶生，花密集，萼筒，黄绿色；花瓣5，白色。浆果状梨果卵形、椭圆形或近球形，黄色或橙色。果核圆形或扁圆形，棕褐色。花期9~11月。果期翌年4~5月。

生境分布
栽培于村边或坡地。分布于陕西及长江以南各省区。

采收加工
4~5月采叶，晒干。也有直接拾取落地的叶。

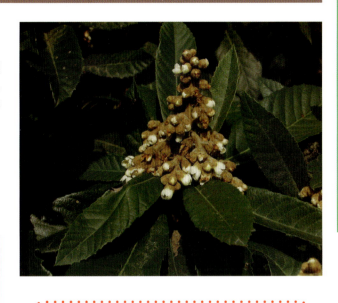

性味功能	味苦，甘，性平。有清肺止咳，和胃降气的功能。
炮　制	净制：刷去绒毛，用水洗净，稍润，切丝，晒干；蜜制：取枇杷叶丝，加炼熟的蜂蜜和适量开水，拌匀，稍闷，置锅内用文火炒至不粘手为度，取出，放凉。
主治用法	用于肺热咳，胃热呕吐，支气管炎。用量

现代研究
1. 化学成分　本品含有挥发油，其主要成分为橙花叔醇和金合欢醇，叶中含苦杏仁苷，酒石酸，枸橼酸，苹果酸，齐墩果酸，熊果酸，枇杷呋喃，枇杷佛林A，金丝桃苷以及倍半萜苷等成分。

2. 药理作用　本品具有平喘、镇咳、镇静作用，并有抗菌作用，且能降低血糖。

应用
1. 急性气管炎：枇杷叶、生地各12g，杏仁、杭菊、川贝各9g，茅根24g，甘草4.5g。水煎服。

2. 呃逆作呕、胃脘胀闷：枇杷叶（姜汁炙）、布渣叶、淮山药、香附、葛根、鸡内金。水煎服。

3. 支气管炎：枇杷叶、野菊花各15g。白茅根、旱莲草、柏子仁各9g。水煎服。

4. 肺热咳嗽，痰少咽干：枇杷叶，制成糖浆，每日早晚服。

附注：其根、果核亦供药用。根有清肺止咳，镇痛下乳的功能。用枇杷核有疏肝理气的功能。用于疝痛，淋巴结结核，咳嗽。

胡颓子（胡颓子叶）

基　源：胡颓子叶为胡颓子科植物胡颓子的叶。

原植物
别名：天青地白、羊奶奶、甜棒子灌木。全株被锈色鳞片。叶互生，革质，广椭圆形，全缘或微波状，下面被银白色星状毛。花1~5朵腋生，无花瓣；雄蕊4；子房上位，柱头不裂。核果圆形，外包肉质花托，棕红色，味酸甜而涩。花期10~11月。果期11月~翌年5月。

生境分布
生于林下或灌木丛中。分布于陕西、安徽、江苏、浙江、江西、福建、湖北、湖南、贵州、四川等省区。

采收加工
夏、秋季采摘叶，晒干或切成细丝，晒干。

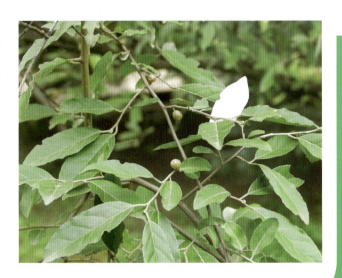

十三　化痰止咳平喘药

性味功能	味酸，性平。有敛肺，平喘，止咳的功能。
炮 制	鲜用或晒干。
主治用法	用于肺虚，咳嗽气喘，咯血，肾炎，肾结石等症。

现代研究

1. 化学成分　本品叶含羽扇豆醇，熊果酸，齐墩果酸，β-谷甾醇，熊竹素等成分。

2. 药理作用　本品具有抗炎作用和镇痛作用。

应用

1. 慢性气管炎：胡颓子叶、鬼针草各 15g，水煎服。

2. 虚寒咳嗽，哮喘：胡颓子叶研粉，文火炒至微黄，热米汤送服。

3. 肺结核咯血：鲜胡颓子 24g，冰糖 15g，开水炖服。

4. 慢性支气管炎，支气管哮喘：胡颓子叶、枇杷叶各 15g，水煎服。

附注：树皮、根、果实也供药用。根用于风湿性关节炎，跌打损伤，吐血，咯血，便血，痔疮，病毒性肝炎，小儿疳积；外用洗疮毒。果实用于肠炎痢疾，食欲不振。花用于皮肤瘙痒。

花楸

基　源：蔷薇科植物花楸的果实和茎皮入药。

原植物

乔木。单数羽状复叶，托叶大，近半圆形，有粗大锯齿；小叶 5~7 对，卵状披针形至披针形，先端渐尖，基部圆形，偏斜，边缘有细锯齿，有时具重锯齿，上面无毛，下面苍白色，有稀疏柔毛或沿中脉有密集的柔毛。复伞房花序，密集花；花梗密被白色绒毛，萼筒钟状，萼片三角形，内外密生绒毛；花瓣白色。果实近球形，红色或桔红色，顶端宿存萼片闭合。花期 6 月，果期 9~10 月。

生境分布

生于山坡和山谷杂木林中。分布于东北、华北及甘肃、山东等省区。

采收加工

秋季采收，晒干备用。

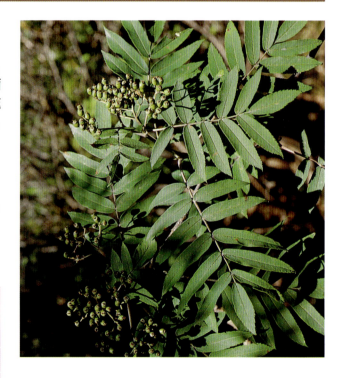

性味功能	味甘、苦，性平。果实有健胃补虚的功能。茎皮有镇咳祛痰，健脾利水功能。
炮 制	去杂质，晒干。
主治用法	果实用于胃炎，维生素 A、C 缺乏症，水肿等。茎皮用于慢性气管炎，肺结核，哮喘，咳嗽，水肿等。用量：果实 30~60g；茎皮 9~15g。

现代研究

1. 化学成分　本品含挥发油，还含甾体、香豆精、黄酮苷、强心苷、皂苷等成分。

2. 药理作用　本品具有镇咳祛痰作用。

应用

1. 浮肿：花楸成熟果实 25g，水煎服。

2. 肺结核：花楸树皮 15g，水煎服，日服一次。

3. 慢性气管炎：花楸树皮制成糖衣片（每片含生药 2.7g），每次服 6~7 片，每日三次。

骆驼蓬

基　源：蒺藜植物骆驼蓬的全草或种子入药。

原植物
多年生草本。茎由基部散生，稍肉质，上部斜生，茎枝圆形有棱。叶互生，肉质，2~3回羽状全裂，裂片线状披针形；托叶刺毛状。花单生与叶对生，白色或淡黄绿色；花萼5，花瓣5。蒴果近球形，褐色，3室，3瓣裂。种子三棱状肾形，黑褐色。花期6月。果期7~8月。

生境分布
多生于沙丘山坡、路旁、戈壁滩等干旱草地及盐碱化荒地。分布于华北、西北各省区。

采收加工
夏秋季采收全草，种子成熟时采集，晒干或鲜用。

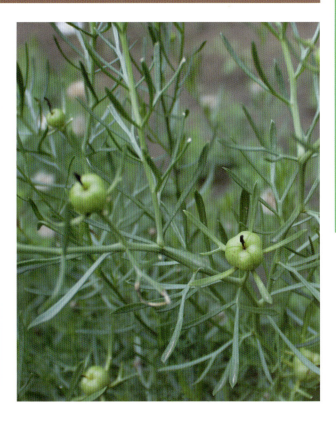

性味功能	味苦，性温。有毒。有镇咳平喘，祛风除湿的功能。
炮　制	鲜用或切段晒干。
主治用法	用于咳嗽气喘，风湿痹痛，四肢麻木及关节酸痛，小便不利等。用量0.6~3g，研末开水冲服。外用适量，榨油外涂。孕妇及体弱者慎用。

现代研究
1. 化学成分　本品含有多种生物碱，属喹啉类的有：消旋骆驼蓬碱，去氧骆驼蓬碱等；属咔啉类的有哈尔明碱，哈尔马灵碱，哈尔满碱等；另含鸭嘴花醇碱，尚含黄酮类成分：刺槐素及其苷，还含骆驼蓬苷、单糖、低聚糖、水溶性多糖、半纤维素、酸性多糖和果胶性物质等。
2. 药理作用　本品具有止咳平喘作用和抗癌、抑病毒作用。

> **应用**
> 1. 咳嗽气喘，小便不利：骆驼蓬子0.6~1.2g为末，加白糖或蜂蜜适量，开水冲服。
> 2. 无名肿痛：骆驼蓬，煎水洗患处。
> 3. 急性风湿性关节炎：鲜骆驼蓬全草，捣烂敷患处。

十三　化痰止咳平喘药

牛角瓜

基　源：为萝科植物牛角瓜的干燥叶。

原植物
别名：哮喘树、羊浸树、断肠。草直立灌木，高达3m，幼枝具灰白色浓毛，全株有乳汁。叶对生，倒卵状矩圆形，有毛，后渐脱落。聚伞花序伞状；花萼5裂，内面基部有腺体；花冠紫蓝色，宽钟形，裂片5，镊合状排列；副花冠5裂，肉质，生于雄蕊的背面，果单生，膨胀，端部外弯；种子宽卵形，顶端有白绢质的种毛。

生境分布
生于向阳山坡、旷野和海边。分布于广东、广西、四川、云南等省区。

采收加工
夏秋季采叶，晒干。乳汁随用随采。

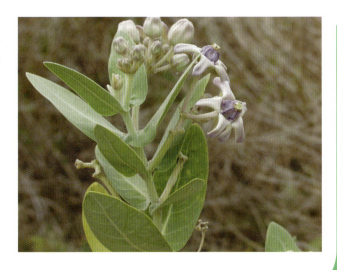

性味功能	味淡、涩，性平。有毒。有祛痰定喘的功能。
炮 制	去杂质，晒干。
主治用法	用于百日咳，支气管炎，哮喘；鲜叶15~24g，切碎，水煎服，或炖猪瘦肉服。孕妇忌服。乳汁用于皮肤病。

现代研究

1. 化学成分　本品含有乌斯卡定，乌他苷元，牛角瓜苷，，还含三萜类成分：α-香树脂醇和β-香树脂醇，蒲公英甾醇以及它们的乙酸酯和3′-甲基丁酸酯等成分。

2. 药理作用　本品具有祛痰、定喘咳作用，临床可用治百日咳。

应用

1. 百日咳，支气管炎，哮喘：鲜牛角瓜叶24g。切碎，水煎服。
2. 哮喘：牛角瓜叶15g，炖猪瘦肉服。
3. 皮肤病：牛角瓜乳汁，涂敷患处。

洋金花

基　源：为茄科植物洋金花的干燥花、叶。

原植物

别名：白曼陀罗。一年生草本或亚灌木。叶互生，卵形或宽卵形，顶端渐尖，基部不对称楔形，边缘具短齿或浅裂或全缘而波状。花单生于枝叉间或叶腋；花萼筒状，5裂，裂片狭三角形或披针形；花冠长漏斗状，裂片顶端具小尖头，白色、黄色、浅紫色；雄蕊5；子房疏生短刺毛。蒴果近球形或扁球形，疏生粗短刺，成熟时4瓣裂。花、果期6~9月。

生境分布

生于山坡、草地、路旁。分布于华东、西南及广东、广西、湖北。

采收加工

夏季花初开时采收，晒干或低温干燥。

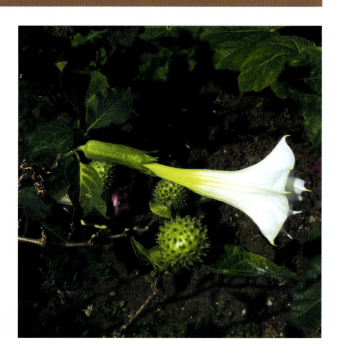

性味功能	味辛、性温有平喘止咳，镇痛，解痉的功能。
炮 制	去杂质，晒干。
主治用法	用于哮喘咳嗽，脘腹冷痛，风湿痹痛，小儿慢惊；外科麻醉。用量0.3~0.6g。

现代研究

1. 化学成分　本品含生物碱：东莨菪碱；还含阿托品，酪胺，阿相东莨菪碱即阿相天仙子碱等成分。

2. 药理作用　本品具有平顺止咳、兴奋呼吸中枢的作用，并有抗晕、抗休克作用克，且可抗乙酰胆碱、解痉。

应用

1. 麻醉：洋金花、生草乌、川芎、当归。水煎服。
2. 慢性气管炎：洋金花注射液，肌肉注射。
3. 精神分裂症：洋金花，水煎服。
4. 诸风痛及寒湿脚气：洋金花、茄梗、大蒜梗、花椒叶。水煎熏洗。
5. 跌打损伤、蛇咬伤：鲜洋金花叶捣烂敷患处。

莨菪（天仙子）

基　源：天仙子为茄科植物莨菪的种子。

原植物
别名：天仙子、铃铛草、牙痛子二年生草本，基部木质化，有莲座状叶丛。叶互生，上部叶无柄，基部下延抱茎，叶卵形或长圆形，先端钝或渐尖，边缘有波状齿或羽状浅裂。花单生叶腋，偏向一侧；花萼钟形，5浅裂，果期增大成壶状；花萼钟状，黄色，有紫色网纹，5浅裂。蒴果藏于宿萼内，长卵圆形，盖裂。种子小，多数，扁肾形，有网纹。花期5月。果期6月。

生境分布
生于村边、田野、路旁等处。有栽培。分布于东北、华北、西北及河南、山东、安徽、浙江、四川、西藏等省区。

采收加工
夏末秋初果实成熟时，采收晒干。

性味功能	味苦，辛，性温，有大毒。有解痉止痛，安神定痛的功能。
炮　制	去杂质，晒干。
主治用法	用于胃痉挛疼痛，咳喘，癫狂等。用量0.06~0.6g。心脏病、心动过速、青光眼患者及孕妇忌服。

现代研究
1. 化学成分　本品含生物碱，主要天仙子胺，东莨菪碱及阿托品，另含天集邮册子苦苷等成分。

2. 药理作用　本品具有平顺止咳、兴奋呼吸中枢的作用，并有抗晕、抗休作用克，且可抗乙酰胆碱、解痉。

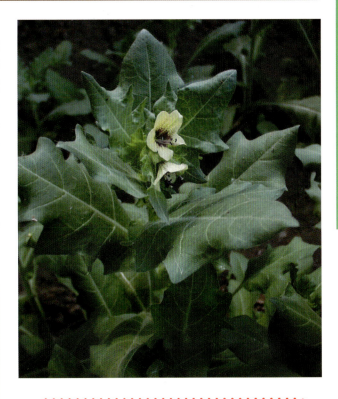

应用

1. 骨痛：天仙子0.6g，研末，温开水送服。

2. 慢性气管炎：天仙子。制成注射液，肌肉注射。

3. 赤白痢，脐腹疼痛，肠滑后重：天仙子50g，大黄25g，研末，饭前米汤送服。

木犀（桂花）

基　源：木樨科植物木犀的花，果实及根入药。

原植物
别名：桂花常绿灌木或小乔木。单叶对生，叶柄短，革质，椭圆形或长椭圆状披针形，先端尖或渐尖，基部楔形，全缘或上半部边缘疏生细锯齿；花序簇生于叶腋；花萼4裂，分裂达于基部，裂片长椭圆形，白色或黄色，芳香；雄花具雄蕊2；雌花有雌蕊1，子房卵圆形。核果长椭圆形，熟时蓝黑色。种子1枚。花期9~10月。

生境分布
我国大部地区有栽培。分布于河北、陕西、甘肃、山东及长江以南各省区。

采收加工
秋季采花，冬季采果，四季采根，采后晒干备用。

现代研究
1. 化学成分　本品含芳香物质，如γ-癸酸内酯、

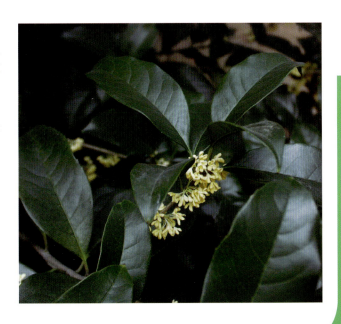

十三　化痰止咳平喘药

375

α-紫罗兰酮、β-紫罗兰酮、反-芳樟醇氧化物、顺-芳樟醇氧化物、芳樟醇、壬醛以及β-水芹烯、橙花醇、牻牛儿醇、二氢-β-紫罗兰酮等成分。

2. 药理作用　暂无

性味功能	花：味辛、性温。有散寒破结，化痰止咳。果：味辛、甘，性温。有暖胃，平肝，散寒的功能。根：味微涩，性平。有祛风湿、散寒的功能。
主治用法	花用于牙疼，主治痰多咳喘，闭经腹痛。果用于虚寒胃痛。根用于风湿筋骨疼痛，腰痛，肾虚牙疼。用量：花 3~12g。果 6~12g。根 60~90g。

应用

桂花、百药煎、孩儿茶做成膏饼噙。可生津、辟臭、化痰，治风虫牙疼。

紫菀

基　源：为菊科植物紫菀的根及根茎。

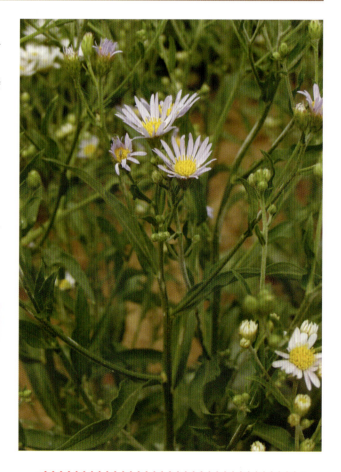

原植物

多年生草本。根茎粗短，簇生多数细长根。基生叶丛生，有长柄，匙状长椭圆形，先端钝尖，基部下延长，两面有短硬毛；茎生叶互生，长椭圆形或披针形，先端短尖，基部下延，边缘有不整齐粗锯齿。头状花序多数，伞房状排列；总苞半球形，绿色带紫色，先端及边缘膜质；花序周围为舌状花，雌性，蓝紫色；管状花两性，黄色。瘦果倒卵状长圆形，扁平，宿存白色冠毛。花期 8~9 月。果期 9~10 月。

生境分布

生于山地、河边草地潮湿处。分布于东北、华北及陕西、甘肃、青海、安徽、浙江等省区。

采收加工

秋季叶枯萎后采挖，细根编小辫状，晒干。

性味功能	味辛、苦，性温。有润肺，祛痰，止咳的功能。
炮　制	紫菀：捡去杂质，除去残茎，洗净，稍闷润，切成小段晒干。蜜紫菀：取紫菀段加炼蜜（和以适量开水）拌匀，稍闷润，用文火炒至不粘手为度，取出放凉。
主治用法	用于气逆咳嗽，痰吐不利，肺虚久咳，痰中带血，支气管炎等。用量 6~9g。

现代研究

1. 化学成分　本品含无羁萜醇、无羁萜、紫菀酮、紫菀皂苷、槲皮素，挥发油中含毛叶醇、乙酸毛叶酯、茴香醚、烃、脂肪酸、芳香族酸等。

2. 药理作用　本品具有祛痰、镇咳作用、抗菌作用和抗癌作用。

应用

1. 慢性气管炎、肺结核病之咳嗽：紫菀 9g，前胡、荆芥、百部、白前各 6g，桔梗、甘草各 3g。水煎服。

2. 百日咳：紫菀 9g。水煎服。

3. 肺炎、气管炎：紫菀 9g。水煎服。

4. 咳嗽劳热：炙紫菀、天冬、桑白皮各 9g，黄芩 4.5g，桔梗、知母、党参各 6g，甘草 1.5g。水煎服。

款冬（款冬花）

基　源：款冬花为菊科植物款冬的花蕾。

原植物

别名：冬花多年生草本。叶由根茎部生出。叶柄有白色茸毛。叶阔心形或肾形，先端近圆形或钝尖，基部心形，边缘有波状疏锯齿。花先叶开放，黄色；花葶数个，白色茸毛；有鳞片状苞叶10多片，椭圆形，有茸毛；雌性花舌状；中央管状花两性，先端5裂。瘦果长椭圆形，冠毛淡黄色。花期2~3月。果期4月。

生境分布

生于河边，沙地。栽培或野生。分布于华北、西北及河南、湖北、湖南、四川、西藏等省、自治区。

采收加工

花未出土时采挖花蕾，阴干。

现代研究

1. 化学成分　本品含款冬二醇等甾醇类、芸香苷、金丝桃苷、三萜皂苷、鞣质、蜡、挥发油和蒲公英黄质等成分。

2. 药理作用　本品具有镇咳、祛痰和平喘作用和兴奋呼吸作用，并有升压作用，且对血小板聚集有抑制作用。

性味功能	味辛、甘，性温。有润肺止咳，化痰平咳的功能。
炮　制	款冬花：拣去残梗、沙石、土块。 蜜冬花：取拣净的款冬花，同炼蜜加适量开水，拌匀，稍闷，放锅内用文火炒至微黄色、不粘手为度，取出放凉。
主治用法	用于急、慢性支气管炎，肺结核，咳嗽，喘咳痰多，劳嗽咯血等症。用量10~15g。

应用

1. 伤风感冒、上呼吸道炎而有喘咳：款冬花、五味子各9g，苦杏仁、浙贝母、知母、桑白皮各6g，甘草3g。水煎服。

2. 哮喘：款冬花制成醇浸膏，内服。

3. 支气管炎，咳嗽气喘：款冬花，水煎服。

十三　化痰止咳平喘药

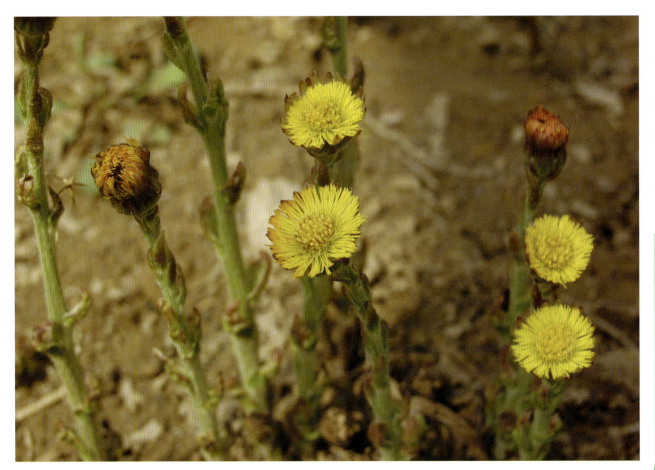

14 安神药

安神药是指能安定神志，以治疗神志失常为主要作用的药物。根据药物来源及应用特点不同，可分为重镇安神和养心安神两类。

临床上可用于心悸失眠、惊痫发狂、烦躁易怒等阳气躁动、心神不安的实证以及心肝血虚、心神失养所致的心悸怔忡、失眠多梦等神志不宁的虚证。

现代药理作用证明，安神药对中枢神经系统有抑制作用，具有镇静、催眠、抗惊厥等作用。部分药物还有祛痰止咳、抑菌防腐、强心、改善冠状动脉血循环及提高机体免疫功能等作用。

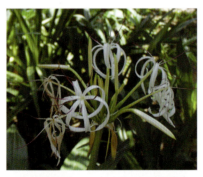
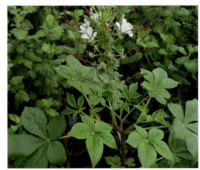
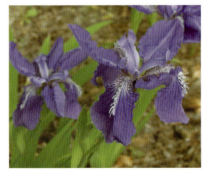
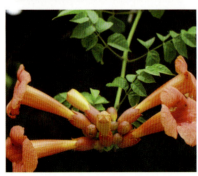
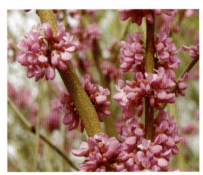
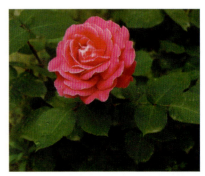

重症安神药

长春花
基　源：为夹竹桃科植物长春花的全草。

原植物

常绿亚灌木，高达80cm。茎直立，上部多分枝，节稍膨大。叶交互对生，长椭圆形或倒卵形，先端钝圆而具短尖，基部渐窄而成一短柄，全缘或微波状，主脉基部淡红紫色、紫红色或粉红色花，单生或成对生；夏秋间于叶腋开花花萼小，5深裂；花冠高脚碟状，裂片5，旋卷。果成对生，圆柱形，被毛。花期7~9月。

生境分布

生于林边，路边，海滩及园地草丛中。多系栽培。分布于长江以南各省区。

采收加工

全年可采全草，切段，晒干或鲜用。

现代研究

1. 化学成分　本品含70种以上生物碱，主要有长春碱、长春新碱、阿马里新等。

2. 药理作用　本品能凉血降压，镇静安神。用于治疗高血压、火烫伤、恶性淋巴瘤、绒毛膜上皮癌、单核细胞性白血病。

性味功能	味微苦，性凉；有毒。有平肝潜阳、降压安神，清热消炎，抗癌的功能。
主治用法	用于急性淋巴细胞性白血病，淋巴肉瘤，巨滤泡性淋巴瘤，高血压等。用量6~15g，水煎服。或提取物制成注射剂。

应用

1. 霍奇金氏病，淋巴肉瘤，急性淋巴细胞白血病：硫酸长春新碱，静脉注射或静脉滴注。
2. 高血压：长春总碱，静脉注射。

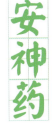

十四　安神药

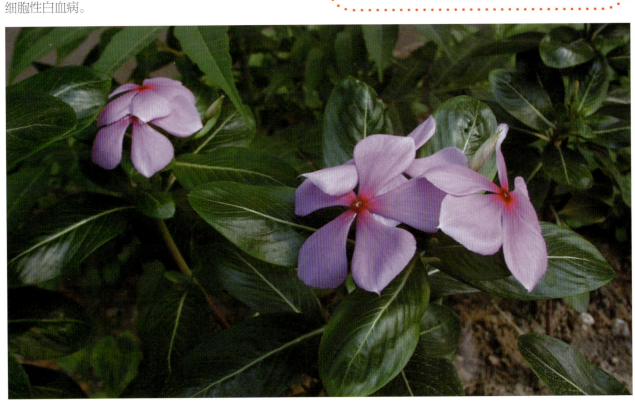

萝芙木

基　源：为夹竹桃科植物萝芙木的干燥根、叶。

原植物

常绿灌木，有乳汁。根淡黄色，侧根多。茎灰褐色，有皮孔，幼枝绿色。叶3~4轮生，稀对生，膜质，椭圆形、长圆形或卵状披针形，先端渐尖，基部楔形，全缘或微波状。聚伞花序生于上部小枝的腋间；花小，白色；花萼5深裂，花冠高脚碟状，花冠筒圆筒状，中部膨大，内面密被柔毛，顶端5裂，核果卵圆形或椭圆形，紫黑色。花期3~10月。果期4月至翌春。

生境分布

生于村边、坡地、溪边或旷野。分布于台湾、广东、广西、贵州、云南等省区。

采收加工

野生者全年可采挖；栽培者2~3年后秋冬季采挖，除去枝叶及泥土，晒干。

现代研究

1. 化学成分　本品含多种吲哚类生物碱，其中具降压作用的主成分是利血平、利血胺、坎尼生、罗尼生、蛇根亭守、罗夫甲素等。

2. 药理作用　本品有降压，镇静。用于高血压、头晕、失眠、癫痫、蛇咬伤、跌打损伤。

性味功能	根、叶味苦，性寒。有小毒。有降压，镇静，活血，止痛，清热解毒的功能。
炮　制	粗根切成1cm厚的薄片，细根砍成短节，晒干即成。
主治用法	用于高血压，高热症，头痛，眩晕，失眠，癫痫，疟疾，急性黄胆型肝炎，胆囊炎，喉痛，腰痛。外用于毒蛇咬伤，跌打损伤。用量9~15g。外用适量。鲜叶捣烂外敷。

应用

1. 高血压病：萝芙木根15~30g，水煎服。

2. 感冒，头痛，身骨痛：萝芙木根9~15g，水煎冲酒服。

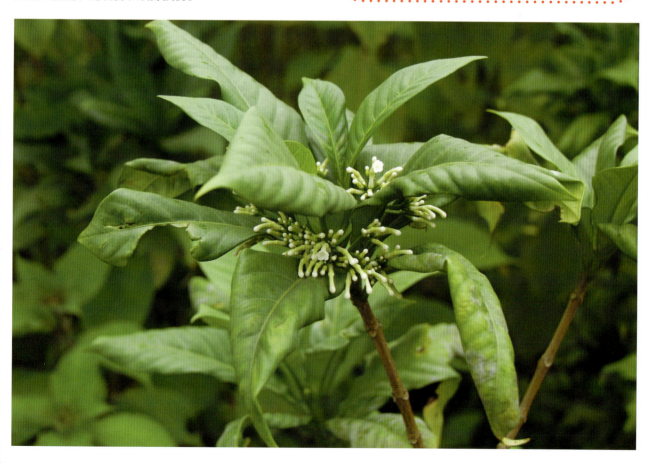

养心安神药

酸枣（酸枣仁）

基　源：酸枣仁为鼠李科植物酸枣的干燥成熟种子。

原植物
灌木或小乔木。枝上有刺。叶互生，椭圆形，先端钝，基部圆形，边缘具细齿形。花2~3朵簇生于叶腋；花瓣5，黄绿色。核果近球形或广卵形，暗红褐色，果皮薄。花期6~7月。果期9~10月。

生境分布
生长于山坡、山谷、丘陵地。分布于辽宁、内蒙古、河北、河南、山东、山西、陕西、甘肃、安徽、江苏。

采收加工
秋末采收果实，收集种子，晒干。

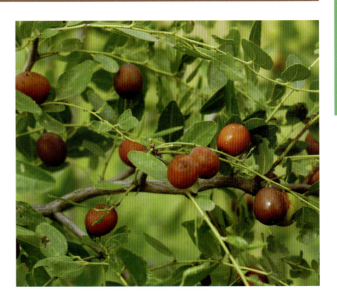

性味功能	味甘、酸，性平。有养肝宁心，安神，敛汗的功能。
炮　制	酸枣仁：除去残留核壳。用时捣碎。炒酸枣仁：取净酸枣仁，照清炒法炒至鼓起，色微变深。用时捣碎。
主治用法	用于神经衰弱，虚烦不眠，惊悸多梦，体虚多汗，津少口渴。用量9~15g。

现代研究
1. 化学成分　本品含三萜类化合物，如白桦脂酸、白桦脂醇。
2. 药理作用　本品具有镇静、催眠、抗惊、镇痛及降体温作用。酸枣仁水提取物对乌头碱、氯仿、氯化钡诱发的实验动物心律失常有对抗作用。

应用
1. 心脏神经官能症：酸枣仁24g，茯神12g，龙眼肉、党参、知母、夜合欢各9g，白芍12g，川芎、甘草各3g。水煎服。
2. 体弱多汗，头昏：酸枣仁（炒）15g，五味子6g，党参9g，白芍12g。水煎服。
3. 惊悸多梦，失眠：酸枣仁、丹参各9g。水煎服。
4. 神经衰弱，心悸，心烦不眠：炒酸枣仁15g，知母、茯苓各9g，甘草、川芎各6g。水煎2次，睡前1小时分服。

远志

基　源：为远志科植物远志的根或根皮。

原植物
别名：细叶远志、小草、小草根。多年生草本。根圆柱形。叶互生，线形或线状披针形，全缘，无毛。总状花序侧生小枝顶端，淡蓝色或蓝紫色。花瓣3；中央1瓣呈龙骨瓣状，下面顶部有鸡冠状附属物。蒴果近圆形，顶端凹陷。种子2粒，长圆形。花期5~7月，果期6~9月。

生境分布
生于向阳或砂质干山坡、路旁或河岸谷地。有栽培。分布于东北、华北、西北及河南、山东、安徽、江苏、浙江、江西等省区。

采收加工
春、秋季采挖根部，晒至皮部稍皱缩，用手揉搓抽去木心，晒干，为远志筒。将皮部剖开，除去木部，为远志肉；不去木部，为远志棍。

十四　安神药

性味功能	味苦、辛，性温。有安神化痰，消痈肿的功能。
炮　　制	除去杂质，略洗，润透，切段，干燥。
主治用法	用于神经衰弱，惊悸健忘，多梦失眠，寒痰咳嗽，支气管炎，腹泻，膀胱炎等症。用量3~9g。

现代研究

1. 化学成分　本品主要有效成分为皂苷、口山酮、寡糖酯和生物碱等。

2. 药理作用　本品有镇静、抗惊厥、祛痰、降压等作用；具有较强的子宫兴奋作用。

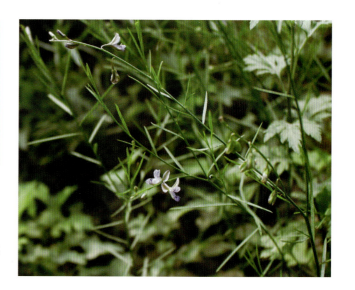

应用

1. 神经衰弱，健忘心悸，失眠：远志3g，研粉，米汤冲服。
2. 慢性气管炎：远志、甘草、曼陀罗浸膏，蜂蜜制丸，早晚服。
3. 咳嗽痰多：远志、紫菀、杏仁各9g，桔梗、生甘草各3g。水煎服。
4. 寒痰喘咳：远志、川贝、半夏、茯苓。水煎服。

南酸枣（广枣）

基　源：广枣为漆树科植物南酸枣的果实。

原植物

落叶乔木。单数羽状复叶互生，小叶7~15，对生，长圆形或披针形，全缘。花杂性，雌雄异株，雄花和假两性花排成聚伞圆锥花序，淡紫红色；雌花单生于上部叶腋内；萼片杯状，5裂；花瓣5。核果状浆果椭圆形或近卵形，顶端有5个小孔，黄色。花期3~5月。果期8~10月。

生境分布

生于村边或山间沟谷疏林中。分布于浙江、福建、湖北、湖南、广东、广西、贵州、四川、云南等省区。

采收加工

秋季果实成熟时采摘，晒干。

性味功能	味甘、酸，性平。有行气活血，养心安神的功能。
主治用法	用于气滞血瘀，心区作痛，心跳气短，心神不安。用量1.5~2.5g。

现代研究

1. 化学成分　本品含有胡萝卜甾醇、槲皮素、柚皮素、以及多种氨基酸，无机元素硅、钙、钾、钠等化学成分。

2. 药理作用　本品对动物耐缺氧和急性心肌缺血有保护作用；有抗心律失常作用。

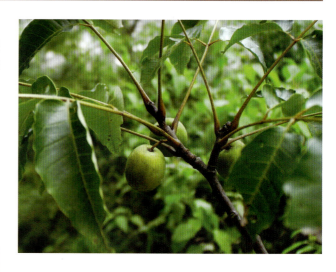

应用

1. 食滞腹满：广枣鲜果2~3枚，嚼食。
2. 心跳气短，心神不安：广枣鲜果2~3枚，嚼服。

附注：根皮外用疮疡溃烂，煎水外洗。树皮味酸、涩，性凉。有解毒，止痛，收敛，止血的功能。用于细菌性痢疾。外用于烧、烫伤，外伤出血，牛皮癣，阴囊湿疹，热膏涂患处。

米仔兰

基　源：为楝科植物米仔兰的花及枝、叶。

原植物

常绿小乔木。枝多，幼嫩部分常被星状锈色鳞片，树冠呈半圆形。单数羽状复叶互生，叶柄上有黑色腺点，叶轴上稍有叶翅；小叶3~5片，无柄，薄革质，有光泽，顶端1片较长，两侧的小叶较小，基部的1对更小，窄椭圆形至窄椭圆披针形，先端钝或钝尖，基部楔形而下延，全缘或呈微波状。花单性与两性同株，为腋生疏散的圆锥花序，花多而小，圆球形，甚芳香，花径约2mm，具短梗，花萼5，绿色，花瓣5，黄色。浆果卵形或近球形。花期7~8月。

生境分布

野生于林中，常栽培于宅旁或庭园。分布于广东、广西、福建、台湾、四川、云南等地。

采收加工

夏季待花开放时，摘下，收集晒干。枝叶全年可采。

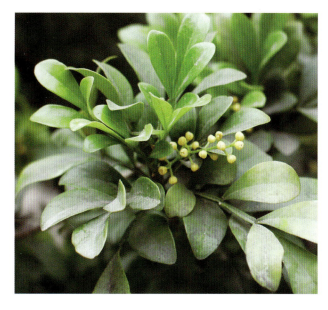

性味功能	花：味甘、辛，性平。有行气解郁，醒酒清肺的功能。枝、叶：味辛，性微温。有活血散瘀，消肿止痛的功能。
主治用法	花用于感冒，气郁胸闷，食滞腹胀。枝叶用于跌打骨折，风湿关节痛，痈疮。用量：花3~9g。枝叶9~12g。

现代研究

1. 化学成分　叶含三萜成分如米仔兰醇等。
2. 药理作用　暂无。

应用

跌打骨折，风湿关节痛：米仔兰枝叶9g，研粉敷患处。

毛花洋地黄（洋地黄叶）

基　源：洋地黄叶为玄参科植物毛花洋地黄的干燥叶。

原植物

别名：狭叶洋地黄二年或多年生草本，被柔毛。茎直立不分枝，绿色或带淡紫色。基生叶丛生，长披针形或倒长披针形，全缘，稍呈波状弯曲；茎生叶互生，披针形，先端渐尖，全缘，基部楔形而略抱茎。总状花序顶生，花萼5深裂，裂片线形，复瓦状排列；花冠二唇形，白色或乳黄色，上唇较下唇短，具浅裂，内面有黄褐色网纹，下唇中裂片大，舌状，有长柔毛；雄蕊4，2强；子房密被腺毛。蒴果圆锥形，种子细小。花期5~6月，果期6~7月。

生境分布

原产欧洲中部和南部山区，我国有栽培。

采收加工

8月选晴天午后采收叶，55~60℃迅速烘干。

现代研究

1. 化学成分　叶含毛花洋地黄苷甲、乙、丙。毛花洋地黄苷丙经酶水解产生地毒苷、葡萄糖和醋酸。

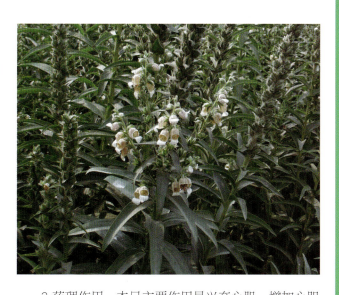

2. 药理作用　本品主要作用是兴奋心肌，增加心肌收缩力，使收缩期的血液输出量大为增加，改善血液循环。对心脏性水肿患者有利尿作用。

十四　安神药

性味功能	有强心作用。
主治用法	用于治疗充血性心力衰竭,阵发性房颤和心动过速及心脏性水肿。用量 0.05~0.2g。

> **应用**
>
> 心脏性水肿:洋地黄 0.2g,制成粉剂、酊剂、注射剂,遵医嘱。用药期间忌用钙注射剂,急性心脏炎患者慎用。

缬草

基　源:为败酱科植物缬草的干燥根及根茎。

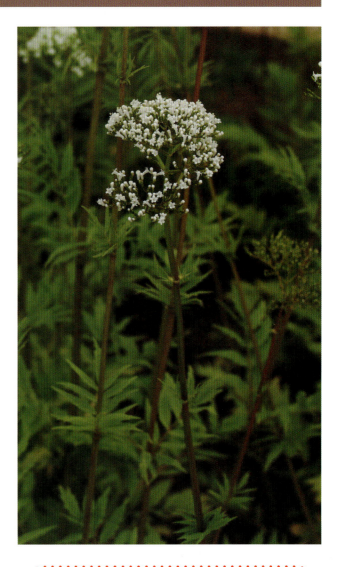

原植物
高大多年生草本。根状茎短粗,簇生多数须根,有特异香气。茎直立,中空,具纵棱,被粗白毛;基部有匍匐茎。基生叶丛生,叶柄基部呈鞘状,长卵形,单数羽状深裂,小裂片 9~15,叶于花期枯萎;茎生叶对生,羽状全裂,裂片 3~15,中央裂片与两侧裂片近同形,有时与第一对侧裂片合生成三裂状,尖端渐窄,全缘或疏生浅齿。伞房状三出聚伞圆锥花序顶生;花冠筒状,5 裂,初时淡粉红色,后变为白色;雄蕊 3;子房下位。瘦果扁卵形,有宿萼多条,羽毛状。花期 5~7 月,果期 6~10 月。

生境分布
生于山坡草地、林下沟边。分布于北方大部分省区。

采收加工
9~10 月采挖根茎及根,晒干。

性味功能	味辛、苦,性温。有宁心安神,理气止痛的功能。
炮　制	去掉茎叶及泥土,晒干。
主治用法	用于神经衰弱,失眠,癔病,癫痫,胃酸胀痛,腰腿痛,月经不调,跌打损伤等症。用量 3~6g,外用适量。

现代研究
1. 化学成分　根含挥发油 0.5~2%,其中主成分为异戊酸龙脑酯。还含龙脑、l-莰烯、α-蒎烯、d-松油醇、α-葑烯、月桂烯等。

2. 药理作用　本品有镇静作用,能加强大脑皮层的抑制过程,减低反射兴奋性,解除平滑肌痉挛。还有降压、抗菌以及抗利尿作用。

> **应用**
>
> 1. 神经衰弱、心悸:缬草、五味子。水煎服或浸酒服。
>
> 2. 腰痛、腿痛:缬草,研细末,水冲服。
>
> 3. 神经官能症:缬草 50g,五味子、合欢皮各 9g,酒 250g,浸泡七天,每日饮服。
>
> 4. 跌打损伤:缬草适量,水煎服;并研粉调膏,敷患处。

赤芝（灵芝）

基　源：灵芝为多孔菌科真菌赤芝的子实体。

原植物

别名：红芝腐生真菌。子实体有柄，紫褐色，质坚硬，有光泽；菌盖（菌帽）半圆形至肾形，坚硬木质，由黄色渐变为红褐色，有环状棱纹和辐射状皱纹，边缘薄或平截。菌肉近白色或淡褐色。菌盖下面为白色，有细密菌管。孢子褐色，卵形，中央有一个大油滴。

生境分布

生于栎树或其他阔叶树根部枯干或腐朽的木桩上。分布于河北、山西、山东及长江以南各省区。有栽培。

采收加工

全年可采，晒干。人工培养者，待菌盖边缘没有浅白色时，子实体已成熟，即可采收，晒干或烘干。

现代研究

1. 化学成分　本品中含多糖、灵芝多肽、三萜类、蛋白质、甾类、甘露醇、香豆精苷、生物碱、有机酸以及微量元素 Ge、P、Fe、Ca 等。

2. 药理作用　本品有抗肿瘤和免疫调节作用；有降血糖、保肝、抗衰老、抗炎镇痛、抗凝血等作用。

性味功能	味淡，性温。有安神健胃，滋补强壮的功能。
主治用法	用于神经衰弱，失眠，食欲不振，久病体虚，冠心病、高脂血症、慢性气管炎、慢性肝炎、白细胞减少症等。用量9~12g。水煎服，或浸酒饮。

应用

1. 急性传染性肝炎：灵芝15g，水煎服。

2. 神经衰弱，病后体弱：灵芝15g，蜂蜜20g，炖服。

3. 白细胞减少症：灵芝、糯米各等量，研末，红糖适量，开水送服。

4. 高血压、冠心病、高血脂症：灵芝9g，水煎服。

5. 肺癌：灵芝、紫草、铁包金、穿破石各9g，水煎服。

十四　安神药

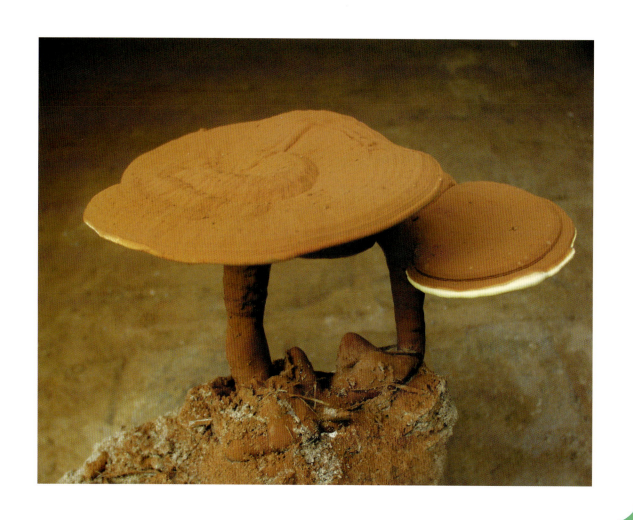

合欢（合欢皮）

基　源：合欢皮为含羞草科植物合欢的干燥树皮。

原植物
别名：绒花树、芙蓉花落叶乔木。2回羽状复叶互生；羽片5~15对；每羽片小叶10~30对，镰刀状长圆形，全缘，有短柔毛。头状花序腋生或顶生伞房状；花淡红色。荚果扁平，黄褐色。扁种子椭圆形，褐色，光滑。花期6~8月。果期8~10月。

生境分布
生于山谷、林缘，栽培。分布于辽宁、河北、甘肃、宁夏、陕西、山东、河南及长江以南各省区。

采收加工
夏、秋二季采收，剥取树皮，晒干。

现代研究
1. 化学成分　本品中主要含有三萜及其苷类化合物、黄酮及其苷类化合物、生物碱、有机酸、甾醇类化合物、木脂素、鞣质及挥发性成分等。
2. 药理作用　本品有抗生育、抗过敏和抗肿瘤作用。

性味功能	味甘，性平。有解郁安神，活血消肿的功能。
炮　制	除去杂质，洗净，润透，切丝或块，干燥。
主治用法	用于心神不安，忧郁失眠，健忘，肺脓疡，咯脓痰，痈肿，心胃气痛，风火眼疾，咽痛，瘰疬，跌扑伤痛。

应用
1. 神经衰弱，失眠，抑郁：合欢皮30g，丹参、夜交藤各15g，柏子仁9g，水煎服。
2. 关节肌肉慢性劳损性疼痛：合欢皮、乳香、没药、木瓜、赤芍、红枣等，水煎服。
3. 骨伤：合欢皮、白蔹各9g，研末，酒调外敷患处。
4. 筋骨损伤：合欢皮、芥菜子，炒后研细末，酒调，临卧服酒，药渣敷患处。

附注：合欢花为其干燥花序。味甘，性平。有解郁安神的功能。用于心神不安，忧郁失眠。用量4.5~9g。

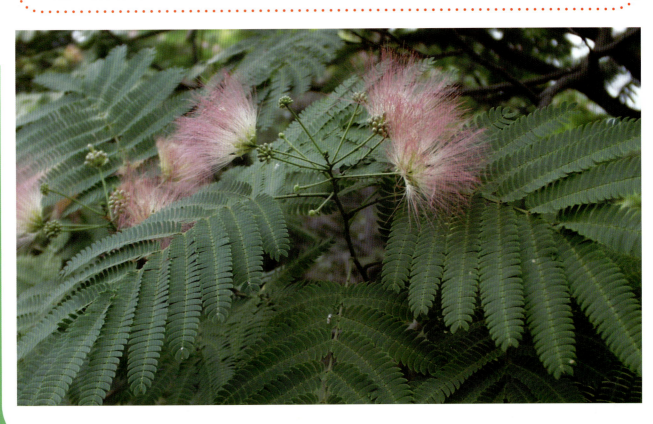

15 平肝息风药

平肝息风药是指能平肝潜阳、息风止痉，以治疗肝阳上亢或肝风内动病症为主要作用的药物。可分为以平肝潜阳为主要作用的平抑肝阳药和以息肝风、止痉抽为主要作用的息风止痉要两类。

临床上可用于肝阳上亢之头晕目眩、头痛、耳鸣和肝火上攻之面红目赤、头痛头昏、烦躁易怒等证，以及热极动风、肝阳化风及血虚生风等所致的眩晕欲仆、项强肢颤、痉挛抽搐等证。

现代药理作用证明，平肝息风药多具有降压、镇静、抗惊厥作用。能抑制实验性癫痫的发生，可使实验动物自主活动减少，部分药物还有解热、镇痛作用。

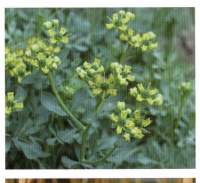
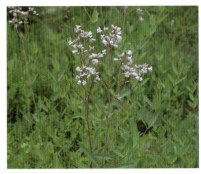
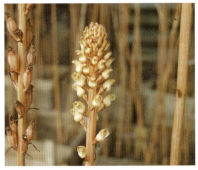
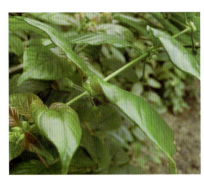
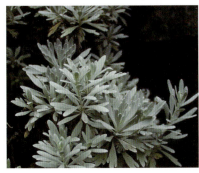
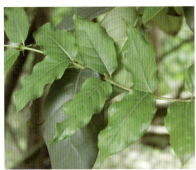

平抑肝阳药

蒺藜

基源：为蒺藜科植物蒺藜的干燥成熟果实。

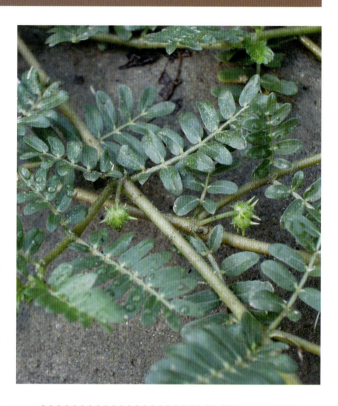

原植物
别名：刺蒺藜、硬蒺藜。一年生草本。茎平卧，被长柔毛或长硬毛，枝长20~60cm，偶数羽状复叶，小叶对生，矩圆形或斜短圆形，先端锐尖或钝，基部稍偏斜，被柔毛，花腋生花黄色；萼片5，宿存；花瓣5；基部有鳞片状腺体，子房5棱，柱头5裂，每室3~4胚珠。果有分果瓣5，无毛或被毛，中部边缘及下部各有锐刺2枚。

生境分布
生于沙地、荒地、山坡等。全国各地均有分布。

采收加工
秋季果实成熟时采割植株，晒干，打下果实。

性味功能	味苦、辛，性温。有平肝解郁，活血祛风，明目，止痒的功能。
炮制	蒺藜：漂去泥沙，除净残留的硬刺。 盐蒺藜：取去刺的蒺藜，用盐水拌匀，闷透，置锅内用文火炒至微黄色，取出，晒干。
主治用法	用于头痛眩晕，胸胁胀痛，乳汁不下，目赤翳障，皮肤瘙痒，经闭。用量6~9g。孕妇慎用。

应用
1. 老年慢性气管炎：蒺藜，制糖浆服。
2. 风疹瘙痒：蒺藜、防风、蝉蜕各9g，白鲜皮、地肤子各12g。水煎服。
3. 急性结膜炎：蒺藜12g，菊花6g，青葙子、木贼、决明子各9g。水煎服。
4. 高血压，目赤多泪：蒺藜15g，菊花12g，决明子30g，甘草6g。水煎服。

现代研究
1. 化学成分　本品含刺蒺藜苷，山柰酚，山柰酚-3-葡萄糖苷，槲皮素，维生素C，还含薯蓣皂苷元，棕榈酸，硬脂酸及亚麻酸等成分。
2. 药理作用　本品具有利尿作用、抗动脉硬化和抗血小板凝聚作用、强壮与延缓衰老作用、抗心脏缺血作用、性强壮作用、抗乙酰胆碱收缩的作用和降压作用。

罗布麻

基　源：为夹竹桃科植物罗布麻的叶。

原植物

别名：牛茶、野茶、红麻多年生草本，具白色乳汁。叶对生，椭圆形或长圆状披针形，先端钝，基部楔形或圆形，边缘稍反卷，两面无毛，下面有白粉。聚伞花序顶生于茎端或分枝上；花冠钟状，粉红色或浅紫色，里面基部有副花冠；雄蕊 5。果长角状，黄褐色，带紫晕，沿粗脉开裂，散有多数种子，黄褐色，先端簇生白色细长毛。花期 6~7 月。果期 8~9 月。

生境分布

生于河岸、山沟、山坡等。分布于吉林、辽宁、内蒙古、甘肃、陕西、山西、山东、河南、河北等省区。

采收加工

6 月和 9 月份各采收 1 次叶片，晒干或阴干。

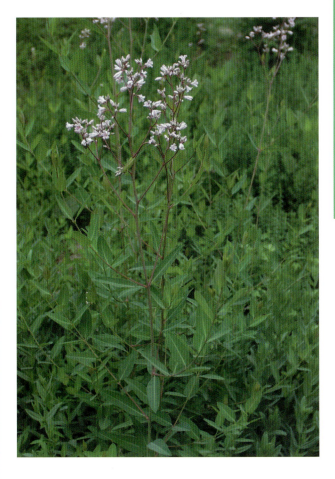

性味功能	味甘、苦，性凉。有平肝安神，清热利水的功能。
炮　　制	洗净、切段、晒干，备用。
主治用法	用于肝阳眩晕，心悸失眠，浮肿尿少；高血压病，神经衰弱，肾炎浮肿等。用量 6~12g。

现代研究

1. 化学成分　本品含有槲皮素，异槲皮苷，金丝桃苷，芸香苷，恩醌，谷氨酸等多种氨基酸，β-谷甾醇，鞣质及多糖，羽扇豆醇，异秦皮定和东莨菪素等成分。

2. 药理作用　本品具有降压作用、强心作用、治疗心血管机能不足作用、抗辐射损害和扩张血管作用，并能利尿、降血脂和延缓衰老。

应用

1. 高血压：罗布麻 6g，开水泡当茶饮。

2. 心力衰竭：罗布麻 15g，水煎服。

3. 肾性水肿、心性水肿、肝硬化水肿：罗布麻根 15g，水煎服。

4. 神经衰弱，眩晕，脑震荡后遗症，心悸：罗布麻 9g。开水冲泡当茶饮。

十五　平肝息风药

息风止痉药

芸香

基　源：为芸香科植物芸香的全草。

原植物

别名：臭草多年生木质草本，有强烈刺激气味，各部无毛但多腺点。叶 2~3 回羽状全裂或深裂；裂片倒卵状矩圆形、倒卵形或匙形，全缘或微有钝齿，茎叶上面粉绿色。聚伞花序顶生；花金黄色，萼片 4~5，宿存；花瓣 4~5，边缘细撕裂状；雄蕊 8~10；心皮 3~5，上部离生。蒴果 4~5 室。种子有棱，种皮有瘤状凸起。花期初夏。

生境分布

生于沟谷、溪边、路旁的草丛中。分布于广东、广西、福建等省区。

采收加工

全年可采，洗净阴干备用或鲜用。

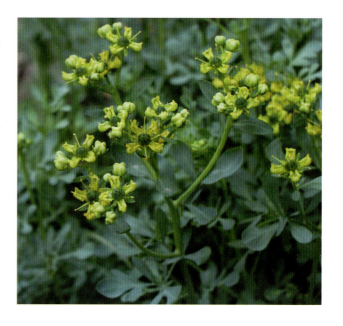

性味功能	味辛、微苦，性凉。有清热解毒，散瘀止痛的功能。
炮　制	晒干或晾干。
主治用法	用于感冒发热，牙痛，月经不调，小儿湿疹；疮疖肿毒，跌打损伤。用量 6~15g，外用适量。

现代研究

1. 化学成分　本品含酸性皂苷类物质、挥发油、鞣质、蛋白质、粘液质、苦味质、糖类及酚性物质。

2. 药理作用　本品具有镇痉作用，还有平喘、止咳、抑菌作用，尚能杀虫。

应用

1. 小儿惊风：鲜芸香 15g，开水炖服。
2. 腹内蛔虫：芸香适量。清油煎，捣烂敷脐上。
3. 小儿头上小疖：鲜芸香叶。捣烂取汁，和青黛搽敷患处。
4. 疮疖肿毒，跌打损伤：鲜芸香。捣烂冲温酒服；并用鲜叶捣烂敷患处。

毛钩藤（钩藤）

基　源：钩藤为茜草科植物毛钩藤带钩的茎枝。

原植物

藤本；小枝方形或近圆柱形，钩与枝同被柔毛，钩灰棕色或灰白色。叶对生，革质，椭圆形或卵形，下面被长粗毛；托叶 2 裂。裂片顶端长渐尖。头状花序，球形，单个腋生或顶生；总花梗被毛，中部着生 6 枚以上的苞片；花 5 数；花萼密被粗毛；花冠淡黄或淡红色，外面密被粗毛，尤以裂片上较密。蒴果纺锤形，被疏粗毛。花期 3 月。

生境分布

生于山谷林下、溪畔或灌丛中。分布于台湾、福建、

性味功能	味甘苦，性微寒。有清热平肝，息风定惊的功能。
炮　制	拣去老梗、杂质，洗净，晒干。
主治用法	用于头痛眩晕，惊痫，妊娠子痫；高血压症。用量 3~12g。

广东、广西、贵州。

采收加工

于9月至翌年4月，剪取带钩的茎段，清除残叶、老枝后晒干。

现代研究

1. 化学成分　本品含有生物碱如钩藤碱、异钩藤碱等，此外还含有金丝桃苷、儿茶素等酚性成分。

2. 药理作用　本品具有降压作用、镇静和抗惊厥作用，并有抑制血小板聚集和抗血栓形成作用，对子宫平滑肌也有收缩作用。

应用

1. 小儿高热抽搐：钩藤6~15g，水煎服。

2. 风湿性关节炎，坐骨神经痛：钩藤15~20g，水煎服。

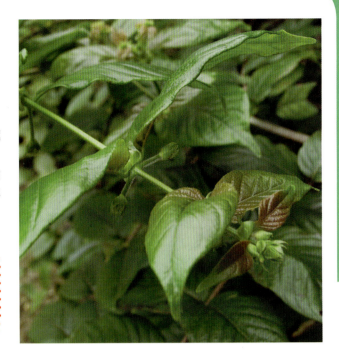

钩藤

基　源：为茜草科植物钩藤的带钩茎枝。

原植物

别名：双钩藤、钓藤、圆钩藤木质藤本。钩与枝光滑无毛。钩状变态枝生于叶腋，钩尖向下弯曲，似鹰爪。叶对生，纸质，椭圆形；托叶2深裂，裂片线状锥形，多托落。头状花序腋生或顶生的总状花序，花黄色；花冠合生，管状，先端5裂，外被粉状柔毛，喉部内具短柔毛。蒴果倒卵状椭圆形，疏被柔毛，花萼宿存。花期6~7月，果期10~11月。

生境分布

生于山谷、灌丛中。分布于我国南方大部分省区。

采收加工

春、秋季，割下带钩的藤，晒干，或置锅内蒸后再晒干。

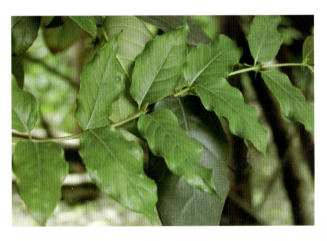

性味功能	味甘，性凉。有清热平肝，熄风止惊的功能。
炮　制	拣去老梗、杂质，洗净，晒干。
主治用法	用于小儿高热，惊厥抽搐，小儿夜啼，高血压病，头晕目眩，神经性头痛等。入煎剂宜后下。用量6~15g。

现代研究

1. 化学成分　本品含2-氧代吲哚类生物碱；异去氢钩藤碱，异钩藤碱退职为异钩藤酸甲酯，去氢钩藤碱，钩藤碱，此外还含地榆素，甲基6-O-没食子酰原矢车菊素，糖脂，缝籽木萼甲醚等成分。

2. 药理作用　本品具有降压作用、镇静和抗惊厥作用，并有抑制血小板聚集和抗血栓形成作用，对子宫平滑肌也有收缩作用。

应用

1. 高血压：钩藤100~125g，水煎10~20分钟，饮服。

2. 全身麻木：钩藤、黑芝麻、紫苏各21g。水煎服。

3. 高血压病，肝阳上升，风热头痛眩晕，面红目赤：钩藤、桑叶、菊花、夏枯草各9g。水煎服。

十五　平肝息风药

芙蓉菊

基　源：为菊科植物芙蓉菊的根、叶。

原植物

别名：千年艾、蜂菊、白芙蓉半灌木，高达60cm。茎多分枝，枝叶密生白色鬈绒毛呈灰绿色。叶互生，形状多变，倒披针形、卵形或宽卵形，2~5深裂，部分裂片又再分裂，裂片长椭圆形，先端钝，基部偏斜；茎上部叶不裂，叶柄短。头状花序顶生，花小，异性，盘状；花黄绿色，全为管状花，边花雌性，中央花两性。瘦果5棱，顶端有撕裂状鳞片。

生境分布

生于山坡，海滩。分布于福建、广东、广东等省区。

采收加工

全年可采根及叶，鲜用或晒干。

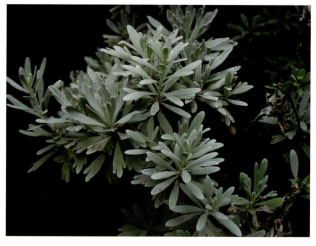

性味功能	味辛、苦，性微温。有祛风除湿，解毒消肿，止咳化痰的功能。
炮　制	洗净，切片，鲜用或晒干。
主治用法	用于风寒感冒，麻疹，风湿关节疼痛，胃痛，支气管炎，百日咳，疔疮，乳腺炎。用量15~30g。

现代研究

1. 化学成分　本品含挥发油及黄酮类和多糖等，主要有蒲公英赛醇乙酸酯、蒲公英赛酮和蒲公英赛醇等成分。

2. 药理作用　本品具有促进胰岛素分泌的作用。

应用

1. 乳腺炎：鲜千年艾叶适量，捣烂外敷患处。

2. 风寒感冒：千年艾15g。水煎，调冰糖服。

3. 痈疽初起，无名肿毒：鲜千年艾叶适量，红糖少许，捣烂外敷患处。

4. 疔疮：鲜千年艾叶、鲜野菊花叶各适量，捣烂，调蜜外敷患处。

天麻

基　源：为兰科植物天麻的根茎。

原植物

别名：赤箭、明天麻。多年生寄生植物，寄主为蜜环菌。地下茎横走，肥厚，肉质，椭圆形或卵圆形，有环节。茎单一，黄褐色，叶鳞片状，膜质，鞘状抱茎。总状花序顶生，苞片膜质，花淡黄绿色或黄色，萼片和花瓣合生成筒状，先端5裂，蒴果长圆形至长倒卵形，有短梗。种子多细小，粉尘状。花期6~7月，果期7~8月。

生境分布

生于林下湿润处。有栽培。分布于吉林、辽宁、河南、安徽、江西、湖南、湖北、陕西、甘肃及西南各地区。

采收加工

冬季苗枯后或春季出苗前挖取根茎，刮去外皮，水煮或蒸至透心，用无烟火烘干。

实用中草药彩色图鉴

性味功能	味甘，性微温。有平肝熄风，镇痉，通络止痛的功能。
炮　制	天麻：拣去杂质，大小分档，用水浸泡至七成透，捞出，稍晾，再润至内外湿度均匀，切片，晒干。 炒天麻：先用文火将锅烧热，随即将片倒入，炒至微黄色为度。 煨天麻：将天麻片平铺于喷过水的表芯纸上，置锅内，用文火烧至纸色焦黄，不断将药片翻动至两面老黄色为度。
主治用法	用于头晕目眩，小儿惊风癫痫，肢体麻木，手足不遂，高血压，口眼歪斜等。研末吞服，每次1.5g。

现代研究

1. 化学成分　本品含有天麻苷，也称天麻素，另含天麻醚苷，又含对-羟基苯甲基醇，对羟基苯甲基醛，4-羟苄基甲醚等成分。

2. 药理作用　本品具有镇静、抗惊厥、抗缺氧、抗炎作用，尚可增强免疫功能。

应用

1. 眩晕头痛：天麻、黄芩、茯神、钩藤、栀子、杜仲、夜交藤、牛膝、益母草、桑寄生。水煎服。

2. 偏头痛：天麻15g，白芷12g，川芎、白花蛇、地龙各9g，水煎服。

3. 慢性风湿性关节炎：天麻、秦艽、羌活、牛膝、杜仲等，水煎服。

十五 平肝息风药

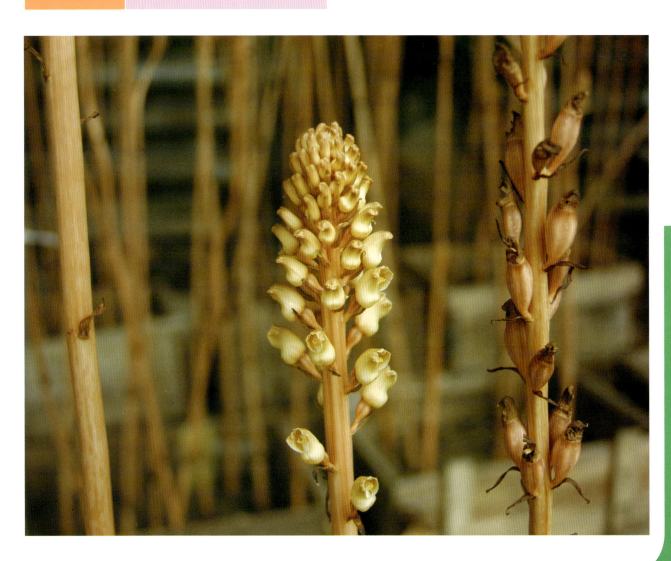

16 开窍药

　　开窍药是指具有具有辛香走窜之性，能开窍醒神，以治疗闭证神昏病证为主要作用的药物。

　　临床上可用于治温病热陷心包、痰浊蒙蔽清窍之神昏谵语，以及惊风、癫痫、中风等卒然昏厥、痉挛抽搐等证。

　　现代药理作用证明，开窍药对中枢神经系统有兴奋作用，有镇痛、兴奋心脏与呼吸、升高血压的作用，某些药物尚有抗菌、抗炎的作用。

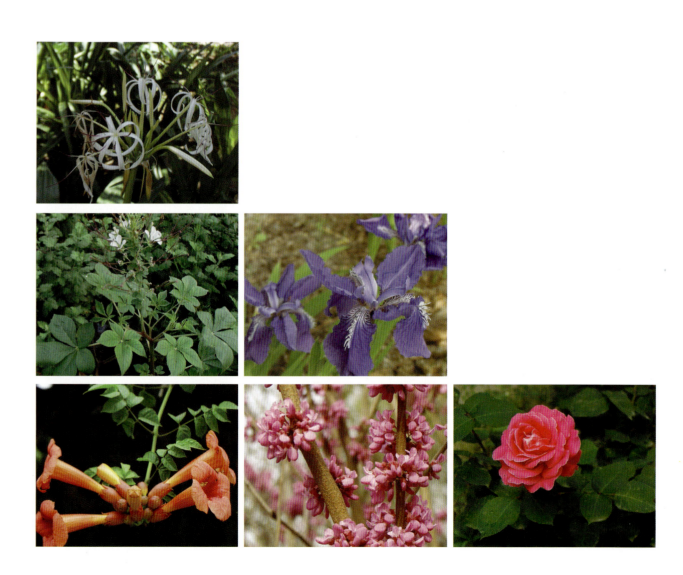

樟（樟脑）

基　源：樟脑为樟科植物樟的根、树干、枝及叶经加工制成的颗粒或透明块。

原植物

常绿乔木，有香气。叶互生，革质，长卵形或卵状椭圆形，先端长尖，基部广楔形，全缘，有光泽，脉腋有腺点。圆锥花序腋生，绿白色或黄绿色，花被片6。果实卵球形，紫黑色，基部有膨大花托。花期4~5月。果期10~11月。

生境分布

栽培或野生于河边或湿润地。分布于长江以南各省区。

采收加工

锯断树干、根、叶，切碎，蒸馏冷却，为粗樟脑；再进行升华得精樟脑粉；压模成块，即得樟脑块。

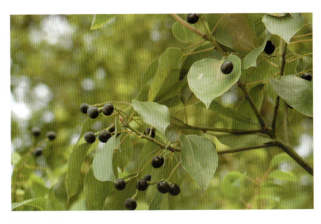

现代研究

1. 化学成分　本品为一种环己烷单萜衍生物：1，7，7-三甲基二环[2，2，1]庚烷-2-酮。

2. 药理作用　本品具有兴奋中枢神经系统作用，驱风作用以及轻微的祛痰作用，并有镇痛、止痒作用。

性味功能	味辛，性热。有小毒。有开窍、除湿、止痛、止痒的功能。
炮　制	将树根、树干、树枝，锯劈成碎片，置蒸馏器中进行蒸馏，樟木中含有的樟脑及挥发油随水蒸气馏出，冷却后，即得粗制樟脑。粗制樟脑再经升华精制，即得精制樟脑粉。将此樟脑粉入模型中压榨，则成透明的樟脑块。宜密闭瓷器中，放干燥处。
主治用法	用于霍乱，心腹诸痛。外用寒湿脚气，风湿骨痛，跌打损伤，疥癣痒疮等。内服宜慎，0.1~0.2g。外用适量。孕妇忌服。

应用

1. 风火牙痛：樟脑，细辛各6g；制成霜，用棉球裹，敷患牙处咬定。

2. 卒然昏倒，热病神智昏迷：樟脑与麝香等配合入散剂或丸剂用。

3. 慢性下肢溃疡：鲜树皮适量，洗净切碎，烤干研粉，洗净创面，药粉敷上，加些消炎粉包扎，每周3次。

十六　开窍药

水菖蒲（藏菖蒲）

基　源：藏菖蒲为天南星科植物水菖蒲的干燥根茎。

原植物

别名：大菖蒲、白菖蒲多年生草本，根茎横生，肉质多数，具毛发状须根。分枝，外皮棕褐色或黄白色，有较浓烈香气。叶剑形，中肋明显。叶状佛焰苞剑状线形；肉穗花序狭锥状圆柱形，花黄绿色。浆果长椭圆形。花期4~9月，果期9月。

生境分布

生于沼泽、溪旁及水稻田边。全国各地均有分布。

采收加工

秋季采挖根茎，除去茎叶及细根，洗净，晒干。

现代研究

1. 化学成分　本品含有挥发油，主成分为：顺式甲基异丁香油酚，异菖蒲烯二醇，菖蒲混烯；还含少量的

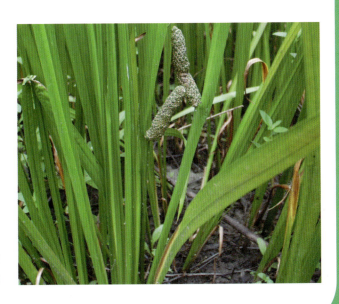

芳樟醇，樟脑，又含肉豆蔻酸，棕榈酸等脂肪酸和麦芽糖等糖类和β-谷甾醇，尚含氨基酸。

2. 药理作用　本品具有延长戊巴比妥钠引起的睡眠时间作用，降压、平喘、镇咳和祛痰作用，并有解痉作用和抗菌作用。

性味功能	味辛、苦，性温。有开窍化痰，健脾，利湿，辟秽杀虫的功能。
炮　制	取原药材，除去杂质，洗净，用清水浸泡2-4小时捞出闷润至透，切片，晒干或烘干，筛去灰屑。
主治用法	用于癫痫、惊悸健忘、神志不清、湿滞痞胀、泄泻痢疾、风湿疼痛、痈肿疥疮。用量3~6g。阴虚阳亢者慎服。

应用

1. 惊悸健忘、神志不清：藏菖蒲30g，茯苓60g，人参、远志各2g。水煎服。
2. 中暑恶心腹痛：藏菖蒲15g。水煎服。
3. 疥疮：藏菖蒲适量，研粉油调敷患处。
4. 痢疾：藏菖蒲切片晒干，研粉装胶囊，温开水送服。

石菖蒲

基　源：为天南星科植物石菖蒲的根茎。

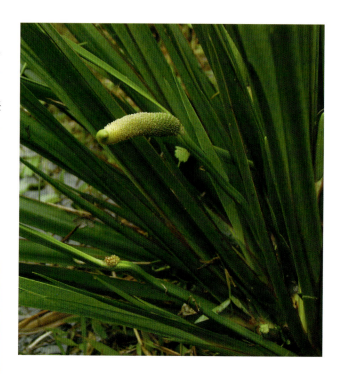

原植物

别名：水剑草、石蜈蚣、九节菖蒲多年生草本，有香气。根茎横生，扁圆柱形，弯曲多分枝，密生环节，生多数须根，黄褐色。叶丛生，剑状线形，无明显中肋。花茎扁三棱形；佛焰苞叶状，肉穗花序从佛焰苞中部旁侧生，无柄，狭圆柱形；淡黄绿色；花被片6，花药淡黄色；浆果倒卵形，红色。花期4~7月。果期8月。

生境分布

生于山谷、山涧。分布于陕西、河南及长江以南各地。

采收加工

秋季采挖根茎，鲜用或晒干。

性味功能	味辛，性微温。有豁痰开窍，宁心安神，化湿和中，健胃杀虫，理气活血的功能。
炮　制	拣去杂质，洗净，稍浸泡，润透，切片，晒干。
主治用法	用于癫痫，痰厥，热病神昏，健忘，气闭耳聋，胃痛，风寒湿痹，痈疽肿毒，跌打损伤。用量3~6g。

现代研究

1. 化学成分　本品含有挥发油，其主要成分是β-细辛醚，细辛醚，其次为石竹烯、石菖醚等。还含氨基酸、有机酸和糖类。

2. 药理作用　本品具有抗惊厥作用、安神镇静作用，且有学习记忆的促进作用并有降温、解痉、抗肿瘤作用。

应用

1. 卒中不语，口眼歪斜，小儿惊风：鲜石菖蒲15g，冰糖15g。水煎服。
2. 久痢不止：石菖蒲，党参，石莲子，茯苓各9g，水煎服。
3. 水肿：鲜石菖蒲150g，黄豆适量。水煎服。
4. 胸腹胀闷疼痛，胃口不开：石菖蒲，吴茱萸，制香附。水煎服。

17 补虚药

补虚药是指能人体气血阴阳不足，纠正人体气血阴阳虚衰的病理偏向，以提高抗病能力，治疗虚证为主的药物。

临床上可用于人体正气虚弱、精微物质亏耗引起的精神萎靡、体倦乏力、面色淡白或萎黄、心悸气短、脉象虚弱等。根据其功效和主要适应证的不同，可分为补气药、补阳药、补血药、补阴药四类，分别主治气虚证、阳虚证、血虚证和阴虚证。

现代药理作用表明，补虚药可增强机体的免疫功能，产生扶正祛邪的作用。在物质代谢方面，补虚药对肝脏、脾脏和骨髓等器官组织的蛋白质合成有促进作用，或改善脂质代谢、降低高脂血症。对神经系统的作用，主要是提高学习记忆功能。并可调节内分泌功能，改善虚证患者的内分泌功能减退。本类药物还有延缓衰老、抗氧化、增强心肌收缩力、抗心肌缺血、抗心律失常、促进造血功能、改善消化功能、抗应激及抗肿瘤等多方面作用。

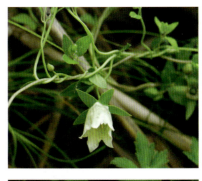
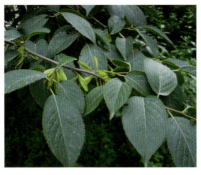
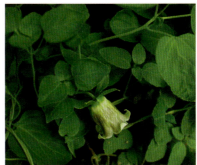
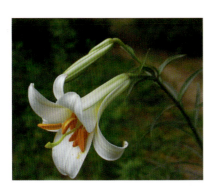
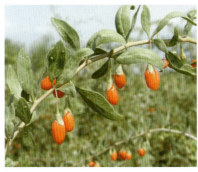
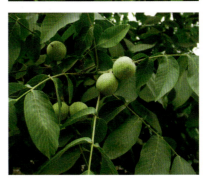

补气药

木耳

基　源：为寄生真菌木耳科木耳的全株。

原植物

别名：黑木耳子。实体形如人耳，直径约10cm，内面呈暗褐色，平滑外面淡褐色，密生柔软的短毛。湿润时呈胶质，干燥时带革质。不同大小的子实体簇生一丛。

生境分布

寄生于阴湿、腐朽的树干上，可人工栽培。分布于黑龙江、吉林、河北、陕西、甘肃、河南及长江以南大部分省区。

采收加工

夏、秋季采收，晒干。

性味功能	味苦、辛，性平。有健脾益气，祛痰除湿，止痢，止血的功能。
炮　　制	将原药除去杂质，筛去灰屑。
主治用法	用于痔疮、便血、脱肛、崩漏、高血压等。用量6~10g。

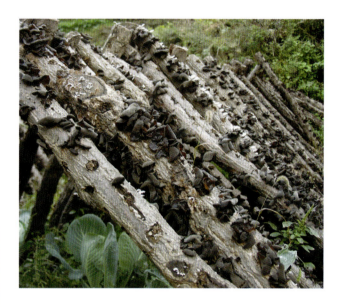

现代研究

1. 化学成分　本品含木耳多糖。还含麦角甾醇、原维生素、黑刺菌素等。生长在棉子壳上的木耳含氨基酸、蛋白质、脂质、糖、纤维素和胡萝卜素等。

2. 药理作用　本品抗凝血、抗血小板聚集作用；有升白细胞作用以及降血脂、抗动脉粥样硬化、延缓衰老、抗辐射和抗炎等作用。还有抗溃疡、降血糖、抗癌等作用。

> **应用**
>
> 1. 高血压，血管硬化，眼底出血：木耳3g，清水浸泡一夜，蒸1~2小时，加适量冰糖，于水煎服。
>
> 2. 痔疮出血，大便干结：木耳3~6g，柿饼30g，同煮烂做点心吃。
>
> 3. 月经过多，淋漓不止，赤白带下：木耳焙干研细末，以红糖汤送服，每次3~6g，每日2次。

土人参

基　源：为马齿苋科植物土人参的根。

原植物

别名：紫人参、土红参、土参。多年生草本，肉质。根粗壮，圆锥形。茎直立，下部分枝，基部稍木质化。单叶互生，肉质，倒卵形或倒卵状长椭圆形，先端尖或钝圆，基部渐狭窄而成短柄，全缘，两面绿色而光滑。花小，紫红色，集成顶生或侧生疏散的圆锥花序。蒴果。花期6~7月，果期9~10月。

生境分布

常为栽培，野生于山坡岩石缝中。分布于长江以南地区。

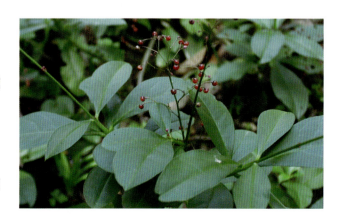

采收加工

8~9月采根，洗净，晒干。

性味功能	味甘，性平。有滋补强壮，健脾润肺，生津止咳，调经的功能。
炮　制	取原药材，除去须根、芦头及杂质，洗净，润透，切薄片，干燥，筛去碎屑。
主治用法	用于脾虚劳倦，泄泻，肺痨咳痰带血，眩晕潮热，盗汗自汗，月经不调。用量15~30g，水煎服。

现代研究

1. 化学成分　本品含芸苔甾醇、β-谷甾醇、豆甾醇。还含有丰富的蛋白质、脂肪、钙、维生素等营养物质

2. 药理作用　暂无。

应用

1. 虚劳咳嗽：土人参、隔山撬、通花根、冰糖。炖鸡服。

2. 多尿症：土人参6~9g，金樱根100g。共煎服，每日2~3次。

3. 盗汗、自汗：土人参50g，猪肚1个。炖服。

孩儿参（太子参）

基　源：太子参为石竹科植物孩儿参的干燥块根。

原植物

多年生草本。块根肉质，纺锤形。茎节略膨大。叶4~5对对生，近无柄，倒披针形；茎顶端有4片大形叶状总苞，花2型：普通花1~3朵顶生，白色，萼片5，花瓣状，2齿裂；闭锁花腋生，萼片4，无花瓣。蒴果卵形，下垂。种子褐色，有疣状突起。花期5~6月，果期7~8月。

生境分布

生于山坡林下和岩石缝中。分布于东北及河北、河南、山东、山西、江苏、安徽、浙江、江西、湖北、陕西等省区。

采收加工

7~8月茎叶枯萎时采挖，沸水中略烫后阴干或晒干。

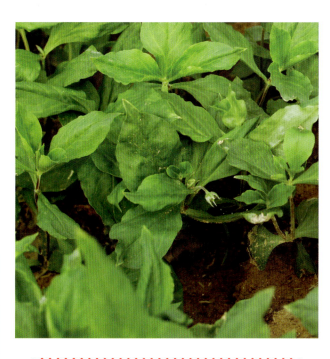

性味功能	味甘、苦，性平。有益气，健脾，生津的功能。
炮　制	将原药用清水淘去杂质，即捞起，润软，轧成片状，晒干。
主治用法	用于脾虚体倦，食欲不振，病后虚弱，心悸口干。用量6~12g。

现代研究

1. 化学成分　本品主要含太子参环肽A、B及氨基酸、皂苷、淀粉、果糖、脂肪酸等。

2. 药理作用　本品对淋巴细胞增殖有明显的刺激作用；并有一定的抗缺氧、抗衰老作用；对吸烟引起的损害有较强的保护作用。

应用

1. 急、慢性肝炎：太子参、玉米须各30g。水煎服。

2. 自汗：太子参9g，浮小麦15g。水煎服。

3. 顽固性原发性血小板减少性紫癜及苯中毒贫血：太子参复方。

4. 糖尿病：太子参。水煎服。

十七　补虚药

绞股蓝

基　源：为葫芦科植物绞股蓝的干燥全草。

原植物
多年生草质藤本。茎细长，节部具疏生细毛。叶互生，由3~7小叶组成鸟趾状复叶，小叶卵状长椭圆形或卵形，先端圆钝或短尖，基部楔形，下面脉上有短毛，两侧小叶成对。圆锥花序腋生；花单性，雌雄异株；花萼细小；花冠裂片披针形，先端尾状长尖。浆果圆形，绿黑色，上半部具一横纹。种子长椭圆形，有皱纹。

生境分布
生于山间的阴湿环境。分布于长江以南各省。

采收加工
秋季采集，洗净，晒干。

性味功能	味苦，性寒。有清热解毒，止咳祛痰，抗癌防老，降血脂的功能。
主治用法	用于治疗慢性支气管炎，传染性肝炎，肾盂炎，胃肠炎。绞股蓝总苷治高血脂症。用量0.75~1g。

现代研究
1.化学成分　本品含绞股蓝皂苷、黄酮、糖类等。

2.药理作用　本品能增强免疫功能，对环磷酰胺所致脾NK细胞活性降低有显着拮抗作用。还有抗肿瘤、延缓衰老、抗血凝和血小板聚集等作用。

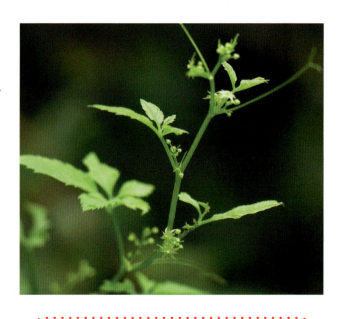

应用

1.慢性支气管炎：绞股蓝15g，甘草3g。水煎服。

2.传染性肝炎：绞股蓝15g。水煎代茶饮。

3.高脂血症：绞股蓝总苷。

4.高血压：绞股蓝、枸杞子、菊花、甘草，泡水当代饮。

大花红景天（红景天）

基　源：红景天为景天科植物大花红景天的干燥根及根茎。

原植物
别名：苏罗玛保。多年生肉质草本，根状茎粗短，不分枝，被有宽披针形膜质鳞片。茎丛生，肉质，不分枝，光滑。叶互生，肉质，宽椭圆形，先端钝圆形，全缘或上部边缘具波状齿，无柄，上部排列紧密。伞房花序顶生，雌雄异株；花5数，花瓣长圆形或条形，基部渐狭，紫红色；腺体鳞片状。果条形。花果期7~8月。

生境分布
生于海拔5000米的石堆中和岩石缝中。分布于西藏、四川、云南等省。

采收加工
秋季花茎凋枯后采挖根及根茎，除去粗皮，晒干。

现代研究
1.化学成分　本品含有红景天苷及挥发油、黄酮、甾醇、有机酸、微量元素等。

2.药理作用　本品能防止动脉硬化，扩张冠状动脉

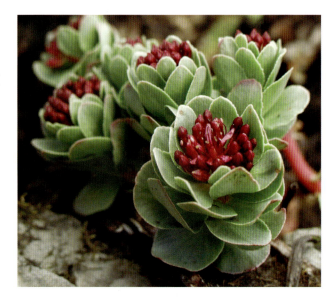

血流量，提高心脏功能；能有效促进人体新陈代谢，增强细胞活力，延长细胞寿命，提高人体免疫能力。

性味功能	味甘、苦，性平。有益气活血，通脉平喘的功能。
主治用法	用于肺结核，肺炎，气管炎，气虚血瘀，胸痹心痛，中风偏瘫，倦怠气喘。用量3~6g。

应用

1. 高血压：红景天。水煎服。
2. 糖尿病：红景天。水煎服。
3. 神经官能症，失眠，健忘：红景天。水煎服。
4. 跌打损伤，烫火伤：红景天，研粉，敷患处。
5. 肺结核，肺炎，气管炎：红景天。水煎服。

莓叶委陵菜

基　源：为蔷薇科植物莓叶委陵菜根茎及根。

原植物

别名：雉子筵、瓢子。多年生草本。全株密被毛绒。基生叶单数羽状复叶，小叶5~7，稀3或9，椭圆状卵形或矩圆形，先端稍钝，基部楔形或圆形，边缘具粗锯齿；茎生叶小，3小叶。伞房状聚伞花序，花瓣黄色；先端微缺，具柔毛；雄蕊多数。瘦果小，矩圆状卵形，黄白色，有皱纹。花期4月。

生境分布

生于山坡多石地、草原及田旁。分布于黑龙江、内蒙、河北、山东、山西、河南、陕西、甘肃、江苏、浙江、湖南、湖北、四川、云南、贵州等地。

采收加工

夏秋挖取根和根茎，晒干。

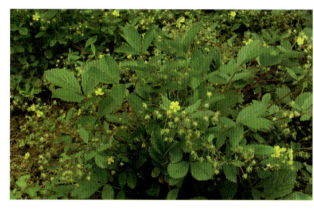

现代研究

1. 化学成分　本品含α-儿茶素。
2. 药理作用　暂无。

性味功能	味苦，性平。有益中气，补阴虚，止血生肌的功能。
炮　制	除去杂质，洗净，润透，切段，晒干。
主治用法	用于疝气及功能性子宫出血，子宫肌瘤出血，刀伤出血等。用量9~15g。

应用

1. 疝气：莓叶委陵菜，水煎服。
2. 急性细菌性痢疾、阿米巴痢疾：莓叶委陵菜，水煎服。
3. 刀伤出血：莓叶委陵菜，研末外撒；或鲜根捣烂外敷患处。

膜荚黄芪（黄芪）

基　源：黄芪为蝶形花科植物膜荚黄芪的干燥根。

原植物

别名：条芪。直立，多年生草本。奇数羽状复叶。托叶条状披针形，小叶13~31，椭圆形、椭圆状卵形，先端钝圆或稍凹，基部圆形。总状花序腋生。萼钟状。花冠黄色或淡黄色旗瓣倒卵形，先端稍凹，基部有短爪。子房有柄，有柔毛。荚果半椭圆形，有短伏毛。果皮膜质，稍膨胀。花期7~8月，果期8~9月。

生境分布

生于林缘、灌丛、林间草地及疏林下。分布于东北、华北、西北及山东、四川等省区。

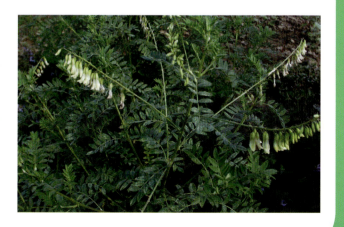

十七　补虚药

采收加工

春、秋二季采挖，晒至半干，堆放1~2天后继续晒至干透。

性味功能	味甘，性微温。有补气固表，利水消肿，托毒排脓、生肌的功能。炙用有补中益气的功能。
炮　制	除去杂质，大小分开，洗净，润透，切厚片，干燥。
主治用法	用于气短心悸，乏力，虚脱，自汗，盗汗，体虚浮肿，慢性肾炎，久泻，脱肛，子宫脱垂，痈疽难溃，疮口久不愈合。用量9~30g，煎服。

现代研究

1. 化学成分　本品根含2',4'二羟基-5,6-二甲氧基异黄酮胆碱、甜菜碱、氨基酸、蔗糖、葡萄糖醛酸及微量的叶酸。

2. 药理作用　本品能升高低血糖，降低高血糖；能增强和调节机体免疫功能；能增强心肌收缩力，扩张冠状动脉和外周血管，降低血压；还有降血脂、抗衰老、抗缺氧、抗辐射、抗病毒、抗菌、保肝以及利尿作用。

应用

1. 糖尿病：黄芪、淮山药、生地、天花粉、五味子，水煎服。
2. 肾炎蛋白尿阳性：黄芪30g，水煎服。
3. 自汗：黄芪、防风各3g，白术6g，姜三片，水煎服。
4. 脱肛、子宫脱垂：生黄芪200g，防风120g，水煎服。

紫云英

基　源：为蝶形花植物紫云英的干燥根、全草和种子。

原植物

别名：苕子草、沙蒺藜、红花草、翘摇。一年生草本。单数羽状复叶，互生，小叶3~6对，宽椭圆形或倒卵形。花紫红色，总状花序排列紧密，呈半圆形，花萼钟状，花冠蝶形，旗瓣紫红色，翼瓣白色；雄蕊二体；子房有短柄。荚果长方条形，微弯，带黑色。花期8~10月。

生境分布

生于田坎、草地。分布于陕西、河南、江苏、浙江、江西、福建、湖北、湖南、广西、广东、贵州、四川及云南等省区。广泛栽培。

采收加工

夏、秋季采收，晒干或鲜用。

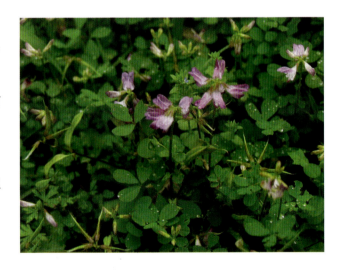

性味功能	味微辛、微甘，性平。有祛风明目，健脾益气，解毒止痛的功能。
主治用法	根用于肝炎，营养性浮肿，白带，月经不调。全草用于急性结膜炎，神经痛，带状疱疹，疮疖痈肿，痔疮。外用适量，鲜草捣烂敷患处，或干草研粉调服。

应用

1. 肝炎，营养性浮肿：鲜紫云英根90g，水煎服。
2. 白带，月经不调：鲜紫云英根90g，水煎服。
3. 急性结膜炎：紫云英全草，水煎熏洗眼部。
4. 带状疱疹，疮疖痈肿：鲜紫云英全草适量，捣烂敷患处。

甘草

基源：为蝶形花科植物甘草的根及根状茎。

原植物

别名：乌拉尔甘草、甜草、生甘草。多年生草本。根粗壮，味甜，外皮红棕色或暗棕色。茎直立，被白色短毛和刺毛状腺体。单数羽状复叶互生；小叶卵状椭圆形，先端钝圆，基部浑圆，两面被腺体及短毛。总状花序腋生；花萼钟状，被短毛和刺毛状腺体；蝶形花冠淡红紫色。荚果条状，呈镰状以至环状弯曲，密被棕色刺毛状腺体。花期6~7月，果期7~8月。

生境分布

生于草原及山坡。分布于东北、华北、西北等地区。

采收加工

秋季采挖，分等打成小捆，于通风处风干。

性味功能	味甜，性平。有补脾益气，止咳化痰，清热解毒，缓急定痛，调和药性的功能。
炮 制	除去杂质，洗净，润透，切厚片，干燥。
主治用法	用于脾胃虚弱，中气不足，咳嗽气短，痈疽疮毒，缓和药物烈性，解药毒。用量1.5~9g。清热应生用，补中宜炙用。反大戟、芫花、甘遂、海藻。

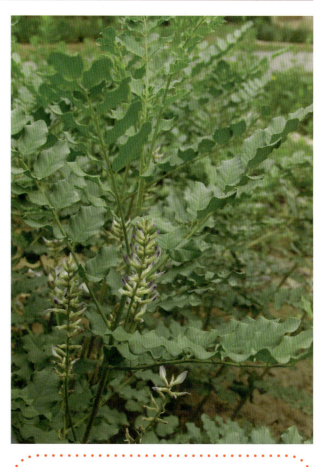

现代研究

1. 化学成分　本品含有三萜类如甘草甜素、甘草皂苷等。还含黄酮类成分、生物碱类成分、香豆精类成分、多糖等。

2. 药理作用　本品有抗心律失常、抗胃溃疡、缓解平滑肌痉挛及镇痛作用；能促进胰液分泌；有明显的镇咳、祛痰、平喘作用；有抗菌、抗病毒、抗炎、抗过敏作用；有抗利尿、降脂、保肝、解毒等作用。

应用

1. 传染性肝炎：甘草9g，大枣9枚，水煎服。
2. 血小板减少性紫癜：甘草50g，水煎服。
3. 烫火灼疮：甘草，水煎，调蜜涂患处。
4. 胃及十二指肠溃疡：甘草、乌贼骨、瓦楞子、陈皮、蜂蜜，水煎服。

扁豆（白扁豆）

基源：白扁豆为蝶形花科植物扁豆的干燥成熟种子。

原植物

别名：茶豆（江苏）、白眉豆（安徽）。一年生缠绕草本。三出复叶互生；顶生小叶菱卵形，先端急尖、突尖或渐尖，基部宽楔形或圆形，全缘，两面有短硬毛；侧生小叶斜卵形。总状花序腋生，直立；花2~20朵丛生；花萼宽钟状，萼齿5；花冠蝶形，白色；雄蕊10，2体；子房条形，生柔毛，基部有腺体。荚果扁平，镰刀状半月形或长圆形，边缘弯曲或直，先端有尖喙。种子2~5粒，肾形，黑色、紫色或白色。花期6~8月。果期8~10月。

生境分布

全国各地均有栽培。

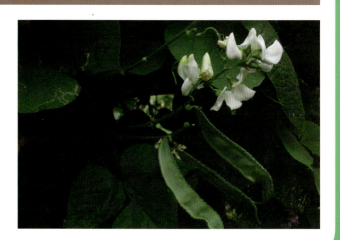

采收加工

秋、冬二季采收成熟果实，晒干，取出种子，再晒干。

现代研究

1.化学成分　本品胰蛋白酶抑制物、淀粉酶抑制物、血球凝集素A、B。含豆甾醇、磷脂、葡萄糖、果糖、淀粉、酪氨酸酶等。

2.药理作用　扁豆中含对人的红细胞的非特异性凝集素，它具有某些球蛋白特性，还有降血糖及血清胆甾醇的作用。

性味功能	味甘，性平。有健脾化湿，和中消暑的功能。
炮　制	生扁豆：拣净杂质，置沸水中稍煮，至种皮鼓起、松软为度，捞出，浸入冷水中，脱去皮，晒干。炒扁豆：取净扁豆仁，置锅内微炒至黄色，略带焦斑为度，取出放凉。
主治用法	用于脾胃虚弱，食欲不振，大便溏泻，白带过多，暑湿吐泻，胸闷腹胀。用量9~15g。

应用

1.夏季胃肠型感冒、急性胃肠炎、消化不良：白扁豆（炒）18g，香薷4.5g，厚朴6g，水煎服。

2.慢性腹泻：白扁豆，炒熟，研粉，调服。

3.淋浊，白带过多：白扁豆50g，炒香，研末，米汤调服。

4.砒霜中毒：白扁豆，生研，水绞汁饮。

中国沙棘（醋柳果）

基　源：醋柳果为胡颓子科植物中国沙棘的果实。

原植物

落叶灌木或乔木，棘刺较多，幼枝密被褐锈色鳞片，老枝灰黑色，粗壮。叶互生或近对生，纸质，狭披针形或长圆状披针形，两端钝尖或基部近圆形，全缘，上面被星状柔毛，下面被白色鳞片。花小，淡黄色，先叶开放，短总状花序腋生于小枝基部；花单性，雌雄异株；花被短筒状，先端2裂。果实肉质近球形或卵球形，橙黄色或橘红色。种子阔椭圆形或卵形，黑色或紫黑色。花期4~5月。果期9~10月。

生境分布

生于高山、河流两岸及草原上。分布于辽宁、河北、内蒙古、陕西、山西、甘肃、青海、四川等省区。

采收加工

秋季果实成熟后采收，鲜用或晒干。

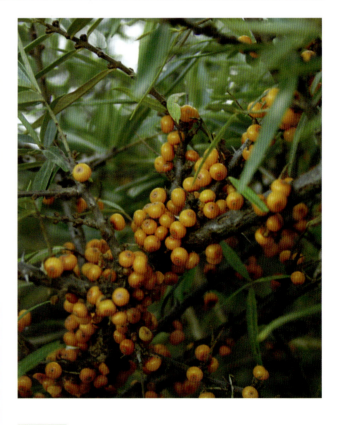

性味功能	味酸涩，性温。有活血散瘀，化痰宽胸，补脾健胃，生津止渴，清热止泻的功能。
主治用法	用于跌打损伤瘀肿，咳嗽痰多，呼吸困难，消化不良，高热津伤，支气管炎，肠炎，痢疾。用量9~15g。

应用

1.慢性疮疡，辐射损伤，烧伤：沙棘油，外敷患处。

2.冠心病，心绞痛，血脂高：沙棘果汁，常饮。

3.胃溃疡，消化不良：沙棘冲剂，冲服。

现代研究

1.化学成分　本品含维生素类及叶酸；黄酮类及萜类；蛋白质及多种氨基酸；脂肪及脂肪酸；糖类。尚含生物碱、香豆素及酸性物质。

2.药理作用　本品能能改善心肌微循环，降低心肌耗氧量；有抗血管硬化、抗炎、抗溃疡、抗辐射、抗疲劳等作用；还有降血脂、保肝及增强免疫功能等作用。

枣（大枣）

基源：为鼠李科植物枣的果实。

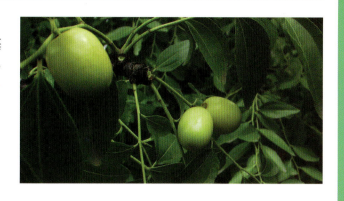

原植物
小乔木。小枝具刺。叶互生，卵形，先端稍钝，基部歪斜，边缘有细锯齿。聚伞花序腋生；花瓣5，淡黄绿色。核果卵形至椭圆形，深红色，果肉肥厚，味甜；果核纺锤形，两端锐尖。花期4~5月。果期7~9月。

生境分布
全国大部分省区栽培。

采收加工
秋季成熟果实时采收，晒干。

性味功能	味甘，性温。有补脾和胃，益气生津，养心的功能。
炮制	除去杂质，洗净，晒干。用时破开或去核。
主治用法	用于脾虚食少，体倦乏力，营卫不和，便溏，心悸，失眠，盗汗，血小板减少性紫癜。中满痰多者忌用。

应用
1. 血小板减少症，过敏性紫癜：大枣100g，煎汤服。
2. 脾胃湿寒，饮食减少，泄泻，完谷不化：大枣250g（煮熟），白术120g，干姜、鸡内金各60g，共捣成泥，作饼当点心吃。
3. 输血反应：大枣50g，地肤子、炒荆芥各9g。水煎，输血前服。
4. 急慢性肝炎，肝硬化血清转氨酶较高：大枣、花生、冰糖各50g，水煎汤，睡前服。
5. 自汗：大枣10g，乌梅肉9g，桑叶12g，浮小麦15g，水煎服。

现代研究
1. 化学成分　本品含大枣皂苷Ⅰ、Ⅱ、Ⅲ，酸枣仁皂苷，光千金藤碱及葡萄糖、果糖、蔗糖、环磷腺苷等。

2. 药理作用　本品抗肿瘤和降压作用；有抗Ⅰ型变态反应的作用。

葡萄（白葡萄干）

基源：白葡萄干为葡萄科植物葡萄的干燥果实。

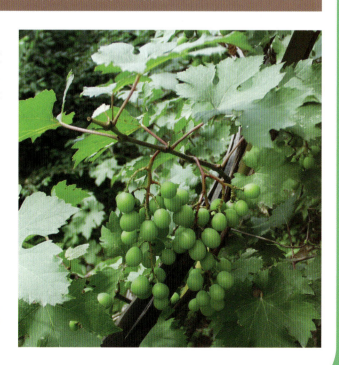

原植物
落叶木质藤木。卷须长10~20cm，分枝。叶圆形或卵圆形，3~5深裂，基部心形，边缘具粗锯齿。圆锥花序，与叶对生；花小，黄绿色，两性或杂性；萼盘状，全缘或不明显5裂；花瓣顶端合生，花后成帽状脱落。浆果，卵状长圆形，紫黑色被白粉，或红而带青色，富含液汁。花期6月，果熟8~9月。

生境分布
我国各地普遍栽培。主要产于新疆、甘肃、陕西、山西、河北、山东等省区。

采收加工
夏末秋初果熟时采收，阴干。

现代研究
1. 化学成分　葡萄含葡萄糖、果糖、少量蔗糖、木糖，酒石酸、草酸、柠檬酸、苹果酸。又含各种花色素的单葡萄糖苷和双葡萄糖苷。

十七　补虚药

2.药理作用　葡萄有某种维生素P的活性。种子油15克口服可降低胃酸度；12克可利胆；40～50克有致泻作用。

性味功能	味甘，性平。有补气血，强筋骨，利小便的功能。
主治用法	用于气血虚弱，肺虚咳嗽，心悸盗汗，风湿痹痛，淋病，浮肿。用量适量。

应用

1.热淋，小便涩少：白葡萄汁、藕汁、生地黄汁，合蜜服。

2.筋骨湿痹：白葡萄干，常食；或饮白葡萄酒。

3.痘疹不发：白葡萄干，研末，兑酒饮。

4.腰痛，骨痛，精神疲惫，血虚心跳：白葡萄数粒，口嚼。

人参

基源：为五加科植物人参的根。

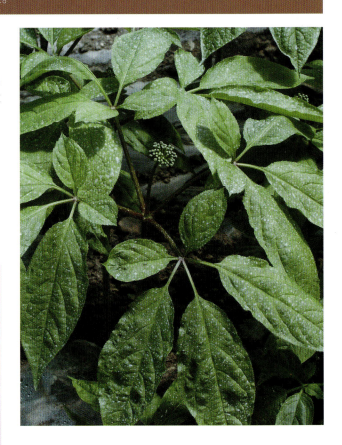

原植物

别名：园参，山参，棒槌。多年生草本。主根粗壮，肉质，纺锤形，黄白色。掌状复叶轮生茎端，每年递增1叶，多达6片复叶。小叶长椭圆形，边缘有细锯齿，脉上有疏刚毛。伞形花序顶生，花小，多数；淡黄绿色；核果浆果状，扁球形，鲜红色。花期6~7月。果期7~9月。

生境分布

生于阴湿山地针、阔叶林或杂木林下。分布于东北。多栽培。

采收加工

秋季采，晒干，称生晒参。蒸熟再晒干，称红参。

性味功能	味甘，微苦，性温。有大补元气，固脱，生津，安神益智的功能。
炮制	生晒参：润透，切薄片，干燥。生晒山参：用时粉碎或捣碎。白糖参：经水烫，浸糖后干燥。红参：蒸熟后晒干或烘干。
主治用法	用于体虚欲脱，气短喘促，自汗肢冷，精神倦怠，食少吐泻，久咳，津亏口渴，失眠多梦，惊悸健忘。用量1.5~9g。反藜芦，畏五灵脂。

现代研究

1.化学成分　本品主要含各种人参皂苷、挥发油、有机酸、黄酮及木脂素、甾醇、氨基酸、多糖等。

2.药理作用　本品具有抗休克、强心作用；能提高应激反应能力，增强神经活动过程的灵活性，提高脑力劳动功能；能增强机体免疫功能；能增强性腺机能，有促性腺激素样作用。尚有抗炎、抗过敏、抗利尿、抗肿瘤及降血糖等多种功能。

应用

1.糖尿病：人参6g，熟地18g，枸杞子、泽泻各12g，天冬、山萸肉各9g。水煎服。

2.阳痿：人参6g，巴戟天、枸杞子各9g，肉苁蓉。

3.心肌营养不良：人参6g。研粉，调蜜冲服。

4.心肺功能不全：人参6g，熟地、胡桃肉各12g，熟附片9g，蛤蚧1对，五味子6g。水煎服。

西洋参

基　源： 为五加科植物西洋参的根。

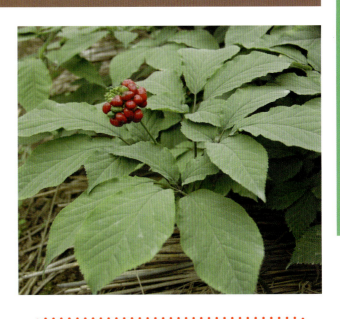

原植物
别名：花旗参、洋参。多年生草本。主根纺锤形，肉质，有分枝。茎单一，5出掌状复叶，3~4轮生于茎端，膜质，广卵形或倒卵形，先端急尖，基部楔形，边s缘有粗锯齿。伞形花序顶生，花瓣5，绿白色。浆果扁球形，鲜红色，果柄长。花期7~8月。果期9月。

生境分布
原产美国、加拿大。现吉林、北京、河北、陕西、山东等省区有栽培。

采收加工
秋季采挖生长4年的参根，切去分枝、须尾、晒干。

性味功能	味甘、微苦，性凉。有益肺阴，清虚火，生津液，除烦倦的功能。
炮　制	去芦，润透，切薄片，干燥或用时捣碎。
主治用法	用于肺虚久咳，失血，咽干口渴，虚热烦倦。用量6~9g。水煎服，或泡茶饮。反藜芦。

应用
1. 冠心病：西洋参、三七各25g，灵芝50g。研末，温开水冲服。
2. 糖尿病：西洋参、天花粉、麦冬各等份。研末，炼蜜丸。
3. 白内障，肝虚眼昏：西洋参、决明子各15g，枳壳10g，黄芪、覆盆子、菟丝子各20g。水煎服。
4. 慢性咽炎，喉炎：西洋参3g，桔梗、甘草各15g，冰糖10g。水煎服。

现代研究
1. 化学成分　本品主要含多种人参皂苷、多种挥发性成分、有机酸、甾醇、聚炔类、氨基酸及多糖等。
2. 药理作用　本品有抗休克作用；对大脑有镇静作用，对生命中枢则有中度兴奋作用；还具有抗缺氧、抗心肌缺血、抗心律失常、抗疲劳、抗惊厥、降血糖、止血和抗利尿作用。

羊乳（山海螺）

基　源： 山海螺为桔梗科植物羊乳的根。

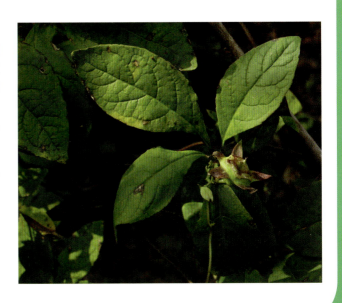

原植物
别名：奶参、羊乳参。多年生草质缠绕藤本，有白色乳汁和特殊臭味。根圆锥形或纺锤形。叶互生，菱状狭卵形；分枝顶端的叶3~4个近轮生，有短柄，菱状卵形或狭卵形。花单生分枝顶端；花萼5裂，花冠钟状，黄绿色带紫色或紫色。蒴果。花期7~8月。果期9~10月。

生境分布
生于山地沟边林缘或林中。分布于东北、华北、华东、中南至西南等省区。

采收加工
秋季采挖根部，纵切，晒干；或蒸后切片晒干。

十七　补虚药

性味功能	味甘，性温。有养阴润肺，补血通乳，清热解毒，消肿排脓的功能。
主治用法	用于久病体虚，疲乏无力，产后缺乳，肺脓疡，乳痈，疮疖肿痛等。用量15~30g。

现代研究

1. 化学成分　本品主要含蛋白质、脂肪、碳水化物、灰分、钙、磷、铁、硫胺素、核黄素、烟酸、抗坏血酸、维生素等。

2. 药理作用　具有促进细胞生长的作用。

应用

1. 乳汁不足：羊乳120g，猪脚2个，共炖熟，汤肉同食。

2. 痈疖疮疡及乳腺炎：羊乳120g，水煎服。

3. 肺脓疡：羊乳60g，冬瓜子、芦根各30g，薏苡15g，野菊花、金银花各9g，桔梗、甘草各6g。水煎服。

党参

基　源：为桔梗科植物党参的根。

原植物

别名：西党、东党、潞党。多年生草质缠绕藤本，长1~2m，有白色乳汁。根纺锤状圆柱形，肉质，黄色，顶端膨大有多数疣状突起茎痕及芽，习称"狮子盘头"。卵形或狭卵形，边缘波状钝锯齿，渐狭，叶基圆形或楔形。花单生枝顶，花萼5裂；花冠钟状，黄绿色，内有浅紫色斑点，先端5裂。蒴果圆锥形，种子卵形，较大棕黄色。花期8~9月。果期9~10月。

生境分布

生于林缘、灌丛中。分布于我国北方大部分省区。

采收加工

9~10月采挖栽培三年生以上植株根部，晒干。

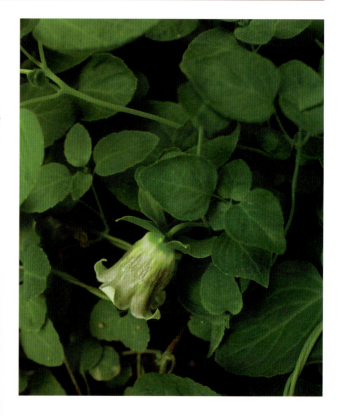

性味功能	味甘、性平。有补中益气，健脾益肺，生津的功能。
炮　制	除去杂质，洗净，润透，切厚片，干燥。
主治用法	用于脾肺虚弱，气短心悸，虚喘咳嗽，四肢无力，血虚头晕心慌等症。用量9~30g。不宜与藜芦同用。

现代研究

1. 化学成分　本品主要含甾醇、党参苷、党参多糖、党参内酯、生物碱、氨基酸等。

2. 药理作用　本品能调节胃肠运动、抗胃溃疡、增强免疫功能；能兴奋呼吸中枢；有降压、升高血糖作用；还能升高红细胞、血红蛋白、网织红细胞；还有延缓衰老、抗缺氧、抗辐射、抗菌、抗肿瘤等作用。

应用

1. 造血功能障碍贫血：党参9g，大枣10枚。水煎服。

2. 冠心病，急性高山反应：党参、黄芪、黄精各9g。水煎服。

3. 缺铁性、营养不良性贫血：党参12g，鸡血藤30g，当归15g，白芍9g，熟地18g。水煎服。

4. 脾胃虚弱：党参、白术、茯苓各12g，炙甘草6g。水煎服。

白术

基源：为菊科植物白术的根茎。

原植物

别名：于术、冬术、浙术。多年生草本，高30~80cm。根状茎肥厚，拳状，分枝，灰黄色。茎直立，基部稍木质。叶互生，茎下部叶有长柄，3裂或羽状5深裂，边缘有刺状齿；茎上部叶柄短，椭圆形至卵状披针形，不分裂，先端渐尖，基部狭，下延成柄，边缘有刺。单一头状花序顶生，总苞片5~7层；花多数全为管状花，花冠紫红色，先端5裂。瘦果椭圆形，冠毛羽状。花期9~10月。果期10~11月。

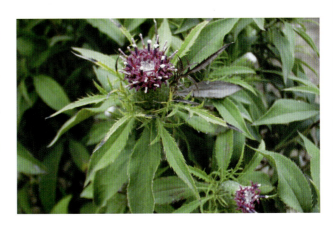

生境分布

生于山坡林边或灌林中。分布于陕西、安徽、江苏、浙江、江西、四川等省有栽培。

采收加工

立冬叶枯黄时，采挖生长2~3年生植株根部，烘干。

现代研究

1. 化学成分　本品主要含挥发油，其主要成分为苍术醇、苍术酮、白术内酯等。尚含炔类、白术多糖、多种氨基酸和维生素A等。

2. 药理作用　本品对胃肠运动有双向调节作用；有强壮作用，能促进小鼠体重增加；能促进细胞免疫功能；还能保肝、利胆、利尿、降血糖、抗凝、降压、抑制细菌和真菌等作用。

性味功能	味甘、苦，性温。有益气，健脾，燥湿利水的功能。
炮制	土白术：取白术片，用伏龙肝细粉炒至表面挂有土色，筛去多余的土。炒白术：将蜜炙麸皮撒入热锅内，待冒烟时加入白术片，炒至焦黄色、逸出焦香气，取出，筛去蜜炙麸皮。
主治用法	用于脾虚食少，消化不良，慢性腹泻，倦怠无力，痰饮水肿，自汗，胎动不安。用量4.5~9g。

应用

1. 慢性消化不良、慢性非特异性结肠炎：白术、木香、砂仁、枳实。水煎服。
2. 小儿流涎：益智、白术、芝麻，和面制饼，常食。
3. 病后体弱：白术、淮山药、芡实。水煎服。
4. 风湿性关节炎：白术、威灵仙、防己、桑枝。

粟（小米，粟芽）

基源：小米为禾木科植物粟的种仁；粟芽为颖果经发芽而得。

原植物

一年生草本。叶条状披针形，先端渐尖，边缘粗糙，上面粗糙，下面光滑；叶鞘除鞘口外光滑无毛；叶舌具纤毛。顶生柱状圆锥花序长，小穗簇生于缩短的分枝上，基部有刚毛状小枝，成熟时自颖与第一外稃分离而脱落。花期6~8月。果期9~10月。

生境分布

我国北方地区广为栽培。

采收加工

秋季采收成熟小米，晒干。粟芽于次年春，将粟谷浸泡于能排水的容器中，盖好，每日淋水1~2次，待须根长到3~5mm长时，取出，晒干。

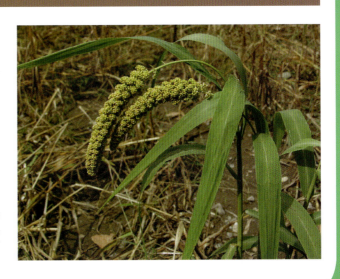

十七　补虚药

性味功能	味甘，性温。有健脾胃，消食积的功能。
主治用法	用于脾胃虚热，反胃呕吐，消渴、泄泻等症；粟芽用于积食不化，消化不良，胸闷腹胀，妊娠呕吐等症。

应用

1. 食滞胀满，食欲不振：粟芽、麦芽，水煎服。
2. 小儿外感风滞有呕吐、发热者：粟芽、苏梗各15g，藿香6g，蝉蜕4.5g，防风0.5g，云苓7g，薄荷3g（后下），川连2.1g。水煎服。
3. 妊娠呕吐：粟芽，炒熟后，泡水服。

椰子

基源：为棕榈科植物椰子的果肉汁和果壳。其根皮，胚乳亦做药用。

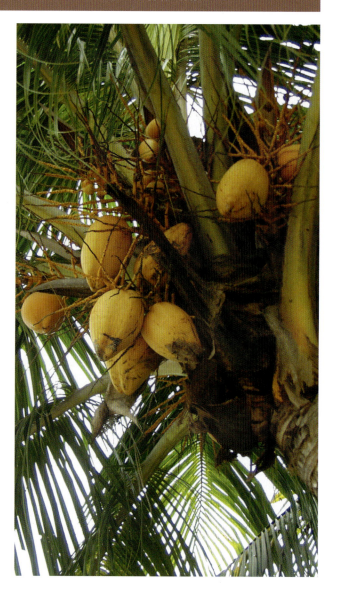

原植物

植株高大，乔木状，高15~30m。茎粗壮，直立，不分枝，有环状叶痕。叶簇生于茎顶，叶柄粗壮，叶片羽状全裂；外向折叠，革质，线状披针形，先端渐尖。花序腋生，多分枝；佛焰苞纺锤形，厚木质，老时脱落；雄花萼片3，鳞片状；花瓣3，卵状长圆形；雌花基部有小苞片数枚，萼片阔圆形；花瓣与萼片相似，但较小。果卵球状或近球形，顶端微具三棱，外果皮薄，中果皮厚纤维质，内果皮木质坚硬，基部有3孔，果腔含有胚乳（即果肉），胚和汁液。花果期主要在秋季。

生境分布

生于气温较高的沿河及溪谷两岸，在我国栽培于福建、台湾、广东、海南及云南等地区。

采收加工

果实成熟时采集，随时取肉汁及果壳。根皮全年可采。

性味功能	味甘，性温。肉汁：有补虚，生津，利尿，杀虫的功能。果壳：益气，祛风，利湿止痒的功能。根皮：有止血、止痛的功能。
主治用法	肉汁用于心脏性水肿，口干烦渴，杀姜片虫；果壳外用于体癣，脚癣。根皮用于止血，止痛。用量，椰汁或椰肉均适量。根外用适量。

现代研究

1. 化学成分　椰子含油35%-45%。油中含游离脂肪酸、羊油酸、棕榈酸、羊脂酸、油酸、月桂酸。还含豆甾三烯醇、豆甾醇及岩藻甾醇等。
2. 药理作用　暂无。

应用

1. 心脏性水肿：椰子汁适量口服。服后尿量增多，体重逆减，尿钠排出量增加。
2. 姜片虫：成人于早晨空腹口服半个至1个椰子，先饮汁，后吃椰肉，3小时后进食。

补阳药

淫羊藿

基　源：为小檗科植物淫羊藿的干燥地上部分。

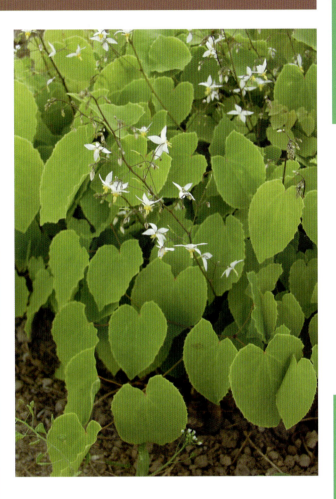

原植物

别名：三枝九叶草、仙灵脾。多年生草本。茎生叶二回三出复叶，先端宽阔尖锐，基部深心形。顶生聚伞状圆锥花序，被腺毛；花白色；花萼8；花瓣4，距短于内轮萼片；雄蕊4；雌蕊1，花柱长。果纺锤形，成熟时2裂；种子1~2，褐色。花期6~7月，果期8月。

生境分布

生于灌丛或山沟阴湿处。分布于全国大部分地区。

采收加工

夏、秋季采割，除去粗梗及杂质，晒干或阴干。

性味功能	味辛，性温。有补肝肾，强筋骨，助阳益精，祛风除湿的功能。
炮　制	淫羊藿：拣净杂质，去梗，切丝，筛去碎屑。 炙淫羊藿：先取羊脂油置锅内加热熔化，去渣，再加入淫羊藿微炒，至羊脂油基本吸尽，取出放凉。
主治用法	用于阳痿、腰膝痿弱、风寒湿痹、神疲健忘、四肢麻木及更年期高血压症。用量3~9g。

现代研究

1. 化学成分　本品含有淫羊藿黄酮苷，淫羊藿黄酮次苷I，并含钾、钙等无机元素，尚含挥发油、蜡醇、卅一烷、植物甾醇、鞣质、脂肪油，且脂肪酸有棕榈酸、硬脂酸、油酸、亚油酸。

2. 药理作用　本品具有雄性激素样作用，能增强性机能，并有抑菌、镇咳、祛痰与平喘、降压作用。

应用

1. 肾虚阳萎、妇女不孕：淫羊藿9g，枸杞子12g，沙苑子、五味子、山萸肉各9g。水煎服。

2. 小儿麻痹症急性期和后遗症期：淫羊藿3g，桑寄生、钩藤各9g。水煎服。

3. 慢性气管炎：淫羊藿3.6g，紫金牛0.9g，研粉，加蜂蜜服。

4. 妇女更年期高血压：淫羊藿、仙茅各12g，当归、巴戟、黄柏、知母各9g。水煎服。

十七　补虚药

杜仲

基　源：为杜仲科植物杜仲的干燥树皮。

原植物

落叶乔木。树皮折断后有银白色橡胶丝。小枝具片状髓心。单叶互生，卵状椭圆形，先端锐尖，基部宽楔形或圆形，边缘有锯齿，背面脉上有长柔毛。雌雄异株，无花被。小坚果具翅，扁平。花期4~5月，果期9~10月。

生境分布

生于山地林中或栽培。分布于陕西、甘肃、河南、湖北、湖南、四川、云南、贵州、浙江等。

采收加工

4~6月剥取树皮堆置"发汗"，经5~7天，至内皮层紫褐色时取出，晒干，再刮去粗皮。

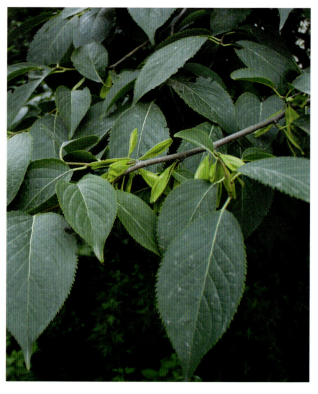

性味功能	味甘、微辛，性温。有补肝肾，强筋骨，安胎，降血压的功能。
炮　制	杜仲：除去粗皮，洗净，润透，切成方块或丝条，晒干。 盐杜仲：先用食盐加适量开水溶化，取杜仲块或丝条，使与盐水充分拌透吸收，然后置锅内，用文火炒至微有焦斑为度，取出晾干。 杜仲炭：取杜仲块，置锅内用武火炒至黑色并断丝，但须存性，用盐水喷洒，取出，防止复燃，晾干即得，或取杜仲块，先用盐水拌匀吸尽后置锅中，用武火炒至黑色并断丝存性，用水喷灭火星，取出晾干。
主治用法	用于肾虚腰痛，筋骨痿弱，阳痿，梦遗，胎动不安，妊娠漏血，小便余沥，高血压等。用量6~10g。

现代研究

1. 化学成分　本品含有木脂素及其苷类成分：右旋丁香树脂酚，还含多种环烯醚萜类成分：桃叶珊瑚苷，杜仲苷，都桷子素，杜仲醇，杜仲醇苷Ⅰ等。又含酚性成分：消旋的苏式1-(4-愈创木酚基)甘油，还含杜仲胶。

2. 药理作用　本品具有中枢镇静作用、强壮作用、增强免疫功能，也有抗肿瘤、抗炎、降压、抑制子宫作用，尚可增加抵抗能力。

应用

1. 肾虚腰痛、足膝痿软、头晕耳鸣：杜仲、续断、菟丝子、肉苁蓉。水煎服。

2. 先兆性流产：杜仲、续断、桑寄生各9g，菟丝子6g。水煎服。

3. 强壮、安胎：杜仲、当归、白术、泽泻。水煎服。

4. 肾虚型高血压：杜仲、黄芩、夏枯草、桑寄生、牛膝。水煎服。

尾穗苋（老枪谷）

基　源：老枪谷为苋科植物尾穗苋的干燥种子及根。

原植物
别名：老枪谷。一年生直立草本，高达2.5m。茎粗壮，具棱角。单叶互生，菱状卵形或菱状披针形，先端短渐尖或圆钝，具小芒尖，基部宽楔形，全缘或波状，无毛。穗状花序组成圆锥花序顶生，下垂，花单性，雄花及雌花混生于同一花簇；苞片和小苞片干膜质，红色，花被5，顶端芒刺不明显，短于胞果；雄蕊5；花柱3。胞果近卵形，盖裂。种子扁豆形。花期7~9月。

生境分布
全国各地有栽培。

采收加工
夏、秋采收根部，晒干，种子成熟时采收。

性味功能	味甘、淡。根有滋补强壮的功能。种子有消肿，止痛的功能。
主治用法	种子用于跌打损伤，骨折肿痛，恶疮肿毒等；根用于头昏，四肢无力，小儿疳积。用量12~30g。

应用
1. 跌打损伤，骨伤肿痛：老枪谷种子、地肤子各等量，压碎醋调，外敷患处。
2. 漆疮瘙痒：老枪谷，水煎洗患处。

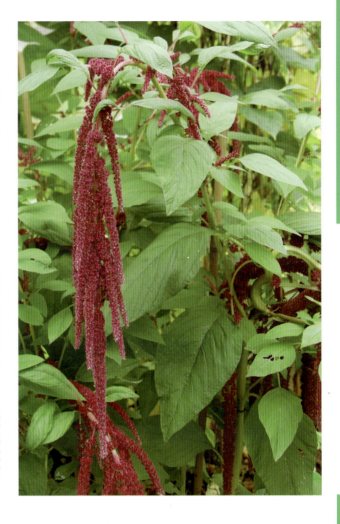

扁茎黄芪（沙苑子）

基　源：沙苑子为蝶形花科植物扁茎黄芪的干燥成熟种子。

原植物
别名：蔓黄芪。多年生草本。茎稍扁，多分枝，基部倾斜。羽状复叶互生；小叶9~21，椭圆形，先端钝或微缺，基部圆形，全缘。总状花序腋生，花3~9朵；花萼钟状，萼齿5；花冠蝶形，旗瓣近圆形，先端凹，基部有短爪，翼瓣稍短，龙骨瓣与旗瓣等长。荚果纺锤形，稍膨胀，先端有喙，腹稍扁，疏生短毛。种子20~30粒，圆肾形。花期8~9月。果期9~10月。

生境分布
生于路边潮湿地、阳坡或灌丛中。分布于东北、华北及陕西、宁夏、甘肃等省区。

采收加工
秋末冬初果实成熟尚未开裂时，采收种子，晒干。

现代研究
1. 化学成分　本品含有含脂肪油：肉豆蔻酸、棕榈

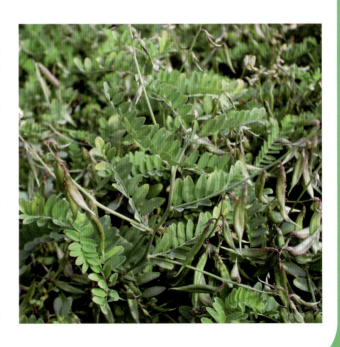

酸、油酸等，维生素A类，生物碱，黄酮类，酚类，鞣质，蛋白质及硒、铜、锌、锰、铁、镁、铬、钙等元素，另含β-谷甾醇，氨基酸等成分。

2. 药理作用　本品具有抑制癌细胞生长作用，降脂、降压、保肝作用，并有镇痛、抗炎、抗疲劳、抑制血小板聚集作用，且能提高免疫功能。

性味功能	味甘、性温。有补肾，固精，缩尿，养肝明目的功能。
炮　制	净制：除去杂质，洗净，干燥。 盐制：取净药材，用盐水拌匀，放锅内炒干，晾凉。
主治用法	用于头晕目昏，肾虚腰痛，遗精早泄，白浊带下，遗尿，尿频，小便余沥，尿血，痔漏等症。用量6~9g。

应用

1. 肝肾不足所致视力减退：沙苑子、枸杞子、熟地，水煎服。
2. 老年性白内障：沙苑子、石菖蒲、女贞子、生地黄、菟丝子、夜明砂各2g，研细末，水煎服。
3. 腰膝酸软，遗精：沙苑子、菟丝子各15g，枸杞子、补骨脂、炒杜仲各9g，水煎服。
4. 肾虚腰痛：沙苑子50g，水煎服。

补骨脂

基　源：为蝶形花科植物补骨脂的果实。

原植物

别名：破故纸、怀故子、川故子。一年生草本。被柔毛及腺点。单叶互生，阔卵形或三角状卵形，基部斜心形或截形，边缘具稀疏粗齿，均具黑色腺点，叶脉及缘处有毛。花多数，密集成穗状总状花序腋生，花萼淡黄褐色，基部连合成钟状；蝶形花冠淡紫色或黄色，雄蕊10，连成一体。荚果椭圆状肾形，有宿存花萼。花期7~8月，果期9~10月。

生境分布

生长于山坡、溪边或田边，有栽培。分布于河南、山西、安徽、江西、陕西、四川、贵州、云南等省。

采收加工

秋季果实成熟时采收果序，晒干，搓出果实，除去杂质。

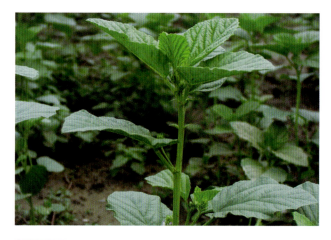

性味功能	味苦、辛，性温。有补阳、固精、缩尿、止泻的功能功能。
炮　制	补骨脂：簸净杂质，洗净，晒干。 盐补骨脂：取净补骨脂用盐水拌匀，微润，置锅内用文火炒至微鼓起，取出，晾干。
主治用法	用于腰膝冷痛，阳痿滑精，遗尿，尿频，黎明泄泻，虚寒喘咳；外治白癜风。用量3~10g。

现代研究

1. 化学成分　本品含有香豆精类、黄酮类、单萜酚类以及挥发油、皂式、多糖、类脂等成分，香豆精类有：补骨脂素，异补骨脂素；黄酮类中有：紫云英苷；双氧黄酮类中有：补骨脂双氢黄酮，异补骨脂双红黄酮；查耳酮类中有：补骨脂乙素，补骨脂查耳酮，异黄酮类中有：补骨脂异黄酮等；单薄酚类中有：补骨脂酚；还含苯并呋喃类衍生物：补骨脂苯并呋喃酚，又含对羟基苯甲酸、豆甾醇、类脂化合物和钾、锰、钙、铁、铜、锌、砷、锑、铷、锶、硒等元素成分。

2. 药理作用　本品具有升高白细胞、抗衰老、抗生育和雌激素样作用，并有抗肿瘤、抗心肌缺血、舒张气管收缩作用，且能增强机体免疫功能。

应用

1. 白癜风，牛皮癣，秃发：补骨脂50g，加乙醇75%，浸泡一周，取滤液煮沸浓缩，涂搽患处。
2. 肾虚腰痛：补骨脂、核桃仁各150g，金毛狗脊100g。共研细粉，每服9g，温开水送服。

葫芦巴

基　源：为蝶形花科植物胡芦巴的种子。

原植物

别名：苦豆、芦巴子、香豆子。一年生草本，全株有香气。叶互生，三出羽状复叶，小叶片长卵形，先端钝圆，基部楔形，上部边缘有锯齿，下部全缘，疏柔毛生。花1~2朵生于叶腋，花萼筒状，有白色柔毛；花冠蝶形，淡黄白色或白色；基部稍带堇色；雄蕊10，9枚合生成束，1枚分离。荚果条状圆筒形，先端成尾状，被疏柔毛，具纵网脉。种子长圆形，黄棕色。花期4~7月，果期7~9月。

生境分布

全国大部分地区有栽培。

采收加工

8~9月种子成熟时，割取全株，晒干、搓下种子。

性味功能	味苦，性温。有温肾阳，逐寒湿，止痛的功能。
炮　制	胡芦巴：除去杂质，洗净，干燥。 盐胡芦巴：取净胡芦巴，照盐水炙法炒至鼓起，有香气。用时捣碎。
主治用法	用于肾脏虚冷，小腹冷痛，小肠疝气，寒湿脚气，阳痿等症。用量3~10g。孕妇慎用。

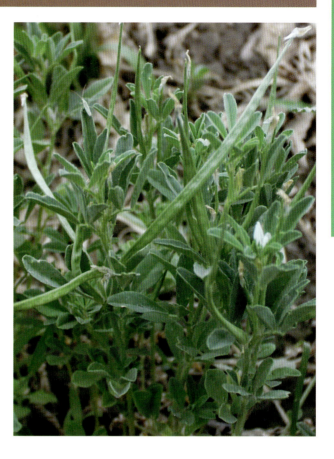

现代研究

1. 化学成分　本品含葫芦巴碱、薯蓣皂苷元葡萄糖苷、牡荆素、异牡荆素、异荭草素、牡荆素-7-葡萄糖苷、葫芦巴苷Ⅰ等成分。

2. 药理作用　本品具有降血糖、抗溃疡、抗肿瘤、降血脂、补肾壮阳、抗炎、抗氧化作用，并对急性、慢性化学性肝损伤有保护作用，且对脑缺血也有保护作用。

> **应用**
> 1. 膀胱炎：葫芦巴、茴香子、桃仁（麸炒）各等分，以酒糊丸，空心食前服。
> 2. 肾脏虚冷，腹胁胀满：葫芦巴100g，附子、硫黄各0.9g，酒煮面糊丸，盐汤下。
> 3. 高山反应：葫芦巴叶晒干研细粉，炼蜜为丸。

锁阳

基　源：为锁阳科植物锁阳的肉质地上部。

原植物

别名：铁棒锤、锈铁棒、锁严。多年生寄生肉质草本，暗紫红色或棕红色。地下茎粗短，吸收根瘤状。茎圆柱状，埋入沙中，顶端露出地上，基部膨大，多皱缩，有纵沟，残存三角形黑棕色鳞片。穗状花序顶生，肉质，棒状，暗紫色。坚果球形。花期5~6月。果期8~9月。

生境分布

生于干燥多沙地区，多寄生于白刺的根上。分布于内蒙古、宁夏、山西、甘肃、新疆、青海等省区。

采收加工

春季采挖，除去花序，趁鲜切片晒干。

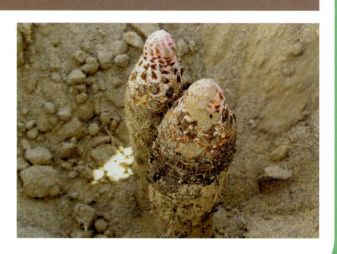

十七　补虚药

性味功能	味甘,性平。有补肾助阳,益精,润肠的功能。
炮 制	趁鲜时切片晒,除去泥土杂质,洗净润透,切片晒干。
主治用法	用于阳痿,遗精,不孕,腰膝痿弱,神经衰弱,血枯便秘等。用量9~15g。

现代研究

1. 化学成分 本品含锁阳萜,已酰熊果酸,熊果酸。脂肪油中含链烷烃混合物,甘油酯,脂肪酸组成主要为棕榈酸,油酸等;甾醇包含 β-谷甾醇,菜油甾醇,还含鞣质及天冬氨酸,脯氨酸等为主的氨基酸。

2. 药理作用 本品具有增强免疫及性功能的作用,能润肠通便,还有抗肿瘤、抗炎、降血压、促进唾液分泌等作用。

应用

1. 周围神经炎:锁阳、枸杞子、五味子、黄柏、知母、干姜、炙龟板。研末,酒湖为丸,盐汤送下。
2. 阳痿不孕:锁阳、肉苁蓉、枸杞各6g,菟丝子9g,淫羊藿15g。水煎服。
3. 肾虚滑精,腰膝酸弱,阳痿:锁阳、苁蓉、桑螵蛸、茯苓各9g,龙骨3g。研末,炼蜜为丸。
4. 心脏病:锁阳。油炸后,经常冲茶服。
5. 阳痿、早泄:锁阳、党参、山药、覆盆子。水煎服。

野胡萝卜(南鹤虱)

基 源:南鹤虱为伞形科植物野胡萝卜的果实。

原植物

别名:虱子草、山萝卜。两年生草本。茎有横纹和白色粗硬毛。茎生叶基部鞘状;叶片薄膜质,2~3回羽状分裂,末回裂片线形或披针形。复伞形花序顶生或侧生,具粗硬毛,小伞形花序有花15~25朵,花小、白色、黄色或淡紫红色,每总伞花序中心的花有1朵为深紫红色;花萼5;花瓣5,先端凹陷,成狭窄内折小舌片。双悬果卵圆形,分果主棱不显著,次棱4条,成窄翅,翅上有短钩刺。花期5~7月。果期7~8月。

生境分布

生于路旁、田野荒地、山沟、溪边等处。分布于江西、江苏、浙江、河南、安徽、湖南、湖北、广西、云南、贵州、四川、西藏等省、自治区。

采收加工

秋季果实成熟时割取果枝,晒干,拾取果实。

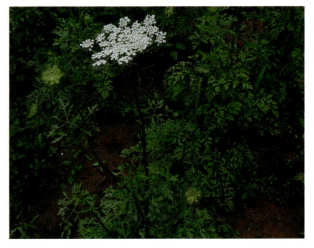

性味功能	味苦、辛,性平。有小毒。有驱虫,消积,化痰的功能。
炮 制	洗净晒干,备用。
主治用法	用于蛔虫,蛲虫,绦虫病,虫积腹痛,小儿疳积等。用量3~15g。

现代研究

1. 化学成分 本品含胡萝卜素,并含挥发油。挥发油中主成分为蒎烯,柠檬烯,胡萝卜醇,胡萝卜次醇,细辛醚、细辛醇等,还含胡萝卜酸,微量元素等成分。

2. 药理作用 暂无

应用

1. 钩虫病:南鹤虱15g,水煎服。
2. 牙痛:南鹤虱,煎米醋漱口。
3. 蛔虫、绦虫病、蛲虫:南鹤虱、使君子、槟榔、雷丸、苦楝根皮各9g。水煎服。

竹灵消

基　源：为萝科植物竹灵消的根及根茎。

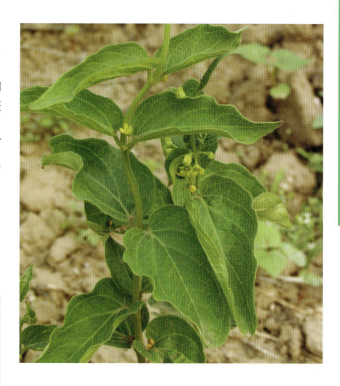

原植物

别名：大羊角瓢、老君须、婆婆针线包。多年生草本，具白色乳汁。根状茎短，丛生多数须根。茎直立，中空，圆柱形，密生灰白色短毛。叶对生，卵状椭圆形或广卵形，先端短尖，基部圆形、近心形或阔楔形，全缘。聚伞花序有花3~10，淡黄色；花萼5裂；花冠辐状，5深裂；果双生，窄披针形，长5cm，直径5mm，无毛。种子广卵形，顶端有一束白绢质的种毛，边缘有翼。花期6~8月。果期8~10月。

生境分布

生于山坡草丛及林缘。分布于全国大部分省区。

采收加工

夏、秋季采挖根部，除去地上部分，晒干。

性味功能	味苦、咸，性凉。有清热凉血，退热除烦的功能。
炮　　制	除去根茎、泥土、枯枝残叶，晾干。
主治用法	用于阴虚发热，久热不退，产后血虚发热。用量3~9g。

现代研究

1. 化学成分　本品含有β-谷甾醇。白薇苷A、胡萝卜苷、白前苷元C、罗布麻宁，2,4-二羟基苯乙酮和对羟基苯乙酮等成分。

2. 药理作用　本品对宫颈癌和肝癌有显著的抑制作用。

应用

1. 产后体虚发热，热淋：竹灵消、党参各9g，当归15g，甘草6g。水煎服。

2. 温病后期，有潮热，骨蒸劳热，阴虚低热：竹灵消、生地、青蒿。水煎服。

3. 体虚低烧，夜眠出汗：竹灵消、地骨皮各12g。水煎服。

十七　补虚药

菟丝子

基　源：为旋花科植物菟丝子的干燥成熟种子。

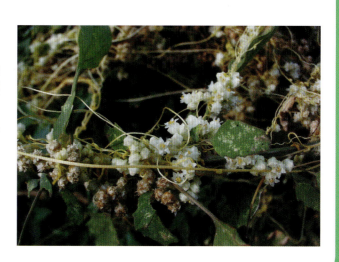

原植物

别名：豆寄生、无根草。缠绕，一年生寄生植物。纤细，黄色，无叶。花簇生，苞片鳞片状；花萼杯状，5裂，花冠白色，长于蒴果，壶状或钟状，顶端5裂，裂片向外反曲；花柱2。蒴果，近球形，全为宿存花冠包围，成熟时整齐周裂。种子淡褐色，粗糙。花期7~8月，果期8~9月。

生境分布

寄生于豆科、菊科、藜科等植物上。各地均有分布。

采收加工

秋季果实成熟时，采收种子，晒干。

417

性味功能	味辛甘，性平。有滋补肝肾，固精缩尿，安胎，明目的功能。
炮 制	菟丝子：过罗去净杂质，洗净，晒干。 盐菟丝子：取净菟丝子，照盐水炙法炒至微鼓起。
主治用法	用于阳痿遗精，尿频，腰膝酸软，目昏耳鸣，肾虚胎漏，胎动不安，止泻。外治白癜风。用量6~12g。

现代研究

1. 化学成分　本品含槲皮素，紫云，金丝桃苷及槲皮素-3-O-β-D-半乳糖-7-O-β-葡萄糖苷等成分。

2. 药理作用　本品具有保肝助阳和增强性活力作用，能增加非特异性抵抗力，尚具有抗肿瘤、抗病毒、抗炎、抗不育、致泻、及抑制中枢神经系统的作用。

应用

1.肾虚腰背酸痛，阳痿，遗精，遗尿，小便频数：菟丝子、桑螵蛸、金樱子各9g，五味子3g。水煎服。

2.肝肾虚，眼常昏暗，迎风流泪：菟丝子、熟地黄、车前子等量，研细末，吞服。白内障：菟丝子、车前子、女贞子、桑椹子各15g。水煎服。

肉苁蓉

基　源：为列当科植物肉苁蓉带鳞叶的肉质茎。

原植物

别名：大芸、苁蓉。多年生肉质寄生草本。茎肉质肥厚，圆柱形，质坚硬，稍有韧性，不易折断，断面暗棕色或黑棕色，叶鳞片状，覆瓦状排列，卵形或卵状披针形，黄褐色，在下部排列较紧密。穗状花序，密生多花；苞片卵状披针形；花萼钟状，5浅裂，花冠顶端5裂。蒴果2裂，花柱宿存。花期5~6月。果期6~7月。

生境分布

生于荒漠中，分布于内蒙古、陕西、甘肃、新疆。

采收加工

3~5月采挖，置沙土中半埋半露，或切段晒干。

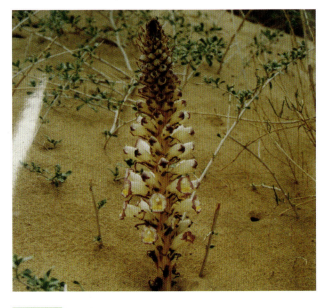

性味功能	味甘、咸，性温。有补肾阳，益精血，润肠通便的功能。
炮 制	肉苁蓉：拣净杂质，清水浸泡，每天换水1-2次，润透，纵切片，晒干。 酒苁蓉：取苁蓉片，用黄酒拌匀，置罐内密闭，坐水锅中，隔水加热蒸至酒尽为度，取出，晾干。
主治用法	用于腰膝萎软，阳痿，遗精，不孕，赤白带下，腰酸背痛，肠燥便秘。用量6~9g。水煎服。

现代研究

1. 化学成分　本品含有肉苁蓉苷A、B、C、H，洋丁香酚苷，2-乙酰基洋丁香酚苷，海胆苷七种苯乙醇苷成分，还含鹅掌楸苷，胡萝卜苷，甜菜碱，β-谷甾醇和苯丙氨酸，缬氨酸等氨基酸及琥珀酸，三十烷醇和多糖类成分。

2. 药理作用　本品对体液及细胞免疫均有增强作用，且能促进排便，并有抗阳虚作用。

应用

1.阳痿，遗精，腰膝萎软：肉苁蓉、韭菜子各9g。水煎服。

2.神经衰弱，健忘，腰酸体倦，听力减退：肉苁蓉、枸杞子、五味子、麦冬、黄精、玉竹。水煎服。

3.肾虚妇女不孕，崩漏带下：肉苁蓉、补骨脂、菟丝子、沙苑子、山萸肉。水煎服。

4.老人气虚、血虚所致便秘：肉苁蓉15g，火麻仁、当归、生地、白芍各9g。水煎服。

巴戟天

基　源：为茜草科植物巴戟天的根。

原植物

别名：鸡肠风、猫肠筋。藤状灌木。根圆柱形肉质，膨大呈念珠状。叶对生，长圆形，先端急尖或短渐尖，基部钝圆形，全缘，有短粗毛。花2~10朵呈头状顶生枝端。白色，花冠肉质，漏斗状，4深裂；雄蕊4；子房下位，花柱2深裂。核果近球形，红色。种子4。花期4~7月。果期6~11月。

生境分布

生于山谷、疏林下。分布于福建、广东、广西、云南等省区。有栽培。

采收加工

秋季采挖部，晒半干，用木棍打扁，再晒干。

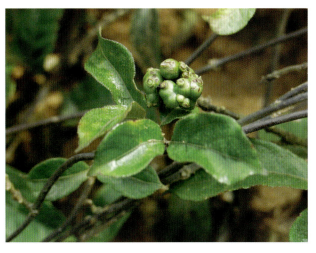

性味功能	味甘、辛，性微温。有壮阳补肾、强筋骨、祛风湿的功能。
炮　制	巴戟天：拣去杂质，用热水泡透后，趁热抽去木心，切段，晒干。 炙巴戟：取甘草，捣碎，置锅内加水煎汤，捞去甘草渣，加入拣净的巴戟天，煮至松软能抽出木心时，取出，趁热抽去木心，晒干。 盐巴戟：取拣净的巴戟天，用盐水拌匀，入笼蒸透，抽去木心，晒干。
主治用法	用于阳痿遗精，宫冷不孕，月经不调，少腹冷痛，风寒湿痹，腰膝酸痛，脚气等症。用量3~10g。

现代研究

1. 化学成分　本品含蒽醌类成分：甲基异茜草素、甲基异茜草素-1-甲醚，大黄素甲醚，2-羟基羟甲基蒽醌等，还含环烯醚萜成分；水晶兰苷，四乙酰车叶草苷，又含葡萄糖，β-谷甾醇，棕榈酸，维生素C，十九烷，尚含锌、锰、铁、铬等元素成分。

2. 药理作用　本品具有增加体重及抗疲劳作用，并有降压、抗炎，促进皮质酮分泌作用，尚可增强免疫功能。

> **应用**
>
> 1. 腰膝风湿疼痛、肌肉无力：巴戟天、牛膝、川断、山萸肉各9g，寄生15g，杜仲3g。水煎服。
> 2. 阳痿，早泄，遗精：巴戟天、山茱萸、金樱子各9g，地黄12g。水煎服。
> 3. 肾虚遗尿，小便频数：巴戟天、山萸肉、菟丝子、桑螵蛸各9g。水煎服。

十七　补虚药

川续断（续断）

基　源：续断为川续断科植物川续断的根。

原植物

多年生草本。主根圆柱形。茎具纵棱，棱上生刺毛。基生叶丛生，羽状深裂，有长柄；茎生叶对生，生短毛或刺毛。圆球形头状花序顶生，花萼浅盘状，4齿；花冠白色或淡黄色，4裂，外生刺毛。瘦果长倒卵形柱状，有4棱，淡褐色。花期8~9月。果期9~10月。

生境分布

生于山坡、草地、林缘或栽培。分布于浙江、江西、湖北、湖南及西南各省区。

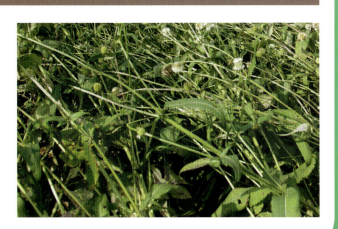

性味功能	味苦、辛，性微温。有补肝肾，强筋骨，利关节，行血、止血、安胎的功能。
炮 制	净制：洗净泥沙，除去残留根头，润透后切片晒干，筛去屑。 炒制：取续断片入锅内以文火炒至微焦为度。 盐制：取续断片入锅内，加入盐水拌炒至干透为度。 酒制：取续断片用酒拌匀吸干，入锅内以文火炒干为度。
主治用法	用于腰背酸痛，足膝无力，关节不利，遗精，崩漏，白带，胎动不安，尿频，痈疽溃疡等。用量9~15g。水煎服。

采收加工

秋季采挖根部，微火烘至半干，堆置"发汗"至内心变绿色，再烘干或阴干。不宜日晒，否则变硬，色白。

现代研究

1. 化学成分　本品含环烯醚萜糖苷：当药苷，马钱子苷，茶茱萸苷；三萜皂苷：木通皂苷D，川续断皂苷，；挥发油：莳萝艾菊酮，2，4，6-三叔丁基苯酚，尚含常春藤皂苷元，β-谷甾醇，胡萝卜苷，蔗糖及含量较多的微量元素钛。

2. 药理作用　本品具有抗维生素E缺乏症作用，并有止血、镇痛作用。

> **应用**
> 1.先兆性流产，习惯性流产：续断15g。水煎服。
> 2.腰背酸软无力：川续断、牛膝、当归、寄生、菟丝子各9g。水煎服。

还阳参

基　源：菊科植物还阳参的全草入药。

原植物

别名：驴打滚草、还阳草、黄花还阳参。草本，具乳汁，高15cm。根状茎细柱形，棕褐色。叶基生，有由叶基部下延的窄翅；叶窄匙形或窄披针形，先端渐尖，基部渐窄而下延成柄翅，边缘齿状缺刻或近羽状浅裂，上面有极细小白点和少量平压卷毛，下面密，老时脱落。头状花序单一顶生，或2~3个单岐聚状；花葶2枝由叶丛中抽出，被细短腺毛和平压曲毛；花序梗细长，基部有1片条形或条状钻形苞片；花全部舌状，舌片椭圆条形，黄色，先端平截，有4~5个深黄色的圆厚小齿。瘦果圆柱形；冠毛白色，光亮。

生境分布

生于山坡路边。分布于东北、华北及西藏等地。

采收加工

夏季采集全草，鲜用或晒干。

性味功能	味苦，性凉。有止咳、祛痰、平喘的功能。
炮 制	采收，洗净，鲜用，晒干。
主治用法	用于老年性慢性支气管炎。用量15~30g。

现代研究

1. 化学成分　本品含8β-羟基-11β，13-二氢中美菊素C，8β-羟基异珀菊内酯，8-表去酰洋蓟苦素，伪蒲公英甾醇乙酸酯，β-谷甾醇，尚有连翘苷等成分。

2. 药理作用　本品具有止咳平喘作用。

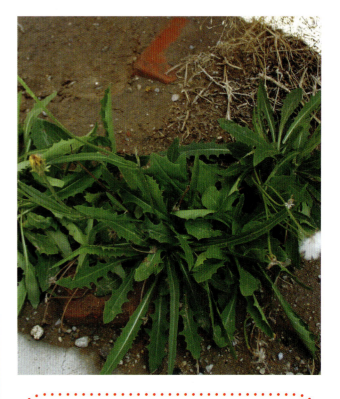

> **应用**
> 1.喘息型慢性支气管炎：驴打滚草适量，制成水丸，每次6g。
> 2.喘息型慢性支气管炎：驴打滚草1500g，白芥子500g，葶苈子120g，洋金花30g。研末，水泛为丸如绿豆大，每次3g。

水烛（蒲黄）

基　源：蒲黄为香蒲科植物水烛的干燥花粉。

原植物

别名：水烛香蒲、蒲草、窄叶香蒲。多年生沼生草本。叶丛生，叶狭线形，叶鞘筒状，半抱茎。穗状花序，长圆柱形，雌雄花序同株，不连接，雄花序生于上部，花序轴密生褐色扁柔毛，单雌花序生于下部，有叶状苞片，早落。果穗圆柱形。花期6~7月，果期7~8月。

生境分布

生于池沼、沟边、湿地或浅水中。分布于东北、华北、华东及陕西、宁夏、甘肃、河南、湖北、四川、云南等省自治区。

采收加工

夏季采收蒲棒上部的黄色雄花序，晒干，筛取花粉。

性味功能	味甘，性平。有止血，化瘀，通淋的功能。
主治用法	用于吐血，衄血，崩漏，外伤出血，经闭痛经，脘腹刺痛，跌扑肿痛，4.5~9g；外用适量，敷患处。

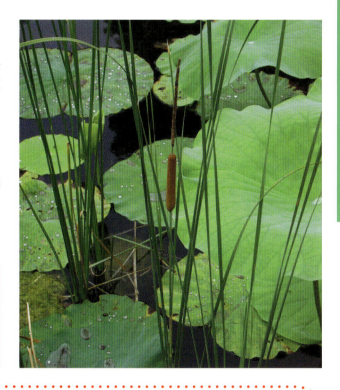

应用

1. 产后血瘀，恶露不下，少腹作痛：炒蒲黄、生蒲黄各3g，五灵脂6g，研细末，水酒各半煎服。
2. 血便：蒲黄、冬葵子、生地栀子各15g，小蓟6g 水煎服。
3. 疮疡肿痛，活生疮：生蒲黄末，用蜂蜜调敷患处。
4. 慢性结肠炎：炒蒲黄、五灵脂、煨葛、煨肉豆蔻。水煎服。

益智

基　源：为姜科植物益智的干燥成熟果实。

原植物

多年生丛生草本，有辛辣味。根茎横走，发达。茎直立。叶2列；叶舌膜质，棕色，2裂，被淡棕色柔毛；叶片宽披针形，先端渐尖，基部宽楔形。总状花序顶生，花序柄稍弯曲，棕色，被极短的柔毛；苞片膜质，花萼管状，3浅齿裂，花冠裂片3，上方1片稍宽，先端略呈兜状，外被短柔毛；唇瓣倒卵形，粉红色，并有红色条纹，3浅裂，中间裂片突出，边缘波状；蒴果椭圆形，不开裂，果皮上有明显的纵向维管束条纹，果熟时黄绿色。花期1~3月，果期3~6月。

生境分布

生于林下阴处。广东、海南、广西、云南有栽培。

采收加工

5~6月间当果实呈黄绿色时采摘于帘上晒干。

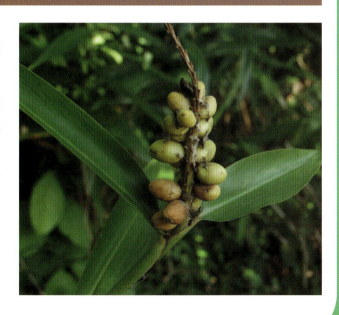

十七　补虚药

性味功能	味辛，性温。有暖胃，温脾，摄唾涎，缩小便的功能。
炮　制	益智：取益智置锅内，炒至外壳焦黑，取出冷透，除去果壳，取仁捣碎用。 盐益智：取益智用盐水拌匀，微炒，取出放凉。
主治用法	用于脘腹冷痛、食少吐泻、唾液过多、遗尿、夜尿过多、尿有遗沥、遗精等症。用量3~9g。

现代研究

1. 化学成分　本品含有桉油精、4-萜品烯醇、α-松油醇、β-榄香烯、α-依兰油烯、姜烯、绿叶烯等成分，尚含有多种微量元素、丰富的B族维生素以及氨基酸。

2. 药理作用　本品具有拮抗钙活性的作用，强心、抗癌、抑制胃溃疡、控制回肠收缩等作用，并有抑制前列腺素作用，还能提高男性的性功能和记忆力。

应用

1. 脾胃受寒，食少，腹痛吐泻：益智、党参、白术、干姜、炙甘草。水煎服。
2. 膀胱虚寒，遗尿，尿频有遗沥，夜尿增多：益智、乌药各等分。水煎服。

韭菜（韭菜子）

基　源：韭菜子为百合科植物韭菜的干燥种子。

原植物

多年生草本。鳞茎簇生，黄褐色。叶基生线形，扁平，全缘平滑。花葶圆柱状，下部有叶鞘；顶生伞形花序半球形或近球形；花柄基部有小苞片；花白色或微带红色；花被片6，狭卵形至长圆状披针形。蒴果，果瓣倒心形。花、果期7~9月。

生境分布

全国各地均有栽培。

采收加工

秋季果实成熟时采收果序，晒干，搓出种子。

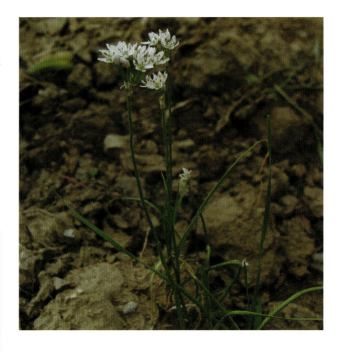

性味功能	味辛，甘，性温。有温补肝肾，暖腰膝，壮阳固精的功能。
炮　制	韭菜子：除去杂质，晒干。 盐韭菜子：取净韭菜子，照盐水炙法炒干。
主治用法	用于阳萎遗精，腰膝酸痛，遗尿，尿频，冷痛，白带过多，淋浊等。及用于食管癌、胰腺癌。温补肝肾，壮阳固精。用量3~9g，水煎服。

现代研究

1. 化学成分　本品含有含硫化物、苷类、维生素C等成分。

2. 药理作用　本品具有温肾助阳作用。

应用

1. 阳痿：韭菜子、破骨脂各30g，研末，水冲服。
2. 妇人带下，男子肾虚冷，梦遗：韭菜子，醋煮，焙干，研末。
3. 胸痹，心中急痛如锥刺，不行俯仰：生韭菜，捣汁服。

补血药

何首乌（何首乌，首乌藤）

基　源：为蓼科植物何首乌的干燥块根；首乌藤为其干燥藤茎。

原植物

多年生藤本。块根肥大。茎缠绕，中空。叶卵状心形，全缘。圆锥花序顶生或腋生，白色，小花2~4朵；花被5深裂。瘦果3棱形，黑色。花期6~9月，果期8~10月。

生境分布

生于山坡、石缝、林下。分布于河北、河南、山东以及长江以南各省。

采收加工

秋、冬季采挖，切块，干燥。

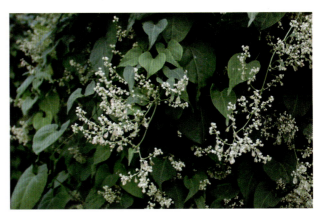

性味功能	生首乌：味微苦，性平。有润肠通便，解疮毒的功能。制首乌：味甘、涩，性微温。有补肝肾，养血安神，益精血的功能。
炮　制	除去杂质，洗净，稍浸，润透，切厚片或块，干燥。
主治用法	生首乌：用于瘰疬疮痈，阴血不足引起的大便秘结，高脂血症。制首乌：用于阴虚血少，眩晕、失眠多梦，头发早白，腰膝酸软，风湿痹痛等。用量：6~15g。

现代研究

1. 化学成分　本品主要含蒽醌类化合物，其中主要成分为大黄酚和大黄素，还含有卵磷脂、粗脂肪等。

2. 药理作用　本品有抗衰老作用，还有抗菌、降血脂作用。

应用

1. 高血压、动脉硬化、冠心病：何首乌、银杏叶、钩藤。水煎服。
2. 降低血胆固醇：何首乌。水煎服。
3. 血虚发白：何首乌、熟地黄各15g。水煎服。

芍药（赤芍，白芍）

基　源：为芍药科植物芍药的干燥根。

原植物

多年生草本。根圆柱形或纺锤形，黑褐色。三出复叶；全缘。花数朵，生于茎顶和叶腋，花瓣白色或粉红色；雄蕊多数，心皮4~5，无毛。果，顶端具喙。种子圆形，黑色。花期5~6月，果期9月。

生境分布

生于草地及林缘，或栽培。分布于我国大部分地区。

采收加工

春、秋季采挖，晒干。白芍：水煮后除去外皮晒干。

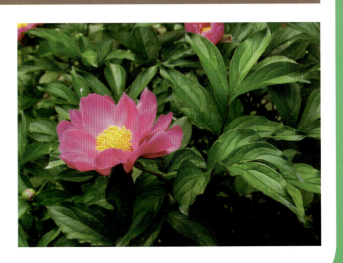

十七　补虚药

性味功能	味苦、酸，性微寒。有清泄肝火，养血柔肝，散瘀活血，止痛的功能。白芍有平肝止痛，养血调经的功能。
炮制	炒赤芍药：取赤芍药片置锅内炒至微有焦点为度，取出凉透。炒白芍：取净白芍片，锅内炒至微黄色。
主治用法	赤芍用于月经不调，瘀滞腹痛，痛经，经闭，痈肿疮毒，关节肿痛，胸胁疼痛，跌扑损伤等症。白芍用于头痛眩晕，胁痛，腹痛，四肢挛痛，血虚萎黄，自汗，盗汗。

现代研究

1. 化学成分　含有芍药苷、牡丹酚芍药花苷，还含有芍药内酯、苯甲酸等。此外，还含有挥发油、脂肪油、树脂糖、淀粉、黏液质、蛋白质和三萜类成分。

2. 药理作用　本品能促进小鼠腹腔巨噬细胞的吞噬能力；有解痉、镇痛镇静、抗惊厥、抗炎、抗溃、抗菌和解热等作用。

> **应用**
> 1. 前列腺炎：赤芍、败酱草、蒲公英、桃仁、王不留行、丹参、泽兰、乳香、川楝子。水煎服。
> 2. 闭经：瘀血所致腰背疼痛、坠痛：赤芍、桃仁、红花、归尾。水煎服。
> 3. 冠心病心绞痛：赤芍、降香、川芎、红花各15g，丹参30g。水煎服。

龙眼（龙眼肉）

基　源：龙眼肉为无患子科植物龙眼的假种皮。

原植物

别名：桂圆、桂元肉。常绿大乔木。双数羽状复叶，互生，小叶2~6对，革质，长椭圆形或长椭圆状披针形，先端钝尖或钝，基部偏斜，全缘或波状。顶生或腋生圆锥花序，密生锈色星状毛；花瓣5，淡黄色。核果球形，果皮薄，干后近木质，黄褐色。种子球形，黑色有光泽，外有白色、肉质、甜味的假种皮。花期3~4月。果期7~9月。

生境分布

生于热带和亚热带，栽培。分布于福建、台湾、广东、广西、云南、贵州、四川等省区。

采收加工

7~9月果实成熟时采收，去果皮及核，晒干。

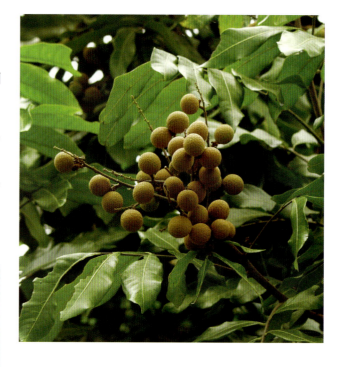

性味功能	味甘，性温。有补心脾，益气，益血，安神的功能。
炮制	烘干或晒干，剥去果皮，取其假种皮。或将果实入开水中煮10分钟，捞出摊放，使水分散失，再烤一昼夜，然后剥取假种皮；晒干。
主治用法	用于病后体虚，神经衰弱，健忘，心悸，失眠，食少体倦，贫血，便血，月经过多等。用量10~15g。

现代研究

1. 化学成分　含葡萄糖、酒石酸、蔗糖、维生素B_1、B_2、P、C。

2. 药理作用　龙眼水浸剂在试管内对奥杜盎氏小芽胞癣菌有抑制作用。还有镇静和健胃作用。

> **应用**
> 1. 神经衰弱：龙眼肉、黄芪、白术、党参、茯神、酸枣仁各9g，当归6g，广木香1.5g（后下），远志3g，炙甘草、生姜各4.5g，红枣15g。水煎服。
> 2. 崩漏，久泻：龙眼肉30g，大枣15g。水煎服。
> 3. 血小板低，贫血：龙眼肉9g，花生米（连红衣）15g。水煎服。
> 4. 产后血虚，浮肿：龙眼肉、生姜、大枣。水煎服。

当归

基　源：为伞形科植物当归的干燥根。

原植物

多年生草本，有特异香气。主根肥大肉质。叶互生，基部膨大鞘状抱茎；2~3回奇数羽状复叶，小叶3对，1~2回分裂。复伞形花序顶生，花5数，白色。双悬果椭圆形，果棱5条，背棱线形隆起，侧棱成翅，翅边缘淡紫色，背部扁平。花期7月，果期8~9月。

生境分布

生于海拔1800~2500m的高寒阴湿地方。栽培于甘肃、四川、云南、湖北、陕西、贵州等省区。

采收加工

秋末采挖根部，待水分稍蒸发后，捆成小把，用烟火慢慢熏干。当归不宜太阳晒。

性味功能	味甘、辛，性温。有补血活血，调经止痛，润肠通便的功能。
炮　制	当归：除去杂质，洗净，润透，切薄片，晒干或低温干燥。酒当归：取净当归片，照酒炙法炒干。
主治用法	用于血虚萎黄，眩晕心悸，月经不调，经闭痛经，虚寒腹痛，肠燥便秘，风湿痹痛，跌扑损伤，痈疽疮疡。用量4.5~9g，水煎服。

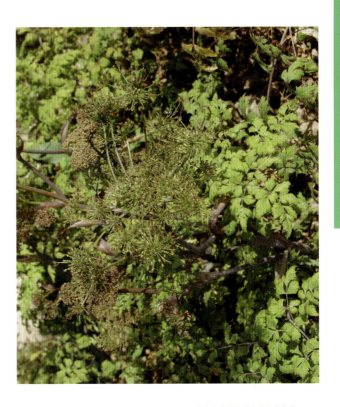

现代研究

1. 化学成分　含藁本内脂、正丁烯酰内酯、阿魏酸、烟酸、蔗糖和多种氨基酸，以及倍半萜类化合物等。

2. 药理作用　当归挥发油能对抗肾上腺素－垂体后叶素或组织胺对子宫的兴奋作用；当归煎剂含挥发油可明显心脏收缩幅度和收缩频率。当归及其阿魏酸钠有明显的抗血酸作用。

> **应用**
>
> 1. 心悸、健忘、失眠、心神不宁：当归6g，黄芪30g。水煎服。
> 2. 气血虚弱所致肠燥便秘：当归12g，牛膝6g，咸苁蓉9g，泽泻4.5g，升麻2.4g，枳壳3g。水煎服。
> 3. 产后腹痛：当归、生姜，加羊肉炖服。
> 4. 月经不调：当归、熟地、川芎、白芍。水煎服。

十七　补虚药

宁夏枸杞（枸杞子）

基　源：枸杞子为茄科植物宁夏枸杞的果实。

原植物

别名：甘枸杞、西枸杞、山枸杞。落叶灌木。短枝刺状。叶互生或簇生枝顶上；先端尖，基部楔形，全缘。花腋生；花萼杯状，2~3裂，花冠漏斗状，5裂，向后反卷，粉红色或浅紫红色。浆果倒卵形或卵形，红色或橘红色。果实顶部有花柱痕，基部有果梗痕，质柔润。花期5~6月。果期6~11月。

生境分布

生于河岸、山坡等处。分布于河北、内蒙古、山西、陕西、甘肃、宁夏、青海等省区。

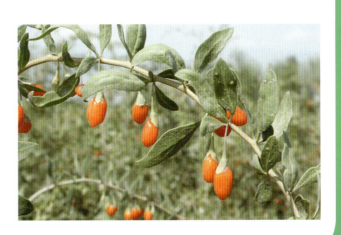

采收加工

夏、秋季果实成熟采摘，阴至半干，再晒干。晾晒时不宜用手翻动，以免变黑。

性味功能	味甘，性平。有滋补肝肾，益精明目的功能。
炮　　制	簸净杂质，摘去残留的梗和蒂。
主治用法	用于虚劳精亏，腰膝酸痛，眩晕耳鸣，消渴，血虚萎黄，目昏不明，糖尿病等症。用量5~10g。

现代研究

1. 化学成分　枸杞子含甜菜碱、胡萝卜素、玉蜀黍黄素、烟酸、维生素B1、维生素B2、维生素C、钙、磷、铁、β-谷甾醇、亚油酸，以及14种氨基酸。

2. 药理作用　枸杞子对免疫有促进作用；对造血功能有促进作用；对正常健康人也有显著升白细胞作用；还有抗衰老、抗突变、抗肿瘤、降血脂、保肝、降血糖、降血压作用。

应用

1. 慢性肝炎、肝硬化：枸杞子、生地各18g，当归、北沙参、麦冬各9g，川楝子4.5g。水煎服。
2. 体弱肾虚，腰膝酸软：枸杞子、熟地、杜仲、女贞子。水煎服。
3. 早期老年性白内障：枸杞子15g，肉苁蓉9g，菊花、巴戟各6g。水煎服。

亮叶崖豆藤

基　源：为蝶形花植物亮叶崖豆藤的藤茎。

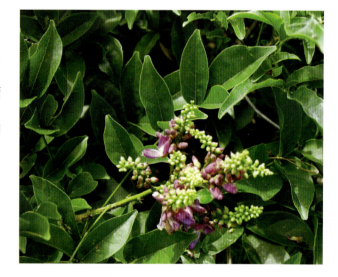

原植物

攀援大藤本。幼枝被锈色短柔毛。单数羽状复叶，互生，小叶5，革质，宽卵状长椭圆形、宽披针形或长卵形，先端钝或短渐尖，基部圆楔形，全缘，上面无毛，光亮，下面被灰白色柔毛，叶脉明显。圆锥花序顶生，花多而密集，花萼钟状，密被绢毛，萼片5；花冠蝶形，紫色，旗瓣，被绢毛，基部有2个胼胝体腺状附属物。荚果扁平，条状长圆形，种子间不缢缩，被锈色绒毛，果瓣木质，开裂。花期6~7月。果期10~11月。

生境分布

生于林缘或沟边。分布于台湾、广东、广西等省区。

采收加工

全年均可采，去枝叶，晒干或切片晒干。

性味功能	味苦，性温。有活血补血，通经活络的功能。
主治用法	用于贫血，产后虚弱，头晕目眩，月经不调，风湿痹痛，腰膝酸痛，麻木瘫痪，血虚经闭，痛经。水煎服或浸酒服。外用于乳痛，煎水洗，每日数次。用量9~15g。鲜品30~50g。外用适量。

应用

1. 风湿痹痛，腰膝酸痛，麻木瘫痪：亮叶崖豆藤50g。水煎服或浸酒服。
2. 月经不调，贫血，痛经，经闭：亮叶崖豆藤制成浸膏片，每片含生药1g。口服。

补阴药

栗（栗子）

基　源：栗子为壳斗科植物栗的种仁；其总苞称为板栗壳。

原植物

别名：板栗。落叶乔木。单叶互生，薄革质，长圆状披针形或长圆形，先端尖尾状，基部楔形或两侧不相等，边缘有疏锯齿，齿端为内弯的刺状毛，花单性，雌雄同株，雄花序穗状，生于新枝下部叶腋，淡黄褐色；雌花无梗，生于雄花下部，外有壳斗状总苞。总苞球形，外面有尖锐被毛的刺，内藏坚果2~3，成熟时裂为4瓣，坚果深褐色。花期5-7月，果期8~10月。

生境分布

生于山坡丛林。分布于辽宁、河北、山西、陕西、河南、山东及长江以南各省区。

采收加工

栗子秋季采收成熟果实，取出种仁，晒干。板栗壳剥取带刺球形总苞，晒干。

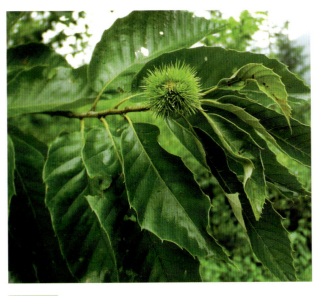

性味功能	栗子味甘，性温，无毒。有滋阴补肾功能。板栗壳味甘、涩，性平。有止咳化痰，散结解毒的功能。
主治用法	栗子用于肾虚腰痛。板栗壳用于慢性气管炎，咳嗽痰多，百日咳，瘰疬，腮腺炎，丹毒。煎水或研末调敷。用量，栗子60~120g。板栗壳30~60g。

现代研究

1.化学成分　本品果实含有糖类、淀粉、蛋白质、脂肪、维生素B等。树皮含有鞣质。

2.药理作用　暂无。

应用

1. 气管炎：栗子250g，煮瘦肉服。
2. 筋骨肿痛：鲜栗子，捣烂敷患处。
3. 丹毒红肿：板栗壳，水煎洗患部。

枸骨（枸骨叶）

基　源：枸骨叶为冬青科植物枸骨的干燥叶。

原植物

别名：功劳叶、八角刺、苦丁茶、鸟不宿。常绿灌木或小乔木。单叶互生，硬革质，四角状长方形，先端宽，有2~3个硬尖刺齿，中央的刺向下反卷，两侧各有1~2个硬刺，基部平截。大树上叶有短柄；叶圆形或长圆形，全缘，边缘无刺尖。伞形花序腋生。花小，黄绿色，杂性，雄花与两性花同株；花瓣4。核果球形，鲜红色。花期4~5月。

生境分布

生于山坡、溪间、路旁的杂木林或灌丛中。多有栽培。分布于甘肃、河南、江苏、安徽、浙江、江西、湖南、湖北、广东、广西、四川等省区。

采收加工

冬、春两季剪取叶，去净枝梗，晒干。

十七　补虚药

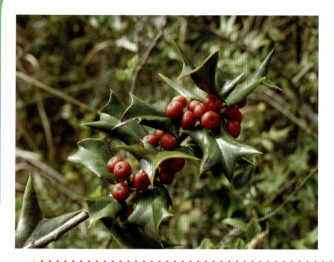

现代研究

1. 化学成分　枸骨子中含脂肪油9.84%。另含生物碱、皂苷、鞣质。
2. 药理作用　暂无。

性味功能	味苦，性微寒。有滋阴清热，益肾，止咳化痰的功能。
主治用法	用于虚劳发热咳嗽，劳伤失血，腰膝痿弱，风湿痹痛，跌打损伤，风湿性关节炎，头晕耳鸣，高血压，白癜风等症。用量9~15g。

应用

1. 头痛：枸骨叶制成茶。泡饮。
2. 风湿性关节炎：鲜枸骨叶120g，浸酒饮。

珊瑚菜（北沙参）

基　源：北沙参为伞形科植物珊瑚菜的根。

原植物

多年生草本，被灰褐色绒毛。主根细长，圆柱形，长达30cm，肉质，黄白色。基生叶柄长，基部宽鞘状，边缘膜质，叶卵圆形或宽三角状卵形，1~3回三出分裂至深裂，裂片羽状排列；茎上部叶不裂，卵形，有三角形圆锯齿。复伞形花序顶生，白色，有绒毛；花瓣5，先端内卷。双悬果椭圆形，有粗毛，果棱5，翅状。花期5~7月。果期6~8月。

生境分布

生于海边沙滩上。分布于辽宁、河北、山东、江苏、浙江、福建、台湾、广东等省区。

采收加工

夏、秋季采收栽培2年后的根部，开水烫后去皮，时间不可过长，晒干或烘干。

性味功能	味微甘，性微寒。有养阴清肺，祛痰止咳功能。
炮　制	除去残茎及杂质，略润，切段，晒干。
主治用法	用于阳虚肺热干咳，热病伤津，咽干口渴等症。用量5~10g。不宜与藜芦同用。

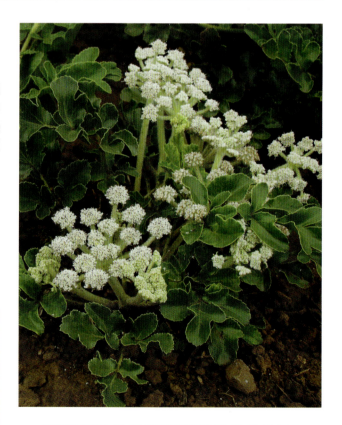

现代研究

1. 化学成分　本品的根含香豆素、生物碱、挥发油、淀粉等。果实含珊瑚菜素。
2. 药理作用　本品有疫抑制作用。其乙醇提取物有降低体温和镇痛作用；水浸液能加强心肌收缩。

应用

1. 老年慢性气管炎干咳：北沙参6g，甘草3g。水煎服。
2. 肺热咳嗽不止：北沙参250g，百合15g，贝母5g。研末，冲服。

牛皮消

基　源：为萝藦科植物牛皮消的干燥根或全草。

原植物
别名：耳叶牛皮消、隔山消、白首乌、奶浆藤。多年生蔓性半灌木，具乳汁。全体微被柔毛。根肥厚块状，类圆形或纺锤形，黑褐色，断面白色。叶对生，膜质，宽卵形至卵状长圆形，顶端短渐尖，基部深心形，耳状内弯。聚伞花序伞房状，腋生；花萼5裂，花冠白色，5深裂。裂片反折，内具疏柔毛；浅杯状，果长角状，双生。种子边缘具狭翅，顶端有一簇生白色长毛。花期7~9月。

生境分布
生于山坡、石缝、林下。分布于河北、河南、山东以及长江以南各省。

采收加工
秋季采挖根，切片，晒干；夏、秋采收全草，晒干。

性味功能	味微苦、甘，性微温；有小毒。有强筋骨，止心痛。
炮　制	除去杂质，洗净，去栓皮，润透，切厚片，干燥。
主治用法	用于强心、补肝肾，须发早白，腰膝酸软，筋骨不健，食积腹痛，小儿疳积，外用于毒蛇咬伤，疔疮。用量9~15g。

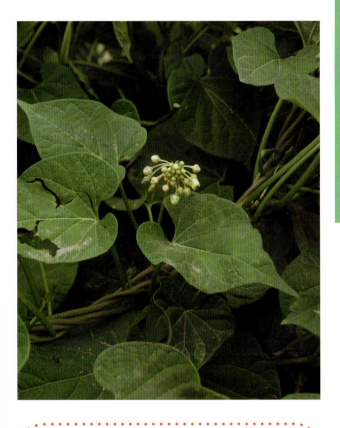

现代研究
1. 化学成分　大根牛皮消含白薇素，牛皮消苷A、B、C和隔山消苷等。另含白首乌二苯酮及磷脂类成分。

2. 药理作用　本品有免疫调节作用；有促进毛发的作用以及抗肿瘤、降血脂等作用。

应用

1. 痢疾：牛皮消15g。水煎服。

2. 食积饱胀：牛皮消3g。研粉，开水冲服。

3. 小儿疳积，隔食：牛皮消、苦荞头、鸡尿藤、马蹄金、侧耳根。研末，加鸡内金，水冲服。

4. 毒蛇咬伤，疔疮：鲜牛皮消15g。捣烂敷患处。

女贞（女贞子）

基　源：女贞子为木犀科植物女贞的干燥成熟果实。

原植物
别名：冬青、蜡树。常绿小乔木。叶对生，革质，卵圆形或长卵状披针形，先端尖，基部阔楔形，全缘，上面有光泽，下面密生细小透明腺点。圆锥花序顶生，芳香，花冠白色；雄蕊2，花药"丁"字形着生；子房上位，柱头2浅裂。浆果状核果，椭圆形或肾形，稍弯，蓝黑色或棕黑色，皱缩不平。花期6-7月。果期8-12月。

生境分布
生于山坡向阳处或疏林中，常栽培于庭园及路旁。分布于河北、陕西、甘肃及华东、中南、西南等地区。

采收加工
冬季果实成熟时采收，稍蒸或置沸水中稍烫后，晒干；或直接晒干。

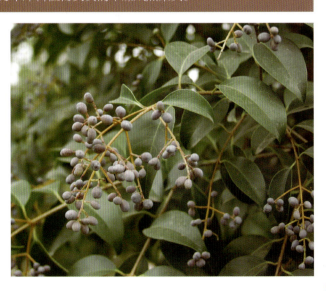

十七　补虚药

性味功能	味甘、苦，性平。有滋补肝肾，明目乌发，强腰膝的功能。
炮制	贞子：除去杂质，洗净，干燥。酒女贞子：取净女贞子，加黄酒扑匀，置罐内或适宜容器内，密闭，坐水锅中，隔水炖至酒吸尽，取出，干燥。
主治用法	用于肝肾阴虚，头晕目眩，耳鸣，头发早白，腰膝酸软，老年性便秘等。用量9~15g。

现代研究

1. 化学成分　含齐墩果酸、乙酰齐墩果酸、熊果酸、甘露醇、葡萄糖、棕榈酸、硬脂酸、油酸、亚油酸等成分。

2. 药理作用　女贞子可增强特异性免疫功能；能预防动脉硬化；有强心、利尿、降血糖及保肝作用；并有止咳、缓泻、抗菌、抗肿瘤作用。

应用

1. 早期老年性白内障、中心性视网膜炎：女贞子、泽泻、山萸肉各9g，枸杞子、淮山各12g，熟地、云苓各15g，丹皮6g。水煎服。

2. 神经衰弱：女贞子、桑椹子、墨旱莲、枸杞子。

3. 视神经炎：女贞子、草决明、青葙子。水煎服。

脂麻（黑芝麻）

基　源：黑芝麻为脂麻科植物脂麻的干燥成熟种子。

原植物

一年生草本。株高达1m；茎直立，四棱形，不分枝，植株被短柔毛和疏的粘液腺。下部叶对生，上部叶均为互生，叶片卵形、长圆形或披针形，顶端急尖或渐尖，基部楔形，全缘或具锯齿，下部叶常3浅裂；花1~3朵生于叶腋；花萼稍合生，花冠筒状，二唇形，白色、紫色或淡黄色；雄蕊4，2强；子房2室。蒴果，长圆状筒形，常成4棱，纵裂，被柔毛；种子圆形，黑色。花期7~8月，果期8~9月。

生境分布

生于肥沃壤土。除西藏高原外全国各地有栽培。

采收加工

秋季果实成熟时采收种子，晒干。

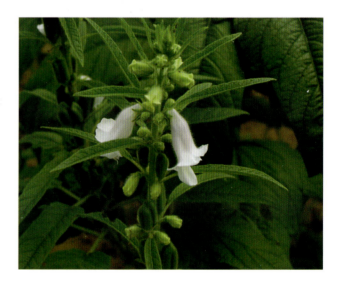

性味功能	味甘，性平。有滋补肝肾，益血润肠，通便，通乳的功能。
炮制	黑脂麻：取原药材，除去杂质，洗净，干燥。用时捣碎。炒黑脂麻：取净黑脂麻，置预热炒制容器内，用文火加热，炒至有爆裂声，逸出香气时，取出晾凉。用时捣碎。
主治用法	用于肝肾不足，头晕眼花，耳鸣耳聋，贫血，大便秘结，乳汁缺少及腰酸等症。用量9~15g。

现代研究

1. 化学成分　本品含大量脂肪油，其中主要为油酸、亚油酸、棕榈酸、花生酸等的甘油脂；又含甾醇、芝麻素、芝麻酚、卵磷脂、蛋白质和大量的钙。

2. 药理作用　本品有降血糖作用。其全草的水提取物对离体豚鼠子宫有兴奋作用。

应用

1. 老年糖尿病：黑芝麻15g。炒熟，研末冲服。

2. 贫血，血小板减少病：黑芝麻15g。炒熟，研末调蜂蜜服。

3. 乳汁缺少：黑芝麻。炒熟，研末，入盐少许食。

4. 肝肾不足，头晕眼花，耳鸣耳聋：黑芝麻、桑叶，研末，以糯米饮捣丸（或炼蜜为丸），常服。

鳢肠（墨旱莲）

基　源：墨旱莲为菊科植物鳢肠的地上部分。

原植物

别名：旱莲草一年生草本，全株被白色茸毛。茎圆柱形，有纵棱及分枝。茎叶折断后，即变蓝黑色。叶对生，几无柄，披针形或条状披针形，全缘或有细锯齿。头状花序腋生或顶生，花梗细长；总苞2层，绿色；花杂性，外围为舌状花2层，白色，雌性，发育；中央为管状花，黄绿色，两性，全育。管状花的瘦果较短粗，三棱形，舌状花的瘦果扁四棱形，黄黑色。花期7~9月。果期9~10月。

生境分布

生于路旁、田间等较阴湿处。分布于全国大部分地区。

采收加工

夏、秋季枝叶生长茂盛时割取全草，洗净晒干或鲜用。

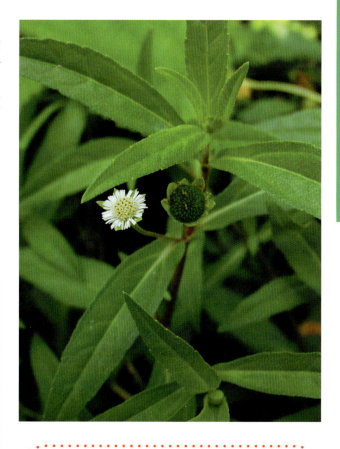

性味功能	味甘、酸，性微寒。有补益肝肾，凉血止血的功能。
炮　制	拣净杂质，除去残根，洗净闷透，切段晒干。
主治用法	用于肝肾阴亏，头晕目眩，鼻衄，吐血，咯血，牙龈出血，尿血，便血，崩漏，腰膝酸软，外伤出血。用量6~12g。外用适量，煎水洗或鲜品捣烂敷患处。

现代研究

1. 化学成分　本品全草含挥发油、鞣质、皂苷以及怀德内酯、去甲基怀德内酯、α-三联噻吩甲醇、菸碱和维生素A样物质等。

2. 药理作用　本品有抗菌、止血作用；有保肝、抗诱变作用。此外，还有明显镇静、镇痛作用。

应用

1. 肺结核咯血：墨旱莲、白茅根，制成注射液，肌肉注射。

2. 痢疾：墨旱莲200g，糖50g，水煎服。

3. 水田皮炎：墨旱莲搓烂涂擦患处。

4. 刀伤出血：鲜墨旱莲，捣烂外敷。

十七　补虚药

百合

基　源：为百合科植物百合的干燥肉质鳞叶。

原植物

鳞茎球形，直径3~5cm；鳞片披针形，无节，白色。有的有紫色条纹，有的下部有小乳头状突起。叶散生，倒披针形或倒长卵形，长7~15cm，宽1~2cm，先端渐尖，基部渐狭，全缘，无毛。花单生或几朵排成近伞形；花喇叭状，有香气，乳白色，稍带紫色，无斑点，向外张开或先端外弯而不卷。蒴果矩圆形，有棱，种子多数。花期5~6月，果期9~10月。

生境分布

生于山坡、灌木林下、路边或溪旁或石缝中。分布于全国大部分省区。

采收加工

7~9月，挖取根茎，剥取鳞叶，置沸水中略烫后，晒干或烘干。

现代研究

1. 化学成分　本品含有秋水仙碱等多种生物碱及淀粉、蛋白质、脂肪等，岷江百合苷A、D等成分

2. 药理作用　本品具有镇咳、祛痰、镇静、滋阴润肺、耐缺氧、强壮、抗癌作用，且对肾上腺皮质功能衰竭起显著性的保护作用。

431

性味功能	味微苦，性平。有养阴润肺、清心安神的功能。
炮 制	百合：拣去杂质、黑瓣，簸除灰屑。 蜜百合：取净百合，加炼熟的蜂蜜与开水适量，拌匀，稍闷，置锅内用文火炒至黄色不沾手为度，取出，放凉。
主治用法	用于阴虚久咳，痰中带血、虚烦惊悸、失眠多梦。用量 4.5~9g。

应用

1. 咳嗽，痰多：百合、贝母、梨，水煎服。
2. 失眠心悸：百合、酸枣仁、五味子，水煎服。
3. 胃脘胀痛：百合、山药、山楂、大枣，水煎服。

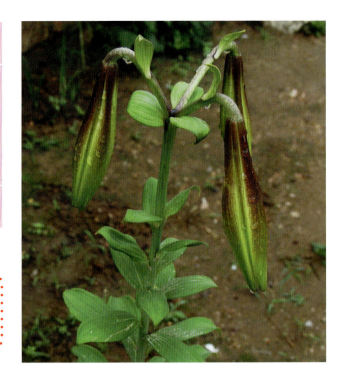

麦冬

基源：为百合科植物麦冬的块根。

原植物

别名：麦门冬、寸麦冬、地麦冬。多年生草本，茎短，具膨大纺锤形肉质块根。叶丛生，狭长线形，基部有多数纤维状老叶残基，先端尖，基部稍扩大，边缘有膜质透明叶鞘。花葶比叶短，总状花序顶生，穗状，膜质小苞片腋生1~3朵；花微下垂，不展开，淡紫色或白色。果实浆果状球形，黑蓝色。花期5~8月。果期7~9月。

生境分布

生于山坡阴湿处、林下或溪沟岸边。分布于河北、陕西及华东、中南、西南等地区。

采收加工

夏季采挖块根，反复暴晒、堆积、晒干。

现代研究

1. 化学成分　本品含多种甾体皂苷：麦冬皂苷A、B、C、D，另含麦冬皂苷B'、C'、D'，尚含多种黄酮类化合物：如麦冬甲基黄烷酮A、B, 麦冬黄烷酮A、麦冬黄酮A、B, 甲基麦冬黄酮A、B等成分

2. 药理作用　本品具有镇静、抗心律失常、抗疲劳、延缓衰老作用，并对心肌梗塞有保护作用，也有抗缺氧作用，尚可增强免疫功能。

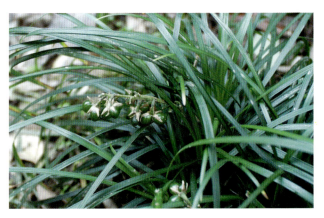

性味功能	味甘、微苦,性寒。有养阴润肺，养胃生津，清心除烦的功能。
炮 制	除去杂质，洗净，润透，轧扁，干燥。
主治用法	用于肺燥干咳，肺痨咳嗽，津伤口渴，心烦失眠，内热消渴，肠燥便秘，咽白喉，肺结核咯血。用量6~12g。

应用

1. 慢性支气管炎、慢性咽炎：麦冬15g，法夏45g，党参9g，甘草3g，粳米15g，大枣4枚。水煎服。
2. 热病后期之津亏便秘、虚热烦渴：麦冬、生地各24g，玄参30g。水煎服。
3. 虚脱患者出汗过多，心跳过速，血压低：麦冬2g，人参6g，五味子4.5g。水煎服。

玉竹

基　源：为百合科植物玉竹的根茎。

原植物

多年生草本。根茎横生，长柱形，黄白色，节间长，有结节，密生多数须根。茎单一，斜向一边。叶互生，几无柄，椭圆形或卵状长圆形，先端钝尖，基部楔形，全缘，中脉隆起，平滑或有乳头突起。1~3朵花簇生腋生，下垂；花被筒状，白色，先端6裂；雄蕊6，花丝丝状，白色；子房上位。浆果球形，熟时紫黑色。花期4~6月。果期7~9月。

生境分布

生于林下阴湿处。分布于于全国大部分省区。

采收加工

春、秋季采挖，除去地上部及须根，洗净泥沙，置入锅中稍煮，即捞出，晾至半干后，反复用手搓揉2~3次，至内无硬心时，晒干。

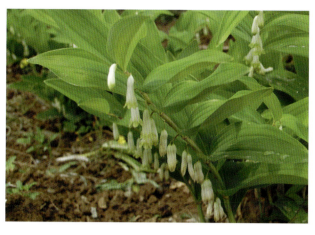

现代研究

1. 化学成分　本品含玉竹粘多糖，玉竹果聚糖A、B、C、D，氮杂环丁烷-2-羧酸，还含黄精螺甾醇Poa，黄精螺甾醇苷Pob、Poc、PO1、PO2、PO3、PO4、PO5，黄精呋甾醇苷等成分。

2. 药理作用　本品具有降压、抗心肌缺血、降血糖、扩张血管、降血脂及动脉粥样硬化保护作用，并可增强免疫功能。

性味功能	味甘，性平。有养阴润燥，生津止渴的功能。
炮　制	玉竹：除去杂质，洗净泥土，闷润至内外湿度均匀，切片，晒干。 蒸玉竹：取洗净的玉竹，置蒸器内加热蒸闷2-3次，至内外均呈黑色为度，取出，晒至半干，切片，再晒至足干。
主治用法	用于热病伤阴，口燥咽干，干咳少痰，心烦心悸，肺结核咳嗽，糖尿病，心脏病等症。用量9~15g。

应用

1. 糖尿病，高脂血症：玉竹、何首乌、山楂。水煎服。
2. 充血性心力衰竭：玉竹25g，水煎服。
3. 冠心病心绞痛：玉竹15g，党参9g，做浸膏，内服。
4. 风湿性心脏病：玉竹、枸杞子、桂圆肉、麦冬、生姜、大枣。水煎服。

黄精

基　源：为百合科植物黄精的根茎。

原植物

别名：鸡头黄精。多年生草本，高达1.2m。根茎黄白色，圆锥状，先端膨大，全体形如鸡头，有细纵皱纹横生。茎上部稍攀援状。叶4-6片轮生，无柄，先端拳卷。2~4花集成伞形腋生，下垂；花被筒状，白色或淡黄色，裂片6，披针形；雄蕊6，生于花被筒中部或中部以上，花丝短。浆果球形，熟时紫黑色。花果期5~9月。

生境分布

生于山地林缘、灌丛中或山坡半阴地。分布于长江以北各地区。

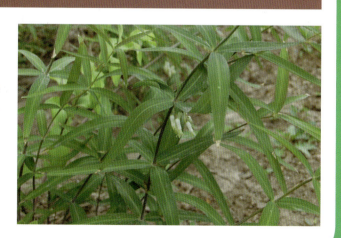

采收加工

春、秋季采挖，蒸10~20分钟取出，晾晒。

性味功能	味甘，性平。有补脾润肺，养阴生津，益气的功能。
炮　　制	黄精：洗净泥土，略润，切片，晒干。 酒黄精：取拣净的黄精，洗净，用酒拌匀，装入容器内，密闭，坐水锅中，隔水炖到酒吸尽，取出，切段，晾干。
主治用法	用于体虚乏力，心悸气短，肺燥干咳，糖尿病，高血压，久病伤津口干；外用黄精流浸膏治脚癣。用量9~12g。

现代研究

1. 化学成分　本品含有多糖、甾体皂苷、黄酮、蒽醌类化合物、氨基酸等活性成分。

2. 药理作用　本品具有抗病原微生物、抗疲劳、抗氧化、延缓衰老、止血、抗辐射、抗肿瘤作用，并有抗病毒作用和降血糖作用。

> **应用**
> 1. 肺结核：黄精熬膏，口服。
> 2. 肾虚精亏，病后体虚，慢性病消耗性营养不良：黄精、党参、枸杞子、白术、黄芪各9g。水煎服。
> 3. 足癣：黄精提取液，局部涂敷。
> 4. 糖尿病：黄精，枸杞子，玉竹，西洋参。水煎服。

薯蓣（山药）

基　源：山药为薯蓣科植物薯蓣的块状根茎。

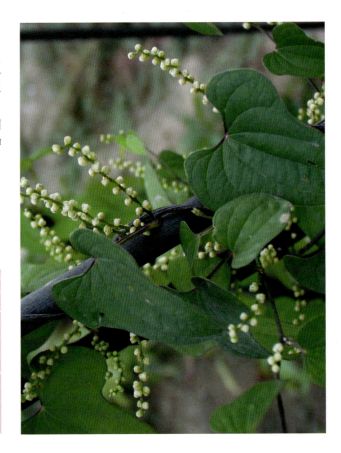

原植物

别名：怀山药、山药蛋、毛山药。缠绕草质藤本。块茎肉质，生须根。茎右旋带紫红色，叶互生，中部以上对生，少有3叶轮生，叶腋内常生有珠芽。叶卵状三角形或戟形，先端渐尖，基部心形，边缘3裂。花小，黄绿色，单性，雌雄异株；穗状花序细长腋生。苞片和花被片有紫褐色斑点。蒴果三棱状扁圆形，有白粉。种子四周有膜质翅。花期6~9月。果期7~11月。

生境分布

野生或栽培于山地、平原向阳处。全国各地有栽培。

采收加工

秋、冬季挖取块茎，水浸后，刮去外皮，晒干。

性味功能	味甘、性平。有健脾，补肺，固肾，益精的功能。
炮　　制	净制：拣去杂质，用水浸泡至山药中心部软化为度，捞出稍晾，切片晒干或烘干。
主治用法	用于脾虚久泻，慢性肠炎，肺虚喘咳，慢性肾炎，糖尿病，遗精，遗尿，白带。用量9~18g。

现代研究

1. **化学成分** 本品含薯蓣皂苷元，多巴胺，盐酸山药碱，多酚氧化酶，尿囊素，又含糖蛋白，儿茶酚胺，以及胆甾醇，麦角甾醇，菜油甾醇，豆甾醇，β-谷甾醇等成分。

2. **药理作用** 本品具有降血糖作用，耐缺氧、止泻、祛痰作用，并有刺激小肠运动、促进肠道内容物排空作用助消化作用，且能增强免疫功能。

应用

1. 脾胃虚弱，饮食减少，体倦神疲：山药、白术、莲子肉、党参。水煎服。
2. 遗精、盗汗：山药、熟地、山萸肉。水煎服。
3. 脾虚泄泻，大便稀溏：山药、党参、白术、茯苓、苡仁。水煎服。
4. 糖尿病：山药、生地各15g，黄芪12g，天花粉6g，麦冬9g。水煎服。

石斛

基源：为兰科植物石斛的干燥茎。

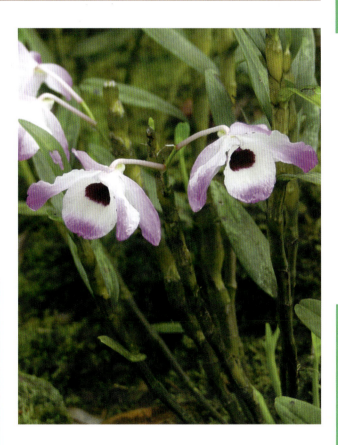

原植物

别名：金钗石斛、大黄草。多年生附生草本。茎丛生，黄绿色，多节，上部稍扁，微弯曲，下部圆柱形，基部膨大。叶3~5片生于上端，长圆状披针形；叶鞘紧抱于节间。总状花序有花2~3朵，下垂，花萼及花白色带淡紫色，先端紫红色；花瓣椭圆形，唇瓣倒卵状长圆形，有短爪，有深紫色斑块。蒴果。花期4~6月。

生境分布

附生于高山岩石上或树干上。分部于台湾、湖北、广东、广西及西南各省、自治区。

采收加工

全年可采，稍烫或烘软，边搓边烘，至叶鞘搓净，晒干。

性味功能	味甘、淡，性微寒。有养阴益胃，生津止渴的功能。
炮制	干石斛：取干燥的石斛，用水泡约至八成透，焖润，除去残根及黑枝，切段，撞去薄膜，晒干。 鲜石斛：临用时剪下，搓去膜质叶鞘，洗净，剪段。
主治用法	用于热病伤津，口干烦渴，病后虚热。用量6~12g。

现代研究

1. **化学成分** 本品含生物碱：石斛碱，石斛酮碱，石斛胺，石斛醚碱，6-羟基石斛醚碱，石斛酯碱，还有季铵生物碱：N-甲基石斛季铵碱，N-异戊烯基石斛季铵醚碱等，尚含亚甲基金钗石斛素，金钗石斛菲醌，β-谷甾醇，胡萝卜苷等成分。

2. **药理作用** 本品具有解热、降血压、升血糖、抗病原微生物作用，并有抑制肠管、减弱心脏收缩力和抑制呼吸的作用。

应用

1. 热病伤阴口渴：石斛、麦冬、生地、远志、茯苓、玄参、炙甘草。共研末，每次12g，水冲服。
2. 慢性胃炎：石斛、麦冬、花粉、白扁豆、鲜竹茹各9g，北沙参、生豆芽各12g，水煎服。
3. 糖尿病：石斛9g，花粉、知母各24g，麦冬9g，北沙参、生地各15g，川连3g，水煎服。
4. 白内障：石斛、仙灵脾各12g，苍术6g，研末，空心米饮调服。

十七 补虚药

18 收涩药

收涩药是指能收敛固涩，以治疗种滑脱病症为主要作用的药物，又称固涩药。

临床上主要用于久病体虚、正气不固、脏腑功能衰退所致的自汗、盗汗、久咳虚喘、久泻、久痢、遗精、滑精、尿频、崩带不止等不禁之证。

现代药理作用表明，收涩药多含大量鞣质。鞣质味涩，是收敛作用的主要成分，有止泻、止血、使分泌细胞干燥、减少分泌作用。此外，尚有抑菌、消炎、防腐、吸收肠内有毒物质等作用。

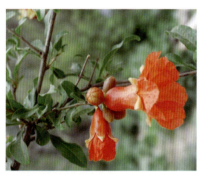

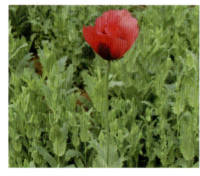
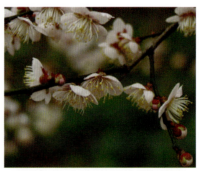

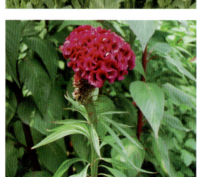
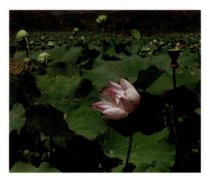
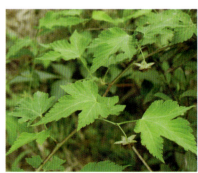

固表止汗药

小麦（浮小麦）

基　源：浮小麦为禾本科植物小麦的干瘪颖果。

原植物
二年生草本植物。叶扁平，长坡针形，先端渐尖，基部方园形。穗状花序长 5~10cm；小穗有小花 3~9 朵，上部小花常不结实；颖革质，顶端有短尖头；外稃厚纸质，顶端具芒；内、外稃等长，脊上有生微纤毛的狭翼；颖果顶具毛。花期 4~5 日，果期 5~6 月。

生境分布
全国各地均有栽培。

采收加工
收割小麦时，取瘪瘦轻浮与未脱净皮的麦粒，晒干。

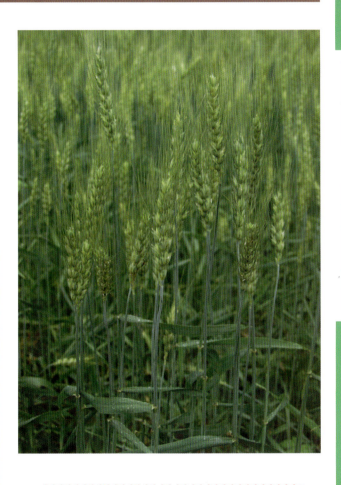

性味功能	味甘、咸，性凉。有养心安神，退热止汗的功能。
炮　制	将原药除去杂质及灰屑。淘净，取出。干燥。
主治用法	用于骨蒸虚热，自汗，多汗，心烦，口渴。用量 10~30g。

现代研究
1. 化学成分　本品种子含淀粉、蛋白质、糖类、糊精、脂肪。脂肪主要为油酸、亚油酸、棕榈酸的甘油酯。尚含少量谷甾醇、卵磷脂、精氨酸、淀粉酶、蛋白酶及微量维生素B等。

2. 药理作用　本品镇痛及抗病毒作用。

应用
1. 虚汗、盗汗：浮小麦、麻黄根。水煎服。
2. 肺结核盗汗：浮小麦、橹豆衣各9g，水煎服。
3. 小儿遗尿：浮小麦18g，秋桑螵蛸、益智仁、菟丝子、龙骨各9g，大枣24g，炙甘草12g。水煎服。

十八　收涩药

敛肺涩肠药

肉豆蔻

基源：为肉豆蔻科植物肉豆蔻的种仁。

原植物
常绿大乔木，高达15m。叶互生革质，椭圆状披针形，先端尾状，基部急尖，全缘。总状花序腋生，雌雄异株。果实梨形或近于圆球形，成熟后纵裂成2瓣，显出绯红色不规则分裂的假种皮。花期4-5月，果期6-8月。

生境分布
主产于马来西亚、印度、印度尼亚、巴西等国。我国海南、广西、云南等省区有引种栽培。

采收加工
每年春秋采收两次成熟果实。剖开果皮，剥去假种皮，再敲脱壳状的种皮，取出种仁用石灰乳浸一天后，文火烘干或晒干。

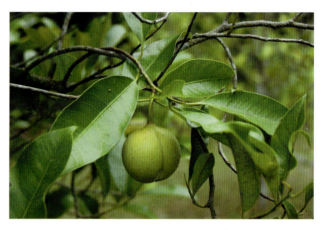

性味功能	味辛，性温。有温中，止泻，行气，消食的功能。
炮制	肉豆蔻：除去杂质，洗净，干燥。煨肉豆蔻：取净肉豆蔻用面粉加适量水拌匀，逐个包裹或用清水将肉豆蔻表面湿润后，如水泛丸法裹面粉3～4层，倒入已炒热的滑石粉或沙中，拌炒至面皮呈焦黄色时，取出，过筛，剥去面皮，放凉。
主治用法	用于虚寒久泻，食欲不振，脘腹冷痛，呕吐，宿食不消等。用量2.5~5g。

现代研究
1.化学成分　本品含挥发油，另含肉豆蔻醚、丁香酚、异丁香酚及多种萜烯类化合物。

2.药理作用　本品能促进胃液的分泌及胃肠蠕动，而有开胃和促进食欲，消胀止痛的功效；但大量服用则有抑制作用，且有较显著的麻醉作用；有抗菌、抗肿瘤、抗炎作用。

应用
1.慢性腹泻：肉蔻（煨）、五味子（炒）各3g，木香（煨）、诃子肉、炒吴茱萸各（炒）1g，共研末。开水调服。

2.痢疾后综合症：肉豆蔻9g，米壳4.5g，木香4g，肉桂12g。水煎服。

五味子

基源：为五味子科植物五味子的干燥成熟果实。

原植物
别名：辽五味、北五味子、山花椒。多年生落叶木质藤木。单叶互生，叶片薄，稍膜质，边缘有腺状细齿。花单性，雌雄异株，生于叶腋，花梗细长而柔弱；花被6~9片，乳白色或黄色，芳香。穗状聚合果，肉质浆果球形，紫红色。种子肾形，淡橙色，有光泽。花期5-6月，果期8~9月。

生境分布
生于山坡杂木林下，常缠绕在其他植物上。分布于

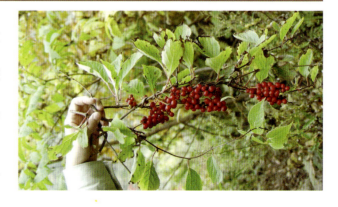

东北及河北、山西、内蒙古、陕西等省区。

采收加工
秋季果实成熟时采摘，晒干或蒸后晒干。

性味功能	味酸，性温。有收敛固涩，益气生津，补肾宁心的功能。
炮制	五味子：除去杂质。用时捣碎。 醋五味子：取净五味子，照醋蒸法蒸至黑色。用时捣碎。表面乌黑色，油润，稍有光泽。果肉柔软，有黏性。种子表面棕红色，有光泽。
主治用法	用于肺虚咳喘，久泻不止，自汗，盗汗，津伤口渴，短气脉虚，心悸失眠及无黄疸型肝炎等症。用量1.5~6g。

现代研究
1. 化学成分　北五味子主含挥发油、有机酸、鞣质、维生素、糖及树脂等。种子挥发油中的主要成分为五味子素。

2. 药理作用　本品对神经系统各级中枢均有兴奋作用；有镇咳和祛痰作用；能利胆，降低血清转氨酶，对肝细胞有保护作用。还具有降压、提高免疫、抗氧化、抗衰老、抗菌等作用。

应用
1. 老年慢性气管炎，肺气肿，支气管扩张：五味子、干姜。水煎服。
2. 慢性肝炎：五味子、茵陈、大枣，制蜜丸。或五味子制蜜丸。
3. 耳源性眩晕、失眠：五味子、酸枣仁。水煎服。
4. 自汗盗汗，遗滑精，肝炎：五味子、牡蛎各12g，金樱子、桑螵蛸各9g。水煎服。

罂粟（罂粟壳）

基源：罂粟壳为罂粟科植物罂粟的蒴果外壳。

原植物
别名：米壳、罂子粟。一年生或二年生草本，高60~150cm，全株被白粉，有白色乳汁。叶互生，长卵圆形或长圆形，先端急尖，基部圆形或近心形，边缘多缺刻状浅裂，有钝锯齿，两面有白粉呈灰绿色。花单一顶生，白色、粉白色、红色或紫红色；花瓣4或重瓣；雄蕊多数；子房1室。蒴果卵圆形或长椭圆形，长4~7cm，直径3~6cm，黄褐色或淡褐色，孔裂。种子多数，肾形，灰褐色，有网纹。花期4~6月。果期6~8月。

生境分布
栽培于田圃或庭园间。

采收加工
蒴果未成熟时，果皮绿色或稍带黄色，割取药用的阿片后，摘下果实，除去种子及枝叶，干燥。

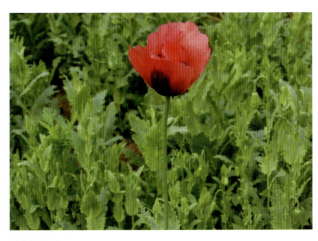

现代研究
1. 化学成分　本品含多种生物碱，如吗啡、可待因、那可汀、那碎因、罂粟碱、罂粟壳碱等，另含有多糖、内消旋肌醇、赤癣醇等。

2. 药理作用　本品所含的吗啡、可待因等有显著的镇痛、镇咳作用，能使胃肠道及其括约肌的张力提高，消化液分泌减少，便意迟钝而起止泻作用。

性味功能	味酸、涩，性微寒。有毒。有敛肺止咳，涩肠止泻，止痛的功能。
主治用法	用于久咳不止，久泻久痢，脱肛，肢体、胸腹诸痛，便血，遗精滑泄等。用量3~9g。水煎服。有毒，不宜过量及持续服用。

应用
1. 劳伤喘嗽水止，自汗：罂粟壳（炒为末）6g，乌梅15g，小麦30g，水煎服。
2. 久泻久痢：罂粟壳、木香、黄连。水煎服。

梅（乌梅）

基　源：乌梅为蔷薇科植物梅的干燥近成熟果实。

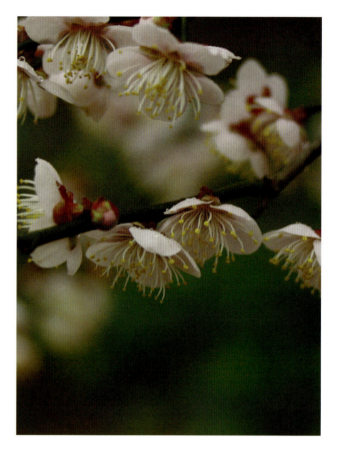

原植物

乔木。叶狭卵形至宽卵圆形，先端长渐尖，基部宽楔形，边缘具细锯齿，微被柔毛。花1~2朵，萼筒被短柔毛，萼片近卵圆形；花瓣白色至淡红色；雄蕊多数，子房密被柔毛。核果近球形，黄色或淡绿色，具柔毛，味酸。花期早春。

生境分布

东北、华北有盆栽，长江以南各省有栽培或野生。分布于浙江、福建、湖南、广东、广西、四川、云南等。

采收加工

夏季果实近成熟时采收，低温烘干后闷至色变黑。

性味功能	味酸，涩，性温。有敛肺涩肠，生津止渴，驱蛔止痢，止血的功能。
炮　制	乌梅：拣净杂质，筛去灰屑，洗净，晒干。乌梅肉：取净乌梅微淋清水湿润，使肉绵软，略晾，敲碎，剥取净肉即成。或置蒸笼内蒸至极烂，放箩内揉擦，去核，取肉，晒干。乌梅炭：取净乌梅用武火炒至皮肉鼓起，出现焦枯斑点为度，喷水焙干，取出放凉。
主治用法	用于肺虚久咳，口干烦渴，胆道蛔虫，胆囊炎，细菌性痢疾，慢性腹泻，便血，尿血，月经过多。

现代研究

1.化学成分　本品含有柠檬酸、苹果酸、琥珀酸、酒石酸、碳水化合物、谷甾醇、蜡样物质及齐墩果酸样物质。

2.药理作用　本品有抗菌和抑制蛔虫作用；能抑制离体兔肠管的运动；能促进胆汁分泌；对豚鼠的蛋白质过敏性休克及组胺性休克有对抗作用；能增强机体免疫功能。

应用

1.妊娠呕吐：梅花6g，开水冲泡当茶饮。
2.水痘隐在皮肤，已出或未出：梅花50g，桃仁、辰砂、甘草各6g，丝瓜15g，研末，涂敷患处。
3.胆囊炎，胆石症，胆道感染：乌梅，五味子各30g，红木香15g。水煎服。
4.胆道蛔虫病：乌梅，苦楝皮，白芍各9g，枳壳6g，柴胡5g，甘草3g。水煎服。

假地兰

基　源：蝶形花科植物假地兰的带根全草入药。

原植物

别名：响铃草、野花生、荷猪草、马响铃。多年生直立草本，根长达 60cm 以上。茎、枝分枝多，有稍长而扩展的丝光质毛，略粗糙。单叶互生，矩形、长卵形或长椭圆形，先端钝或微尖，基部窄或略呈楔形，两面有柔毛。总状花序顶生或腋生，花 2~6 朵；萼筒很短，花冠，蝶形，黄色，旗瓣有爪，翼瓣倒卵状长圆形，龙骨瓣与翼瓣等大，向内弯曲。荚果膨胀成膀胱状。种子 20~30，肾形。花期 6~10 月。

生境分布

生于山坡、荒地。分布于全国各地，以西南为多见。

采收加工

夏、秋季采集全草，切段，晒干。

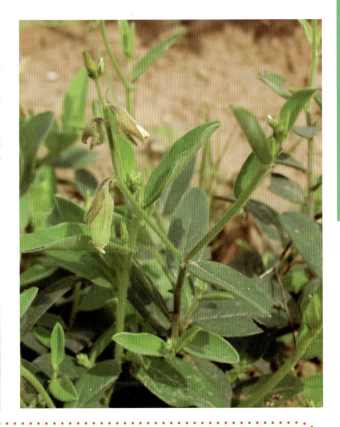

性味功能	味苦、微酸，性寒。有敛肺气，补脾肾，利小便，消肿毒的功能。
主治用法	用于久咳痰血，耳鸣，耳聋，梦遗，慢性肾炎，膀胱炎，肾结石，扁桃腺炎，淋巴腺炎，疔毒，恶疮。

应用

1. 久咳，痰中带血：假地兰蜜炙 30g，水煎服。
2. 气虚耳鸣：假地兰 24g，猪耳朵一对，加盐炖服。
3. 疔毒，痈肿疮疡，乳腺炎：鲜假地兰，捣烂外敷患处。
4. 病后耳聋：假地兰 24g，石菖蒲 9g，水煎服。
5. 夜梦遗精：假地兰、夜寒苏、爬岩龙、毛药各 15g，双肾草 9g，炖肉服。

桃金娘（桃金娘根）

基　源：桃金娘根为桃金娘科植物桃金娘的根及根茎。

原植物

别名：山稔、岗稔。常绿灌木，幼枝常呈红色，密被柔毛。单叶对生；叶革质，椭圆形或倒卵形，先端钝，基部楔形，全缘，上面深绿色，光滑，下面灰绿色，密被柔毛，离基三出脉。聚伞花序腋生，有 1~3 花，紫红色；小苞片 2，卵圆形；萼筒钟形，顶端 5 裂，裂片圆形，不等长；花瓣 5，倒卵形。浆果球形或卵形，熟时暗紫色，顶端有宿存花萼。浆果球形或卵形。花期 5-7 月。果期 7~9 月。

生境分布

生于丘陵地或路边。分布于华南各地及西南地区。

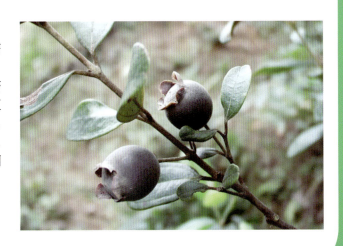

十八　收涩药

441

采收加工

秋季采挖，鲜用或切片晒干。

性味功能	味甘、涩，性平。有祛风活络，收敛止泻的功能。
主治用法	用于肝炎，风湿疼痛，腰肌劳损，肾炎，胃痛，消化不良，痢疾，脱肛。用量15~30g，水煎服。

现代研究

1. 化学成分　果实含黄酮类、酚性成分、氨基酸和糖类。

2. 药理作用　本品水煎剂对金黄色葡萄球菌有抑制作用。

应用

1. 急慢性肝炎：桃金娘根水煎液，经处理后或膏状，干燥，与虎杖的提取物合并而成的片剂。每次2片，每日3次。

2. 小儿消化不良：桃金娘根，南天竹根各3~6g。水煎服。

石榴（石榴皮）

基　源：石榴皮为石榴科植物石榴的干燥果皮。

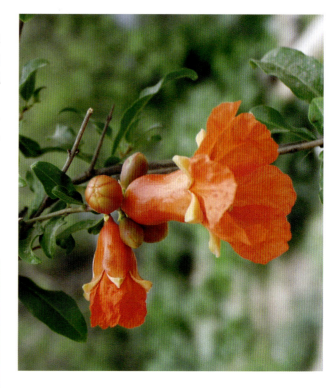

原植物

落叶灌木或小乔木。叶对生或簇生，长圆状披针形或长圆状椭圆形，先端尖或微凹，基部渐狭，全缘。花单生或数朵生于小枝顶端或叶腋，花大；花萼钟状，肥厚，花瓣与萼片同数，红色。浆果球形，果皮肥厚革质，红色或带黄色，顶端有宿存花萼，内有薄隔膜。种子多数，有红色肉质多汁外种皮，可食。花期5~6月。果期7~8月。

生境分布

栽培于向阳，肥沃土壤。分布于全国大部分地区。

采收加工

秋季果实成熟后，采摘，除去种子及隔瓤，切瓣，晒干或微火烘干。

性味功能	味酸涩，性温。有涩肠止泻，止血，驱虫的功能。
炮　制	石榴皮：除去杂质，洗净，切块，干燥。 石榴皮炭：取石榴皮块，照炒炭法炒至表面黑黄色、内部棕褐色。
主治用法	用于慢性腹泻，久痢，便血，脱肛，崩漏，白带，虫积腹痛。用量3~9g。水煎服。

现代研究

1. 化学成分　本品含鞣质、石榴皮碱、伪石榴皮碱、异石榴皮碱、N-甲基异石榴皮、没食子酸、苹果酸、异槲皮苷以及树脂、甘露醇、糖类等。

2. 药理作用　本品具有收敛作用；有抗菌、抗病毒作用。盐酸石榴碱对绦虫有杀灭作用。临床上选方可用于治疗菌痢，慢性气管炎，急性消化道出血等。

应用

1. 细菌性痢疾：石榴皮15g，红糖适量，水煎服。

2. 久泻，久痢，脱肛：石榴皮6g，研末冲服。或可与黄连等配用。

3. 阿米巴痢疾：石榴皮15g，苦木1g，竹叶椒根9g，水煎，分2次服。

4. 急慢性气管炎、肺部感染、淋巴结炎、胆道感染等多种感染性炎症：石榴皮15g，水煎服。

诃子

基　源：为使君子科植物诃子的果实。

原植物

别名：诃黎勒、藏青果。落叶乔木，叶有锈色短柔毛，顶端处有2腺体；叶卵形、椭圆形或长椭圆形，先端短尖，基部钝圆或楔形。穗状花序组成圆锥花序；淡黄色；花萼杯状，5齿裂，无花瓣；雄蕊10；子房下位。核果卵形或椭圆形，粗糙，灰黄色或黄褐色，有5~6条纵棱及纵皱纹，基部有圆形果柄痕。果核易剥离，长纺锤形，浅黄色，粗糙，种子1，白色。花期4~5月。果期7~9月。

生境分布

生于林缘。分布于广东、海南、广西、云南等地。

采收加工

秋冬季果实成熟时采摘，烫5分钟，晒干或烘干。

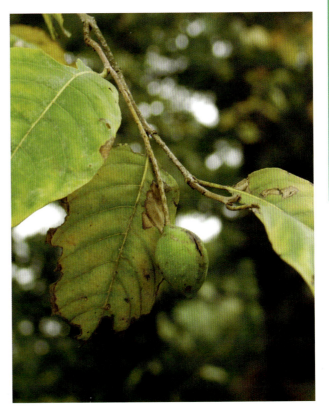

性味功能	味苦、酸、涩，性温。有涩肠，止血，化痰的功能。
炮　制	诃子：除去杂质，洗净，干燥。用时打碎。 诃子肉：取净诃子，稍浸，闷润，去核，干燥。
主治用法	用于久泻，久痢，脱肛，便血，白带，慢性气管炎，哮喘，慢性喉炎，溃疡病，久咳失音等症。用量3~5g。

现代研究

1. 化学成分　本品含大量鞣质，其主要成分为诃子酸、原诃子酸等。尚含诃子素、鞣酸酶、番泻苷A等。

2. 药理作用　本品所含鞣质有收敛、止泻作用；有抗菌、抗肿瘤及强心作用。诃子素，对平滑肌有罂粟碱样的解痉作用。

十八　收涩药

应用

1. 久痢脓血：诃子，五倍子，乌梅，椿根白皮。
2. 肺结核之干咳、痰血：诃子，海浮石，瓜蒌皮。
3. 慢性咽喉炎久咳失音：诃子4个，桔梗、甘草各30g。共研末，每次6g，水煎服。
4. 慢性支气管炎合并肺气肿之久咳：诃子3g，五味子9g，猪肺。同煮极烂，食肺喝汤。

琉璃草

基　源：为紫草科植物琉璃草的根及叶。

原植物

别名：拦路虎、粘娘娘、猪尾巴、大琉璃草。一年生草本，高 40~100cm。主根粗壮，黑褐色。茎有分枝，其下部和叶下面有倒钩的毛。单叶互生，下部者有长柄，渐上则柄渐短至无柄；叶片质薄，下部窄长椭圆形，渐上则为宽披针形，先端锐尖，中下部叶基渐细窄，有毛。花序分枝成钝角叉状分开，在上部枝端成二歧状，无苞片；花萼外面密生短毛，5裂；花冠淡蓝色，或白色，檐部5裂，喉部有5个小鳞片；雄蕊5；子房深4裂。小坚果4，卵形，密生短钩刺。花期8~10月。

生境分布

生于山坡、河滩砂地或草丛中。分布于陕西、甘肃、安徽、湖北、广东、广西、四川、贵州及云南等省区。

采收加工

四季可采叶；春秋采根，分别晒干。

性味功能	味微苦，性寒。有清热利湿，活血调经的功能。
主治用法	用于肝炎，月经不调，白带，水肿；外用于疮疖痈肿，毒蛇咬伤，跌打损伤，骨折。用量：9~12g；外用叶或根适量，捣烂外敷患处。

应用

1. 疮疖痈肿，毒蛇咬伤：鲜琉璃草适量，捣烂外敷患处。

2. 跌打损伤，骨折：鲜琉璃草叶或根适量，捣烂外敷患处。

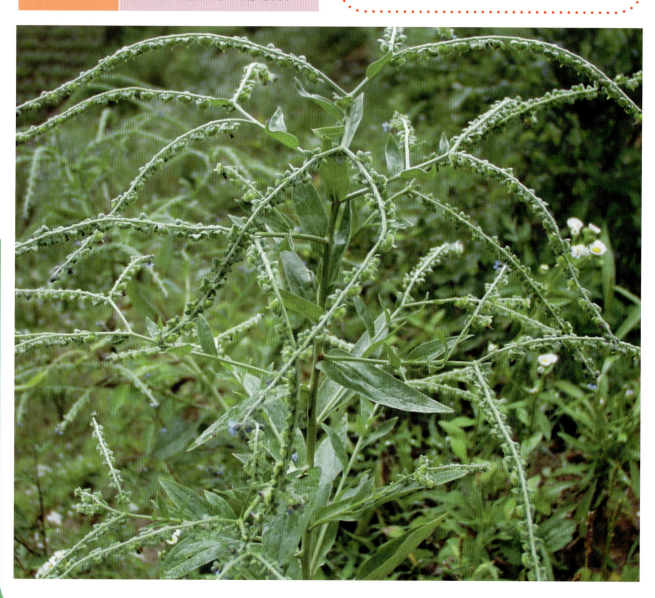

固精缩尿止带药

莲

基源：莲子为莲科植物莲的干燥成熟种子；莲子心、藕节、莲房、莲须、荷叶均作药用。

原植物

水生草本。根茎肥厚，黄白色，节间膨大，纺锤形或柱状。叶柄长，中空，具黑色坚硬小刺。叶片盾状圆形，波状全缘，挺出水面。花大，粉红色或白色，芳香。坚果椭圆形或卵形。种皮红棕色。花期7~8月，果期8~9月。

生境分布

生于水田或池塘中。分布于全国大部分省区。

采收加工

秋季果实成熟时采收，除去果皮，分别干燥即可。

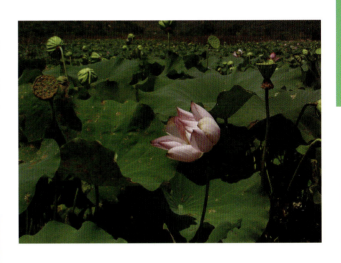

性味功能	味甘、涩，性平。有健脾止泻，益肾固精，养心宁神的功能。
炮制	略浸，润透，切开，去心，干燥。
主治用法	用于脾虚久泻，遗精带下，心悸失眠。用量6~15g。

应用

1. 慢性痢疾：莲子、党参各9g，石菖蒲1.5g，黄连0.5g。水煎服。
2. 脾虚腹泻：莲子、茯苓、补骨脂、六神曲各9g，山药15g。水煎服。
3. 原发性血小板减少性紫癜：藕节、旱莲草、黄芪、大枣、生地、熟地、当归。水煎服。
4. 血淋、血痢、血崩：鲜藕节捣汁，调蜂蜜冲服。

现代研究

1. 化学成分　本品含生物碱、淀粉、碳水化合物、蛋白质、棉子糖、脂肪以及钙、磷、铁等。

2. 药理作用　本品对鼻咽癌有抑制用；有降血压、强心、抗钙及抗心律不齐的作用。另外莲子碱有平抑性欲的作用，可以滋养补虚。

芡（芡实）

基源：芡实为睡莲科植物芡的种仁。

原植物

别名：鸡头米、鸡头果。一年水生草本，全株有尖刺。初生叶箭形；后生叶浮于水面，心形或圆状盾形，上面深绿色，多皱褶，下面深紫色，边缘向上折。花紫色，单生于花葶顶端，花葶粗长，部分伸出水面。花萼4片，花瓣多数；子房下位，柱头圆盘状，扁平，略向下凹入。浆果球形，海绵质，污紫红色，密生尖刺，与花萼均形似鸡头；种子球形，黑色。花期6~9月，果期8~10月。

生境分布

生于池沼及湖泊中。分布于全国大部分地区。

采收加工

8~10月种子成熟时割收果实，堆积沤烂果皮，取出种子，洗净晒干，磨开硬壳取净仁，晒干。

性味功能	味甘、涩，性平。有益肾固精，补脾止泻，祛湿止带的功能。
炮制	芡实：除去杂质。麸炒芡实：取净芡实，照麸炒法炒至微黄色。
主治用法	用于梦遗滑精，遗尿尿频，脾虚久泻，食欲不振，白带、白浊等。用量9~15g。

十八　收涩药

现代研究

1. 化学成分　芡实的种子含有淀粉。蛋白质、脂肪、碳水化合物、维生素、尼克酸、微量胡萝卜素和钙、磷、铁等无机盐。

2. 药理作用　临床上可用于治疗蛋白尿、小儿慢性腹泻等。

应用

1. 脾虚腹泻：芡实、莲子肉、白术各12g，党参15g，茯苓9g。共研细粉，每服3~6g，水冲服。

2. 遗精、滑精：芡实、枸杞子各12g，补骨脂、韭菜子各9g，牡蛎24g（先煎）。水煎服。

3. 白带：芡实15g，海螵蛸12g，菟丝子24g。水煎服。

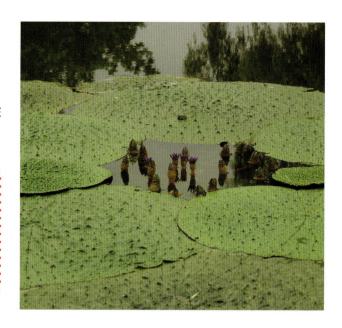

鸡冠花

基　源：为苋科植物鸡冠花的干燥花序。

原植物

一年生草本。植株无毛。茎直立，粗壮。叶卵形或卵状披针形，顶端渐尖，基部渐狭，全缘。花多数，密生成扁平肉质鸡冠状、卷冠状或羽毛状的穗状花序，中部以下多花。苞片、小苞片和花被片红色、紫色、黄色、淡红色，干膜质，宿存。胞果卵形，包于宿存的花被内。花果期7~10月。

生境分布

栽培于全国各地。

采收加工

秋季花盛开时采收，晒干。

性味功能	味甘，性凉。有清热利湿，凉血，收涩止血，止带，止痢的功能。
炮　制	鸡冠花：除去杂质及残茎，切段。鸡冠花炭：取净鸡冠花，照炒炭法炒至焦黑色。
主治用法	用于吐血，崩漏，便血，痔漏下血，赤白带下，久痢不止。用量6~12g。

现代研究

1. 化学成分　本品花含山柰苷、苋菜红苷、松醇及大量硝酸钾。黄色花序中含微量苋菜红素，细色花序中含大量苋菜红素。种子含脂肪油。

2. 药理作用　本品煎剂对人阴道毛滴虫有良好杀灭作用，其10%注射液对孕鼠、孕豚鼠、家兔等宫腔内给药有中期引产作用。

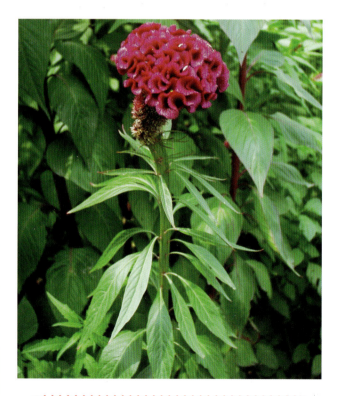

应用

1. 痔漏下血：鸡冠花、凤眼草各50g。研末，水煎，热洗患处。

2. 赤白下痢：鸡冠花，煎酒服。

3. 下血脱肛：鸡冠花、防风。研末，糊丸，米汤服。

4. 青光眼：鸡冠花、艾根、牡荆根各15g。水煎服。

金樱子

基　源：为蔷薇植物金樱子的果实。

原植物

别名：糖罐子（浙江）、刺梨（福建）。攀援灌木。有倒钩状皮刺和刺毛。叶单数羽状互生，小叶3~5，椭圆状卵形或披针状卵形，革质，先端尖，基部宽楔形。花大，单生于侧枝顶端，有直刺；花托膨大，有细刺；萼片5，宿存；花瓣5，白色。蔷薇果梨形或倒卵形，黄红色，外有直刺，顶端有长弯宿萼，瘦果多数。花期3~4月。果期6~12月。

生境分布

生于向阳多石山坡灌木丛中，山谷旁。分布于华东、华中、华南及四川、贵州、云南等地区。

采收加工

10~11月采收成熟果实，晒干后放桶内，搅动，擦去毛刺。

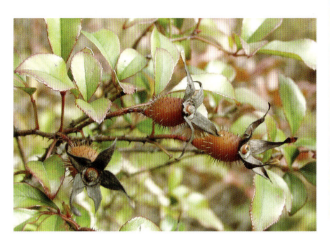

性味功能	味酸、甘、涩，性平。有益肾，涩精，止泻，缩尿，止带的功能。
炮　制	金樱子：除去杂质，洗净，干燥。金樱子肉：取净金樱子，略浸，润透，纵切两瓣，除去毛、核，干燥。
主治用法	用于遗精滑精，遗尿，尿频，崩漏带下，久泻久痢，子宫脱垂等症。用量6~12g。

现代研究

1. 化学成分　本品果实含有柠檬酸、苹果酸、鞣质、树脂、维生素C，还含皂苷、糖类以及淀粉。

2. 药理作用　本品含鞣质有收敛作用，能促进胃液分泌，有助于消化功能；水提物能使实验性大鼠排尿次数减少，排尿间隔时间延长；煎剂对PR8等集中流感病毒有抑制作用。

应用

1. 慢性痢疾：金樱子、莲子、芡实。水煎服。
2. 子宫脱垂：金樱子，浓煎服。
3. 肾虚遗精、尿频：金樱子、芡实各3g，酒糊为丸，米汤或温开水送下。
4. 脾虚泄泻：金樱子、党参、茯苓、莲子、芡实、白术各3g。水煎服。

掌叶覆盆子（覆盆子）

基　源：覆盆子为蔷薇科植物掌叶覆盆子的干燥聚合果。

原植物

别名：华东覆盆子、种田泡。落叶灌木。茎直立，枝条细长，红棕色；幼枝绿色，具白粉，有倒生弯曲皮刺。单叶互生，近圆形，掌状5深裂，中裂片菱状卵形，基部近心形，边缘有重锯齿，两面脉上有白色短柔毛；花单生于短枝顶端；萼片5，卵形；花瓣5，白色。聚合果卵球形，红色，下垂；小核果密生灰白色柔毛，果肉柔嫩多汁，可食。花期4~5月，果期6~7月。

生境分布

生于溪边或山坡灌丛、林缘及乱石堆中。分布于安徽、江苏、浙江、江西、福建、湖南、湖北等省。

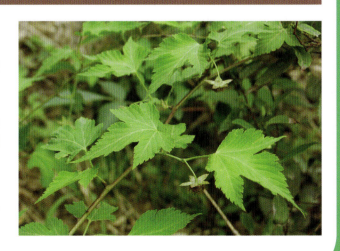

十八　收涩药

采收加工

6~8月间采收未成熟的青色聚合果，沸水中稍浸后，置烈日下晒干。

性味功能	味甘、酸，性温。有补肾固精、助阳缩尿的功能。
炮　制	筛去灰屑，拣净杂质，去柄。
主治用法	用于肾虚遗精、阳萎、遗尿、尿频。用量6~12g。

现代研究

1. 化学成分　本品含有机酸、糖类及少量维生素C，并没食子酸，β-谷甾醇，覆盆子酸等成分。

2. 药理作用　本品具有抑菌作用，雌激素样作用，并能促进前列腺分泌苟尔蒙。

应用

1. 尿频、夜尿、男性不育症：覆盆子、桑螵蛸、益智仁、芡实。水煎服。

2. 阳萎、遗精：覆盆子、枸杞子、菟丝子、五味子、莲子各4.5g。水煎服。

3. 肺虚寒：覆盆子发，取汁作煎为果，加蜜服。

山茱萸

基　源：为山茱萸科植物山茱萸的干燥成熟果肉。

原植物

落叶灌木或乔木。叶对生，卵形至椭圆形，先端渐尖，基部楔形，上面疏生平贴毛，下面毛较密，侧脉6~8对，脉腋具黄褐色髯毛。伞形花序先叶开放，腋生，总苞片4；花瓣4，黄色；雄蕊4；花盘环状，肉质；子房下位。核果长椭圆形，深红色，有光泽，果梗细长，外果皮革质，中果皮肉质，内果皮骨质。种子1，长椭圆形。花期3~4月。果期9~10月。

生境分布

生于向阳山坡、溪旁的杂木林中，或栽培。分布于陕西、山西、河南、山东、安徽、浙江、四川等省区。

采收加工

秋末果皮变红时采收，文火烘或置沸水稍烫后，除去果核，晒干。

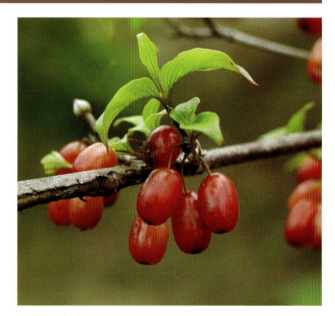

性味功能	味酸、涩，性微温。有补益肝肾，涩精固脱的作用。
炮　制	山萸肉：洗净，除去果核及杂质，晒干。 酒山萸：取净山萸肉，用黄酒拌匀，密封容器内，置水锅中，隔水加热，炖至酒吸尽，取出，晾干。 蒸山萸：取净山萸肉，置笼屉内加热蒸黑为度，取出，晒干。
主治用法	用于眩晕耳鸣，腰酸痛，阳痿遗精，遗尿尿频，崩漏带下，大汗虚脱，内热消渴。用量6~15g。

现代研究

1. 化学成分　本品含鞣质成分：山茱萸鞣质1、2、3，马钱子苷，当药苷，还含葡萄糖，果糖，蔗糖，熊果酸，没食子酸，苹果酸，酒石酸及维生素A，押发油，氨基酸等成分。

2. 药理作用　本品具有抗菌、降血糖、抑制炎症反应、抗癌、抗休克作用，并有免疫增强作用。

应用

1. 肝肾不足所致高血压：山茱萸、杜仲、石菖蒲、鸡血藤等。水煎服。

2. 自汗、盗汗：山茱萸，党参各15g，五味子9g。水煎服。

19 涌吐药

涌吐药是指以促使呕吐为主要作用的药物，又称催吐药。

临床上主要用于误食毒物，尚停胃中，未被充分吸收；或宿食停滞不化，尚未入肠，胃脘胀痛不适；或痰涎壅滞于咽喉，呼吸困难；或痰浊壅滞胸膈，痰迷心窍，癫痫发狂等证。

本类药物作用强烈，大都具有毒性，用时慎用。涌吐药止可暂投，中病则止，不可连服、久服。

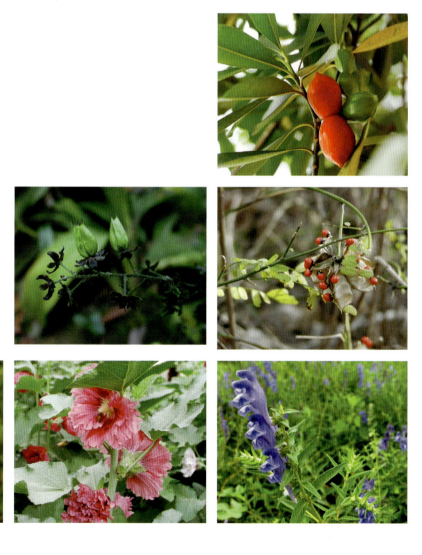

常山

基源：为绣球花科植物常山的根。

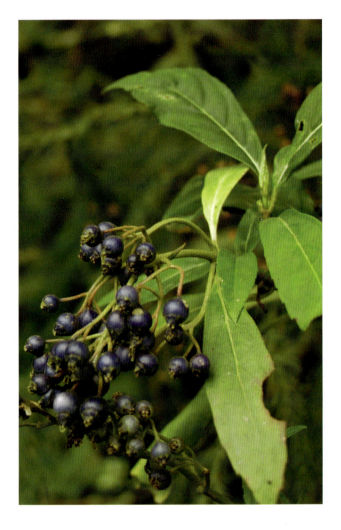

原植物

别名：黄常山、鸡骨常山。灌木。主根圆柱形，木质，常弯曲，黄棕色或灰棕色。茎枝有节，幼时有棕黄色短毛。叶对生，椭圆形、宽披针形，先端渐尖，基部楔形，边缘有锯齿，幼时两面疏生棕黄色短毛。伞房状圆锥花序着生于枝顶或上部叶腋，花瓣5-6，蓝色，展开后向下反折；浆果球形，蓝色，有宿存萼和花柱。花期6~7月。果期8~9月。

生境分布

生于山谷、溪边或林下阴湿处。分布于陕西、甘肃南部、河南及长江以南各省。

采收加工

秋季挖取根部，除去茎苗及须根，洗净，晒干。

性味功能	味苦，性微寒，有小毒。有截疟，解热，祛痰的功能。
炮制	常山：除去杂质，分开大小，浸泡，润透，切薄片，晒干。 炒常山：取常山片，照清炒法炒至色变深。 酒常山：取常山片用黄酒拌匀，稍闷润，置锅内用文火炒至略呈黄色，取出放凉。 醋常山：取常山片用米醋拌炒如上法
主治用法	用于疟疾，痰饮，呼吸困难。用量4.5~9g。孕妇忌服，老年体弱慎用。

现代研究

1. 化学成分　本品含有黄常山碱，简称常山碱，黄常山碱甲、乙及丙，还含黄常山定以及4-喹唑酮、伞形花内酯等成分。

2. 药理作用　本品具有抗疟、抗阿米巴作用，并有解热、降低血压作用，且有抗癌、抗病毒作用。

应用

1. 间日疟、三日疟：常山、贝母、生姜各9g，乌梅6g，槟榔、大枣积112g，草果4.5g。水煎服。

2. 胸中痰饮，胀闷不舒，食物中毒，宿食仃滞：常山9g，生甘草3g。水煎服。

3. 肝癌：常山、龙葵各10g，茵陈15g，与鳖甲共煮。水煎服。

相思子

基　源：为蝶形花科植物相思子的干燥种子；根、藤、叶也可入药。

原植物

缠绕藤本。茎丛生，疏生贴伏细刚毛。叶互生，偶数羽状复叶，叶轴被稀毛；小叶片近长方形至倒卵形，先端钝圆，具细尖，基部广楔形或圆形，全缘，上面无毛，下面被贴伏细刚毛。总状花序腋生，花小，淡紫色；花萼钟状，萼齿4裂花冠蝶形，荚果黄绿色，先端有短喙，表面被白色细刚毛，种子椭圆形，上部红色，基部近种脐部分黑色，有光泽。花期3~5月，果期5~6月。

生境分布

生于干燥的丘陵路旁或近海岸灌丛中。分布于广东、广西、云南、福建、台湾等省区。

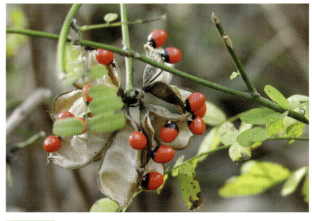

采收加工

夏、秋季摘收成熟果荚，晒干、打出种子，除净杂质、再晒干。

性味功能	味苦、性平，有大毒。有涌吐、杀虫的功能。
炮　制	除净杂质后再晒干。
主治用法	用于疥癣等皮肤病。本品不宜内服，以防中毒。外用适量，捣烂涂敷患处。

现代研究

1. 化学成分　本品含相思子碱、相思子灵、下箴刺桐碱、N，N-二甲基色氨酸甲酯的甲阳离子、胆碱、胡芦巴碱，又含相思子毒蛋白、相思子苷、角鲨烯、β-香树脂醇、环木菠萝烯醇、豆甾醇、β-谷甾醇、菜油甾醇、没食子酸、相思子酸以及黄酮化合物及铁、铅、钙、硅、镁、硫酸盐及磷酸盐等成分。

2. 药理作用　本品具有避孕、催产素样作用，并有抑菌和抗肿瘤作用。

> **应用**
> 1. 癣疥，痈疮，湿疹：相思子（炒），研粉调油涂患处。
> 2. 皮肤癌：相思子，捣烂涂敷皮肤癌患处。

海芒果

基　源：为夹竹桃科植物海芒果的种仁。

原植物

乔木，具白色乳汁。单叶螺旋状，互生；叶倒卵状矩圆形或倒卵状披针形，先端钝或短渐尖，基部楔形，无毛，侧脉纤细。聚伞花序顶生，约与叶等长，花白色，芳香；萼管短，5裂，裂片长圆形或倒卵状长圆形，黄绿色，向下反卷；花冠白色，喉部红色，花冠筒高脚碟状，顶端5裂，裂片被柔毛，鳞片，裂片倒卵状镰刀形，向左覆盖。核果双生或单生，卵圆形或卵形，光滑，外果皮纤维质或木质，桔黄色，核大，种子1，种仁乳白色，味苦。花期3~10月。果期7月至翌年4月。

生境分布

生于海边或近海湿润地。分布于台湾、广东、海南、广西等省区。

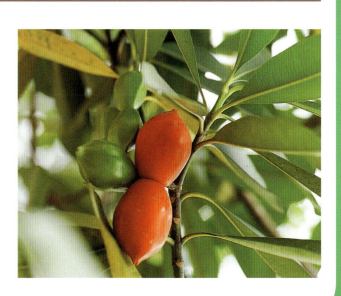

十九　涌吐药

采收加工

夏季采收成熟果实,取出果核,晒干备用。

性味功能	种仁有毒,作外科膏药、麻药用;种仁提取物海芒果有强心的功能。
炮 制	洗净,晒干。
主治用法	海芒果用于心力衰竭的急性病例。不可内服。用量0.1~0.3g。不宜过量,毒性强烈,人畜误食能致死。

现代研究

1. 化学成分 本品含有强心苷,种子含乙酰黄花夹竹桃次苷乙、黄花夹竹桃次苷乙、黄花夹竹桃苷乙、单乙酰黄花夹竹桃苷乙、海芒果苷、去乙酰海芒果苷等;根皮与茎皮含龙胆双糖基黄花夹竹桃糖苷、葡萄糖基黄花夹竹桃糖苷等;叶含17BH-夹竹桃叶灵、海芒果纳尔、海芒果酸、海芒果尼酸、氨基酸和微量元素等化合物。

2. 药理作用 本品具有催吐、下泻、抑菌作用和抗癌作用。

> **应用**
>
> 附注:海芒果所含树液、树皮、叶有催吐、下泻和堕胎的功能。

藜芦

基 源:为百合科植物藜芦的干燥根及根茎。

原植物

多年生草本,高1m,粗壮,基部的鞘枯死后残留为具网眼的黑色纤维网。基生叶椭圆形、宽卵状椭圆形、卵状披针形,无柄;茎上叶具柄。圆锥花序,密生黑紫色花;侧生总状花序近直立伸展,通常具雄花;顶生总状花序上,全部着生两性花。蒴果,卵状三角形,成熟时3裂,具多数种子。花期7~8月,果期8~10月。

生境分布

生于山谷、山地阴坡或灌木林下。分布于东北及河北、山西、内蒙古、河南、山东、江西、陕西、甘肃、新疆、四川等地。

采收加工

5~6月未抽花茎前采挖根部或连同少部分根茎,除去地上部分的茎叶,洗净,晒干。

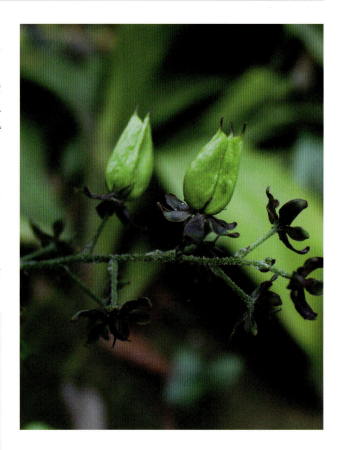

性味功能	味苦、辛,性寒,有毒。有吐风痰,杀虫疗疮的功能。
炮 制	除去苗叶,晒干或用开水浸烫后晒干。
主治用法	用于卒中痰壅,喉痹不通,癫痫等症;外治疥癣,来蝇蛆。用量0.3~0.9g。

现代研究

1. 化学成分 本品含去乙酰基原藜芦碱A,原藜芦碱A,藜芦马林碱,双去乙酰基原藜芦碱A,藜芦嗪,新计布定碱,玉红芥芬胺,藜芦胺,茄咪啶,β-谷甾醇,胡萝卜苷,蜡酸,硬脂酸等成分。

2. 药理作用 本品具有降压作用,并有杀虫、催吐和祛痰作用。

> **应用**
>
> 1. 疟疾:藜芦、皂荚、巴豆,捣碎,制丸服。
> 2. 黄疸:藜芦,捣为末,水冲服。
> 3. 骨折:藜芦、黄连,研粉,制成片剂,凉开水送下。
> 4. 疥癣:藜芦,研末敷患处。

20 攻毒杀虫止痒药

攻毒杀虫止痒药是指以攻毒疗疮，杀虫止痒为主要作用的药物。

临床上主要用于某些外科皮肤及五官科病证，如疮痈疔毒，湿疹、梅毒及蛇虫咬伤，癌肿等。

现代药理作用表明，本类药物大都具有杀菌消炎作用，可杀灭细菌、真菌、疥虫、螨虫、滴虫等。且在局部外用后能形成薄膜以保护创面，减轻炎症反应与刺激；部分药物有收敛作用，能凝固表面蛋白质，收缩局部血管，减少充血与渗出，促进伤口愈合。

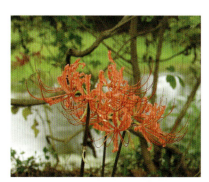
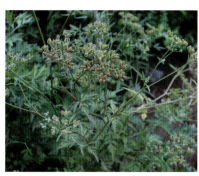
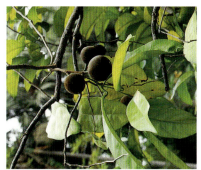
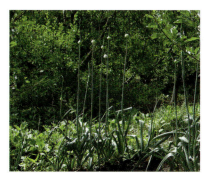
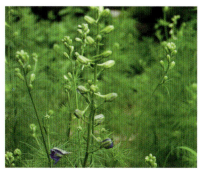
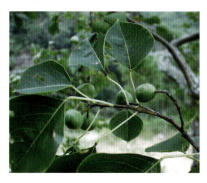

翠雀

基 源：毛茛科植物翠雀的根、全草或种子入药。

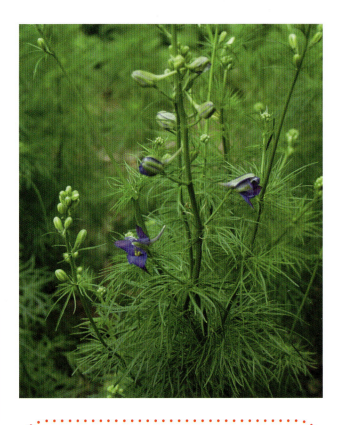

原植物

别名：飞燕草、鸽子花、大花飞燕草。多年生草本。主根肥厚略呈梭形或圆锥形，生须状根。基生叶和茎下部叶具长柄；叶近圆肾形，3~5 二回掌状全裂，最终小裂片条形。总状花序具 3~15 花，轴枝和花梗均被反曲微柔毛；萼 5 片，蓝色或紫蓝色，距通常较片部稍长，钻形；花瓣 2，呈凤兜状，有距；退化雄蕊 2，瓣片宽倒卵形，微凹，有黄色髯毛；雄蕊多数；心皮 3，离生。果长方形，顶端尖。花期 7~9 月，果期 8~10 月。

生境分布

生于山地。分布于东北、河北、山西、蒙古谷、宁夏和云南等省。

采收加工

夏季采收全草，切段晒干；秋季采根和种子，晒干。

性味功能	味苦，性温。有大毒。有泻火止痛，杀虫的功能。
炮 制	晒干或鲜用。
主治用法	根用于牙痛。全草用于灭虱。外用适量煎水洗，或制酊剂应用。

现代研究

1. 化学成分　本品含囊距翠雀碱，花还含囊距翠雀宁，囊距翠雀灵及囊距翠雀星等生物碱，尚含挥发油和皂苷类成分。

2. 药理作用　本品具有抑菌、镇痛、消炎、抗癌、止痒作用，并对心血管有保护作用。

> **应用**
> 1. 牙痛：翠雀根洗净，含口中；或翠雀 1.5g，水煎含漱，不可咽下。
> 2. 哮喘、水肿：翠雀制成 5% 的酊剂，内服。
> 3. 灭虱：鲜翠雀适量，煎水洗。

化香树

基 源：为胡桃科植物化香树的叶和果序。

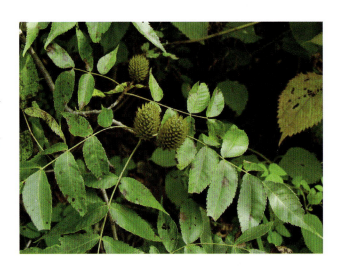

原植物

灌木或乔木。单数羽状复叶互生，小叶 7~23 对生，卵状披针形或长椭圆状披针形，先端渐尖，基部宽楔形，稍偏斜，边缘有锯齿。花单性，雌雄同株；穗状花序直立，聚生于新枝顶端或叶腋；四周雄性花序 3 或 4，中间常为 1~2 个雌性花序或雌花序生于雄花序下部，雄花序轴密生绒毛；雌花序显球状卵形或长圆形。果序球果状椭圆形、圆柱形。花期 5~6 月。果期 9~10 月。

生境分布

生于向阳山坡或杂木林中。分布于陕西、甘肃、河南、山东、江苏、安徽、浙江、江西、福建、湖北、湖南、广西、广东、云贵、四川等省区。

采收加工

叶夏季采,晒干或鲜用。果序夏、秋季采,晒干或鲜用。

性味功能	叶:味辣,性热。有毒。有解毒,止痒,杀虫的功能。果性温,有顺气祛风,消肿止痛,杀虫的功能。
炮 制	去杂质,晒干。
主治用法	叶:外用于疮疖肿毒,湿疹,顽癣,煎水洗或用鲜叶擦患处。果:用于内伤胸胀,腹痛,筋骨疼痛,痈肿等症。用量果序9~18g。

现代研究

1. 化学成分　本品含胡桃叶醌,5-羟基-2-甲氧基-1,4-萘醌,5-羟基-3-甲氧基-1,4-萘醌,对-香豆酸甲酯,对香豆酸,香豆精,并没食子酸以及葡萄糖,木糖,鼠李糖等成分。

2. 药理作用　本品具有抗病原微生物作用,并有消肿,止痛,杀虫作用。

> **应用**
> 1. 内伤胸胀:化香树干果序15~18g,加山楂根等量,煎汁,早晚空腹服。
> 2. 牙痛:化香树果序数枚,水煎含服。

刺藜

基　源:为藜科植物刺藜的干燥全草。

原植物

别名:粉小扫帚草、铁扫帚苗、鸡冠冠草。一年生直立草本,高15~40cm。茎多分枝,有条纹。单叶互生,有短柄,叶披针形或条形,先端急尖或圆钝,基部狭窄,主脉明显。复二岐聚伞花序腋生和生于枝端,最末端的分枝针刺状;花两性,近无柄;花被片5,先端圆钝或聚尖,背部稍肥厚,绿色,边缘膜质,果实开裂;雄蕊5。胞果圆形,顶基压扁;果皮膜质;种子横生,圆形,边缘有棱,黑褐色,有光泽。花期秋季。

生境分布

生于沙碱地,路旁,地边,田野等处。分布于东北、华北、西北及山东、四川等省区。

采收加工

夏、秋季采收全草,切段晒干。

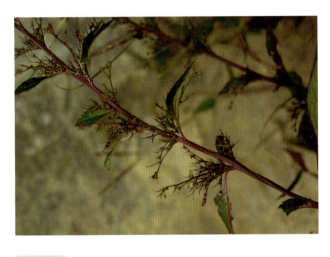

性味功能	味淡,性平。有小毒。有祛风止痒的功能。
炮 制	净制:漂去泥沙,除净残留的硬刺。 盐制:取去刺的蒺藜,用盐水拌匀,闷透,置锅内用文火炒至微黄色,取出,晒干。
主治用法	用于过敏性皮炎,荨麻疹。用量60g,水煎洗患处。

现代研究

1. 化学成分　本品果实含山柰酚、山柰酚3-葡萄糖苷、山柰酚3-芸香糖苷、刺蒺藜苷、过氧化物酶;干果含脂肪油及少量挥发油、皂苷、鞣质、树脂、甾醇、钾盐、微量生物碱等。

2. 药理作用　本品具有扩张冠状动脉、改善冠状动脉循环、增强心脏收缩力、减慢心律,抑制血小板聚集,抗心肌缺血,抗动脉硬化的作用,并有利尿作用、强壮作用和抗衰老作用,且有抑菌作用。

> **应用**
> 1. 风疮疙瘩:刺藜煎水处洗。
> 2. 荨麻疹:刺藜100g,煎水洗敷患处。
> 3. 皮肤瘙痒:鲜刺藜,捣烂敷患处。

岗松

基　源：岗松为桃金娘科植物岗松的叶及嫩枝，根。

原植物

灌木。多分枝，茎皮褐色，片状剥落，枝圆柱形。叶对生，线形或线状锥形，先端急尖，基部渐狭，全缘，有油点。花单生于叶腋；萼管与子房贴生，萼片5，三角形，膜质，宿存；花瓣5，黄白色，倒卵圆形；雄蕊10或有时8，成对地与花瓣互生。蒴果细小半圆形，上部开裂。花期6~8月。果期9~11月。

生境分布

生于丘陵地区或荒坡地。分布于江西、福建、台湾、广东、广西、海南等省区。

采收加工

夏秋季采收带花果的嫩枝叶，阴干或鲜用。

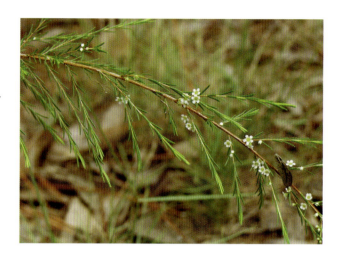

性味功能	味辛、苦，性寒。有清利湿热，杀虫止痒的功能。根有祛风除湿，解毒利尿的功能。
炮　制	洗净，晒干。
主治用法	嫩枝、叶用于急性肠胃炎，细菌性痢疾，肝炎。外用于滴虫性阴道炎，皮肤湿疹，毒蛇咬伤，烧、烫伤；根用于感冒发热，黄疸型肝炎，胃痛，肠炎，风湿性关节痛，脚气，膀胱炎，小便不利。

现代研究

1. 化学成分　本品含挥发油，主要成分为α-蒎烯，对聚伞花素，反式香苇醇，桃金娘醛，桉叶素，葛缕酮，柠檬烯，芳樟醇，4-松油烯醇，龙脑，榄香醇，橙花醇，百里香酚，丁香烯，菖蒲烯，荜澄茄醇，并含氨基酸等成分。

2. 药理作用　本品具有抗炎、抑菌、抗生育作用，并对肝损伤有明显的预防作用，尚能杀白血病细胞。

> **应用**
> 1. 烧、烫伤：岗松叶研末调茶油涂患处。
> 2. 毒蛇咬伤：岗松鲜叶捣烂，敷伤口周围。
> 3. 皮肤湿疹、皮炎、滴虫性阴道炎：鲜岗梅叶捣烂敷患处。或煎水洗。

山麻杆

基　源：为大戟科植物山麻杆的茎、皮及叶。

原植物

别名：野火麻、桂圆树。灌木，高1~2m；幼枝密被茸毛。叶互生，阔卵形至扁圆形，先端短尖，基部心形，下面密被茸毛。花小，单性，雌雄同株，无花瓣；雄花密生，圆柱形穗状花序，位于雄花序下面，子房3室，柱头3，线形，镊合状；雄蕊8；雌花疏生长4~5cm的穗状花序，萼4裂，外密被短柔毛。蒴果扁球形，密被短柔毛。

生境分布

生于阴山坡。分布于江苏、浙江、安徽、湖北、湖南、贵州、四川及陕西。

采收加工

春夏季采收，晒干。

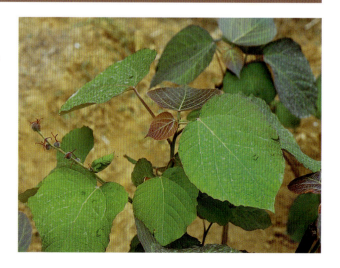

性味功能	味淡,性平。有解毒,杀虫,止痛的功能。
炮制	洗净,鲜用或晒干。
主治用法	用于疯狗咬伤,蛔虫病,腰脚痛。用量3~6g,外用适量,鲜品捣烂敷患处。

现代研究

1. 化学成分　本品含有萜类：蒲公英赛烯、蒲公英赛醇、无羁萜等；甾体：胡萝卜甾醇、β—谷甾醇等；黄酮类：槲皮素金丝桃苷、槲皮苷等；鞣质：鞣花酸、没食子酸等；生物碱：到山麻杆碱、山麻杆宁和酚类等；尚含单宁、碳水化合物、木脂素、葡糖苷、皂角苷等化合物。

2. 药理作用　本品具有抗菌、抗炎、抗虫作用,还有止痉挛和抗惊厥作用,并能抗肿瘤、抗氧化、抗肝损伤。

应用

1. 疯狗咬伤：鲜山麻杆,捣烂绞汁敷患处。

2. 蛔虫病：山麻杆6g,水煎服。

3. 湿疹、疗肿：山麻杆茎叶,煅存性,研末,麻油调涂。

4. 毒蛇咬伤：鲜山麻杆适量,捣烂敷患处。

乌桕

基源：大戟科植物乌桕的根皮,树皮及叶入药。

原植物

落叶乔木,有乳汁。幼枝淡黄绿色。单叶互生,纸质,菱状卵形或菱状卵圆形,先端长渐尖,基部宽楔形,全缘,两面无毛。穗状花序顶生；花单性,雌雄同株,无花瓣及花盘,雄花生于花序上部,雌花1~4,生于花序基部；着生处两侧各有肾形腺体1枚,花萼3深裂；子房光滑,3室,柱头3裂。蒴果卵球形或椭圆形,先端尖,室背开裂成3瓣。花期4~5月。果期8~10月。

生境分布

生于村边、堤岸、溪边或山坡上。分布于陕西、河南及华东、中南、华南、西南等省区。

采收加工

根皮或树皮全年可采,切片晒干。叶夏秋季采,鲜用。

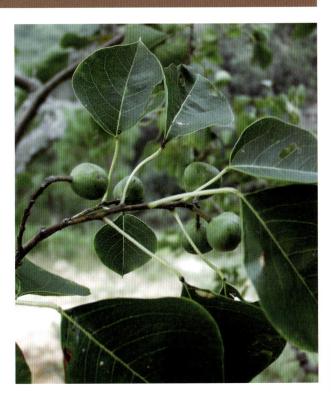

性味功能	味微苦,性寒,有小毒。有破积逐水杀虫解毒的功能。
炮制	洗净,切片,晒干。
主治用法	用于血吸虫病,肝硬化腹水,传染性肝炎,大小便不利,毒蛇咬伤。外用于疔疮,鸡眼,乳腺炎,跌打损伤,湿疹,皮炎。用量,根皮或树皮3~9g。叶9~15g。外用适量。

现代研究

1. 化学成分　本品含有花椒油素,没食子酸甲酯,β-谷甾醇,无羁醇,尚含白蒿香豆精,东莨菪素,莫雷亭酮,莫雷亭醇及3-表莫雷亭醇,脂类,脂肪油等成分。

2. 药理作用　本品具有杀肠虫作用和泻下作用。

应用

1. 传染性肝炎：乌桕鲜根30g,加红糖炖服。

2. 疔疮：乌桕树内皮捣烂（或烤干研粉）,加少量冰片,用蛋清调匀外敷。

3. 血吸虫病：乌桕叶9~30g,水煎服,20~30天1个疗程。

4. 湿疹、皮炎：外用鲜叶捣烂敷患处或煎水洗。

二十　攻毒杀虫止痒药

蛇床（蛇床子）

基　源：蛇床子为伞形科物蛇床的干燥成熟果实。

原植物

别名：野胡萝卜。一年生草本，基生叶有基部有短阔叶鞘，边缘膜质；上部叶成鞘状，卵形或卵状披针形，2~3回三出羽状全裂。复伞形花序顶生或侧生，花瓣5，白色，先端有内折小舌片；雄蕊5；子房下位。双悬果长圆状，横切面近五角形，主棱5，翅状。花期4~7月。果期7~10月。

生境分布

生于田边、草地及河边湿地。分布于华东、中南、西南、西北、华北、东北。

采收加工

夏、秋季果实成熟时采收，晒干，筛去灰屑。

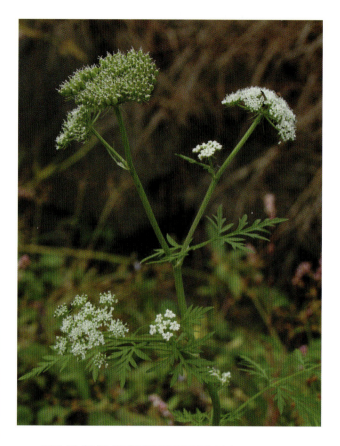

性味功能	味辛、苦，性温，有小毒。有散寒，祛风，燥湿，温肾壮阳，杀虫，止痒的功能。
炮　制	拣去杂质，筛去泥抄，洗净，晒干。
主治用法	用于湿痹腰痛，寒湿带下，滴虫性阴道炎，阳痿，宫冷，外阴湿疹，皮肤瘙痒。用量3~9g。

现代研究

1. 化学成分　本品含挥发油，主要成分为蒎烯、莰烯、异成酸龙、脑酯、异龙脑，又含甲氧基欧芹酚，蛇床明素，异虎耳草案，异虎耳草素和花椒毒酚等成分。

2. 药理作用　本品具有抗滴虫作用，性激素样作用，且有平喘、祛痰、抗真菌、抗变态反应作用，还有抗心律失常、局部麻醉和抗诱变作用。

应用

1. 婴儿湿疹，慢性湿疹，外阴瘙痒，皮癣：蛇床子60g，水煎洗。或蛇床子30g，轻粉9g，研末，调油外敷。

2. 阴道滴虫：蛇床子30g，白矾6g，紫苏叶30g。水煎外洗。

梓树

基　源：为紫葳科植物梓树的果实、树白皮、根白皮。

原植物

别名：臭梧桐、黄金树、豇豆树。落叶大乔木，树冠扩张。叶对生，有长柄；叶广卵形或近圆形，先端突尖或长尖，基部心形或近圆形，全缘有波齿或3~5浅裂，上面有灰白色柔毛。圆锥花序顶生，淡黄白色；花冠钟形，内有橘黄色条纹及紫色斑点；发育雄蕊2，内藏；子房2室。蒴果细长，长20~30cm，径5~9mm；深褐色，幼时生长白毛。种子扁平长椭圆形，两端各有一束白色丝光长毛。花期6~8月。果期8~9月。

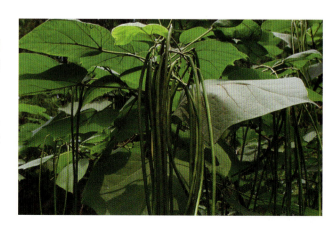

生境分布

有栽培。分布于东北、华北、西北及长江流域各省。

采收加工

秋季果实成熟时摘下果实，阴干或晒干；冬春季可采剥树皮及根皮，刮去外层粗皮，晒干。

性味功能	果实味甘，性平。有利尿，消种的功能。梓白皮味苦，性寒。有利湿热，杀虫的功能。
炮　　制	将皮剥下，晒干。
主治用法	果实用于浮肿，慢性肾炎，膀胱炎，肝硬化腹水，用量9~15g。树皮用于湿疹，皮肤瘙痒，小儿头疮。

现代研究

1. 化学成分　本品茎皮含羽扇豆醇，三十烷酸酯，9-甲氧基-α-拉杷醌，阿魏酸，6-阿魏酰梓醇，梓果苷，6-阿魏酰基蔗糖，梓果苷，根皮含异阿魏酸，对-羟基苯甲酸和谷甾醇；梓叶含对-香豆酸，对-羟基苯甲酸等成分。

2. 药理作用　本品具有利尿作用和抑菌作用。

应用

1. 慢性肾炎，浮肿，蛋白尿：梓实25g。水煎服。
2. 湿疹，皮肤瘙痒：梓白皮适量，煎水外洗患处。
3. 小儿头疮：鲜梓白皮，加水捣烂取汁，外敷患处。
4. 肾炎水肿：梓白皮、梓实、玉蜀黍须。水煎服。

石蒜

基　源：为石蒜科植物石蒜的鳞茎。

原植物

别名：红花石蒜、独蒜。多年生草本。鳞茎肥厚，椭圆形至近球形，外被紫褐色膜质鳞茎皮，内有10~20层色肉质鳞片。基生叶花后生出，条形或带形，肉质，先端钝，全缘，上面青绿色，下面粉绿色。花葶单生，伞形花序顶生，具花4~6朵；总苞片2，干膜质，；花两性，鲜红色或具白色边缘；花数6，花被筒极短，喉部有鳞片，边缘皱缩，向外反卷。蒴果背裂，种子多数。花期9~10月。果期10~11月。

生境分布

生于阴湿山坡、河岸草丛。分布于全国大部分省区。

采收加工

秋后采挖鳞茎，洗净，鲜用或晒干。

性味功能	味辛，性平，有小毒。有消肿，解毒，催吐，杀虫，祛痰，利尿的功能。
主治用法	味辛，性平，有小毒。有消肿，解毒，催吐，杀虫，祛痰，利尿的功能。

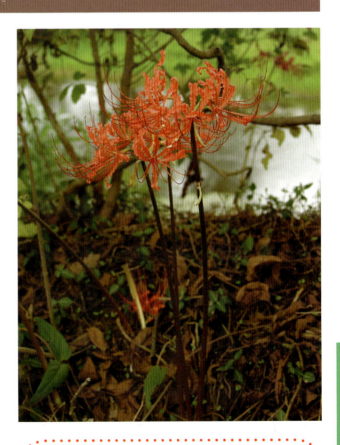

现代研究

1. 化学成分　本品含有果糖，葡萄糖，伪石蒜碱，去甲雨石蒜碱，石石蒜胺，又含对-羟基苯乙酸，雪花莲胺碱，小星蒜，条纹碱，石蒜西定醇，石蒜西定等成分。

2. 药理作用　本品具有镇痛、降压、兴奋子宫和肠管平滑肌作用，并有对抗过敏性休克作用，且能降低血糖、抗癌、抗病毒和镇静。

应用

1. 胸膜炎：石蒜、蓖麻仁各适量，捣烂，外敷患处。
2. 痈疽疮疖：石蒜50g，酒糟18g，捣烂外敷。
3. 风湿性关节炎：石蒜、生姜、葱各适量，共捣烂，外敷患处。

二十　攻毒杀虫止痒药

21 拔毒化腐生肌药

拔毒化腐生肌药是指以拔毒化腐，生肌敛疮为主要作用的药物。

临床上主要用于痈疽疮疡溃后脓出不畅，或溃后腐肉不去，伤口难以生肌愈合之证。部分药物可用于治目赤肿痛、目生翳膜。

由于此类药物多属于剧毒类物质，应用时应严格控制其剂量和用法。制剂时，应严格遵守炮制及制剂规范，以减轻其毒性，确保临床用药安全。

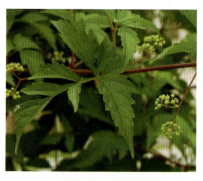

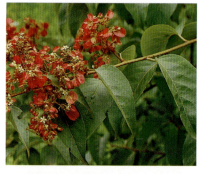

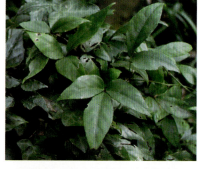

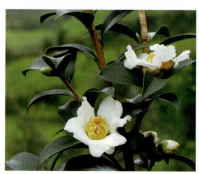

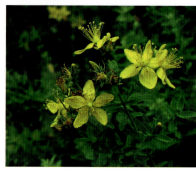

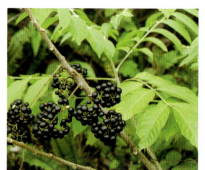

乌头叶蛇葡萄

基　源：为葡萄科植物乌头叶蛇葡萄的干燥块根。

原植物

别名：过山龙。木质藤本，幼枝稍带红紫色，卷须与叶对生，二分叉。叶掌状3~5全裂，裂片披针形或菱状披针形，小叶不具关节及窄翅。花两性，二歧聚伞花序与叶对生，花小，黄绿色，花盘边缘平截。浆果近球形，橙黄色或橙红色。

生境分布

生于山坡地边、灌丛或草地，分布于吉林、辽宁、河北、山西、陕西、江苏、浙江、安徽、江西、河南、湖北、湖南、广东、广西、四川等。

采收加工

春、秋二季采挖，除去泥沙及细根，切成纵瓣或斜片，晒干。

性味功能	味苦，味微寒。有清热解毒，生肌止痛水肿，消痈散结的功能。
主治用法	用于风寒湿痹，跌打瘀肿，痈疽肿痛。用量4.5~9g。

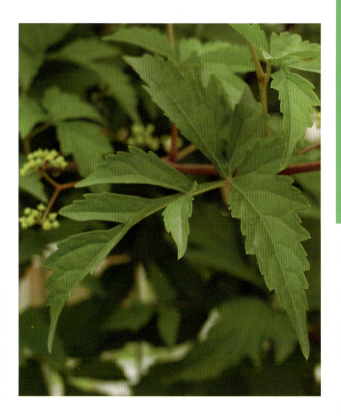

三叶崖爬藤（三叶青）

基　源：三叶青为葡萄科植物三叶崖爬藤的块根或全草。

原植物

别名：金线吊葫芦、丝线吊金钟。多年生草质攀援藤本。着地部分节上生根，块根卵形或椭圆形。茎细弱，卷须不分枝与叶对生。叶互生；小叶3，草质，卵状披针形，顶端渐尖，边缘疏生小锯齿，两侧小叶基部偏斜。聚伞花序腋生；花瓣4，黄绿色。浆果。花期初夏。

生境分布

生于山谷疏林中或阴处石壁上。分布于长江流域至南部各省区。

采收加工

根或全草全年可采，晒干或鲜用。

性味功能	味微苦，性平。有清热解毒，祛风化痰，活血止痛的功能。
炮　制	鲜用或切片，晒干。
主治用法	用于白喉，小儿高热惊厥，肝炎，痢疾；外用于毒蛇咬伤，跌打损伤等。用量9~15g；外用适量。

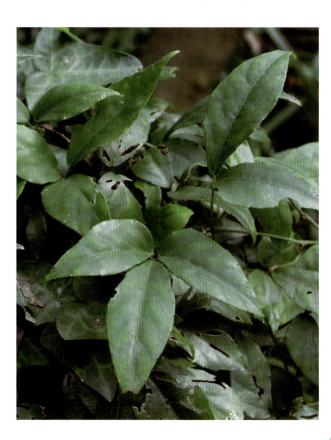

二十一　拔毒化腐生肌药

现代研究

1. 化学成分　本品含有 α-香树脂醇，三十二酸，水杨酸，丁二酸，胡萝卜苷，山奈酚-7-O β-L 吡喃鼠李糖-3-O β-D 吡喃葡萄糖苷，没食子酸乙酯，甘露醇，和环四谷氨肽等成分。

2. 药理作用　本品具有增强免疫作用。

应用

1. 小儿高烧：三叶青块根、射干、仙鹤草各 15g，白头翁 6g，钩藤 3g。水煎服。

2. 病毒性脑膜炎：三叶青块根 15g（儿童 9g）。水煎服。

灰毛浆果楝

基　源：为楝科灰毛浆果楝的根、叶。

原植物

别名：假茶辣、大苦木、臭子。灌木或小乔木，小枝被茸毛。单数羽状复叶，叶柄被茸毛；小叶 9~17 对，对生或近对生，卵形或卵状矩圆形，先端稍窄尖，基部偏斜，全缘或有齿，两面被紧贴的灰黄色柔毛。圆锥花序腋生，小花黄色；萼 5 裂，外面柔毛；花瓣 5，外面柔毛；雄蕊 10，花丝联合成短筒；子房球形。核果球形，外皮略肉质，干后有 5 棱。花期 8~10 月。

生境分布

生于山间、河岸，路边等疏林中或灌木丛中。分布于广西、四川、贵州、云南等省。

采收加工

根全年可采，切片，晒干。叶夏秋采收，鲜用或晒干。

性味功能	味苦，性凉。有清热解毒，行气通便，截疟的功能。
炮　　制	鲜用或阴干。
主治用法	用于感冒，发热不退，疟疾，大便秘结，腹痛，痢疾，风湿关节痛；外用于小儿皮炎，皮肤瘙痒，烧烫伤。用量 9~15g。

现代研究

1. 化学成分　本品含有二萜类，四降三萜类，甾醇：β-谷甾醇，二十一碳烯，儿茶素和黄酮及其苷类等成分。

2. 药理作用　本品具有抗疟作用和降血糖作用。

应用

1. 小儿皮炎，皮肤瘙痒：灰毛浆果楝、桃叶各适量，煎水洗患处。

2. 烧烫伤：灰毛浆果楝根，研末，涂敷患处。

3. 风湿关节痛：灰毛浆果楝根 15g，水煎服。

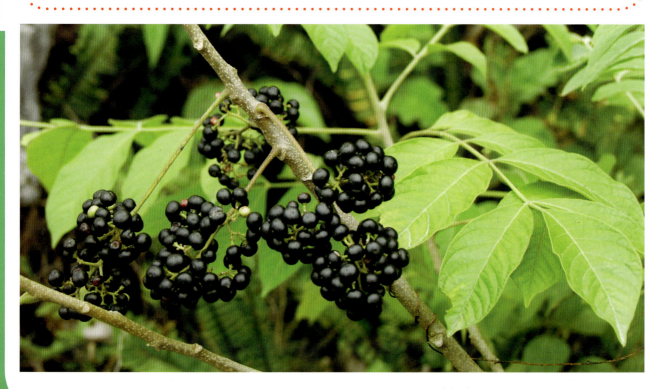